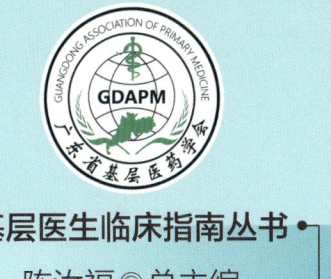

基层医生临床指南丛书

陈汝福 ◎ 总主编

实用妇科肿瘤诊治

PRACTICAL DIAGNOSIS AND TREATMENT OF
GYNECOLOGICAL TUMOR

生秀杰　李艳芳　主编

广东科技出版社
全国优秀出版社
南方传媒

·广州·

图书在版编目（CIP）数据

实用妇科肿瘤诊治 / 生秀杰，李艳芳主编. — 广州：广东科技出版社，2024.9

（基层医生临床指南丛书）

ISBN 978-7-5359-8185-1

Ⅰ.①实… Ⅱ.①生… ②李… Ⅲ.①妇科病－肿瘤－诊疗 Ⅳ.①R737.3

中国国家版本馆CIP数据核字(2023)第204669号

实用妇科肿瘤诊治
SHIYONG FUKE ZHONGLIU ZHENZHI

出 版 人：严奉强
责任编辑：李　旻
装帧设计：友间文化
责任校对：杨　乐　李云柯
责任印制：彭海波
出版发行：广东科技出版社
　　　　　（广州市环市东路水荫路11号　邮政编码：510075）
销售热线：020-37607413
https://www.gdstp.com.cn
E-mail：gdkjbw@nfcb.com.cn
经　　销：广东新华发行集团股份有限公司
印　　刷：广州市彩源印刷有限公司
　　　　　（广州市黄埔区百合三路8号　邮政编码：510700）
规　　格：889 mm×1194 mm　1/16　印张25.5　字数600千
版　　次：2024年9月第1版
　　　　　2024年9月第1次印刷
定　　价：288.00元

如发现因印装质量问题影响阅读，请与广东科技出版社印制室联系调换（电话：020-37607272）。

编委会

主　编　生秀杰　李艳芳
副主编　张丙忠　肇丽杰　黎　璞　周冬梅
编　委　（按姓氏笔画排序）

马　颖	南方医科大学珠江医院	陈永连	佛山市妇幼保健院
王　薇	广州医科大学附属第一医院	陈海红	清远市妇幼保健院
邓樑卿	广州医科大学附属第二医院	林伍梅	广东省人民医院
石　琨	广州医科大学附属妇女儿童医疗中心	林仲秋	中山大学孙逸仙纪念医院
卢淮武	中山大学孙逸仙纪念医院	林善群	阳春市人民医院
史文静	广州医科大学附属第二医院	欧玉华	广州医科大学附属第二医院
生秀杰	广州医科大学附属第三医院	金海燕	广州医科大学附属第二医院
刘浩昌	梅州市人民医院	周冬梅	广州医科大学附属第三医院
刘　楠	南方医科大学南方医院	房　昭	江门市中心医院
李从铸	汕头大学医学院附属肿瘤医院	胡庆兰	广州医科大学附属清远医院
李艳芳	中山大学肿瘤防治中心	柳晓春	佛山市妇幼保健院
杨海坤	梅州市人民医院	姚婷婷	中山大学孙逸仙纪念医院
杨越波	中山大学附属第三医院	黄谊红	汕头大学医学院附属肿瘤医院
杨　蓉	广州医科大学附属第三医院	康佳丽	广州市第一人民医院
邹果芳	粤北人民医院	梁金晓	中山大学孙逸仙纪念医院
汪志辉	广州医科大学附属第三医院	谢庆煌	佛山市妇幼保健院
张丙忠	中山大学孙逸仙纪念医院	肇丽杰	佛山市妇幼保健院
张汝坚	佛山市妇幼保健院	黎　璞	广州医科大学附属第三医院
张　颖	广东医科大学附属医院		

主 编 简 介

生秀杰，广州医科大学附属第三医院妇科主任，主任医师，教授，博士研究生导师。兼任广东省基层医药学会妇科肿瘤专业委员会主任委员；中国优生优育协会妇科肿瘤专业委员会副主任委员；广东省医学会妇科肿瘤分会副主任委员；广东省药学会妇科肿瘤分会副主任委员；广东省医师协会妇科内镜医师分会副主任委员等职务。

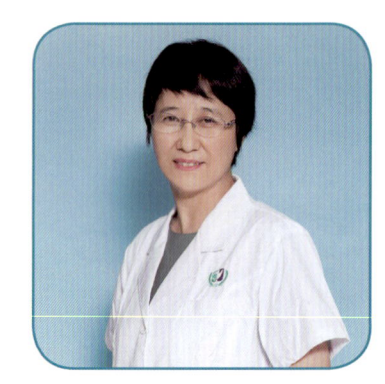

长期从事妇科临床医疗、科研及教学工作。主要专业方向是妇科肿瘤，擅长妇科肿瘤的规范性诊治（手术、化疗、热疗及生物治疗）、子宫内膜异位症的综合处理以及宫颈病变的规范管理；开展妇科各级各类复杂手术，如子宫颈癌根治术、子宫内膜癌根治术、卵巢癌肿瘤细胞减灭术、年轻宫颈癌保留生育功能的手术以及生殖器畸形矫治等。主编、主译著作5部，以第一作者和通讯作者发表论文近百篇。获"全国妇幼健康科学技术奖"之自然科学奖二等奖、全国住院医师规范化培训"优秀带教老师"、广州市卫生健康委员会"最美妙手仁医"、广州市优秀科主任等荣誉称号。

李艳芳，中山大学肿瘤防治中心妇科副主任，主任医师，主诊教授，硕士研究生导师。先后任中国抗癌协会子宫体肿瘤专业委员会常委、广东省女医师协会妇科专业委员会副主任委员、广州抗癌协会妇科肿瘤专业委员会副主任委员、广东省基层医药学会妇科肿瘤分会副主任委员等职务。

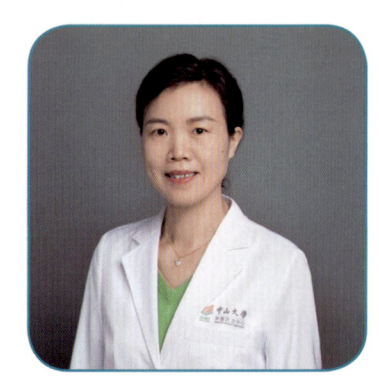

长期从事妇科肿瘤的临床医疗、科研与教学工作，在妇科肿瘤的诊治方面积累了丰富的经验。在国内外核心杂志发表论文70余篇，参与《卵巢疾病》《妇产科新手术》等专著的编写。承担多项省、市级科研项目。多次获"岭南名医""羊城好医生"等荣誉称号。

序

进入21世纪，我们面临的女性健康医学问题主要是人口老龄化和妇科肿瘤发生率的上升。近年来，宫颈癌、子宫内膜癌、卵巢癌的发生不断增多。宫颈癌主要是一种由高危型HPV病毒感染所导致的恶性肿瘤，尽管HPV疫苗已在临床获得应用，但我国宫颈癌的发病率并没有下降，而且呈年轻化趋势；随着人们生活水平的提升、生育率的降低，子宫内膜癌的发生率进一步升高；卵巢癌是女性生殖系统恶性肿瘤之王，其治疗困难、预后差、死亡率高。

随着精准医学的发展，肿瘤的诊断方法和治疗手段不断进步，为肿瘤的诊治开启了新的篇章。肿瘤的分子诊断、免疫治疗、靶向治疗等方法的临床应用也大大改善了妇科肿瘤的预后。由于我国不同地区的医疗水平参差不齐，基层医院医生对肿瘤的诊治尤其是对新的诊疗观念了解不全面，因此广大医疗工作者需要系统、专业地更新知识，了解新的进展，掌握新的方法。广东省基层医药学会围绕基层诊疗重点、难点问题牵头编写系列丛书，针对基层医院妇科肿瘤的规范诊治，妇科肿瘤专业委员会组织编写了这本《实用妇科肿瘤诊治》，希望将肿瘤的规范治疗理念、新的治疗方法更好地普及广大医务工作者，进一步提高基层医院对妇科肿瘤的诊治水平。

本书由生秀杰教授牵头，组织省内妇科肿瘤领域专家共同撰写。全书分为疾病篇、治疗篇、手术篇3篇共12章。疾病篇涵盖了常见的妇科良、恶性肿瘤，重点阐述妇科肿瘤的诊治规范，特色部分是在每一章节中都有作者的诊治经验和注意事项的分享，为基层医生提供了宝贵的临床经验；治疗篇包括妇科肿瘤的化疗、放疗、免疫治疗、靶向治疗以及术前和术后的管理，为基层医生提供非常实用的指导；手术篇介绍了妇科良、恶性肿瘤常用的手术术式，除了介绍手术步骤、手术技巧、注意事项以外，还附有精彩的手术视频供参考。

本书既包含妇科肿瘤的诊治规范，也融入最新的诊治进展，更有众多专家的临床经验。该书将规范性、实用性、科学性和先进性融为一体，适用于各级各类妇科医生参考学习。相信本书的出版将提升妇科肿瘤的诊治水平，促进女性健康，促进国家妇女医疗事业健康发展。

我热忱推荐《实用妇科肿瘤诊治》一书！

广东省基层医药学会会长
广东省医学科学院副院长
2024年5月8日

前　言

妇科肿瘤作为妇科的一个重要分支，近年来发展突飞猛进，防治理念不断进步，临床诊疗也日益更新。在恶性肿瘤的诊治方面变化尤其明显，宫颈癌一级预防的前移、子宫内膜癌全面进入分子分型阶段、卵巢癌靶向治疗的广泛应用，使得妇科肿瘤治疗迈入精准化治疗时代。基于此，我们希望提供一本较为全面的妇科肿瘤诊治的专业书籍，内容涵盖基础知识和目前学科的最新进展，以便广大临床一线妇产科医生及技术人员阅读参考。

本书分为3篇12章，囊括了几乎所有妇科良、恶性肿瘤相关的重要知识点。内容翔实、条理清晰，立足于临床，以实用性为特色，从多个维度系统地按照疾病种类阐述了妇科各种良、恶性肿瘤的概况、临床表现、诊断要点、治疗原则及方案等。本书可作为妇产科专业医师在妇科肿瘤方向的入门教育用书，同时也适合广大临床一线医师进行相关知识点的查询。此外，本书附有经典的手术视频，术者均是在妇科肿瘤方面颇有造诣的专家，期望集各家之所长，为临床医生提供手术学习的蓝本。

本书由广东省基层医药学会牵头，组织妇科肿瘤专委会的专家共同完成。编写团队成员均为广东省内知名的妇科肿瘤学专家，他们在繁忙的工作之余亲力写作，将多年的临床经验及诊疗心得倾囊注入本书，在此对他们的倾力支持和无私奉献表示衷心感谢。

虽然我们力求精益求精，但经验和能力有限，书中恐仍存在一些不足和疏漏之处，且各种指南也存在时效性。如有不妥之处，我们真诚地希望广大读者同道不吝赐教，批评指正，以待进一步修改完善。

2024年1月

目录
Contents

第一篇 疾病篇

第一章 外阴肿瘤 /2
　　第一节　外阴良性肿瘤　/2
　　第二节　外阴上皮内病变　/4
　　第三节　外阴恶性肿瘤　/9

第二章 阴道肿瘤 /23
　　第一节　阴道良性肿瘤　/23
　　第二节　阴道鳞状上皮内病变　/26
　　第三节　阴道恶性肿瘤　/29

第三章 子宫颈肿瘤 /37
　　第一节　宫颈上皮内病变　/37
　　第二节　宫颈癌　/49
　　第三节　宫颈癌保留生育功能　/62
　　第四节　妊娠合并宫颈癌　/66

第四章 子宫体肿瘤 /73
　　第一节　子宫肌瘤　/73

第二节 子宫肉瘤 /79

第三节 子宫内膜增生 /88

第四节 子宫内膜癌 /92

第五节 子宫内膜癌保留生育功能 /104

第五章 卵巢肿瘤 /114

第一节 卵巢良性肿瘤 /114

第二节 卵巢交界性肿瘤 /120

第三节 卵巢恶性肿瘤 /129

第四节 妊娠合并卵巢肿瘤 /144

第六章 子宫内膜异位症与子宫腺肌病 /158

第一节 卵巢型和腹膜型子宫内膜异位症 /158

第二节 深部浸润型子宫内膜异位症 /169

第三节 其他部位子宫内膜异位症 /172

第四节 子宫内膜异位症伴不孕 /175

第五节 子宫内膜异位症的长期管理 /182

第六节 子宫内膜异位症恶变 /185

第七节 子宫腺肌病 /189

第七章 妊娠滋养细胞疾病 /206

第一节 葡萄胎 /206

第二节 妊娠滋养细胞肿瘤 /210

第二篇 治疗篇

第八章 妇科肿瘤化疗 /222

第一节 化疗原则 /222

第二节 常用化疗药物及方案 /224

第三节 化疗不良反应及处理 /229

第九章　妇科恶性肿瘤放疗　/235

第一节　放疗原则　/235
第二节　放疗的不良反应及处理　/241

第十章　妇科肿瘤靶向治疗与免疫治疗　/245

第一节　妇科肿瘤靶向治疗及免疫治疗进展　/245
第二节　靶向治疗的不良反应　/256
第三节　免疫治疗的不良事件及处理　/259

第三篇　手术篇

第十一章　妇科肿瘤患者术前及术后管理　/280

第一节　术前检查项目及术前准备　/280
第二节　手术路径的选择　/286
第三节　术后管理及术后并发症处理　/289
第四节　术后感染的预防和处理　/296
第五节　淋巴囊肿的预防与处理　/302
第六节　静脉血栓栓塞症的预防和处理　/308

第十二章　妇科肿瘤基本术式　/326

第一节　腹腔镜下子宫全切术　/326
第二节　经阴道子宫全切术　/330
第三节　经阴道子宫肌瘤剔除术　/340
第四节　腹式广泛子宫全切术　/348
第五节　阴式广泛子宫切除术　/365
第六节　腹腔镜下盆腔淋巴结清扫术　/376
第七节　腹腔镜下腹主动脉旁淋巴结清扫术　/387

部分专业名词中英文对照表　/394

第一篇
疾病篇

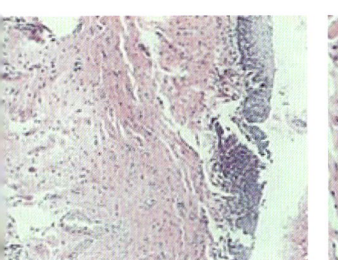
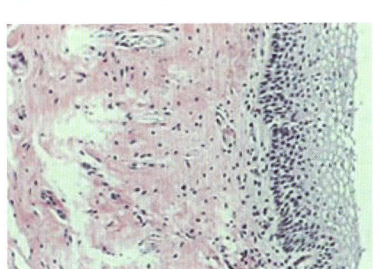
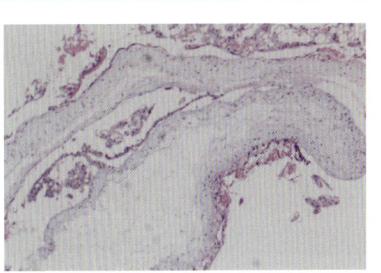
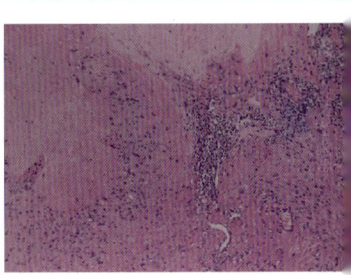

第一章 外阴肿瘤

第一节 外阴良性肿瘤

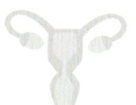

一、概述

外阴良性肿瘤是发生于外阴的良性增生性肿瘤，较少见。主要类型有来源于上皮的外阴乳头状瘤、汗腺瘤，以及来源于中胚叶的纤维瘤、脂肪瘤、平滑肌瘤和神经纤维瘤，而淋巴管瘤、血管瘤则罕见。

二、常见类型

（一）乳头状瘤（papilloma）

多见于围绝经期和绝经后妇女。常发生于大阴唇，呈乳头状突出于皮肤表面，多无症状。大乳头状瘤表面可因反复摩擦出现破溃出血、感染。2%~3%的人有恶变倾向，应手术行局部肿瘤切除。

（二）纤维瘤（fibroma）

多见于育龄期女性，生长缓慢，一般不发生恶变。是发生于外阴纤维组织的肿瘤，常见于大阴唇，可形成带蒂的实性肿块，大小不一，表面可有溃疡和坏死。一般沿肿瘤根部切除即可。

（三）汗腺瘤（hidradenoma）

常见于青春期，与刺激有关。来源于表皮内的汗腺肿瘤，多见于大阴唇及会阴，呈多发性淡黄色丘疹样隆起，确诊需活检，极少恶变。小的病灶可行激光治疗，大的病灶可考虑手术切除。

（四）平滑肌瘤（leiomyoma）

多发生于育龄期，来源于外阴平滑肌、毛囊立毛肌或血管平滑肌。常见于大阴唇、阴蒂及小阴唇。可呈隐藏于组织内的结节，或呈带蒂或突出皮肤表面的质硬、表面光滑的实性肿物。患者一般无不适症状，多因发现外阴包块就诊。治疗原则为局部肿瘤切除或肌瘤摘除。

（五）脂肪瘤（lipoma）

来自大阴唇或阴阜组织的脂肪组织，是由成熟脂肪细胞构成的良性肿瘤，生长缓慢，质软。小脂肪瘤无须处理，若肿瘤较大而引起行走不便或性生活困难，需手术切除。

三、诊断要点

有经验的医师可根据外阴肿瘤的外观、患者症状推测肿瘤的类型，但确诊仍有待切除后送病理检查。

四、治疗原则及治疗方案

1. 治疗原则　局部肿瘤切除。
2. 治疗方案

（1）因存在恶变倾向，外阴乳头状瘤无论大小，均建议切除。

（2）一般采用门诊手术或激光光凝等治疗。若肿瘤体积大，或与阴道、尿道及肛门位置关系密切时，则考虑入院手术治疗。

五、预后及随访

预后良好，仍需告知患者注意有无复发情况。

六、诊治注意事项

1. 若局部麻醉，则需完善血常规、凝血常规及传染病相关检查，若需静脉全身麻醉，则完善心电图检查。
2. 术后酌情考虑口服抗生素预防感染，注意保持切口干净清洁，可用安尔碘消毒，1周左右愈合。
3. 若肿瘤较大，或与阴道、尿道及肛门位置关系密切，则入院手术为宜，必要时需外科会诊。
4. 若选择激光等物理消融治疗汗腺瘤，治疗前应经活检病理组织学确诊。

（周冬梅　黎璞）

第二节 外阴上皮内病变

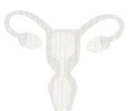

一、概述

外阴上皮内病变一般指外阴鳞状上皮内病变，是指发生于女性外生殖器皮肤和黏膜，局限于外阴鳞状上皮内，未发生间质浸润的癌前病变。外阴鳞状上皮内瘤变（vulvar intraepithelial neoplasia，VIN）为曾用名，自2012年以来被称为外阴鳞状上皮内病变（vulvar squamous intraepithelial lesion，VSIL），多见于40~50岁女性，近年来发病率呈明显升高趋势。因外阴癌与癌前病变缺乏有效的筛查方法，且许多患者无症状或症状不典型，临床上易漏诊。

二、分类变迁与病因

（一）分类变迁

1986年，国际外阴阴道疾病研究协会（International Society for the Study of Vulvovaginal Diseases，ISSVD）将HPV相关的外阴上皮内病变命名为外阴上皮内瘤变，分为外阴鳞状上皮内瘤变和外阴非鳞状上皮内瘤变，其中前者又分为VIN1、VIN2和VIN3，VIN1为低级别，VIN2和VIN3为高级别。2004年ISSVD更新了对VIN的分类，VIN新的定义仅指高级别的VIN病变（即原VIN2及VIN3）。将VIN分为两类：寻常型VIN（uVIN）、分化型VIN（dVIN）。2014年世界卫生组织（WHO）女性生殖器官肿瘤分类将分化型外阴上皮内瘤变单独设为一类，2015年ISSVD颁布三分类法：外阴低级别鳞状上皮内病变（vulvar low-grade squamous intraepithelial lesion，VLSIL）、外阴高级别鳞状上皮内病变（vulvar high-grade squamous intraepithelial lesion，VHSIL）、分化型外阴上皮内瘤变（differentiated vulvar intraepithelial neoplasia，dVIN）。VLSIL相当于VIN1，VHSIL相当于VIN2、VIN3。VHSIL及dVIN有进展为浸润癌的风险，被视为外阴癌的癌前病变，需进一步治疗。外阴上皮内病变定义的变迁见表1-2-1。

表1-2-1 外阴上皮内病变定义的变迁

ISSVD（1986年）	ISSVD（2004年）	ISSVD（2015年）
VIN1	扁平疣或HPV感染	VLSIL
VIN2及VIN3	寻常型VIN：①疣状VIN；②基底细胞样VIN；③混合型VIN	VHSIL
分化型VIN	分化型VIN	分化型VIN（dVIN）

（二）病因

1. VLSIL　与低危型、高危型人乳头状瘤病毒（HPV）感染均相关。多发生于年轻女性，超过30%的病例合并下生殖道其他部位上皮内病变（以宫颈最常见），一般能自然消退，进展为浸润癌的风险极低。

2. VHSIL　与高危型HPV感染密切相关，其中大部分为HPV16型感染。多发生于绝经前女性，若不治疗，有进展为浸润癌的风险。

3. dVIN　与高危型HPV感染无关，可能与外阴上皮基底细胞*p53*基因突变有关。主要发生于绝经老年女性，常伴有外阴硬化性苔藓、扁平苔藓、外阴慢性皮肤病、自身免疫性疾病、鳞状细胞异常增生等外阴皮肤病。

三、诊断要点

（一）临床表现

1. VLSIL

（1）症状　初期常无症状，部分患者可有不明原因的外阴瘙痒、灼热感或性生活疼痛等。

（2）体征　病灶常见于性生活易受损伤处，例如大小阴唇、阴唇后联合、舟状窝、肛周尿道口等。表现为：①单纯HPV感染。无肉眼可见病变，仅有外阴局部取材检测HPV、醋酸试验、阴道镜及病理学证据。②扁平湿疣。典型表现为稍高出皮肤黏膜的大小不一、形态各异的丘疹、斑点或乳头状结构，可呈褐色、黑色、灰色病灶，表面光滑或粗糙。

2. VHSIL

（1）症状　多数患者可有症状，以固定性瘙痒为主，其次为外阴不适、烧灼感及疼痛等，但缺乏特异性。15%~40%的患者无症状，易漏诊。

（2）体征　病灶可出现在外阴皮肤和黏膜的任何部位，以大小阴唇、会阴体常见。临床上多数以扁平斑块、丘疹、疣状或略高出皮肤的色素性病灶为主。多由HPV感染导致，约半数患者病变呈多灶性或多中心分布，部分可出现融合性病变，且常伴有其他生殖器病变，如合并宫颈、阴道、肛周上皮内病变。因此，全面的妇科、肛门及肛周部位的检查非常重要。

3. dVIN　常呈外阴硬化性苔藓和扁平苔藓表现；多为单病灶，较厚的灰白或红色斑块，过度角化，边界不清，隆起结节或溃疡；以阴蒂及周围常见，同时常合并外阴疾病；缺乏典型阴道镜醋白上皮改变。

（二）阴道镜检查

虽然VSIL多数能肉眼识别，但无法确定病变性质，应直接活检或结合醋酸试验在阴道镜下进行可疑部位的活检。注意逐一、仔细、全面检查外阴、肛周、阴道和宫颈，以免漏诊。

1. 阴道镜检查指征

（1）细胞学及HPV筛查异常。

（2）外生殖器检查异常（局灶角化、增厚、隆起、结节、溃疡、色素减退或沉着，质地硬、固定性病变）。

（3）持续固定的外阴及肛周部位瘙痒或疼痛。

（4）常规治疗后无好转或病变加重。

（5）长期稳定的病变出现颜色、大小等改变。

（6）绝经后疣状病变。

（7）治疗后复发的外阴疣状病变等。

2. 阴道镜检查方法

（1）肉眼观察　阴阜至肛周区域皮肤黏膜的外观、毛发分布、有无发育不良、畸形、病变等。采用详细的文字描述病变的位置、病灶数、边界、颜色等特征。

（2）阴道镜检查　一般在低倍镜下检查，必要时在高倍镜下检查。醋酸试验：采用浸于3%~5%醋酸溶液的大棉球或纱布敷于外阴及肛周2~5min，注意观察颜色和醋白上皮的厚度、边缘、轮廓及血管，尤其关注有无异形血管及粗镶嵌。

1）典型的VLSIL阴道镜图像　醋酸作用后局部呈不透明的醋白上皮，部分可见细小点状血管，当仅有HPV感染时，表现为多处不规则片状、薄的、弥漫、半透明或不透明的醋白上皮（图1-2-1，图1-2-2）。

2）典型VHSIL阴道镜图像　醋酸作用后呈隆起厚醋白上皮，不透明，边缘清楚、锐利，醋白反应出现快，持续时间长，少数可见点状血管和镶嵌，如出现粗大镶嵌或不典型血管，注意排除外阴癌的可能（图1-2-3）。

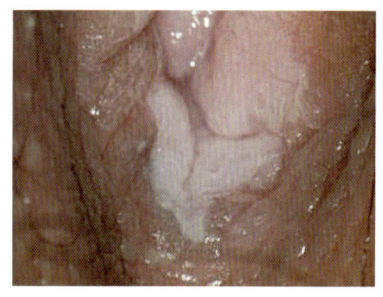
图1-2-1　VLSIL

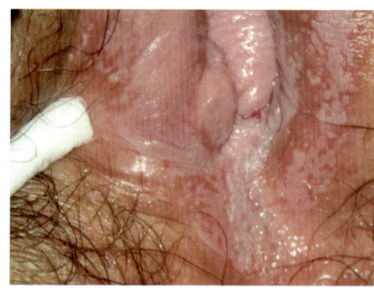
图1-2-2　外阴HPV感染

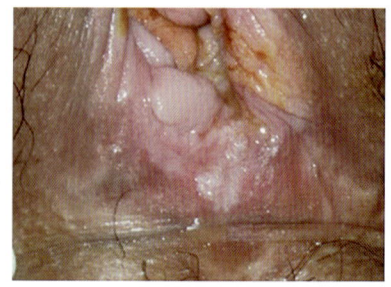
图1-2-3　VHSIL

注意：检查时对外阴可疑病变应进行直接活检或在阴道镜指导下于异常部位活检进行病理诊断，这也是诊断VSIL的金标准。取材方法：原则上能达到取材目的、不影响病理诊断的方法均可，为保证活检深度及边缘完整性，多推荐冷刀和打孔活检（punch biopsies）。

外阴上皮内病变的诊断流程，见图1-2-4。

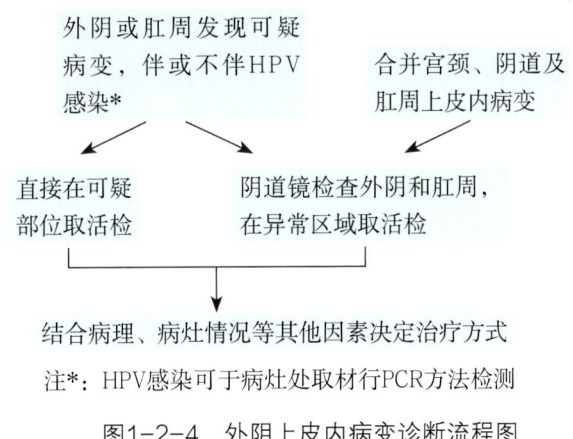

图1-2-4 外阴上皮内病变诊断流程图

四、治疗原则及治疗方案

（一）VLSIL

由于自然消退率高，进展至浸润癌风险极低，故治疗原则上推荐保守观察，定期随访，尤其对于年轻无症状患者。观察期间如出现症状或病情加重，或6~12个月随访仍无改善，应行阴道镜检查，活检提示病变持续，可予药物咪喹莫特软膏、西多福韦软膏或激光等治疗。如伴有瘙痒，局部可予氧化锌软膏、苯海拉明软膏等对症处理。

（二）VHSIL

1. 治疗原则　有浸润癌风险，推荐治疗和规范管理。
2. 治疗目的　阻断病程进展，缓解症状，尽可能保留外阴的解剖结构和功能。
3. 治疗方案

（1）手术治疗　手术切除是重要的治疗方法，特别是对于可疑癌、dVIN、外阴原位黑色素瘤等需要切除性治疗，也可用于累及毛发区病变以及多灶性、复发性病灶。手术方式可选择：冷刀、激光或电刀切除。建议手术范围达病灶外至少5mm，深度通常为2~3mm，有毛发区者达4mm。

（2）物理治疗　可保留外阴的外观和功能，缺点是不能获得手术标本，强调治疗前行多点活检排除浸润癌至关重要，对高度怀疑癌者禁忌采用。

1）激光汽化治疗　适用于非毛发区，阴蒂、小阴唇或肛周病变。主要采用CO_2激光，治疗原则是破坏整个上皮层，治疗范围应达病变外缘5mm，深度对于非毛发区为1~2mm，毛发区应至毛囊深部，至少3mm，对于大病灶建议分次处理或手术切除。

2）光动力学治疗　适用于无光敏剂过敏患者。缓解率各研究报道不一，为52%~89%。

（3）药物治疗　适用于排除浸润且有长期随访条件的情况，尤其适合年轻、性活跃的女性。仍强调治疗前的活检组织病理学排除浸润癌的重要性。主要药物有5%咪喹莫特软膏、1%西多福韦凝胶、5-FU软膏。

（4）联合治疗　可根据病变情况联合手术、物理治疗或药物治疗。特别是手术后切缘阳性者，可采用物理治疗或药物治疗。阴蒂、尿道口等部位病灶联合治疗可减少损伤，保留功能。

（5）期待观察　适用于有良好随访条件、无症状的年轻女性（30岁以内），妊娠期或计划近期妊娠，暂时性免疫抑制治疗患者。一般期待观察期间半年随访1次，时间不超过1年。

五、预防及随访

外阴癌尚缺乏早期筛查方法，但推荐适龄女性接种4价和9价HPV疫苗，可减少外阴癌前病变和癌变的发病率。由于VSIL存在复发风险，VLSIL推荐观察随诊，6～12月随访1次；VHSIL推荐首次治疗后每半年随访1次，1年后每年随访，随访内容包括妇科检查、HPV检测，必要时行阴道镜检查及活检。

六、诊治注意事项

1. 该病的诊治过程中，诊断重于治疗，部分患者无明显临床表现，或症状不典型，应重视病史询问，固定部位外阴瘙痒可能是唯一症状，需要仔细询问。

2. 除dVIN以外均与HPV感染有关，具有多灶性、多中心特点，且常合并其他生殖器部位病变，注意全面仔细的妇科检查。阴道镜检查过程中应强调整个下生殖道，包括外阴、阴道、宫颈及肛周部位的检查非常重要，避免漏诊。

3. 阴道镜检查过程中，由于外阴和肛周上皮属于复层鳞状上皮，醋酸试验需要等待时间较长，一般需2～5min。

4. dVIN的病因、发病机制等与VHSIL不同，多缺乏典型阴道镜醋白上皮，多合并其他外阴慢性病变，注意避免漏诊。

5. 由于外阴神经分布特点，外阴、肛周部位上皮的活检、手术切除或物理治疗均需局麻，如病灶面积较大，采用利多卡因软膏外涂20～30min即可起效。

6. 由于病变有多灶性特点，注意要在代表不同病变程度及性质处多点活检（至少2点），取材标本深度或大小至少达3mm，有毛发区至少5mm，若角化或明显增厚处可适当增加取材深度（包含整个上皮全层及真皮乳头层），另在典型病变和病变周围健康组织同时取材，如糜烂性、溃疡性病变，应在其底部和病变边缘组织取材，获得满意的组织学标本也是正确诊断的重要环节。活检分病灶局部活检和手术完整切除两种，一般2cm以内病变建议一次性完整切除，兼有治疗作用。

7. 活检工具选择　为保证活检深度及边缘的完整性，多推荐冷刀和打孔活检，其中Keyes活检器（图1-2-5）是非常适宜的工具，可获得完整的圆柱状上皮组织，保留皮肤黏膜结构，减少普通活检钳可能导致的组织变形，利于后续病理诊断。

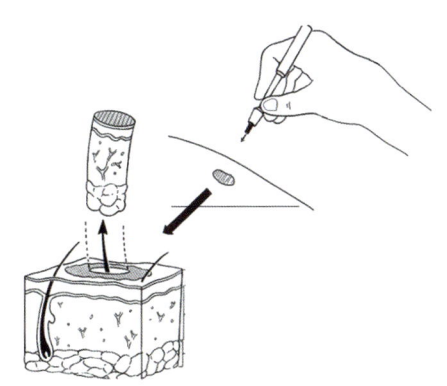

图1-2-5　Keyes活检器
（摘自中国抗癌协会妇科肿瘤专委会《外阴恶性肿瘤诊断与治疗指南（2021年版）》）

8. 激光汽化治疗是目前应用较广、安全有效、可反复多次使用的物理治疗方式，但如病变主要位于毛发区则需慎重选择，因为治疗深度至少有3mm，而这已达到毛囊深部。

（周冬梅　黎璞）

第三节　外阴恶性肿瘤

一、概述

外阴恶性肿瘤（vulvar malignant tumor）是一种少见的妇科恶性肿瘤，占所有女性生殖系统恶性肿瘤的2%~5%，多发生于绝经后妇女。近年来，外阴恶性肿瘤的发病率呈上升趋势，尤其是在75岁及以上的老龄妇女中，这可能与外阴的硬化性苔藓病变等非肿瘤性上皮病变和高龄导致上皮细胞出现非典型性增生有关。

二、分类

外阴恶性肿瘤可发生于外阴的皮肤、黏膜及其附属组织，组织类型较多，以外阴鳞状细胞癌

（vulvar squamous cell carcinoma）（以下简称外阴鳞癌）最常见，占外阴恶性肿瘤80%以上，其他病理学类型有恶性黑色素瘤、基底细胞癌、前庭大腺癌、外阴佩吉特病等。

外阴鳞癌多见于60岁以上的绝经后妇女，致病因素有：HPV持续感染，尤其HPV16型和18型；外阴硬化性苔藓样病变；其他性传播疾病，如尖锐湿疣、淋病、梅毒、单纯疱疹病毒（HSV-Ⅱ）感染等。

外阴恶性黑色素瘤（vulvar malignant melanoma）占外阴癌的2%~3%，可发生于任何年龄段，常来自外阴色素痣，也有约10%不含色素细胞。发生部位多见于小阴唇和阴蒂。其恶性程度高于鳞癌、腺癌等，预后较差，局部复发和远处转移率较高。文献报道的5年生存率仍不超过60%。

外阴基底细胞癌（vulvar basal cell carcinoma）较少见，常见于55岁以上绝经后女性，占外阴癌的2%~13%。

由于鳞癌是外阴癌最常见的类型，以下主要围绕它来展开讨论。

三、诊断要点

（一）临床表现

1. 症状　早期：主要表现为顽固性不易治愈的外阴瘙痒，以及形态各异的肿块，如结节状、菜花状、溃疡状，且易合并感染。晚期：可合并疼痛、渗液及出血。

2. 体征　外阴病灶位于大阴唇最为多见，其次是小阴唇、阴蒂、会阴、尿道口、肛周等。妇科检查应明确外阴肿物或病变的部位、大小、质地、活动度、色素改变、形态（丘疹或斑块、结节状、菜花状、溃疡状等）、距外阴中线的距离等，肿瘤是否累及尿道（口）、阴道、肛门和直肠，检查外阴皮肤有无增厚、色素改变及溃疡情况。晚期患者如出现淋巴结转移，可扪及腹股沟区肿块。

（二）检查手段

病理组织学检查是金标准：采用Keyes活检器或楔形活检，须排除来源于生殖器或其他器官的转移性肿瘤。

1. 组织学检查　外阴病灶及可疑处活检，注意活检深度。HPV阳性者需同时检查宫颈及阴道，有助于发现宫颈、阴道同时存在的病灶。

2. 盆腔增强MRI或CT检查　治疗前评估腹股沟淋巴结及周围盆腔器官（阴道、子宫、附件及盆腔淋巴结）有无受累，期别较晚者可增加上腹部MRI或CT。

3. 胸部X线/CT检查　以排除肺转移。

4. PET-CT　对期别晚、可疑转移的巨块型或者复发患者，评估有无远处转移。

5. 妇科肿瘤标志物　鳞状细胞癌需检查鳞状上皮细胞癌抗原（squamous cell carcinoma

antigen，SCCA）、腺癌需检查癌胚抗原（carcinoembryonic antigen，CEA）、糖类抗原19-9（carbohydrate antigen 19-9，CA19-9）等。

四、外阴癌的手术分期及治疗原则

外阴癌的治疗遵循个体化原则，在保证治疗效果的前提下，尽量采取保守的手术方式，以最大程度保留外阴形态及脏器功能。外阴局部广泛切除已成为外阴切除的标准术式。早期外阴癌推荐手术治疗，局部晚期或晚期外阴癌推荐手术治疗+放射治疗（简称放疗）+化学治疗（简称化疗）的综合治疗方案。目前外阴癌采用的是2009年FIGO制定的手术病理分期（表1-3-1，图1-3-1），这一分期系统适用于除恶性黑色素瘤以外的外阴恶性肿瘤。2021年FIGO修订了新的外阴癌分期，但尚未被各权威指南采纳，2023年NCCN指南仍采用AJCC第8版TNM分期与FIGO（2009年）的联合分期（表1-3-2）。

表1-3-1　外阴癌的FIGO分期（2009年）

期别	描述
Ⅰ	肿瘤局限于外阴
ⅠA	肿瘤局限于外阴或会阴，无淋巴结转移，病灶直径≤2cm，间质浸润深度≤1.0mm
ⅠB	肿瘤局限于外阴或会阴，无淋巴结转移，病灶直径>2cm或间质浸润深度>1.0mm
Ⅱ	无论肿瘤大小，肿瘤局部扩散至会阴邻近器官（尿道下1/3、阴道下1/3、肛门），但无淋巴结转移
Ⅲ	无论肿瘤大小，无论肿瘤局部是否扩散至会阴邻近器官（尿道下1/3、阴道下1/3、肛门），有腹股沟淋巴结转移
ⅢA	1个淋巴结转移（≥5mm）或1~2个淋巴结转移（<5mm）
ⅢB	≥2个淋巴结转移（≥5mm）或≥3个淋巴结转移（<5mm）
ⅢC	阳性淋巴结出现包膜外扩散
Ⅳ	肿瘤侵犯邻近区域其他器官（尿道上2/3、阴道上2/3）或远处器官
ⅣA	肿瘤侵犯下列任何器官：①上尿道和（或）阴道黏膜、膀胱黏膜、直肠黏膜，或固定于盆腔；②腹股沟淋巴结固定或溃疡形成
ⅣB	任何远处部位转移，包括盆腔淋巴结转移

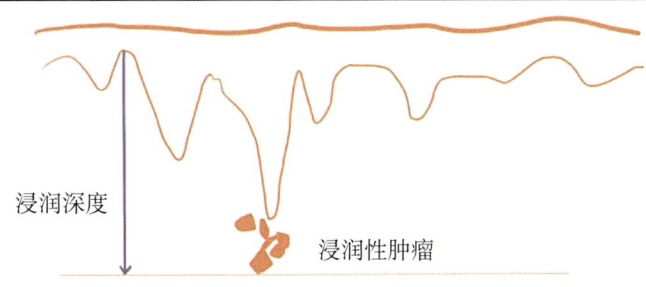

图1-3-1　外阴癌肿瘤浸润深度测量的示意图

表1-3-2　FIGO分期（2009年）与TNM分期（AJCC第8版）

FIGO分期	TNM分期		
	T	N	M
Ⅰ	T_1	N_0	M_0
ⅠA	T_{1a}	N_0	M_0
ⅠB	T_{1b}	N_0	M_0
Ⅱ	T_2	N_0	M_0
Ⅲ	$T_1 \sim T_2$	$N_1 \sim N_{2c}$	
ⅢA	$T_1 \sim T_2$	N_{1a}，N_{1b}	M_0
ⅢB	$T_1 \sim T_2$	N_{2a}，N_{2b}	M_0
ⅢC	$T_1 \sim T_2$	N_{2c}	$M_0 \sim M_1$
Ⅳ	$T_1 \sim T_3$		
ⅣA	$T_3/T_1 \sim T_2$	$N_0 \sim N_3/N_3$	M_0
ⅣB	任何T	任何N（包括盆腔淋巴结转移）	M_1

（一）手术治疗

1. 除ⅠA期不需行淋巴结切除外，其余采用手术治疗的各期均需行腹股沟淋巴结切除术。肿瘤直径≤2cm的患者需明确浸润深度以确定是否行腹股沟淋巴结切除术。当病灶为单侧时，可考虑只切除同侧腹股沟淋巴结，而中线部位肿瘤及患侧腹股沟淋巴结阳性者需切除对侧腹股沟淋巴结。目前，外阴和腹股沟分开的"三切口"术式已成为大多数医师采用的术式。

2. 外阴肿瘤切除术术式

（1）单纯部分外阴切除术（simple partial vulvectomy）　适用于外阴癌前病变、ⅠA期患者，皮肤切缘离肿瘤病灶边缘的宽度至少1cm，切除深度比较表浅，超过皮下1cm即可。

（2）根治性外阴切除术　包括根治性部分外阴切除术（radical partial vulvectomy）和根治性全外阴切除术（radical vulvectomy），适用于ⅠB～Ⅱ期患者，要求皮肤切缘的宽度达2～3cm，切除深度须达泌尿生殖膈或耻骨筋膜。两种术式的区别在于是否保留部分外阴组织，主要根据外阴病灶的大小及侵犯范围选择相应的术式。由于已有回顾性研究结果提示两种术式的生存率、复发率相当，因此，目前根治性部分外阴切除术已成为外阴癌外阴切除术的最基本术式。

3. 腹股沟淋巴结切除术术式

（1）腹股沟淋巴结根治性切除术（腹股沟淋巴结清扫术）　横切口腹股沟淋巴结切除术一般是在腹股沟韧带下方做一个横直线切口，外界为缝匠肌内侧，内界为耻骨结节和长收肌内侧，下界为股三角下尖，上界为腹股沟韧带上2cm，深达筛筋膜。整块切除该区域的淋巴脂肪组织。

（2）前哨淋巴结（sentinel lymph nodes，SLN）活检术　适用于外阴肿瘤＜4cm的单灶性病变、临床无腹股沟淋巴结转移证据的患者。若SLN为阳性，应进行患侧腹股沟淋巴结切除或SLN

切除术后辅助放疗；SLN阴性，则不需再切除剩余的淋巴结。肿瘤累及中线时，必须进行双侧SLN切除。如果仅在一侧检出SLN阳性，对侧也应进行腹股沟淋巴结切除或放疗。

（3）淋巴结活检术　对于肿大淋巴结，可采用细针抽吸细胞学活检或整个切除活检以明确性质；对于肿大淋巴结出现固定或不能耐受切除时，可采用组织学活检以明确性质。

4. 临床上按照原发灶及有无转移情况将肿瘤分为3种情况

（1）早期肿瘤　即T_1期（ⅠA期）、小病灶T_2期（肿瘤直径≤4cm，无尿道、阴道及肛门侵犯）。

（2）局部晚期　即大病灶T_2期（肿瘤直径>4cm，无尿道、阴道及肛门侵犯）和T_3期（肿瘤侵犯尿道、阴道及肛门）。

（3）晚期肿瘤　肿瘤转移超出盆腔（任何期别的T、N病变及超出盆腔的M_1期病变）。

5. 外阴癌手术分期治疗原则

（1）早期肿瘤［T_1期（ⅠA期）、小病灶T_2期］。

1）浸润深度≤1mm的外阴微小浸润癌（ⅠA期）　行单纯部分外阴切除术，不需切除腹股沟淋巴结，术后随访。

2）浸润深度>1mm的小病灶T_2期　根据病灶位置的不同采取不同的手术方式。单侧病变（病灶距离中线>2cm）：根治性部分外阴切除术+单侧腹股沟淋巴结切除术（或前哨淋巴结活检）。中线部位病变（病灶距离中线≤2cm）：根治性部分外阴切除术+双侧腹股沟淋巴结切除术（或前哨淋巴结活检）。术后辅助治疗均根据原发灶及淋巴结病理情况而定。见图1-3-2。

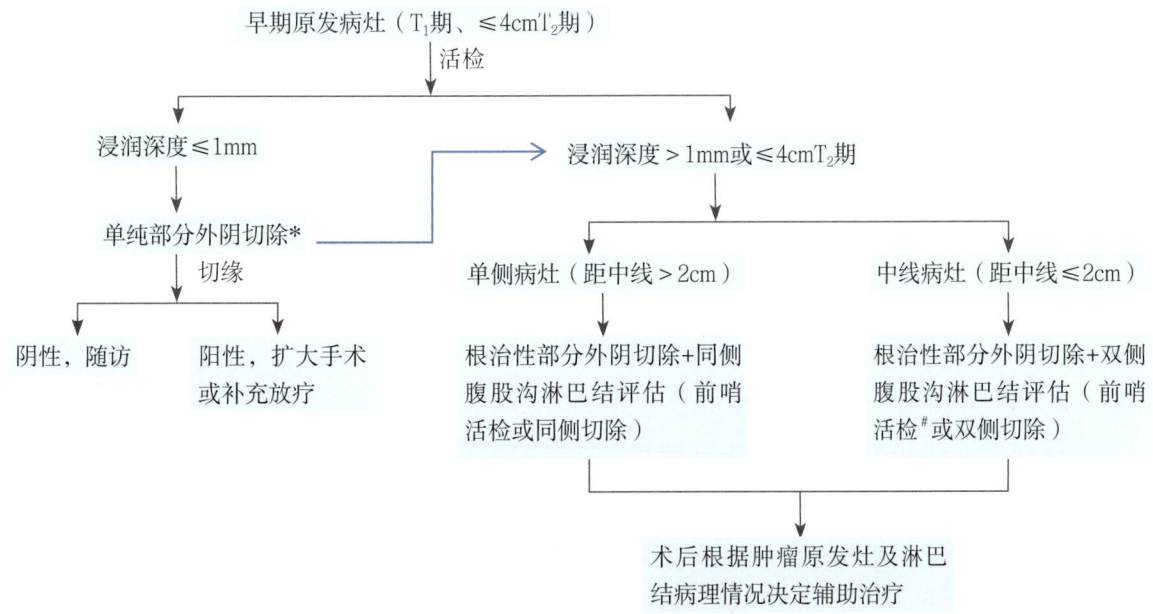

注*：当部分外阴浅层切除病理提示肿瘤浸润深度>1mm时，则按照相应路径处理。#：前哨淋巴结未显影时需行该侧腹股沟淋巴结切除术。

图1-3-2　临床早期治疗决策流程图

（2）局部晚期肿瘤（大病灶T_2期和T_3期）　腹股沟淋巴结和原发灶分步切除。

1）术前评估未发现淋巴结可疑阳性，则先行淋巴结切除术。若术后病理提示淋巴结阳性，行外阴原发灶/腹股沟区/盆腔的外照射放疗+同期化疗；若淋巴结阴性，则行外阴原发灶的外照射放疗。

2）术前评估发现淋巴结可疑阳性（包括局限盆腔的M_1期淋巴结转移），可选择：①对可疑阳性淋巴结细针穿刺活检，若术后病理阳性，则考虑外阴原发灶/腹股沟区/盆腔的外照射放疗+同期化疗。②行腹股沟淋巴结切除术，若术后病理阳性，行外阴原发灶/腹股沟区/盆腔的外照射放疗+同期化疗；若术后病理阴性，行外阴原发灶的外照射放疗+同期化疗。见图1-3-3。

（3）晚期肿瘤　转移超出盆腔（任何期别的T、N病变及超出盆腔的M_1期病变）可考虑局部控制或姑息性放疗和（或）全身支持治疗。

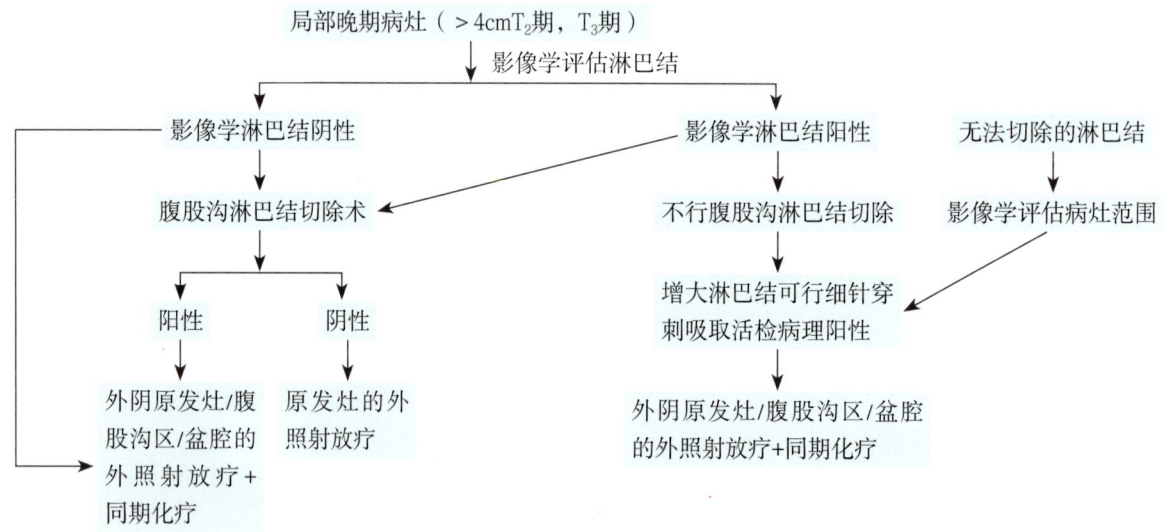

图1-3-3　局部晚期肿瘤治疗决策流程图

（二）放疗分类及适应证

1. 根治性放疗适应证

（1）不可切除的局部晚期肿瘤，包括部分Ⅱ期（肿瘤直径>4cm或肿瘤侵及阴道、尿道、肛门）、Ⅲ~ⅣA期肿瘤。

（2）手术有可能造成严重并发症，或有严重伴发疾病不能接受手术的早期患者。

2. 辅助性放疗　术后辅助放疗的高危因素有：手术切缘阳性、邻近手术切缘（<8mm）、淋巴脉管间隙浸润、淋巴结转移（特别是2个以上淋巴结转移）、出现淋巴结包膜外侵犯。

3. 姑息性放疗　晚期、复发、转移患者旨在减轻症状。

(三)全身治疗原则

1. 同期放化疗中的化疗药物

(1)首选顺铂,40mg/m^2,静脉滴注,第1天,每周1次,不超过7次。

(2)其他 ①PF方案:顺铂100mg/m^2,静脉滴注,第1天;5-FU 750~1 000mg/m^2,静脉滴注,第1~4天,每4周重复,共2~3次。②MF方案:丝裂霉素C 10mg/m^2,静脉滴注,第1天;5-FU 1 000mg/(m^2·24 h),静脉持续滴注96h;放疗第1、4周给药。

2. 晚期或复发、转移性外阴癌全身治疗方案 见表1-3-3。

表1-3-3 晚期或复发、转移性外阴癌全身治疗方案

首选	其他推荐药物	某些情况下使用
顺铂	紫杉醇	
卡铂	顺铂+长春瑞滨	
顺铂+紫杉醇	厄洛替尼	派姆单抗用于TMB-H、PD-L1阳性或MSI-H/dMMR外阴癌的二线治疗
卡铂+紫杉醇	顺铂+吉西他滨	纳武单抗(nivolumab)用于HPV相关的晚期或复发/转移外阴癌
顺铂+紫杉醇+贝伐珠单抗或其生物类似物	卡铂+紫杉醇+贝伐珠单抗或其生物类似物	拉罗替尼或恩曲替尼用于*NTRK*基因融合阳性患者

注:①顺铂、卡铂或紫杉醇单药,每周或3周重复。

②TP(紫杉醇+顺铂)方案:紫杉醇135~175mg/m^2+顺铂60~70mg/m^2,每3周重复。可在此基础上加用贝伐珠单抗或其生物类似物7.5~15.0mg/kg。

③TC(紫杉醇+卡铂)方案:紫杉醇135~175mg/m^2+卡铂(AUC)4~5,每3周重复。可在此基础上加用贝伐珠单抗或其生物类似物7.5~15.0mg/kg。

④顺铂+长春瑞滨:顺铂80mg/m^2,第1天,长春瑞滨25mg/m^2,第1、8天,每3周重复。

⑤顺铂+吉西他滨:顺铂50mg/m^2,第1天,吉西他滨1 000mg/m^2,第1、8天,每3周重复。

⑥TMB-H:高肿瘤突变负荷(tumor mutation burden-high);PD-L1:程序性死亡[蛋白]配体-1(programmed death ligand-1);MSI-H/dMMR:微卫星高度不稳定(microsatellite instability-high)/错配修复缺陷(mismatch repair deficient)

(摘自中国抗癌协会妇科肿瘤专委会《外阴恶性肿瘤诊断与治疗指南(2021年版)》)

(四)复发性外阴癌的治疗

外阴癌的复发需经病理学证实,行影像学评估转移情况,后续治疗按照局部复发和远处转移区别对待。

1. 局限于外阴的临床复发(淋巴结阴性)

(1)无放疗史患者的治疗

1）可选择根治性部分或全外阴切除病灶±单侧/双侧腹股沟淋巴结切除术（既往未切除淋巴结者）。若术后切缘、影像学、病理学和临床检查淋巴结均呈阴性，可随访观察或补充外照射放疗；若切缘阳性，但影像学、病理学及临床检查淋巴结均呈阴性，可再次手术切除或外照射放疗±近距离放疗±同期化疗；若切缘阴性、淋巴结阳性，术后行外照射放疗±同期化疗；若切缘及淋巴结均呈阳性，术后行外照射放疗±近距离放疗±同期化疗±再次手术切除。

2）外照射放疗±近距离放疗±同期化疗，治疗后病变完全缓解者定期随访。仍残留明显的外阴病灶者再次手术切除，术后定期复查。

（2）有放疗史患者的治疗　有放疗史的患者，应行根治性部分或全外阴切除术±皮瓣移植，术后定期随访。

2. 淋巴结复发或远处转移

（1）孤立的淋巴结或盆腔复发既往未接受外照射放疗者可切除阳性淋巴结，术后辅助外照射放疗±同期化疗。既往有放疗史者，合适的病例可考虑手术切除转移的淋巴结，术后化疗，或直接化疗。

（2）对于多发盆腔淋巴结转移、远处转移或既往曾接受盆腔放疗的患者，应接受全身化疗和/或外照射放疗。

五、少见病理类型的外阴恶性肿瘤

（一）外阴恶性黑色素瘤

1. 诊断要点

（1）临床表现　黑色素瘤常由外阴色素痣恶变而来，外观呈棕褐色或蓝黑色的隆起样或扁平结节，也可表现为息肉样或乳头样结节，伴有出血、瘙痒、局部色素沉着、溃疡、疼痛等，好发于光滑黏膜，如大阴唇内侧、小阴唇、阴蒂、阴道口等。约10%的患者病灶不含黑色素细胞，外观与鳞状上皮原位癌类似，这种情况称为无色素的恶性黑色素瘤。

（2）明确诊断需行组织活检病理学检查。

2. 分期　推荐采用2017年美国癌症联合委员会（American Joint Committee on Cancer，AJCC）制定的第8版黑色素瘤TNM分期系统（表1-3-4，表1-3-5）。

表1-3-4　美国癌症联合委员会（AJCC）黑色素瘤TNM分期第8版

原发肿瘤（T）			区域淋巴结（N）		
T分期	厚度（mm）	溃疡状态	N分期	转移淋巴结数目	是否有运输中转移、卫星灶和（或）微卫星灶

续表

	原发肿瘤（T）			区域淋巴结（N）	
T_X原发灶无法评价	不适用	不适用	Nx	无法评估；对于T_1期不需进行病理N分期	无
T_0无原发肿瘤证据	不适用	不适用	N_0	未发现区域淋巴结转移	无
Tis原位黑色素瘤	不适用	不适用	N_1	有1个淋巴结转移或不伴淋巴结转移但有运输中转移、卫星和/或微卫星灶	
T_1	≤1.0mm	不知道或未明确指出	N_{1a}	有1个临床隐匿的转移淋巴结（前哨淋巴结活检发现）	无
T_{1a}	≤0.8mm	无	N_{1b}	有1个临床探查的转移淋巴结	无
T_{1b}	<0.8mm 0.8~1.0mm	有 无或有	N_{1c}	无区域淋巴结转移	有
T_2	>1.0~2.0mm	不知道或未明确指出	N_2	有2个或3个淋巴结转移或1个淋巴结转移且运输中转移、卫星和/或微卫星灶	
T_{2a}	>1.0~2.0mm	无	N_{2a}	有2个或3个临床隐匿的淋巴结转移（前哨淋巴结活检发现）	无
T_{2b}	>1.0~2.0mm	有	N_{2b}	有2个或3个，至少1个是临床探查的淋巴结转移	无
T_3	>2.0~4.0mm	不知道或未明确指出	N_{2c}	有1个临床探查或隐匿的淋巴结转移	有
T_{3a}	>2.0~4.0mm	无	N_3	有4个或以上淋巴结转移，或2个及以上淋巴结转移且有运输中转移、卫星和/或微卫星灶，或任何数目的融合淋巴结转移伴或不伴运输中转移、卫星和/或微卫星灶	
T_{3b}	>2.0~4.0mm	有	N_{3a}	有4个或以上临床隐匿的转移淋巴结（前哨淋巴结活检发现）	无
T_4	>4.0mm	不知道或未明确指出	N_{3b}	有4个或以上，至少有1个是临床探查的转移淋巴结和/或任何数目的融合淋巴结转移	无
T_{4a}	>4.0mm	无	N_{3c}	至少有2个是临床探查的转移淋巴结和/或任何数目的融合淋巴结转移	有
T_{4b}	>4.0mm	有			
远处转移（M）				部位	血清LDH
M_0				无远处转移	
M_1				有远处转移	
M_{1a}				远处皮肤、软组织包括肌肉，和/或非区域淋巴结	无记录或不明确

续表

原发肿瘤（T）		区域淋巴结（N）
	M_{1a}（0）	不升高
	M_{1a}（1）	升高
M_{1b}		肺部转移，伴/不伴M_{1a}中的部位	无记录或不明确
	M_{1b}（0）	不升高
	M_{1b}（1）	升高
M_{1c}		非中枢神经系统的内脏器官转移，伴/不伴M_{1a}、M_{1b}中的部位	无记录或不明确
	M_{1c}（0）	不升高
	M_{1c}（1）	升高
M_{1d}		中枢神经系统的内脏器官转移，伴/不伴M_{1a}、M_{1b}、M_{1c}中的部位	无记录或不明确
	M_{1d}（0）	不升高
	M_{1d}（1）	升高

表1-3-5 外阴恶性黑色素瘤镜下分期

	Clark分期	Breslow分期
Ⅰ	局限于表皮基底膜内	<0.76mm
Ⅱ	侵犯真皮乳头	0.76～1.50mm
Ⅲ	充满真皮乳头	1.51～2.25mm
Ⅳ	侵犯真皮网状组织	2.26～3.0mm
Ⅴ	侵犯皮下脂肪	>3mm

3. 治疗 治疗原则是以手术治疗为主的联合治疗模式，对于不可切除或远处转移恶性黑色素瘤，免疫治疗和靶向治疗是首选，无法使用免疫治疗和靶向治疗时才考虑化疗。

（1）早期外阴恶性黑色素瘤 可行根治性部分外阴切除术，切缘应距离肿瘤边缘1～2cm。

（2）晚期和复发性恶性黑色素瘤 分子靶向药物联合化疗（如索拉非尼、贝伐珠单抗、反义寡核苷酸药物oblimersen等联合替莫唑胺）。

（3）化疗方案 首选达卡巴嗪和替莫唑胺为主的联合化疗方案（如顺铂或福莫司汀）或紫杉醇联合卡铂方案。

（4）生物治疗联合化疗 疗效明显高于单纯化疗和单纯生物治疗，可用药物有：长春花碱或亚硝基脲、程序性细胞死亡蛋白1（programmed cell death protein1，PD-1）抑制剂或细胞毒性T淋巴细胞相关抗原4（cytotoxic T lymphocyte associated antigen-4，CTLA-4）抑制剂［如BRAF突变阳性，可选用达拉非尼（dabrafenib）联合曲美替尼（trametinib）作为Ⅲ期患者术后辅助治疗，如*BRAF*突变阴性者可选用PD-1抑制剂］。

（二）外阴基底细胞癌

1. 诊断要点

（1）临床表现　没有特异性的临床症状，易被误诊为炎症。大多没有潜在外阴疾病，表现为缓慢性生长、恶性程度较低、病程较长。以大阴唇局部浸润性生长为主，约60%为结节亚型，其次为浅表型，腹股沟淋巴结转移少见。

（2）相关检查　行腹股沟区和盆腔超声、MRI或CT检查以排除淋巴结转移。

（3）确诊需活检行组织病理学检查。

2. 治疗

（1）治疗原则　手术治疗为主。

1）病灶局限　局部切除或局部扩大切除。

2）病变范围广、浸润较深　根治性外阴切除。

3）不建议常规行腹股沟淋巴结切除术，对于可疑腹股沟淋巴结转移者，应先行活检，病理学证实转移，再考虑行同侧或双侧腹股沟淋巴结切除术。

（2）对化疗不敏感，术后一般不需要放化疗。

（3）术后辅助放疗　适用于皮肤切缘或病灶基底切缘阳性患者。

（三）外阴前庭大腺癌

1. 诊断要点

（1）临床表现　发病年龄相对较小，多数在50~60岁。可表现为外阴前庭大腺部位表面光滑的肿物，少数继发感染者可出现溃烂，呈溃疡型，肿瘤平均直径约40mm。对于长期存在的前庭大腺囊肿短时间增大时应警惕前庭大腺癌的可能。

（2）诊断　确诊主要依据肿瘤的组织病理学检查和前庭大腺的特殊解剖部位，可通过检测CEA、酸性和中性黏蛋白、过碘酸雪夫染色（PAS染色）和p53等免疫组织化学及特殊染色标志物进行诊断及鉴别诊断。治疗前应做外阴、腹盆腔CT或MRI检查，了解肿瘤与周围器官（直肠、阴道等）的关系，以及有无腹股沟及盆腔、腹腔淋巴结转移等。

2. 治疗　外阴前庭大腺癌发病率低，临床少见，目前无统一的治疗方案。据文献报道，约40%的外阴前庭大腺癌初治患者发生腹股沟淋巴结转移，推荐行根治性外阴切除或根治性部分外阴切除术及单侧或双侧腹股沟淋巴结切除术。

（四）外阴佩吉特病

1. 诊断要点

（1）症状　最常见的症状为持续性外阴瘙痒，其次是外阴疼痛或灼痛，少数患者表现为排尿困难和阴道排液。

（2）体征　常见于大、小阴唇和会阴，也可累及阴蒂和肛周皮肤。外阴病变呈湿疹样的红色斑片，边界清晰，表面有渗出结痂或角化脱屑。病变范围差异较大，从2cm大小到累及整个外阴和会阴，甚至累及肛周皮肤。病变范围大者（直径≥10cm）常有浸润性佩吉特病或合并外阴腺癌。绝大多数外阴佩吉特病为表皮内癌，但10%的患者可能有浸润，还有4%～8%的患者（同时或先后）合并外阴和全身其他部位的腺癌。

（3）确诊需活体组织病理学检查。

（4）因该病约20%合并其他器官恶性肿瘤，常见部位有肛门直肠尿道上皮，故有指征者需行肠镜和膀胱镜检查。

2. 治疗

（1）治疗原则以手术切除为主，可根据病变累及深度选择术式。当为上皮内癌时可行单纯部分浅表性切除术，当病变为已有浸润时则选择根治性部分外阴切除术、根治性外阴切除术，切缘距病灶至少2cm，术中需冰冻病理检查明确切缘状态，若切缘阳性，则应再切除1cm手术切缘，必要时需多次冰冻、多次扩大切除直至切缘阴性为止。通常手术切除范围大，缺损面积大，需皮瓣移植。

（2）怀疑皮下浸润或合并浸润性腺癌，则按照外阴浸润癌处理。

（3）药物治疗、物理消融治疗、放化疗　适用于有严重合并症、病灶广泛转移或复发患者。其中外用药物有5%咪喹莫特，物理治疗方式有CO_2激光治疗、光动力学治疗，而化疗方案有FP方案（顺铂+5-FU）、FECOM方案（表柔比星+卡铂+长春新碱+5-FU）、多西他赛或联合用药。

六、随访

1. 随访间隔　治疗后前2年每3～6个月随访1次，第3～5年每6～12个月随访1次，以后每年随访1次。

2. 随访内容　建议行宫颈/阴道细胞学筛查（可包括HPV检测）以早期发现下生殖道上皮内病变。若症状或临床检查怀疑复发，需行超声、CT及MRI等影像学及肿瘤标志物检查（鳞癌查SCCA，腺癌查CA125、HE4），必要时行活组织病理学检查明确。有条件的建议进行遗传咨询及基因检测。

七、诊治注意事项

1. 前哨淋巴结活检 双示踪剂，即同时使用放射性胶体及染料可提高检出敏感率。放射性胶体^{99m}Tc最常用，术前淋巴结显像有助于前哨淋巴结的定位。而最常用的染料是1%亚甲蓝，在肿瘤周围的2点、5点、7点、10点位置分别皮内注入4mL染料。

2. 建议前哨淋巴结活检在外阴淋巴结切除手术前2～4h进行，且染料仅在外阴原发灶相关的第一组淋巴结中短暂显示，时长为30～60min。

3. 当前哨淋巴结活检出现直径＞2mm的淋巴结转移，可选择系统性腹股沟淋巴结清扫（首选）再行外照射放疗±同期化疗，也可选择外照射放疗±同期化疗。

4. 现行标准术式即外阴和腹股沟分开的"三切口"已成为多数医师采用的术式。

5. 目前镜下邻近切缘的"邻近"是指距离在1～8mm不等。初始手术病理发现切缘邻近病灶，可密切随访，但切缘为癌变者，则需考虑再次手术或辅助放疗。若阳性切缘累及尿道、肛门或阴道时，为避免手术切除过多组织导致功能障碍，选择补充放疗；同时还需结合淋巴结状态决定是否再次手术，若已合并腹股沟淋巴结转移，已有明确指征需要补充放疗，也不选择再次手术。

（周冬梅　黎璞）

参考文献

[1]HART W R. Vulvar intraepithelial neoplasia: historical aspects and current status[J].Int J Gynecol Pathol，2001，20（1）：16-30.

[2]HOANG L N，PARK K J，SOSLOW R A，et al. Squamous precursor lesions of the vulva: current classification and diagnostic challenges[J].Pathology，2016，48（4）：291-302.

[3]PRETI M，SCURRY J，MARCHITELLI C E，et al.Vulvar intraepithelial neoplasia[J].Best Pract Res Clin Obstet Gynaecol，2014，28（7）：1051-1062.

[4]KAUSHIK S，PEPAS L，NORDIN A，et al.Surgical interventions for high-grade vulval intraepithelial neoplasia[J]. Cochrane Database Syst Rev，2014，4（3）：CD007928.

[5]李静然，隋龙，吴瑞芳，等.外阴鳞状上皮内病变诊治专家共识[J]. 中国妇产科临床杂志，2020，21（4）：441-445.

[6]LI J R，SUI L，WU R F，et al. Expert consensus on diagnosis and treatment of vulvar squamous intraepithelial lesions[J].Chin J Clin Obstet Gynecol，2020，21（4）：441-445.

[7]中国临床肿瘤学会指南工作委员会.中国临床肿瘤学会（CSCO）黑色素瘤诊疗指南2019[M].北京：人民卫生出版社，2019.

[8]FABER M T，SAND F L，ALBIERI V，et al. Prevalence and type distribution of human papillomavirus in squamous cell carcinoma and intraepithelial neoplasia of the vulva[J]. Int J Cancer，2017，141（6）：1161-1169.

[9]ANGELICO G, SANTORO A, INZANI F, et al. Ultrasoundguided FNA cytology of groin lymph nodes improves the management of squamous cell carcinoma of the vulva: results from a comparative cytohistological study[J]. Cancer Cytopathol, 2019, 127(8): 514-520.

[10]ARVAS M, KAHRAMANOGLU I, BESE T, et al. The role of pathological margin distance and prognostic factors after primary surgery in squamous cell carcinoma of the vulva[J]. Int J Gynecol Cancer, 2018, 28(3): 623-631.

[11]中国抗癌协会妇科肿瘤专业委员会.外阴恶性肿瘤诊断和治疗指南（2021年版）[J].中国癌症杂志, 2021, 31(6): 533-545.

[12]谢玲玲, 林荣春, 林仲秋.《2021.2 NCCN外阴鳞癌临床实践指南》解读[J].中国实用妇科与产科杂志, 2020, 36(12): 1172-1176.

[13]谢玲玲, 林荣春, 林仲秋.《FIGO 2021癌症报告》——外阴癌诊治指南解读[J].中国实用妇科与产科杂志, 2022, 38(1): 85-91.

第二章 阴道肿瘤

第一节 阴道良性肿瘤

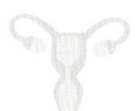

一、概述

阴道良性肿瘤是一种罕见病，国内外相关文献多数为案例总结，其病因尚不明确，可能与阴道慢性感染、阴道黏膜损伤等有关。大多数没有任何临床症状，有些可能出现下坠感、腰痛、膀胱及直肠压迫症状，甚至尿潴留、性生活困难、阴道流血、扪及阴道肿物等。

二、分类

阴道良性肿瘤根据病理组织学来源不同，可以分为：

（一）阴道平滑肌瘤

阴道平滑肌瘤是阴道良性肿瘤中相对较多的一种类型，来源于阴道平滑肌、局部动脉肌肉组织，或膀胱、尿道的平滑肌，其组织常混有纤维组织，多发生于阴道前壁。通常单发，呈雌激素依赖性，恶性转化极为罕见。见图2-1-1。

（二）纤维上皮息肉

在婴儿和年轻女孩中，必须排除葡萄状肉瘤，通常病灶很小，也可能是多发的。在妊娠期间，病灶会扩大，组织水肿明显，外观怪异。组织学上，由鳞状上皮表面、纤维血管柄和水肿的间质组成。

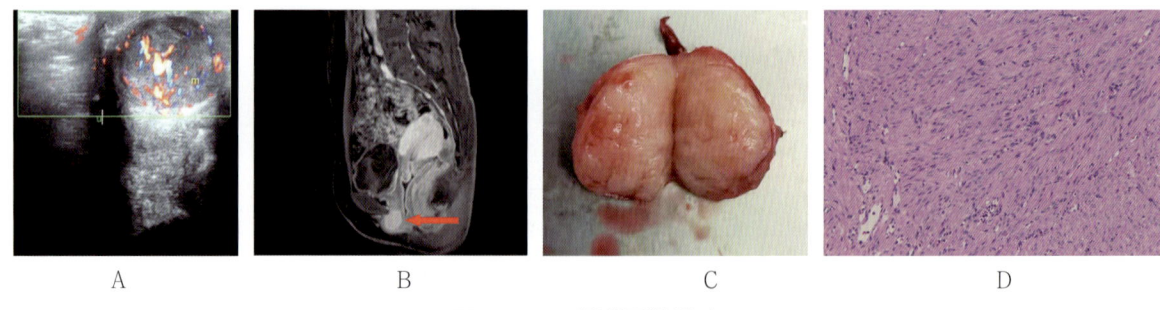

图2-1-1　阴道平滑肌瘤

患者53岁,发现阴道肿物2天,小便时尿线偏向右侧。SCCA：1.60U/mL↑。A.超声提示：阴道左侧壁尿道左后方低回声实性占位,大小21mm×21mm×22mm,内部血流丰富。B.盆腔MR：尿道左侧实性结节（箭头所指）,增强扫描提示早期明显均匀强化,考虑良性病变,拟平滑肌瘤或腺瘤可能性大,大小23mm×20mm。C.大体标本：灰红组织一块,切面灰白,实性,质中。D.病理诊断：（阴道肿物）平滑肌瘤。免疫组化：Desmin（+）,SMA（+）,CD34（血管+）,Stat6（-）,S-100（-）,ERG（血管内皮+）,Ki-67（<1%+）。

（三）尖锐湿疣

由于HPV感染,对于大的或多个病灶,处理上有切除、烧灼、激光汽化或环形电切等方法,冷冻疗法有助于处理较小的病变。同时评估整个生殖道甚至肛直肠病变并治疗。

（四）子宫内膜异位症病灶

阴道后穹隆的结节病灶是由于盆腔深部子宫内膜异位症侵蚀发展而致。术前使用GnRH-a可以大大缩减病灶范围,减少术后复发和缓解症状。

（五）阴道腺病

指阴道正常鳞状上皮被腺上皮所代替。可能是阴道上皮下的腺体为副中肾管上皮的残余,或由鳞状上皮的基底细胞化生而来。阴道局部表现为散在小结节状,或细砂粒状,黏膜呈红斑、鸡冠状突起改变,患者有阴道灼热感、白带增多、性交疼痛的症状并有恶变风险。

（六）色素痣

主要表现为直径0.5～2cm的灰褐色或黑色肿物,表面平坦或隆起,镜下表现为鳞状上皮增生伴角化过度或不全,真皮层见炎症细胞浸润。

（七）阴道囊肿

1. 包涵囊肿　又称植入性囊肿或潴留囊肿,是在阴道外伤或手术创伤后的修复过程中,阴道黏膜上皮被卷入黏膜下,增生并潴留扩张而形成。多发生在阴道下段或侧切伤口。包涵囊肿体积一般较小,多为单发,囊肿壁厚韧,张力不大,囊腔内常为液化状皮脂,包含角蛋白和鳞状碎片，囊肿周围有异物反应和炎症。

2. 中肾管囊肿　女性胚胎发育过程中，如果中肾管未完全退化，则可在子宫两侧的阔韧带内、宫颈及阴道两旁遗留残迹，即Gartner管，组织学检查显示：非分泌性柱状上皮。多发生在阴道前外侧壁，多发，呈长圆形、串珠形或腊肠形，向阴道内突出。发生在阴道上1/3者，有时可向上延续到盆腔阔韧带内。囊肿质软、壁薄，与周围组织界限清楚，并可随阴道黏膜活动，囊腔内液体多为澄清的浆液。

3. 苗勒氏管囊肿　起源于苗勒氏管，因苗勒上皮组织在阴道黏膜下残留而形成，多发生在阴道前壁和侧壁，常为单发，呈半球状隆起于阴道表面，囊内液多呈黏液性。

4. 其他　子宫切除术后输卵管脱垂、神经纤维瘤、血管瘤、脂肪瘤、黏液瘤等，均较少见。

三、治疗原则和策略

阴道良性肿瘤的治疗方式主要为手术治疗。对于阴道囊肿，位于阴道上段者可行囊肿造口术，中段可行囊肿造口术或囊肿摘除术。囊肿穿刺术易复发，仅适用于囊肿较大，位置深，手术困难，易损伤邻近脏器者。

四、预后

一般不影响自然寿命。

五、随访

每年复查1次，行妇科检查、阴道超声检查。

六、诊治注意事项

1. 注重预防措施，注意个人卫生，积极治疗阴道炎症，定期体检，增强免疫力。
2. 阴道囊性肿物，需与尿道憩室、膀胱憩室、肠道憩室相鉴别，应用膀胱镜和肠镜可进一步明确诊断，预防邻近器官损伤。
3. 注意观察阴道肿物是否迅速增大，表面有无破溃，腹股沟淋巴结有无肿大，警惕肿瘤复发与恶变的可能。
4. 阴道良性病变的典型超声图像为单房囊肿或低回声实性肿块，彩色多普勒检查无或有少量流血。阴道恶性病变为低回声实体瘤，边缘不规则，有中度或丰富的血流信号或多房实体瘤改变。超声检查在处理阴道病变方面有助于诊断。

5. 术后阴道内填塞纱布压迫止血，48h后取出（包括有引流管者）。

（王薇）

第二节　阴道鳞状上皮内病变

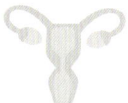

一、概述

阴道鳞状上皮内病变即阴道上皮内瘤变（Vaginal intraepithelial neoplasia，VaIN），是局限在阴道上皮内不同程度的不典型的增生性改变，多为阴道浸润癌的癌前病变。根据病变累及阴道上皮的深度采用三级分类法，即VaIN Ⅰ、VaIN Ⅱ和VaIN Ⅲ，其中VaIN Ⅰ、VaIN Ⅱ累及上皮的下1/3和2/3，VaIN Ⅲ累及上皮的2/3至全层。2014年，WHO用鳞状细胞上皮内病变（squamous intraepithelial lesion，SIL）替换VaIN术语，同时以二级分类法替代三级分类法，将VaIN Ⅰ归入阴道低级别鳞状上皮内病变（low-grade squamous intraepithelial lesion，LSIL），将VaIN Ⅱ和VaIN Ⅲ归入阴道高级别鳞状上皮内病变（high-grade squamous intraepithelial lesion，HSIL）。鉴于临床医师对修订后命名的接受度不一，过渡期可接受两者并列。高危型HPV持续感染是VaIN的主要致病因素。随着宫颈癌筛查的开展、宫颈病变规范化诊治工作的推进和阴道镜技术的提高，VaIN的发病率呈上升趋势。

二、诊断要点

（一）临床表现

1. 症状　常缺乏特异性的临床表现，多无明显症状，少数表现为性交后阴道分泌物增多或出血。
2. 体征　妇检肉眼观绝大多数正常，部分仅可见局部充血，常见于阴道上部，且为多灶性。

（二）检查方法

1. 阴道壁脱落细胞检查　对高危患者，尤其是因宫颈癌或宫颈上皮内病变切除子宫的患者，阴道细胞学检查有助于提高VaIN的检出率。

2. HPV检测　阴道HSIL患者高危型HPV感染率高达80%以上，其中HPV16型是最常见的感染亚型。HPV检测联合细胞学检查可提高VaIN诊断的敏感度。

3. 阴道镜检查

（1）指征　符合细胞学为LSIL及以上、无明确意义的非典型鳞状细胞（ASCUS）合并高危HPV感染、不典型腺细胞（AGC）、HPV16型或HPV18型感染、其他高危HPV感染持续1年以上者等，需行阴道镜检查。

（2）阴道镜下VaIN的异常图像主要表现为微乳头样增生、醋白上皮、点状血管和碘不着色上皮等（图2-2-1，图2-2-2）。

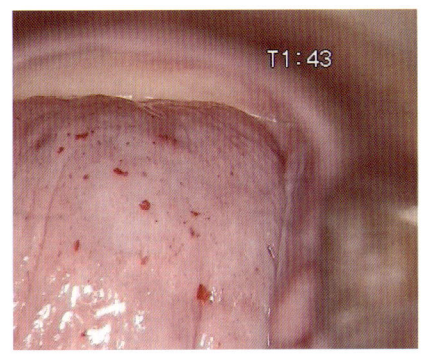 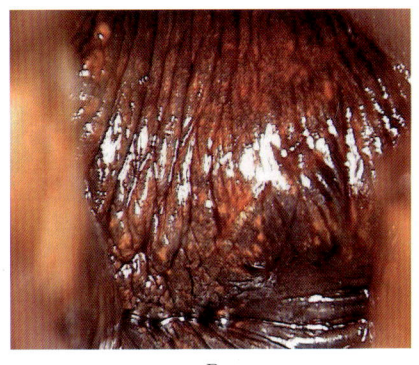

A　　　　　　　　　　　　　　　　B

图2-2-1　阴道低级别病变的阴道镜所见

患者55岁，2017年因宫颈癌 I_{A1} 期（脉管内可见癌栓）行Ⅱ型全子宫+双附件切除术，术后液基薄层细胞学检查（thin-prep cytology test，TCT）提示ASC，HPV：56型阳性，术后1年复查阴道镜。A.见醋白上皮，点状血管。B.碘试验部分着色。活检病理结果：黏膜慢性炎症伴低级别鳞状上皮内病变（VaIN I级），鳞状上皮内可见少量挖空样细胞，符合HPV感染的病理改变。

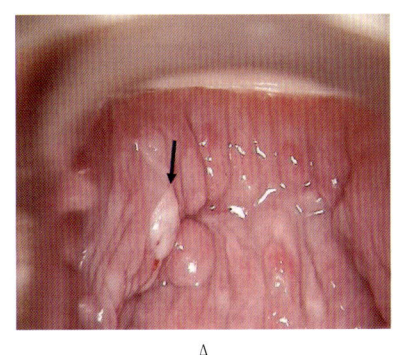 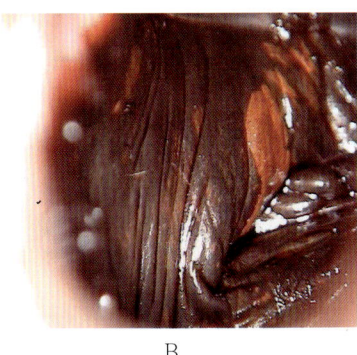 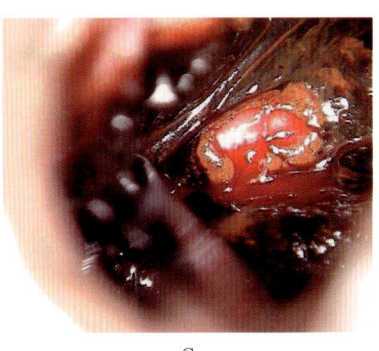

A　　　　　　　　　　B　　　　　　　　　　C

图2-2-2　阴道镜下阴道病变及定位活检

患者35岁，因宫颈原位癌行子宫全切术后，HPV：16型、56型、58型阳性。阴道镜检查：阴道残端愈合好，阴道壁皱褶明显，延展性强，碘着色明显。A.箭头所示：阴道残端右侧见白色上皮。B.阴道残端右侧见碘不着色。C.阴道镜下定位活检。

（3）阴道镜用于判断并进行精准定位活检。

4. 病理组织学活检为诊断金标准（图2-2-3）

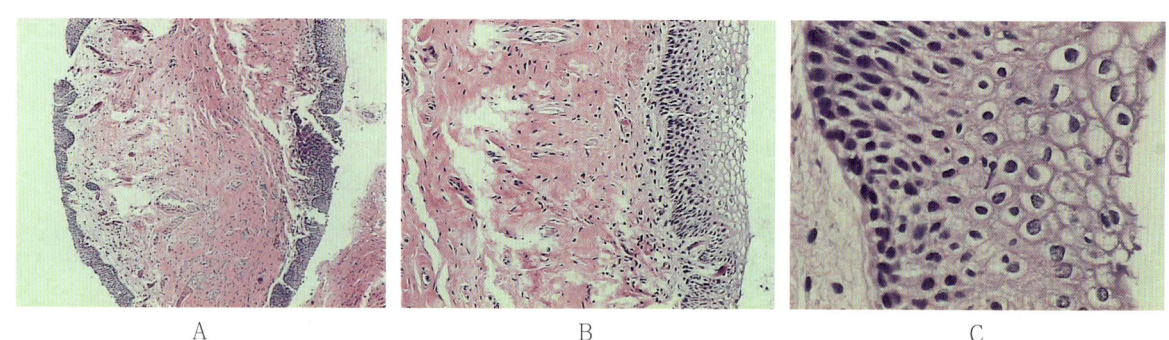

图2-2-3　HPV感染阴道壁组织病理切片

患者45岁，因宫颈鳞状细胞癌 I_{B1} 期行广泛子宫全切术后4年，HPV51型持续感染1年。A、B、C图可见鳞状上皮被覆的黏膜组织，多灶上皮见不典型挖空样细胞形成，符合HPV感染。

三、治疗原则和策略

VaIN的治疗应遵循个体化原则，综合考虑病灶情况（范围、部位、级别、数量）和患者情况（年龄、生育要求等）。

1. 对于阴道HPV感染和LSIL者，一般不需特殊治疗，多能自行消退，但需密切随访。若1年后仍存在病灶，需进一步治疗。

2. 对于HSIL患者，需进一步治疗。

（1）局部药物治疗　用5-FU（推荐每周2g，持续10～12周）或5%咪喹莫特软膏（推荐每周给药1～3次，连续治疗12周，不推荐用于绝经后女性）。其他药物：干扰素、雌激素乳膏和三氯醋酸等。

（2）激光汽化治疗　适用于单发或多灶性小病灶，以及局部药物治疗失败的病例。广泛性病变可分次治疗，治疗间隔1～2个月，以避免阴道粘连。

（3）CUSA超声乳化吸引　适用于单发或多灶性病变，治疗效果与 CO_2 激光汽化差不多，但术后疼痛明显减轻；相对于手术切除治疗，并发症少。

（4）手术切除治疗　通常不作为首选治疗。对单个病灶可采用局部或部分阴道切除术，尤其是位于穹隆部的病灶。病灶广泛或多发者，可采用全阴道切除术，并行人工阴道重建。

（5）放射治疗　HSIL患者有进展到阴道浸润癌的风险，应积极治疗。对年老、体弱、无性生活要求、复发性患者以及手术风险大的VaIN Ⅲ患者，可采用腔内放射治疗。

四、预后

VaIN初始治疗后仍具有较高的复发和进展风险，复发多发生于治疗后3年内。

五、随访

VaIN病灶隐匿,呈多灶性分布,治疗后易复发,且有进展为浸润癌的风险,因此需进行长期且严密的随访。

1. 随访间隔　每6个月1次。连续随访2年无异常者,可改为每年随访1次。
2. 随访内容　阴道细胞学检查和HPV检测。细胞学采样应涉及全阴道,重点采集阴道上段、阴道残端及两侧阴道陷凹处。HPV采样时应充分刷取足够的阴道标本,尤其是绝经、放疗后及子宫全切术后女性。必要时行阴道镜检查。

六、诊治注意事项

1. 注意VaIN高危因素的辨别,如绝经后、放疗后、免疫缺陷者,确定有无宫颈癌、宫颈上皮内病变、VaIN病史以及生殖道湿疣病史。其他因素如吸烟、过早性行为、多性伴侣、多胎次、胎儿期接触己烯雌酚、文化水平及经济水平等。
2. 反复不明原因的异常阴道排液或流血或宫颈TCT异常者,注意排除VaIN。
3. VaIN最常与宫颈上皮内病变并存,特别在未切除子宫,行阴道镜检查时注意排除。
4. 绝经后的患者阴道萎缩,容易出现碘淡染及局部碘不染色,建议涂抹雌激素乳膏2~4周后,再行阴道镜检查,同时,使用冰醋酸后观察时间应延长至3min,碘染色需展平阴道壁皱褶,均匀染色,更易于发现病变。
5. 病灶范围较广泛者,需做多点活检。
6. 注意阴道穹隆部位,此处阳性率高达1/3,因其随访困难,该处病变可行切除性活检。

（王薇）

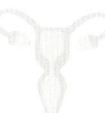

第三节　阴道恶性肿瘤

一、概述

阴道恶性肿瘤分为原发性及继发性,临床上以继发性多见,阴道恶性肿瘤中80%为转移癌,由邻近器官或其他部位的原发恶性肿瘤直接蔓延、浸润,或经血道或淋巴管转移。阴道和宫颈同时出现病灶时，应诊断宫颈癌。

原发性阴道恶性肿瘤是少见的妇科恶性肿瘤，其人群发病率仅为0.6/10万，占妇科恶性肿瘤的1%~2%，阴道恶性肿瘤的10%；阴道恶性肿瘤中HPV感染率为65%~70%，HPV16型感染是常见的类型。原发性阴道恶性肿瘤的组织病理学分类，85%~95%为鳞癌（图2-3-1），10%为腺癌，而腺鳞癌、黑色素瘤、肉瘤、生殖细胞肿瘤、小细胞神经内分泌癌等为罕见。

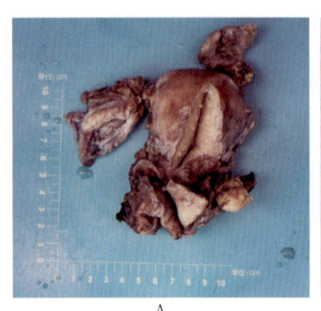 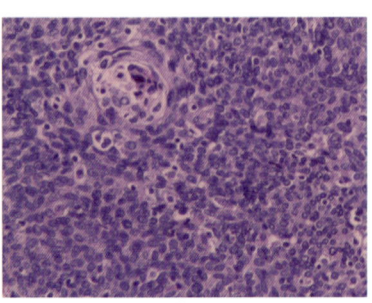

图2-3-1　阴道非角化型鳞癌
A.大体所见。B.镜下所见。

二、诊断要点

（一）临床表现

1. 症状

（1）早期浸润癌可无明显的症状，或仅有阴道分泌物增多，或接触性阴道出血。

（2）随着病情发展，可出现阴道排恶臭液或阴道不规则流血，以及尿频、尿急、血尿、肛门坠胀、排便困难和腰骶部疼痛等。

（3）晚期患者可出现恶病质。

2. 查体

（1）全身检查　主要了解重要器官的功能，有无合并症，若合并感染，可有腹部压痛等炎症体征。了解浅表淋巴结情况，特别是腹股沟淋巴结有无转移。

（2）妇科检查　多可窥见和触及阴道内肿瘤，应仔细检查宫颈及外阴，以排除转移性阴道癌。阴道早期浸润癌可仅表现为阴道黏膜糜烂、充血、白斑、息肉状物、结节状病灶等。病灶位于阴道上1/3居多，鳞癌多位于后壁，腺癌多位于前壁。阴道前壁病变因窥器遮挡容易漏诊。晚期病灶多呈菜花样、溃疡状，浸润性生长，可累及全阴道，阴道旁组织，子宫主、骶韧带，亦可出现膀胱阴道瘘、尿道阴道瘘或直肠阴道瘘，以及淋巴结肿大（如腹股沟、盆腔、锁骨上淋巴结的转移）和远处器官转移的表现。

（二）检查方法

1. HPV检测　阴道癌与高危型HPV持续感染相关。

2. 肿瘤指标　鳞癌患者检查血清SCCA；其他指标：CA125、CA19-9、CA153、HE4、CEA、AFP、神经元特异性烯醇化酶（NSE）等。

3. 影像学检查（超声、CT、MRI、PET-CT等）　可判断阴道局部病灶大小、淋巴结状态、全身转移的情况，排除继发性阴道癌。

4. 其他检查　侵犯邻近器官时，需行静脉肾盂造影、肾图、膀胱镜、肠镜等检查。

5. 病理组织学检查　对阴道壁视诊未发现明显新生肿物，但有异常表现，如充血、糜烂、弹性差、组织僵硬者等，可予阴道壁脱落细胞学检查，并借助阴道镜定位活检，注意阴道穹隆，发现隐蔽部位的病灶。若肿瘤位于阴道黏膜下或软组织中，可行穿刺活检。

（三）鉴别诊断

阴道恶性肿瘤需与阴道上皮萎缩、阴道HPV持续感染引起的阴道炎性病变、阴道尖锐湿疣、阴道结核性溃疡、子宫内膜异位病灶等鉴别，病理学检查是诊断的金标准。确诊原发性阴道恶性肿瘤还需排除继发性肿瘤转移，如子宫颈癌、外阴癌、子宫内膜癌、卵巢癌/输卵管癌、绒毛膜癌阴道转移、泌尿系/肠道/乳腺/肺部来源的恶性肿瘤等。

（四）肿瘤分期

由于许多阴道癌患者不进行手术，无法获得手术病理信息，故阴道癌采用临床分期。影像学检查可用于指导治疗，但不更改最初分期。见表2-3-1。

表2-3-1　阴道癌FIGO分期（2012）

分期	临床特征
Ⅰ期	肿瘤局限于阴道壁
Ⅱ期	肿瘤侵及阴道旁组织，但未达骨盆壁
Ⅲ期	肿瘤扩展至骨盆壁
Ⅳ期	肿瘤范围超出真骨盆腔，或侵犯膀胱黏膜和/或直肠黏膜，但黏膜泡状水肿不列入此期
Ⅳa期	肿瘤侵犯膀胱和/或直肠黏膜，和/或直接蔓延超出真骨盆
Ⅳb期	远处器官转移

三、治疗原则

由于阴道与膀胱、尿道、直肠的间隔较小，特别是既往有盆腔放疗史的患者，而阴道的不同部位淋巴引流不同，且具神经、血管及淋巴管丰富，吻合支多等解剖学特点，使得不同治疗方式对生殖功能和性功能可能产生影响。对阴道癌的治疗强调个体化，根据患者的年龄、病变的分期、病理类型、病灶大小、病变解剖位置等，制订治疗方案。本病发病率低，患者应集中到有经验的肿瘤中心进行治疗。

总的原则，阴道上段癌可参照宫颈癌的治疗，阴道下段癌可参考外阴癌的治疗。

四、治疗策略

（一）放疗

适用于Ⅰ~Ⅳ期病例，是大多数阴道癌患者的首选治疗方案。放疗的优越性主要体现在可保留器官。在制订放疗计划时，MRI作用显著，可确定肿瘤大小、判断与邻近器官的空间结构关系。

1. 放疗技术　可结合外照射、腔内放疗或近距离治疗。盆腔外照射的标准治疗包括髂外和闭孔淋巴结。下段阴道肿瘤放疗区域应包括腹股沟淋巴结。调强放疗（intensity modulated radiation therapy，IMRT）更加精准，病灶获得放疗剂量更高。

2. 各期放疗原则

（1）病灶表浅的Ⅰ期患者　可单用腔内放疗，放疗剂量阴道黏膜达60Gy。

（2）Ⅱ期阴道癌　应用体外+腔内照射，外照射剂量为45~50Gy，阴道下1/3病灶需照射两侧腹股沟和股三角区。常规照射20~30Gy时需屏蔽直肠和膀胱，同时加用阴道腔内照射。若用IMRT时用40Gy后再加用阴道腔内照射。

（3）Ⅲ期阴道癌　与Ⅲ期宫颈癌放疗相似，外照剂量可适当增加，局部淋巴结区域可以采用IMRT加量至60Gy。

（4）Ⅳ期　应采取个体化放疗。

3. 术后辅助放疗　影响预后的高危因素：FIGO分期、病理学类型、肿瘤>4cm、阴道受侵长度>2/3阴道壁、HPV感染状态、MIB-1指数（Ki-67增殖指数）、手术切缘阳性、盆腔淋巴结或腹主动脉旁淋巴结阳性、脉管内有癌栓者，应补充术后放疗。

（二）手术治疗

由于阴道浸润癌与周围邻近器官的关系密切，间隙小，如保留其周围的器官（膀胱、尿道和直肠），切除肿瘤周围组织的安全范围很窄，很难达到根治性手术切除的目的。根治性手术创伤较大，副损伤多，对性功能影响大，对患者及性伴侣的生活质量有较大影响，因此，阴道浸润癌手术治疗的应用受到限制。

1. 手术作为初始治疗仅用于早期、局限于阴道壁的小病灶（<2cm）肿瘤。

2. 肿瘤位于上段阴道，局限于阴道壁的Ⅰ期患者，行广泛全子宫+阴道上段切除（切缘距病灶1cm）+盆腔淋巴结切除；若子宫已切除，行宫旁及阴道旁广泛+阴道上段切除+盆腔淋巴结切除。

3. 肿瘤位于下段阴道，局限于阴道壁的Ⅰ期患者，行局部广泛切除（切缘距病灶1cm）+双侧腹股沟淋巴结切除。

4. 放疗后中央病灶复发　当孤立复发病灶位于中央，可行盆腔廓清术。需和患者充分沟通手术风险、并发症以及手术对生活质量和外观的影响。

5. 复发和晚期疾病的姑息治疗　膀胱阴道瘘或直肠阴道瘘患者，放疗前行尿流改道术或结肠造口可提高生活质量。

（三）化疗

常用于与放疗的同步治疗。辅助化疗的作用有待评价，静脉化疗考虑给予3~4个疗程，其化疗方案与宫颈癌或外阴癌类似，并多用于复发或转移患者的治疗。

五、特殊类型的阴道恶性肿瘤

（一）腺癌

阴道腺癌可来自残余的中肾管、副中肾管或阴道的子宫内膜异位结节。原发性阴道腺癌仅占原发性阴道恶性肿瘤的8%~10%。与己烯雌酚相关的阴道透明细胞癌多见于年轻女性。一般来说，腺癌治疗方法与鳞癌相似。

（二）阴道黑色素瘤

此类肿瘤非常少见，属于黏膜恶性黑色素瘤的一种，常见于绝经后女性，是一种高度恶性的肿瘤，生长快，可发生在阴道内任何部位，容易血行扩散，早期远处转移，预后极差，5年生存率为0~54%。恶性黑色素瘤尚无特异的肿瘤标志物，血清乳酸脱氢酶（lactate dehydrogenase, LDH）可用来指导预后。特异性的免疫组织化学检查指标主要有S-100、SOX10、HMB-45、波形蛋白（vimentin）、Melan-A等。建议对初诊患者进行*C-KIT*、*BRAF*和*NRAS*基因检测。手术是早期恶性黑色素瘤的主要治疗方式。在晚期和转移性阴道恶性黑色素瘤的治疗中，推荐放疗结合化疗或免疫治疗，在基因突变阳性病例中，新型免疫疗法和靶向疗法似乎颇有前景。

（三）阴道胚胎性横纹肌肉瘤（阴道葡萄状横纹肌肉瘤）

阴道胚胎性横纹肌肉瘤是来源于横纹肌母细胞的高度恶性肿瘤，常见于婴幼儿。发病年龄早，出现阴道流血，结节状病灶充满阴道，甚至突出阴道（葡萄样）。晚期可有腹痛、腹部包块或其他远处转移症状。尽量保留器官的生理功能，初治病灶评估可以实施完整切除的，建议先行病灶切除。如存在宫颈原发病灶巨大、阴道大块肿瘤、疾病范围广等危险因素，可行新辅助化疗后再实施手术治疗。联合化疗方案可用于术后辅助治疗及术前新辅助治疗。联合化疗常用方案有VAI（VCR+KSM+异环磷酰胺）方案，或者VCE方案（VCR+卡铂+VP16）。放疗只考虑用于未受控的复发病例治疗，因为放疗可导致远期不良反应，如有可能应避免使用。

六、随访

（一）随访间隔

1. 第1年　每1~3月1次。
2. 第2~3年　每3~6月1次。
3. 3年后　每年1次。

（二）随访内容

1. 关于症状、生活方式（饮食、营养、运动、性生活等）的健康宣教。
2. 妇科检查、阴道脱落细胞检查、HPV检测。
3. 肿瘤标志物检测　如SCCA、CA125、HE4等。
4. 辅助检查　如盆腔超声、CT、MRI等。
5. 有条件时开展遗传学咨询和基因诊断。

七、预后

1. 阴道癌预后较差，与分期、病理类型、组织分级、病灶部位和治疗方法等有关。
2. 阴道癌Ⅰ~Ⅳ期，5年生存率分别为73%、48%、28%和11%。

八、诊治注意事项

1. 注意年龄段及高危因素　不同组织学类型的阴道恶性肿瘤的发病情况随年龄而有所变化。胚胎性横纹肌肉瘤和内胚窦瘤发生在婴儿期和儿童早期。腺癌好发于青春期。透明细胞癌常出现在青春期和青年期，多和患者在母体中受过己烯雌酚（DES）的影响有关。鳞癌和黑色素瘤常见于绝经后妇女，平均诊断年龄鳞癌是60岁，黑色素瘤是58岁。阴道癌的确切病因尚不明确，可能与下列因素有关：HPV感染、盆腔放疗史、宫颈癌前病变、切除子宫、免疫抑制治疗、吸烟、长期刺激和损伤等。
2. 阴道癌分期　须在治疗前确定，之后不改变分期。
3. 阴道癌三级预防概念　一级预防（HPV疫苗），二级预防（筛查），三级预防（癌前病变的处理）。

4. 大多数阴道鳞癌推荐采用放疗。

5. 年轻阴道癌患者　在根治性放疗前可行腹腔镜下双侧卵巢移位，同时全面探查盆腔和腹腔，切除肿大、可疑的淋巴结。

6. 黑色素瘤　除了推荐手术外，可考虑辅助治疗，如放疗或免疫治疗；推荐基因检测和靶向治疗。

7. 阴道胚胎性横纹肌肉瘤　经选择的患者可行范围较小的根治手术，突出化疗的重要性。

（王薇）

参考文献

[1] RESHKO L B, GASKINS J T, METZINGER D S, et al. The impact of brachytherapy boost and radiotherapy treatment duration on survival in patients with vaginal cancer treated with definitive chemoradiation[J].Brachytherapy，2021，20（1）：75-84.

[2] GOODMAN C D, MENDEZ L C, VELKER V, et al.3D image-guided interstitial brachytherapy for primary vaginal cancer：a multi-institutional experience[J].Gynecologic Oncology，2021，160（1）：134-139.

[3] BRAY F, LAVERSANNE M, WEIDERPASS E, et al.Geographic and temporal variations in the incidence of vulvar and vaginal cancers[J].International Journal of Cancer，2020，147（10）：2764-2771.

[4] ROMANO E, JANATI S, MONNIER L, et al.Outcomes of vaginal squamous cell carcinoma of patients treated with radiation therapy：a series of 37 patients from a single expert center[J].Clinical and Translational Oncology，2020，22（8）：1345-1354.

[5] YANG J, DELARA R, MAGRINA J, et al.Management and outcomes of primary vaginal cancer[J].Gynecologic Oncology，2020，159（2）：456-463.

[6] WOHLMUTH C, WOHLMUTH-WIESER I, MAY T, et al.Malignant melanoma of the vulva and vagina：a US population-based study of 1863 patients[J].American Journal of Clinical Dermatology，2020，21（2）：285-295.

[7]中国抗癌协会妇科肿瘤专业委员会.阴道恶性肿瘤诊断与治疗指南（2021年版）[J].中国癌症杂志，2021，31（6）：546-560.

[8]中华医学会妇科肿瘤学分会.中国妇科恶性肿瘤临床实践指南（6版）[M].北京：人民卫生出版社，2020.

[9] 林仲秋.妇科肿瘤诊治流程[M].北京：人民卫生出版社，2019.

[10] 凌小婷，彭永排，林仲秋.《FIGO 2018癌症报告》——阴道癌诊治指南解读[J].中国实用妇科与产科杂志，2019，35（2）：202-205.

[11] 林仲秋.妇科恶性肿瘤化疗手册[M].北京：人民卫生出版社，2018.

[12]中国抗癌协会妇科肿瘤专业委员会.阴道恶性肿瘤诊断与治疗指南（第四版）[J].中国实用妇科与产科杂志，2018，34（11）：1227-1229.

[13]张璐,汪清,张宏伟,等.4562例阴道上皮内瘤变和阴道癌的临床特征分析[J].现代妇产科进展,2021,30(9):15-19.

[14]中国医师协会微无创医学专业委员会妇科肿瘤专委会,中国优生科学协会女性生殖道疾病诊治分会,中国优生科学协会肿瘤生殖学分会.阴道上皮内瘤变诊治专家共识(2020)[J].中国实用妇科与产科杂志,2020,36(8):722-728.

[15] HODEIB M,COHEN J G,MEHTA S,et al.Recurrence and risk of pro-gression to lower genital tract malignancy in women with high grade VaIN[J].Gynecol Oncol,2016,141(3):507-510.

[16] GUNDERSONC C,NUGENT E K,ELFRINK S H,et al.A contemporary analysis of epidemiology and management of vaginal intraepithelial neoplasia[J].Am J Obstet Gynecol,2013,208(5):410.e1-410.e6.

[17]宋艳,刘爱军.《第五版WHO女性生殖器官肿瘤》分类解读[J].诊断病理学杂志,2021,28(1):1-4.

第三章 子宫颈肿瘤

第一节 宫颈上皮内病变

一、概述

宫颈上皮内病变是与子宫颈浸润癌密切相关的一组癌前病变,反映了子宫颈癌发生、发展中的连续过程。宫颈上皮内病变包括鳞状上皮内病变(squamous intraepithelial lesion,SIL)和腺上皮病变。SIL既往又称宫颈上皮内瘤变(cervical intraepithelial neoplasia,CIN),CIN是20世纪七八十年代广泛使用的病理诊断。近20年来大量的研究发现,CIN并非程度不同的连续的单一病变,而可以分为两类临床病理过程有明显差异的病变:低级别鳞状上皮内病变(low-grade squamous intraepithelial lesion,LSIL)和高级别鳞状上皮内病变(high-grade squamous intraepithelial lesion,HSIL),各自的特点见表3-1-1。2014年WHO用两类分类法代替既往的CIN三级分类,两类分类法可更好地反映疾病的特点,并与细胞学诊断相呼应,但诊断时须注明是组织学或者细胞学诊断。2020年WHO延续了两类分类法,但强调了对于HSIL的诊断需注明为CIN2或CIN3,以指导临床更精准地管理HSIL患者。

表3-1-1 鳞状上皮内病变(SIL)的分类与特点

	低级别鳞状上皮内病变	高级别鳞状上皮内病变
HPV感染	有/无	多有
异型细胞范围	上皮下1/3层	超过1/3层甚至全层
P16染色	阴性	上皮超过2/3层弥漫阳性
细胞成熟分化潜能	有	无
复发或恶变风险	较低	较高

腺上皮病变主要指原位腺癌（adenocarcinoma in situ，AIS）。AIS病灶主要位于宫颈管且病灶隐匿，呈现多中心性或跳跃性分布特征，易漏诊，治疗需更积极。

二、诊断要点

1. 临床表现　多无明显症状，部分有接触性出血或阴道分泌物增多。
2. 体征　无特异性，可呈光滑、柱状上皮异位表现。
3. 辅助检查　主要通过细胞学、高危型HPV（HR-HPV）检测、阴道镜检查、组织活检、颈管搔刮、诊断性锥切等方法进行诊断。
4. 诊断　宫颈上皮内病变多无明显的症状及体征，大部分在筛查中发现，强调重视健康宣教及医务人员主动的机会性筛查，并通过规范高效的筛查方法提高早期诊断率。
5. 鉴别诊断　宫颈上皮内病变需与宫颈的良性病变如慢性宫颈炎、宫颈息肉、宫颈肌瘤，宫颈恶性肿瘤及宫颈转移瘤鉴别，按筛查策略进行筛查即可进行鉴别。

三、筛查策略

总体遵循高危型HPV检测/宫颈细胞学检查→阴道镜检查→组织病理学检查的"三阶梯原则"，不应跳跃式诊断。

（一）初筛方案的选择

宫颈癌的初筛方案经历了从细胞学初筛到细胞学+HR-HPV联合筛查（简称"联合筛查"）策略，再到基于HR-HPV初筛的变化。HPV感染是宫颈病变的主要原因，HR-HPV检测较细胞学检测更客观，具有更高的敏感性。ATHENA研究结果显示：≥25岁女性，HR-HPV检测、细胞学检查、联合筛查的敏感度分别为76.1%、47.8%、61.7%，HPV检测具有更高的敏感度，可减少漏诊风险；且当HPV检测阴性时，无论细胞学结果如何，即刻和5年内患高级别病变的风险均极低，有很好的阴性预测价值。所以近年更多的权威指南如美国阴道镜和子宫颈病理协会（ASCCP）、美国癌症协会（ACS）、世界卫生组织（WHO）均提出了单独HPV初筛或基于HPV的初筛方案，更加强调和突出了HPV检测在宫颈癌初筛中的地位和价值。

筛查策略：

1. HR-HPV初筛。细胞学检查或阴道镜检查进行分流，见图3-1-1。

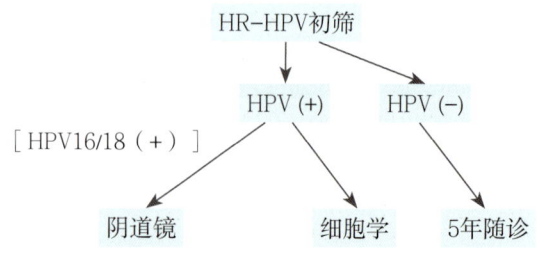

图3-1-1　HR-HPV初筛分流

2. 细胞学检查作为初筛手段，用HPV检测作为分流手段，见图3-1-2。

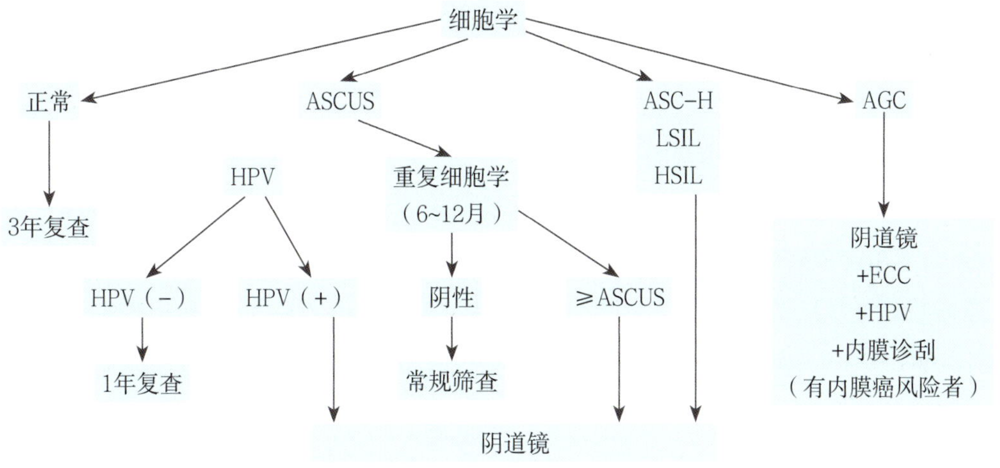

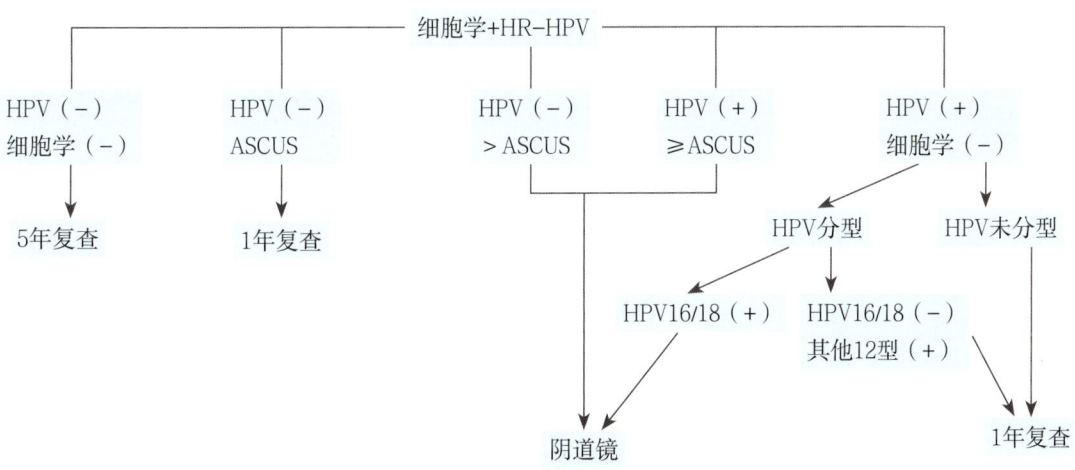

图3-1-2 细胞学检查初筛分流

3. 细胞学检查+HR-HPV联合筛查，见图3-1-3。

图3-1-3 联合筛查分流

4. 注意事项

（1）市面上HPV检测的方法种类繁多，检测质量及准确性也参差不齐，应尽可能选用FDA批准的检测方法，否则对于阴性结果随诊5年是不可取的。目前FDA批准的HPV DNA的检测方法有HC2、BD Onclarity™HPV、cobas HPV、Cervista，HPV RNA的检测方法有Aptima HPV E6/E7mRNA检测。

（2）所有的HPV检测仅指高危HPV类型（HR-HPV）的检测，未经FDA批准的HPV检测方法仅可用于与细胞学检查进行联合筛查，并总结积累相关数据。

（3）如果用单一细胞学检查需缩短筛查间隔。如HPV检测或联合筛查每5年1次，细胞学筛查需每3年1次；如HPV检测或联合筛查每3年1次，细胞学筛查需每年1次；如HPV检测或联合筛查每年1次，细胞学筛查需每半年1次。

（二）筛查年龄

1. 年龄25~65岁。
2. 注意事项

（1）＜25岁，患高级别病变的风险很低，不推荐对＜25岁无特殊人群进行主动或大规模筛查。对有接触性出血等临床症状或特殊人群、特殊要求者可进行个体化检测。

（2）65岁后宫颈癌的发病率仍然很高，过去25年内没有CIN2以上的病史，且在之前10年内进行了充分的筛查并且结果为正常者方可终止筛查。充分筛查是指过去10年内连续2次HPV检测阴性或者2次联合筛查双阴性或者3次细胞学检查阴性且最近一次检查是在过去3~5年内进行的。

（三）筛查间隔

1. HPV初筛或联合筛查可每5年1次。
2. 细胞学初筛需每3年1次。
3. 注意事项　筛查间隔的推荐是基于高质量的HPV或细胞学检测方法的临床数据，在无法达到高质量检测标准的地区，适当缩短检测时间可弥补检测方法的不足。

（四）初筛结果的管理

1. 落实风险评估的管理理念　先看两个病例。

病例1，62岁，HPV16（＋）/TCT（－）。病例2，30岁，HPV16（＋）/TCT（－）。两个病例HPV/TCT结果相同，但病例1就诊前2年HPV16（＋），为持续感染，病例2既往常规体检无异常。病例1经阴道镜活检提示为LSIL（图3-1-4A），宫颈环形电切术后病理诊断为HSIL，病例2宫颈活检诊断仅为HPV感染（图3-1-4B）。

从两个病例中可以看到，即使是相同的筛查结果，其患CIN3以上的风险还受其他很多因素的影响，如既往筛查史、既往病史、现时的筛查结果、临床症状等，需综合考虑多方面的因素共同评估，也就是同等风险同等处理，不同风险不同管理，让筛查结果管理更加精准，即要有风险评估意识。具体可参考2019年ASCCP风险评估值进行管理，需要注意ASCCP风险评估适用于美国，在我国因为诸多因素不同，可借鉴参考，但不能完全照搬照抄，重要的是形成风险评估的管理理念。

2. 不同风险结果的管理　2019版ASCCP指南根据不同的风险评估结果可选择快速治疗、阴道镜检查及随访。总体评估原则：根据当前和既往筛查结果，如即刻CIN3+风险≥60%，首选快速治疗；即刻CIN3+风险25%~59%阴道镜检查或快速治疗均可接受；即刻CIN3+风险4%~24%推荐阴道镜检查；即刻CIN3+风险＜4%，则评估5年CIN3+风险决定患者应分别在1年、3年或5年进行随访。

（1）快速治疗

1）指征　①对于≥25岁非妊娠患者，细胞学检查提示HSIL且HPV16（＋），首选快速治疗。

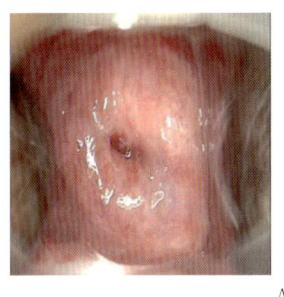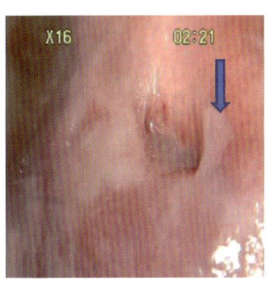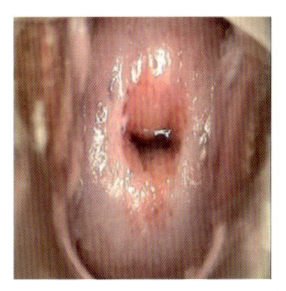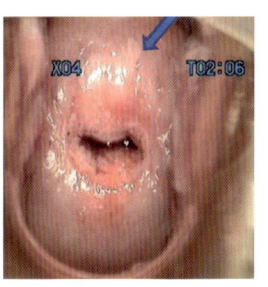

图3-1-4　两个病例阴道镜所见

A.低级别宫颈上皮内病变。B.宫颈HPV感染（箭头所指为活检部位）。

②HR-HPV（+）且HSIL/ASC-H，可进行阴道镜检查或快速治疗。

2）注意事项　①有生育要求需更多考虑生育功能保护，谨慎选择快速治疗。②快速治疗前需经阴道镜评估，了解病灶可能的部位、转化区类型，以明确手术切除须关注的重点，手术切除的深度和宽度，并通过充分的医患沟通共同决策。

（2）阴道镜检查指征

1）HPV16或HPV 18（+）。

2）细胞学≥LSIL。

3）当HR-HPV（+）时，若①细胞学≥ASCUS；②既往HR-HPV（+）、细胞学HSIL；③CIN2/3治疗后，三项中有任意两项者需行阴道镜检查。

（3）随访观察指征

1）1年后复诊　细胞学检查提示ASCUS /既往筛查有异常 /HR-HPV（+/-）。

2）3年后复诊　①细胞学检查提示ASCUS /既往筛查（-）/HR-HPV（-）；②联合筛查（-）但既往有异常。

3）5年后复诊　HR-HPV（-）/联合筛查（-）且既往无异常。

四、阴道镜检查

（一）使用指征

1. 筛查结果异常　①HPV16或HPV 18（+）；②HR-HPV（+），同时细胞学检查提示ASCUS；③细胞学≥LSIL；④连续2次（至少间隔6个月）细胞学检查为ASCUS；⑤HR-HPV阳性持续≥1年。

2. 有临床症状　接触性出血，不明原因阴道排液增多，反复外阴瘙痒。

3. 有异常体征　宫颈外观异常，白斑。

4. 治疗前了解宫颈情况。

5. 宫颈病变治疗后随诊。

（二）控制阴道镜检查的质量

阴道镜检查须做好质量控制，具体见表3-1-2，举例如图3-1-5。

表3-1-2　阴道镜检查的质量控制标准

序号	质量控制标准的具体内容	最低标准
1	记录阴道镜检查前的评估内容（宫颈细胞学检查、HR-HPV检测等）	70%~90%
2	记录宫颈的可见性（全部可见或不能全部暴露）	90%
3	记录鳞-柱交界部的可见性及转化区类型	90%
4	记录是否有任何程度的醋酸白变化（有或无）	90%
5	记录病变的累及范围	70%
6	记录阴道镜检查的充分性	80%
7	记录阴道镜诊断	70%~80%
8	记录对醋酸白变化区域的活检或宫颈管搔刮	80%
9	阴道镜报告中附1~4张图像	80%
10	记录阴道镜检查后的具体处理建议	90%
11	应与可疑宫颈癌患者联系，嘱其2周内到医院就诊	60%
12	对于细胞学检查有高级别病变（包括HSIL、ASC-H、AGC）可能的患者，尽可能4周内取病理报告并就诊	60%

注：HR-HPV表示高危型HPV；HSIL表示高级别鳞状上皮内病变；细胞ASC-H表示不除外高度病变的不典型鳞状细胞；AGC表示不典型腺细胞。

（三）阴道镜检查的注意事项

1. 阴道镜检查除宫颈外，须同时检查外阴、阴道。

2. 对可疑病灶均须进行活检。

3. 活检部位选取醋白反应最重（图3-1-5A），有异型血管、图像复杂的区域（图3-1-5B），高危人群转化区不可见，近宫颈口四象限多点活检（图3-1-5C），如图中箭头所指处，活检组织深度至少2~3mm，尽可能多点活检，提高活检命中率。

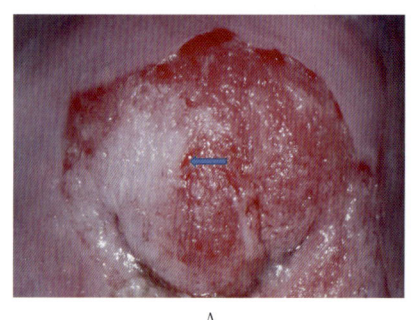 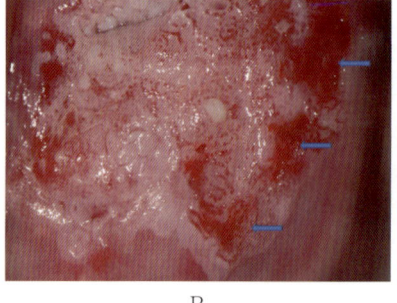 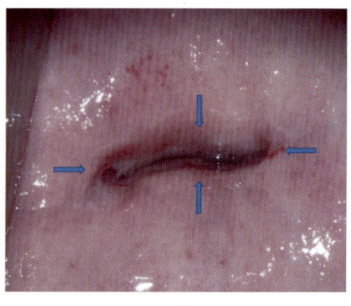

A　　　　　　　　　　　　B　　　　　　　　　　　　C

图3-1-5　活检部位示例

A.箭头处为醋白反应最重部位。B.箭头处为点状血管、异型血管增生部位。C.Ⅲ型转化区，表面未见醋白反应，活检部位尽可能靠宫颈管取3点、6点、9点、12点四点位置。

（四）阴道镜图片判读

1. LSIL　阴道镜多表现为薄或半透明醋酸白改变，边界不规则或呈地图样、湿疣样或隆起，可见细小镶嵌、细点状血管，碘试验部分着色，呈斑点状（图3-1-6，图3-1-7）。

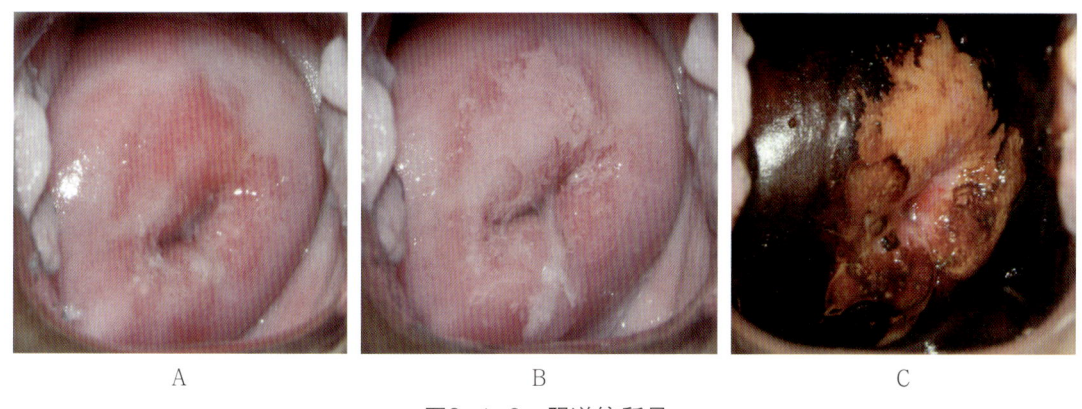

图3-1-6　阴道镜所见

A.自然状态下阴道镜低倍镜图像。B.敷醋酸后宫颈表面10-1点见淡薄醋酸白改变，扁平边界不规则呈地图样。C.碘试验部分着色，呈斑点状。

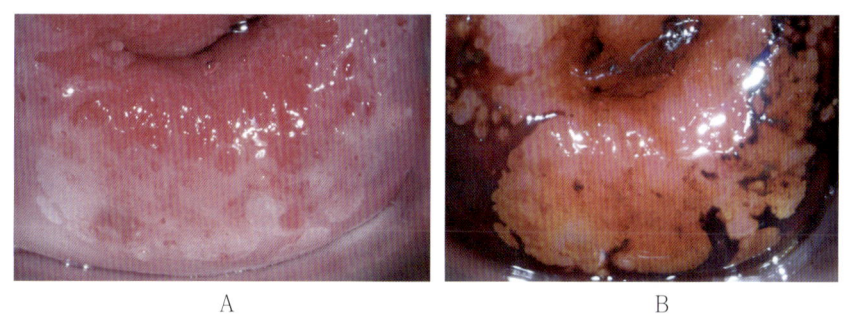

图3-1-7

A.高倍镜下敷醋酸后宫颈表面3-7点见淡薄醋酸白改变，边界不规则，局部细小镶嵌。B.碘部分着色呈斑点状。

2. HSIL　阴道镜下多表现为厚重醋酸白改变，边界清楚锐利，可有粗大点状血管、粗大镶嵌，碘试验阴性，浓厚的白色上皮处呈现芥末黄改变（图3-1-8，图3-1-9）。

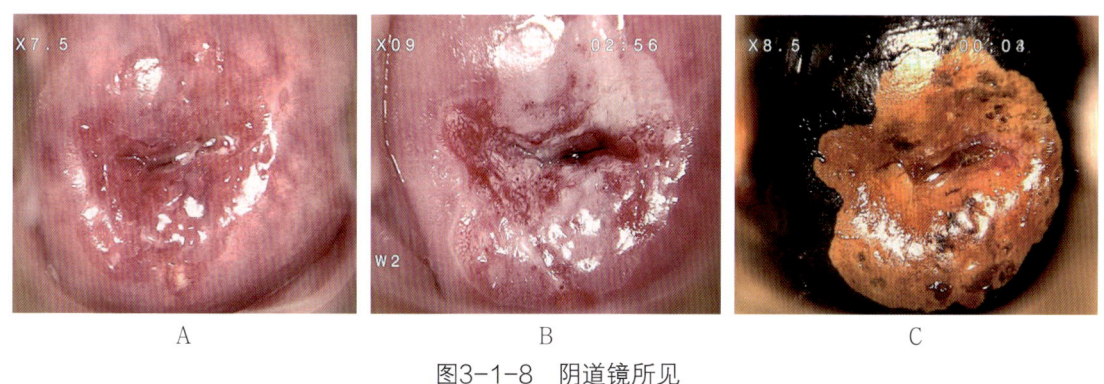

图3-1-8　阴道镜所见

A.自然状态下阴道镜低倍镜图像。B.敷醋酸后宫颈表面4个象限均见明显醋酸白改变，消退慢，边界清楚，伴不规则粗大镶嵌。C.碘试验呈芥末黄色。

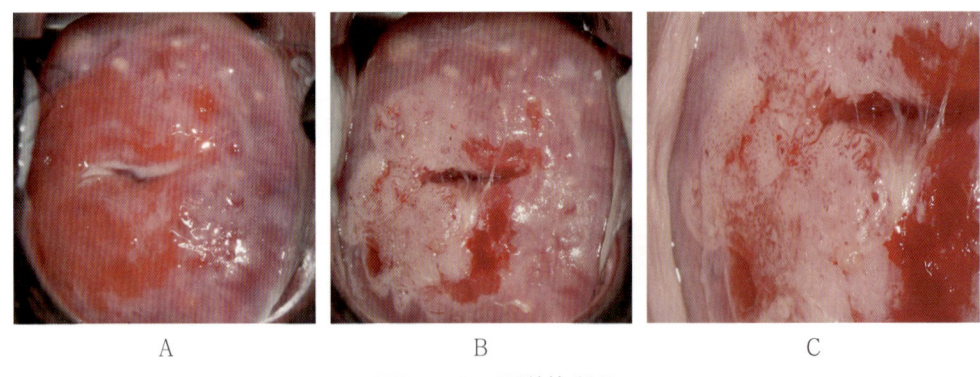

A　　　　　　　　　　B　　　　　　　　　　C

图3-1-9　阴道镜所见

A.自然状态下阴道镜低倍镜图像。B.敷醋酸后宫颈Ⅲ/Ⅳ象限出现大片厚重醋酸白改变，稍隆起。C.高倍镜下见醋白上皮基础上血管增生，出现粗大点状血管、异型血管。

五、治疗原则及方案

（一）LSIL

LSIL较少进展为高级别病变，须根据患者的年龄、细胞学、组织学结果及阴道镜满意程度、生育要求等综合考虑、分层处理，选择随访、物理治疗或宫颈锥切治疗，见图3-1-10。

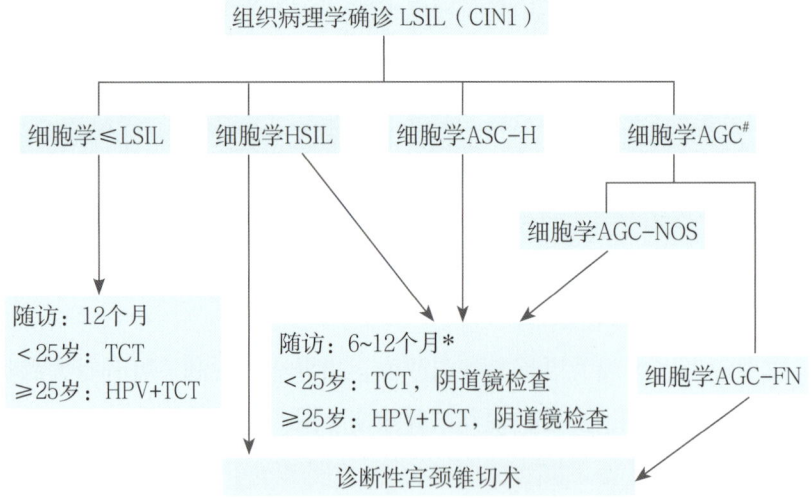

注　*：仅适用于新鳞-柱交接部（new squamo-columnar junction，NSCJ）和病变范围可见，且ECC＜CIN2者；#：当年龄＞35岁，需行子宫内膜诊断性刮宫；AGC-NOS：未明确诊断意义的AGC；AGC-FN：AGC倾向瘤变。

图3-1-10　组织学LSIL处理流程

1. 临床随访　年轻有生育要求、有随访条件、细胞学检查≤LSIL、阴道镜检查转化区完全可见者进行临床随访观察，阴道镜检查转化区不完全可见时进一步评价，明确子宫颈管内有无HSIL。

2. 物理治疗　病灶持续2年以上、细胞学检查≤LSIL、阴道镜检查病灶完全可见。物理治疗的方法有激光、射频、高强度聚焦超声（HIFU）、光谱、冷冻、电灼等。

3. 宫颈锥切　细胞学检查为HSIL者可行诊断性锥切；细胞学检查提示HSIL持续1年或ASC-H持续2年者，建议行诊断性锥切；细胞学检查提示倾向瘤变、原位腺癌者需行诊断性锥切术，及术中残留子宫颈管搔刮术。LSIL持续2年以上且存在CIN2+高危因素者可进行诊断性锥切术。

（二）HSIL

首选宫颈锥切，视情况也可采用物理治疗或子宫切除，见图3-1-11。

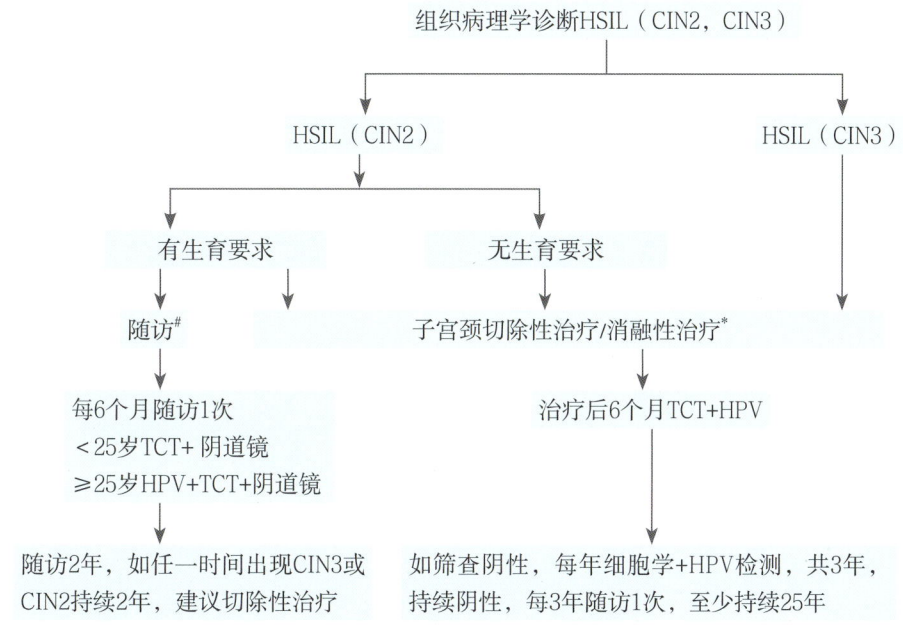

注　#：SCJ及病灶完全可见；*：要符合适应证，需慎重选择。

图3-1-11　组织学HSIL处理流程图

1. 宫颈锥切　首选环形电切术（LEEP或LLETZ），原位癌或病灶范围宽者可考虑冷刀锥切（cold knife conization，CKC）。对于子宫颈Ⅲ型转化区，阴道镜检查不充分者，应行子宫颈管搔刮术。

2. 物理治疗　适用于年轻有生育要求、有随访条件、阴道镜检查满意、病灶完全可见、子宫颈管搔刮术阴性者。物理治疗可能增加病灶持续或复发风险，应严格掌握指征，选择合适病例，并与患者详细沟通，且做好随访。

3. 子宫切除　非HSIL的首选治疗，主要针对年纪大无生育要求且随诊困难者。

（三）原位腺癌治疗原则

术后病灶易残留及复发，处理应更积极。

1. 无生育要求者　首选子宫切除，但应先行宫颈锥切排除癌变后再切除子宫。

2. 有生育要求者　行宫颈锥切后密切随诊。

3. 注意事项

（1）宫颈锥切应优先选择冷刀锥切，注意保持标本的完整性，推荐术中行残留子宫颈管搔刮，并充分评估切缘状态。

（2）保留子宫者若切缘阳性，须再次锥切至切缘阴性，完成生育后是否切除子宫有争议，可根据患者年龄、生育前随诊情况、患者意愿等综合考虑，保留子宫者须密切随访。

（四）治疗方案选择的注意事项

1. 无论LSIL或HSIL，治疗方案的选择应结合患者的年龄、生育要求、细胞学检查/HPV检测结果、阴道镜检查情况、随访条件、患者意愿等综合考虑。

2. 治疗方案的确定必须与患者进行充分的知情沟通与商讨。

3. 有生育要求者尽可能选择相对保守的治疗方法，如随访、物理治疗等，年纪大无生育要求者治疗方案的选择可更加积极。

六、LEEP术相关问题

1. 手术时间　选择月经干净3~7天进行。
2. 术前准备　查血常规、凝血4项、白带常规、胸片、心电图。
3. 麻醉　局部麻醉或静脉麻醉。
4. 药物准备　5%醋酸溶液、Lugol碘溶液、1%利多卡因注射液、明胶海绵。
5. 机器准备　LEEP主机、吸烟系统、粘贴型接地垫、操作手柄、带吸烟窥器、各种型号的环状电极及球形电极。
6. 功率设置　电切的功率设置在40~50W，电凝的功率设置在25~40W。
7. 手术范围　根据转化区类型，决定切除范围。切除转化区病变边缘外侧3~5mm，1型转化区切除深度7~10mm，2型转化区切除深度10~15mm，3型转化区切除深度15~25mm（图3-1-12，图3-1-13）。

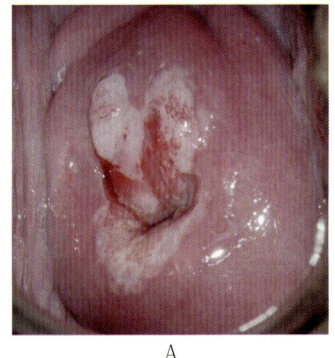
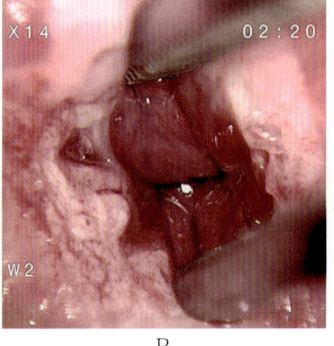
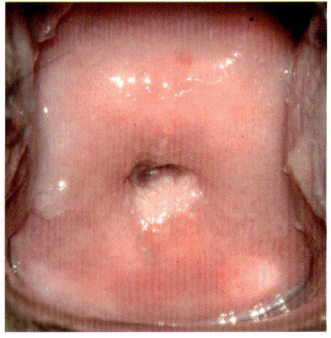

A　　　　　　　　　B　　　　　　　　　C

图3-1-12　3种转化区类型
A.1型转化区。B.2型转化区。C.3型转化区。

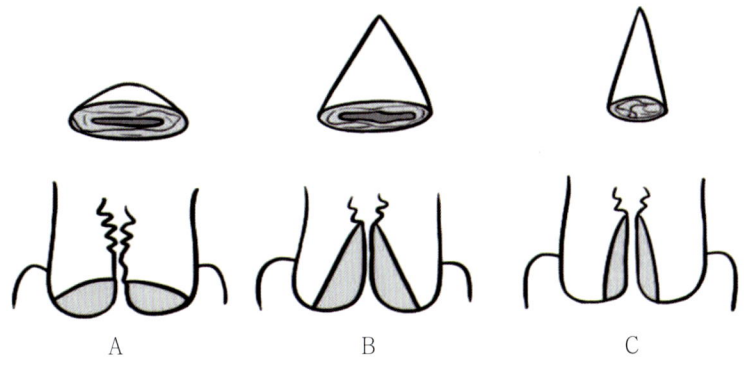

图3-1-13　LEEP切除术的范围（模式图）
A.1型转化区：切除深度7~10mm。B.2型转化区：切除深度10~15mm。C.3型转化区：切除深度15~25mm。

8. 注意事项

术前宫颈注射垂体后叶激素或肾上腺素等血管收缩剂稀释液能减少手术出血，可选择性使用。

（1）从病灶最重的边缘外3~5mm进刀，确保最严重的病灶在自己的掌控下完全切除，并尽可能一刀完整切除转化区，2型转化区、3型转化区病灶较深入宫颈管者采用"牛仔帽"两刀切，转化区病灶范围大者一次性切除转化区的中心部分，转化区剩余的前部和后部可分两次作较浅的切除。尽量避免组织破碎，影响病理检查。

（2）标注标本具体位置，便于病理取样及诊断。

（3）锥切标本的病理诊断应详细报告1—12点的具体情况、切缘状态。切缘阴性表示病灶切净，切缘阳性不代表手术失败，应根据切缘阳性的部位、切缘阳性的情况、随访的情况决定是否再次锥切。

9. 常见并发症及其防治

（1）出血　包括术中出血及术后出血。

1）术中出血的防治　①于术前加用血管收缩剂。②控制好切除的深度及宽度。③电凝止血。④仍无法止血者用3-0可吸收线8字缝合创面。

2）术后出血的防治　①术后积极抗感染。②做好知情告知。③嘱多休息少活动。④一旦发生术后出血，可填纱、压迫止血或局部缝扎止血，其中缝扎止血为最彻底的止血方法。

（2）周围脏器损伤的防治　①贴好电流分散垫避免漏电。②术前充分导尿。③选用合适的手术方式和电圈。④阴道松弛者使用阴道扩张器或利用纱块充分暴露术野。

（3）感染　术后局部出现红肿疼痛、脓性分泌物、白带异味、外阴瘙痒、出血时间长应考虑感染的存在。防治：术后每周返院清洗伤口，若发现感染者，予以口服抗生素并局部用甲硝唑治疗。

（4）宫颈管粘连狭窄　防治：①掌握手术范围和深度。②尽量减少对宫颈管过度的电凝损伤。③术后适当扩张宫颈管。

（5）宫颈柱状上皮外翻 因宫颈管柱状上皮比鳞状上皮生长快、宫颈管炎症、环切过浅引起，如图3-1-14。多无症状，无须治疗，若有接触性出血则进行局部物理治疗。

（6）宫颈红线反应 因血管增生、子宫内膜异位引起。无症状者无须治疗，若有接触性出血则进行局部物理治疗。

七、随访

宫颈病变治疗后均需长期随诊，随诊方法主要有HR-HPV检测、细胞学检查、阴道镜检查、组织活检病理学检查。

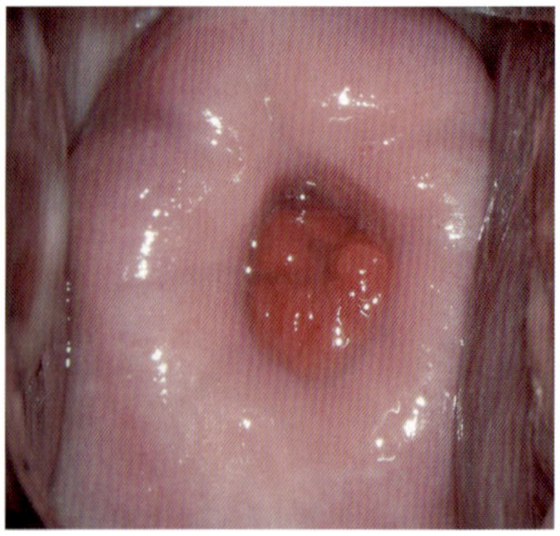

图3-1-14 宫颈柱状上皮外翻

（一）SIL随诊

随诊方法见图3-1-15。注意LEEP术后HPV转阴多在术后6个月，不推荐＜6个月者进行基于HPV检测的随诊。

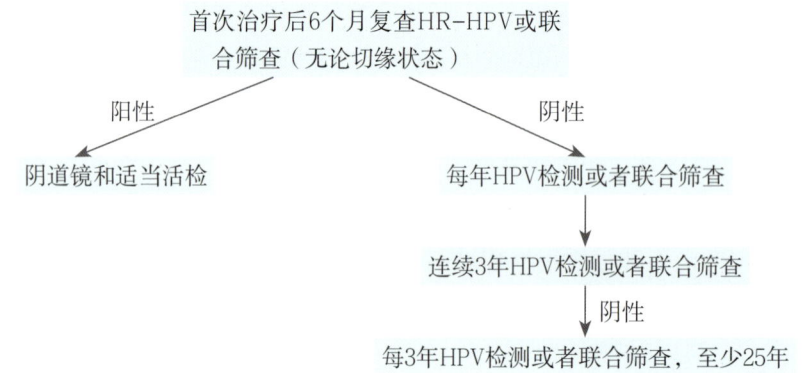

超过65岁，已完成25年的随访，健康条件允许，可接受继续间隔3年的筛查

图3-1-15 SIL随诊方法流程图

（二）原位腺癌随诊

随访也易漏诊，保留生育功能的原位癌患者随诊须采取细胞学联合HPV检测及阴道镜检查、宫颈管搔刮术（ECC）的方法综合筛查。

八、诊治注意事项

1. LSIL治疗原则　宫颈LSIL基本治疗原则是观察随访，但需结合患者病史、生育要求、随访条件、前期细胞学筛查结果、阴道镜检查情况、个人意愿等，进行更精细的管理，制订个体化方案。

2. 阴道镜检查　阴道镜作为一种检查手段，使用指征除了宫颈癌筛查结果异常，还应注意是否有不明原因的阴道流血、流液等症状及妇检时的异常体征，以及宫颈病变术前手术范围的评估、术后随访。

3. 绝经期女性阴道镜检查前需预处理，雌激素制剂阴道塞药2~4周，减轻疼痛的同时提高活检的准确性，防止病变漏诊。

4. 阴道镜检查需注意全面性　对宫颈、阴道、外阴、肛周整个下生殖道进行全面评估，以防病灶遗漏。如肛周有病变，则需经肛门镜检查进一步排除肛管的病变。

5. 年轻患者（＜25岁）HSIL的处理　如病理提示为CIN2、1型转化区、病灶上界完全可见的情况下可以严密观察随访，但时限不宜超过1年；如为CIN3则不宜观察随访，可选择宫颈锥切或物理治疗，如1型转化区、病灶上界完全可见且除外浸润癌的情况下可选择物理治疗，如选择物理治疗，需充分告知治疗失败、疾病进展的风险。

6. 妊娠期宫颈癌前病变的处理原则　宫颈癌筛查异常应转诊阴道镜，妊娠不是阴道镜检查的禁忌证，但禁止宫颈管搔刮。妊娠期宫颈癌前病变均采取严密观察随访策略，每隔12周进行细胞学及阴道镜的随访，直至产后6~8周病灶仍然存在再行处理。仅当高度怀疑浸润癌时，才考虑诊断性锥切以明确诊断。

7. 宫颈锥切方式的选择　无论采用LEEP还是冷刀锥切（CKC），手术原则均是在保证安全的前提下尽可能一次性完整切除。对于手术经验丰富的术者而言，二者几乎无差别，若手术技能不足，采用LEEP可能会因为切缘的烧灼而破坏病理对切缘状态的判断，进而影响诊断，而CKC恰好能保证切缘组织不被烧灼破坏。但LEEP对于宫颈术后结构影响小，更便于随访，对宫颈机能影响也相对小。

（杨越波）

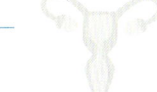

第二节　宫颈癌

一、概述

宫颈癌是妇科常见恶性肿瘤之一，严重威胁着广大女性的身体健康。宫颈癌是目前唯一病因明确的癌症，其由人乳头瘤病毒（HPV）感染引起。西方发达国家随着HPV疫苗的广泛应用及宫颈癌筛查的普及，宫颈癌的发生率呈缓慢下降趋势，然而，发展中国家宫颈癌的发生率仍居高不下。宫颈癌常见病理类型为鳞癌，其次是腺癌和腺鳞癌，宫颈小细胞神经内分泌癌较少见，其他特殊病理学类型如透明细胞癌、肉瘤等非常罕见。本节内容不适用于宫颈癌罕见病理类型。

二、诊断要点

（一）临床表现

1. 症状

（1）早期可无典型症状，可在体检或宫颈癌筛查中发现。

（2）可表现为阴道流血　如接触性出血、不规则阴道流血、经期延长、月经量增多等。晚期可表现为阴道大出血。

（3）阴道流液增多　多数患者有白色或血性、稀薄如水样或米糊状、有腥臭味的阴道排液。晚期患者因癌组织坏死伴感染，可有大量米糊样或脓性恶臭白带。

（4）晚期症状　根据癌灶累及范围出现不同的继发性症状。如尿频、尿急、便秘、下肢肿痛等。癌肿压迫或累及输尿管时，可引起输尿管梗阻、肾盂积水及尿毒症。晚期可有贫血、恶病质等全身衰竭症状。

2. 体征　微小浸润癌可无明显病灶，子宫颈光滑或糜烂样改变。随病情发展，可出现不同体征。外生型子宫颈癌可见息肉状、菜花状赘生物，常伴感染，质脆易出血；内生型表现为子宫颈肥大、质硬，子宫颈管膨大；晚期癌组织坏死脱落，形成溃疡或空洞伴恶臭。阴道壁受累时，可见赘生物生长或阴道壁变硬；宫旁组织受累时，双合诊、三合诊检查可扪及子宫颈旁组织增厚、结节状、质硬或形成冰冻骨盆状改变。

（二）辅助检查

1. 宫颈癌筛查及诊断三阶梯原则　第一阶梯，细胞学筛查+HPV检测；第二阶梯，阴道镜检查；第三阶梯，宫颈病理组织学，确诊靠病理组织诊断。镜下早期浸润癌主要靠锥切后病理诊断，不能以活检组织病理结果为依据。

2. 影像学检查　超声检查可判断宫颈局部有无异常回声及病灶大小、局部血流状态。CT检查对于盆腹腔转移病灶和腹膜后淋巴结显像有一定优势。MRI动态增强成像可以清晰地显示肿瘤的位置、大小、宫颈间质浸润深度、宫颈与膀胱等周围脏器的界限，以及盆腔部位是否有肿瘤浸润和转移等，可以精确地测量肿瘤大小、间质浸润深度等。PET-CT检测更精细，对微小转移病灶的检出率显著提高，假阴性率相应降低，但是费用高，不作为常规检测手段。分期为ⅡB期以上或有相关的临床症状或必要时，需行肾图、膀胱镜、肠镜等检查。

3. 鳞癌患者检查血清鳞状上皮细胞癌抗原（SCCA），腺癌患者检查糖类抗原125（CA125）及CA19-9、CEA。

（三）鉴别诊断

主要与临床症状类似的疾病相鉴别，如子宫内膜癌、子宫颈肌瘤、子宫颈息肉等，鉴别诊断主要依据宫颈活组织病理学检查。

（四）临床分期

宫颈癌分期采用国际妇产科联盟FIGO 2018手术分期，见表3-2-1。与以往分期比较，新的分期纳入了淋巴结转移情况，根据不同的检查方式标记不同，影像学检查结果采用r标记（不论肿瘤大小），ⅢC1r表示只有盆腔淋巴结转移，ⅢC2r表示腹主动脉旁淋巴结转移。手术病理学分期发现采用p标记，ⅢC1p表示只有盆腔淋巴结转移，ⅢC2p表示腹主动脉旁淋巴结转移。宫颈病变的病理类型及宫颈癌TNM分期，见表3-2-2和表3-2-3。

表3-2-1　宫颈癌手术分期（FIGO 2018）

分期	描述
Ⅰ	癌症仅局限在子宫颈（扩散至子宫体不考虑）
ⅠA	显微镜下诊断的宫颈癌，最大浸润深度≤5.0mm[a]
ⅠA1	间质浸润深度≤3.0mm
ⅠA2	间质浸润深度>3.0mm而≤5.0mm
ⅠB	最大浸润深度>5.0mm的浸润癌（大于ⅠA的范围）；病变局限在子宫颈，病变大小为肿瘤最大直径[b]
ⅠB1	间质浸润深度>5.0mm而最大直径≤2cm的浸润癌
ⅠB2	最大直径>2cm而≤4cm的浸润癌
ⅠB3	最大直径>4cm的浸润癌
Ⅱ	子宫颈癌侵犯至子宫外，但未扩散至阴道下1/3或骨盆壁
ⅡA	累及阴道上1/3，无子宫旁浸润
ⅡA1	浸润癌最大直径≤4.0cm
ⅡA2	浸润癌最大直径>4.0cm
ⅡB	子宫旁浸润，但未达骨盆壁
Ⅲ	癌症累及阴道下1/3和/或扩散到骨盆壁和/或导致肾积水或无功能肾和/或累及盆腔和/或腹主动脉旁淋巴结
ⅢA	癌症累及阴道下1/3，未扩散到骨盆壁
ⅢB	扩散到骨盆壁和/或导致肾积水或无功能肾（明确排除其他原因所致）
ⅢC	盆腔和/或腹主动脉旁淋巴结受累（包括微小转移）[c]，不论肿瘤的大小和范围（采用r和p标注）[d]
ⅢC1	只有盆腔淋巴结转移

续表

分期	描述
ⅢC2	腹主动脉旁淋巴结转移
Ⅳ	癌症已扩散超出真骨盆或已累及膀胱或直肠黏膜（活检证实）。出现泡状水肿不足以诊断为Ⅳ期
ⅣA	扩散至邻近器官
ⅣB	转移至远处器官

注：a：所有的分期，都可以利用影像学和病理学检查结果来辅助临床所见而判定肿瘤的大小与浸润深度。病理学检查结果优于影像学与临床判别。b：脉管受累不改变分期。不再考虑病灶的横向范围。c：孤立的肿瘤细胞不改变分期，但需要记录下来。d：r与p的加入是为了标注诊断ⅢC期的依据来源。例如：假如影像学提示盆腔淋巴结转移，则分期为ⅢCr期，当病理学检查确诊后，就诊断为ⅢCp，影像学的检查手段、病理学诊断技术都应该记录下来。

表3-2-2　宫颈病变病理类型及分类（WHO 2020）

病理类型及分类
鳞状上皮肿瘤（squamous epithelial tumors）
低级别鳞状上皮内病变（low-grade squamous epithelial lesion）
宫颈上皮内病变Ⅰ级（cervical intraepithelial neoplasia, grade Ⅰ）
高级别鳞状上皮内病变（high-grade squamous epithelial lesion）
宫颈上皮内病变Ⅱ级（cervical intraepithelial neoplasia, grade Ⅱ）
宫颈上皮内病变Ⅲ级（cervical intraepithelial neoplasia, grade Ⅲ）
鳞状细胞癌，HPV相关（squamous cell carcinoma, HPV-associated）
鳞状细胞癌，非HPV相关（squamous cell carcinoma, HPV-independent）
鳞状细胞癌，非特异性（squamous cell carcinoma, NOS）
腺体肿瘤及前驱病变（glandular neoplasms and precursors）
原位腺癌，非特异性（adenocarcinoma in situ, NOS）
原位腺癌，HPV相关（adenocarcinoma in situ, HPV-associated）
原位腺癌，非HPV相关（adenocarcinoma in situ, HPV-independent）
腺癌，非特异性（adenocarcinoma, NOS）
腺癌，非HPV相关（adenocarcinoma, HPV-independent）
腺癌，非HPV相关，胃型（adenocarcinoma, HPV-independent, gastric type）
腺癌，非HPV相关，透明细胞型（adenocarcinoma, HPV-independent, clear cell type）
腺癌，非HPV相关，中肾管型（adenocarcinoma, HPV-independent, mesonephric type）
腺癌，非HPV相关，非特异性（adenocarcinoma, HPV-independent, NOS）
癌肉瘤，非特异性（carcinosarcoma, NOS）
腺鳞癌（adenosquamous carcinoma）
黏液表皮样癌（mucoepidermoid carcinoma）
腺样基底细胞癌（adenoid basal carcinoma）
未分化癌，非特异性（carcinoma, undifferentiated, NOS）
混合型上皮-间叶肿瘤（mixed epithelial and mesenchymal tumors）
腺肉瘤（adenosarcoma）

NOS：non otherwise-specified

表3-2-3　宫颈癌TNM分期（AJCC第9版）

原发肿瘤（T）淋巴结转移（N）远处转移（M）	描述
T_x	原发肿瘤不能评估
T_0	无原发肿瘤证据
Tis	原位癌
T_1	肿瘤局限于子宫颈（不考虑向子宫体侵犯）
T_{1a}	镜下可见浸润癌，浸润深度≤5.0mm
T_{1a1}	间质浸润深度≤3.0mm
T_{1a2}	3.0mm＜间质浸润深度≤5.0mm
T_{1b}	临床可见的局限于子宫颈的肿物；或镜下可见的超过T_{1a}的范围（淋巴脉管浸润不改变分期，水平浸润宽度不再纳入分期）
T_{1b1}	5.0mm＜间质浸润深度，肿瘤最大直径≤2.0cm
T_{1b2}	2.0cm＜肿瘤最大直径≤4.0cm
T_{1b3}	肿瘤最大直径＞4.0cm
T_2	肿瘤侵犯超出子宫颈，但未达到阴道下1/3或盆壁
T_{2a}	肿瘤侵犯阴道上2/3，无子宫旁浸润
T_{2a1}	肿瘤最大直径≤4.0cm
T_{2a2}	肿瘤最大直径＞4.0cm
T_{2b}	有子宫旁浸润，但未达盆壁
T_3	肿瘤侵犯至阴道下1/3，和/或盆壁，和/或引起肾积水或无功能肾
T_{3a}	肿瘤侵犯阴道下1/3，但未达盆壁
T_{3b}	肿瘤侵犯盆壁，和/或引起肾积水或无功能肾
T_4	活检证实侵犯膀胱或直肠黏膜或肿瘤扩散至邻近器官
N_X	区域淋巴结转移无法评估
N_0	无区域淋巴结转移
N_0（i+）	区域淋巴结中的孤立肿瘤细胞≤0.2mm，或单个淋巴细胞横截面中的单个肿瘤细胞，或肿瘤细胞簇≤200个
N_1	仅盆腔淋巴结转移
N_{1mi}	盆腔区域淋巴结转移（0.2mm＜最大直径≤2.0mm）
N_{1a}	盆腔区域淋巴结转移（最大直径＞2.0mm）
N_2	腹主动脉旁淋巴结转移，含或不含盆腔淋巴结转移
N_{2mi}	腹主动脉旁淋巴结转移（0.2mm＜最大直径≤2.0mm），含或不含盆腔淋巴结转移
N_{2a}	腹主动脉旁淋巴结转移（最大直径＞2.0mm），含或不含盆腔淋巴结转移

续表

原发肿瘤（T）淋巴结转移（N）远处转移（M）	描述
M_0	无远处转移
cM_1	远处转移（包括腹股沟淋巴结转移，腹膜、肺、肝或骨转移；不包括盆腔或腹主动脉旁淋巴结或阴道转移）
pM_1	病理证实远处转移（包括腹股沟淋巴结转移，腹膜、肺、肝或骨转移；不包括盆腔或腹主动脉旁淋巴结或阴道转移）

宫颈癌的分期既往采用的是FIGO临床分期，新版FIGO 2018分期采用手术病理分期，有较大的变化，需注意以下几点。

（1）镜下微小浸润必须是根据锥切结果，而非活检结果。

（2）ⅠA期诊断标准取消了浸润宽度，只考虑浸润深度，以3mm和5mm为界分为ⅠA1、ⅠA2。

（3）ⅠB期根据肿瘤大小，以2cm和4cm为界分为ⅠB1、ⅠB2、ⅠB3。

（4）ⅡA期病灶大小仍以4cm为界分为ⅡA1、ⅡA2。

（5）Ⅲ期中原ⅢA、ⅢB不变，增加ⅢC期，盆腔淋巴结阳性分为ⅢC1，腹主动脉旁淋巴结阳性分为ⅢC2。

（6）淋巴结阳性需标明是影像学诊断（r）还是病理学确诊（p）。

（7）妇科检查仍然是临床分期的主要依据，由两名妇科肿瘤医生检查，分期不一致时，以低分期为准。

三、治疗原则及方案

以下内容主要针对不保留生育功能患者，保留生育功能患者见本章第三节。

宫颈癌的主要治疗方式为手术和放疗，早期宫颈癌以手术治疗为主，适用于分期为Ⅰ～ⅡA1期的患者，中晚期宫颈癌以放疗为主，局部晚期的ⅠB3期及ⅡA2期首选同步放化疗，化疗常与手术、放疗联合应用，靶向治疗、免疫治疗及其联合治疗可用于复发或晚期发生转移的宫颈癌。

（一）手术治疗

1. 手术分型

（1）传统分型

1）宫颈冷刀锥切术　宫颈癌ⅠA1期且无淋巴脉管间隙受侵，切缘干净，年轻要求保留生育功能的患者（如术后切缘阴性需严密随访）。

2）筋膜外子宫全切术　宫颈癌ⅠA1期且无淋巴脉管间隙受侵，无保留生育功能要求。

3）次广泛子宫切除术＋盆腔淋巴结清扫术　宫颈癌ⅠA1期且有淋巴脉管间隙受侵，宫颈癌ⅠA2期。

4）广泛子宫切除术＋盆腔淋巴结清扫术＋/-腹主动脉旁淋巴结切除术　ⅠB1~ⅡA期。

（2）Querleu-Morrow（Q-M）分型法　以宫旁外侧切除范围的大小作为手术分型的唯一标准，将其分为以下4型，见表3-2-4。

表3-2-4　Querleu-Morrow（Q-M）分型

Q-M分型	术式
A型	有限的根治性子宫切除，在输尿管和子宫颈之间切断侧方子宫旁组织，腹侧和背侧子宫旁组织贴近子宫切除，约切除5mm，切除阴道＜10mm。适用于：①病灶＜20mm，盆腔淋巴结阴性，无深肌层浸润、无脉管受累的低危的ⅠB宫颈癌；②个别放化疗结束后的晚期宫颈癌
B型	改良式根治性子宫切除术，在输尿管隧道处切断侧方子宫旁组织，不切除下腹神经，在子宫直肠窝反折腹膜处切除背侧子宫旁组织，切除部分腹侧子宫旁组织。在子宫颈或肿瘤下方10mm处切除阴道，也称B1型手术，B2型手术是B1+子宫颈旁淋巴结切除
C型	经典的根治性子宫切除术，于髂内血管内侧切除侧方子宫旁组织；近直肠水平切断骶韧带、近膀胱水平切断膀胱子宫颈韧带、膀胱阴道韧带，完全游离输尿管，根据阴道受侵的范围调整阴道切除的长度。适用于深肌层受侵的ⅠB1期、ⅠB1~ⅡA期或偏早的ⅡB期宫颈癌
C1型	保留神经的根治性子宫切除术，分离出背侧的自主神经后切除背侧子宫旁组织；暴露下腹下神经丛，在切除侧方子宫旁组织时仅切除盆丛的子宫支；膀胱阴道韧带内的盆丛的膀胱支予以保留，故只切除腹侧子宫旁组织的内侧，暴露输尿管下方的下腹神经，保留膀胱支
C2型	不保留自主神经的根治性子宫切除术，在直肠侧方切断下腹下神经丛、骶内脏神经；分离出输尿管后，近膀胱壁处切除腹侧子宫旁组织（膀胱阴道韧带），不保留下腹神经丛里的膀胱支；切除侧方子宫旁组织时沿着髂内血管的内侧至骨盆壁。在骶骨水平切除背侧子宫旁组织。该型仅适用于因解剖原因不能保留盆腔自主神经者
D型	侧盆扩大切除术，D1型近盆壁切除所有的子宫旁组织，包括下腹、闭孔血管；可适用于ⅡB期宫颈癌。D2型即盆腔脏器廓清术（LEER术），范围包括D1+邻近的筋膜/肌肉组织；适用于侧方复发的肿瘤

（3）Piver分型　见表3-2-5。

表3-2-5　Piver分型

Piver分型	手术范围					适应证
	子宫动脉	主韧带	宫骶韧带	阴道	淋巴结	
Ⅰ型	子宫颈筋膜外侧	子宫颈筋膜外侧	子宫颈筋膜外侧	子宫颈筋膜外侧	不切除	IA1期
Ⅱ型	与输尿管交汇处结扎	从中间切断	靠近子宫切断	切除上1/3	选择性切除肿大的淋巴结	IA2期

续表

Piver 分型	手术范围					适应证
	子宫动脉	主韧带	宫骶韧带	阴道	淋巴结	
Ⅲ型	髂内动脉起始部结扎	全部切除	近骶骨处切除	切除上1/2	常规行盆腔淋巴结清扫术	ⅠB1期
Ⅳ型	必要时于盆壁结扎髂内动脉	全部切除	近骶骨处切除	切除3/4	常规行盆腔淋巴结清扫术	中央型复发
Ⅴ型	结扎髂内动脉	全部切除	近骶骨处切除	切除3/4	常规行盆腔淋巴结清扫术	中央型复发累及远端输尿管或膀胱

2. 手术方式选择（不保留生育功能）

（1）ⅠA1期无淋巴脉管间隙浸润　先行宫颈锥切手术明确诊断，切缘阴性者行筋膜外子宫切除术，若存在手术禁忌证者，可观察随访。切缘阳性者建议再次锥切以进一步明确诊断。若评估无法再次锥切的患者，切缘为HSIL行筋膜外全子宫切除，切缘为癌者行改良根治性子宫切除术+盆腔淋巴结切除术或前哨淋巴结显影。

（2）ⅠA1期伴淋巴脉管间隙浸润和ⅠA2期　可行改良根治性子宫切除术+盆腔淋巴结切除术或前哨淋巴结显影。

（3）ⅠB1期、ⅠB2期和ⅡA1期　可选择根治性子宫切除术+盆腔淋巴结切除±主动脉旁淋巴结切除或前哨淋巴结显影。

（4）ⅠB3期和ⅡA2期　通常首选同步放化疗，放疗资源稀缺时可选根治性子宫切除术+盆腔淋巴结切除±主动脉旁淋巴结切除。

（5）ⅡB期及以上的晚期病例　通常不采用手术治疗。NCCN指南建议采用同步放化疗。在有些国家，部分ⅡB期病例可能首选根治性子宫切除术或新辅助化疗后进行根治性子宫切除术。

（6）ⅣB期或远处转移　一般采取个体化治疗。若适合局部治疗，可考虑局部切除±个体化放疗，或局部消融治疗±个体化放疗，或个体化放疗±全身系统治疗，也可考虑辅助性系统性治疗。不适合局部治疗者，考虑全身系统性治疗或支持治疗。

说明：

（1）对于局部晚期宫颈癌（ⅠB3和ⅡA2期），首选同步放化疗（证据等级1）；根治性子宫切除术+盆腔淋巴结切除±主动脉旁淋巴结切除（证据等级2B）；盆腔外照射+含铂同期化疗+近距离放疗+选择性子宫切除术（证据等级3）；新辅助化疗+根治性子宫切除术+盆腔淋巴结切除±主动脉旁淋巴结切除虽不改善预后，但可以降低手术难度和手术风险，对于放疗资源缺乏的地区可以选择。

（2）前哨淋巴结显影可避免系统的盆腔淋巴结切除，对于肿瘤直径＜2.0cm时检测率和显影效果好。操作方法：于子宫颈3点和9点或3点、6点、9点、12点位置注射染料或放射性胶体 ^{99m}Tc，如图3-2-1。

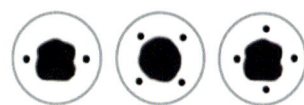

图3-2-1　子宫颈示踪剂注射位点

3. 手术路径

（1）宫颈癌标准的手术入路为开腹手术。

（2）因腹腔镜（包括机器人）入路手术增加肿瘤复发和死亡风险，不推荐为常规入路。但对于病灶小，充分注意无瘤原则并充分告知患者的前提下，可慎行腹腔镜手术。

（3）也可经腹腔镜完成盆腔淋巴结切除，经阴道完成子宫切除（包括筋膜外、次广泛、广泛），但需要有良好的阴道手术技巧和培训。

4. 术后辅助治疗　依据术后病理结果中的中危及高危因素，决定术后辅助治疗的具体方案。

高危因素包括：①淋巴结阳性；②切缘阳性；③宫旁浸润。具备任何一个高危因素均需补充盆腔外照射+含铂同期化疗（证据等级1）± 近距离放疗。

中危因素参考：①肿瘤大小；②间质浸润深度；③淋巴脉管间隙浸润。宫颈鳞癌按照"Sedlis标准"（证据等级1）（表3-2-6）。宫颈腺癌术后参照"四因素模型"，即腺癌合并以下任一情况（肿瘤直径＞3cm、LVSI（＋）、外1/3间质浸润）即为中危因素，应补充放疗。

表3-2-6　Sedlis标准

淋巴脉管间隙浸润	间质浸润	肿瘤直径（cm）
＋	外1/3	任何大小
＋	中1/3	≥2
＋	内1/3	≥5
－	中或外1/3	≥4

（二）放疗

1. 放疗指征

（1）根治性放疗　可用于任何期别的宫颈癌。

（2）辅助放疗

1）具备任何一个"高危因素"均推荐补充盆腔外照射+含铂同期化疗（证据等级1）± 近距离放疗。

2）中危因素　鳞癌按照"Sedlis标准"（肿瘤大小、间质浸润、淋巴脉管间隙浸润），腺癌参照"四因素模型"，补充盆腔外照射 ± 含铂同期化疗（同期化疗证据等级2B）。

3）肿瘤距切缘≤0.5cm，即应补充近距离放疗。

2. 放疗原则

（1）ⅠA1期宫颈癌的放疗　ⅠA1期宫颈癌的放疗以后装腔内治疗为主，如果宫颈锥切标本无淋巴脉管间隙浸润（LVSI），可单独行后装治疗；如果宫颈锥切标本伴LVSI阳性，行后装治疗±盆腔外照射，参考点A点的EQD2为60~65Gy。

（2）ⅠA2期、ⅠB1期、ⅠB2期、ⅡA1期宫颈癌的放疗　采用盆腔外照射+后装治疗，盆腔外照射45~50Gy，后装治疗+外照射给予A点的EQD2为75~85Gy。

（3）ⅠB3期、ⅡA2期、ⅡB~ⅣA期宫颈癌的放疗　放疗前影像学评估或手术评估盆腔淋巴结状况，确定放射野。放疗过程中进行2~3次临床和影像学疗效评估，必要时重新定位，以确定个体化治疗剂量。盆腔45~50Gy的体外放射剂量，局部病灶可以在图像引导下加量10~15Gy。腹主动脉旁淋巴引流区应在影像引导下予以45~50Gy照射，局部病灶可缩野加量10~15Gy。对于子宫颈局部病灶，后装治疗+外照射给予A点总剂量85Gy以上。

（4）ⅣB期宫颈癌的放疗　ⅣB期患者为姑息性治疗，剂量与ⅣA期相同，ⅣB期患者放疗直肠或膀胱可能被侵犯，放疗方案需要个体化。

（5）其他部位放疗　腹股沟、颈部淋巴结、肺、肝等寡转移病灶，可以考虑根治性放疗。采用立体定向放疗（stereotactic body radiation，SBRT）给予1~5分次的较高剂量照射；照射野内复发病灶的再程放疗可以考虑采用SBRT技术。

（6）术后放疗　分为宫颈癌根治术后放疗及单纯性子宫全切术后意外发现的宫颈癌的放疗。推荐调强放疗等立体照射技术，盆腔剂量45~50Gy，建议在术后8周内完成。根据术后病理学结果确定放射野。有髂总动脉或腹主动脉旁淋巴结转移者，腹主动脉旁淋巴引流区也应给予（50±5）Gy的照射剂量，阴道切缘阳性或近切缘者，应增加后装近距离治疗，推荐柱状施源器阴道黏膜下0.5cm 5.5Gy×2次，或阴道黏膜面6.0Gy×3次。

宫颈癌根治术后若存在淋巴结阳性、切缘阳性或子宫旁阳性中的任何一个高危因素，均需补充治疗，方式为盆腔放疗+铂类同步化疗±阴道近距离放疗。无髂总动脉或腹主动脉旁淋巴结转移，仅行盆腔照射；髂总动脉、腹主动脉旁淋巴结转移，照射需包括腹主动脉旁淋巴引流区，如果盆腔淋巴结多枚阳性，腹主动脉旁淋巴结清扫阴性，可不延伸放射野，如未做腹主动脉旁淋巴结清扫，可选择延伸放射野；如有腹主动脉旁淋巴结转移者，还需进一步明确有无其他部位的远处转移。若无高危因素，则参考中危因素。鳞癌按照"Sedlis标准"，腺癌参照"四因素模型"。

（三）化疗

宫颈癌化疗是以顺铂为基础的联合化疗或单用顺铂化疗。目前主要适用于同步放化疗、新辅助化疗和姑息化疗。同期放化疗一般采用顺铂单药，不能耐受顺铂者可采用卡铂或可选择的含铂联合化疗。新辅助化疗主要用于ⅠB3期或ⅡA2期，即肿瘤直径≥4.0cm的局部晚期宫颈癌术前化疗，一般2~3个疗程。新辅助化疗可以提高局部控制率和手术切净率，但不能改善宫颈癌的预后，且术后病理学高危因素易被掩盖，原则上不常规推荐使用。

1. 化疗原则

（1）同期放化疗　选择根治性放疗患者，在可耐受前提下，首选同期放化疗。

（2）新辅助化疗　主要适用于ⅠB3期和ⅡA2期宫颈癌，缺乏放疗设备的地区。一般建议治疗2~3个疗程。值得注意的是新辅助化疗可降低手术难度和风险，但未改善患者总预后。

（3）辅助化疗　由于同步放化疗患者耐受能力差，目前已有前瞻性临床研究证据表明，具有中高危因素的患者术后采用化疗+放疗+化疗的序贯方法，已取得了不劣于甚至优于同步放化疗的临床疗效。

（4）姑息化疗　远处转移的晚期宫颈癌、复发宫颈癌，可考虑行包括全身化疗在内的综合治疗。

2. 化疗方案

（1）单药化疗方案　主要用于同步放化疗。

顺铂单药：①顺铂40mg/m^2，静脉滴注，第1天；②每周1次，共5~6次。

（2）联合化疗方案

1）PT方案　①紫杉醇175mg/m^2，静脉滴注（3h），第1天；②顺铂50~75 mg/m^2，静脉滴注，第1天；③每3周重复。

2）PC方案　①紫杉醇175mg/m^2，静脉滴注（3h），第1天；②卡铂（AUC5~6），静脉滴注（1~3h），第1天；③每3周重复。

3）TC方案　①紫杉醇175mg/m^2，静脉滴注（3h），第1天；②拓扑替康0.75mg/m^2，静脉滴注，第1~3天；③每3周重复。

4）BIP方案　①博来霉素15mg/m^2，静脉滴注，第1~3天；②顺铂20mg/m^2，静脉滴注，第1~3天；③异环磷酰胺1 200mg/m^2，静脉滴注，第1~3天；④每3~4周重复。

（3）晚期及复发性宫颈癌初始化疗　首选含铂类药物联合化疗+贝伐珠单抗的联合方案，如顺铂/卡铂+紫杉醇/紫杉醇脂质体+贝伐珠单抗，也可选择顺铂+紫杉醇/紫杉醇脂质体、拓扑替康+紫杉醇/紫杉醇脂质体等联合化疗方案。宫颈癌化疗方案见表3-2-7。

表3-2-7 宫颈鳞癌、腺癌及腺鳞癌化疗方案

同步放疗	复发或转移性疾病		
	一线联合化疗	一线单药化疗	二线化疗
首选方案	首选方案	首选方案	首选方案
顺铂	顺铂/紫杉醇/贝伐珠单抗 顺铂/紫杉醇（紫杉醇脂质体）/贝伐珠单抗	顺铂	帕姆单抗（PD-L1阳性或MSI-H/dMMR）
其他推荐方案	其他推荐方案	其他推荐方案	其他推荐方案
卡铂（患者不能耐受顺铂） 顺铂/紫杉醇（个体化选择）	顺铂/紫杉醇（紫杉醇脂质体） 卡铂/紫杉醇（紫杉醇脂质体）（对于之前接受过顺铂治疗的患者） 拓扑替康/紫杉醇/贝伐珠单抗	卡铂/紫杉醇（紫杉醇脂质体） 卡铂/（紫杉醇脂质体）	贝伐珠单抗 白蛋白结合型紫杉醇 多西他赛 氟尿嘧啶 吉西他滨 异环磷酰胺 伊立替康 丝裂霉素 培美曲塞 拓扑替康 长春瑞滨

（四）其他治疗

免疫治疗在dMMR/MSI-H、PD-L1阳性或TMB-H（肿瘤高突变负荷）患者的晚期、复发、转移、其他方法无效的难治性宫颈癌治疗中取得了一定疗效。治疗推荐帕姆单抗用于dMMR/MSI-H或PD-L1阳性患者。对于*NTRK*基因融合阳性肿瘤，可考虑使用拉罗替尼或恩曲替尼。治疗前应进行充分的医患沟通。靶向治疗药物在ⅣB期患者中得到广泛应用，以贝伐珠单抗为代表，可应用于复发晚期的宫颈癌。近年，免疫治疗，尤其是免疫联合抗血管靶向治疗在晚期、复发、难治性宫颈癌的治疗中取得了不错的疗效。

四、随访

（一）随访间隔

1. 前2年内每3~6个月随访1次。
2. 第3~5年每6~12个月1次。
3. 5年后每年1次。
4. 高危患者应缩短随访间隔（如第1~2年每3个月1次），低危患者可以延长随访间隔（如6个月1次）。至少每年进行1次宫颈（保留生育功能）或阴道细胞学检查。

（二）随访内容

1. 症状　询问有无阴道排液、流血、腹痛、包块、体重减轻、盆腔疼痛、髂关节疼痛、背部或腿部疼痛等症状。
2. 全身体格检查　了解全身体表淋巴结有无肿大，阴道残端及盆腹腔有无异常包块。
3. 有可疑需行（或每年1次）阴道残端细胞学检查、HPV检查，必要时行阴道镜评估或病理活检。
4. SCCA等肿瘤标志物检测。
5. 必要时行盆腹腔超声、盆腔MRI、胸部CT、全身PET-CT等影像学检查。

五、诊治注意事项

1. 宫颈高级别病变切除子宫前需以锥切的病理结果为依据，以避免子宫切除术后发现宫颈浸润癌。
2. 宫颈原位腺癌锥切后若切缘阳性，应再次锥切以获得阴性切缘，以除外浸润性腺癌。若无法再次锥切，扩大的子宫切除是可行的（无生育需求）。
3. 子宫切除术后发现宫颈癌的处理

（1）ⅠA1期LVSI（-）　可随访观察。

（2）ⅠA1期LVSI（+），ⅠA2、ⅠB1期　切缘及影像学检查均为阴性，可选择盆腔外照射+近距离放疗±含铂同期化疗；病理无Sedlis标准所述的危险因素者也可行宫旁广泛切除加阴道上段切除+盆腔淋巴结切除±主动脉旁淋巴结取样；若初次手术切缘阳性，或存在肉眼残留病灶，影像学检查阳性或肿瘤特征符合Sedlis标准者，直接行盆腔外照射+含铂的同期化疗（1类证据）±个体化近距离放疗（阴道切缘阳性者）。

4. 卵巢去留问题

（1）由于早期宫颈鳞癌淋巴结转移率为1%～2.5%，故年龄<45岁者可保留卵巢。

（2）腺癌卵巢转移率高于鳞癌，保留卵巢需慎重。

（3）卵巢移位的目的是避开放射野，避免放疗损伤，但需注意保留卵巢血运，除外卵巢转移可能。

（4）特殊病理类型——宫颈神经内分泌癌处理注意事项：

1）宫颈神经内分泌癌侵袭性强、转移早、预后差，但对化疗相对敏感，故局部晚期（ⅠB3/ⅡA2）推荐新辅助化疗后切除子宫，术后再同期放化疗或全身化疗。

2）化疗方案参照小细胞肺癌　顺铂/依托泊苷和卡铂/依托泊苷。具体用药：顺铂75mg/m^2，第1天+依托泊苷100mg/m^2，第1～3天；或顺铂25mg/m^2，第1～3天+依托泊苷100mg/m^2，第1～3

天；或卡铂AUC 5~6，第1天+依托泊苷100mg/m^2，第1~3天。

3）早期患者全身化疗推荐4个疗程，复发、转移患者推荐4~6个疗程。疗程之间间隔21~28天。

4）不建议保留卵巢。

5. 腹腔镜手术问题　LACC研究证明，腹腔镜手术较开腹手术预后更差，不推荐常规腹腔镜手术。但对于病灶小的极早期病例，在不举宫并注意无瘤原则前提下，在患者充分知情同意下可慎重选择。

6. 前哨淋巴结（SLN）显影　可用于局部病灶＜2cm的早期宫颈癌，常用^{99m}Tc或吲哚菁绿（indocyanine green，ICG）作为染色剂，^{99m}Tc需采用γ探测器，吲哚菁绿需使用特殊的荧光摄像，且建议使用病理超分期以提高微小转移灶的检出率。

（汪志辉　生秀杰）

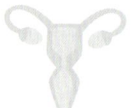

第三节　宫颈癌保留生育功能

一、概述

随着宫颈癌筛查的规范与普及，宫颈癌发病逐渐呈年轻化趋势。此外，现代女性生育年龄的推迟及三孩政策的放开，使得有生育要求的宫颈癌患者逐渐增多。早期宫颈癌很少向宫体转移，也很少出现卵巢的受累，这为保留生育功能提供了可能。

二、诊断要点

参见本章第二节。

三、治疗原则及方案

（一）适应证

①患者有强烈保留生育功能的意愿；②宫颈肿瘤的组织学为鳞癌、腺癌和腺鳞癌。特殊组织类型如小细胞神经内分泌癌、肠型腺癌和微偏腺癌等患者不适合保留生育功能；③宫颈癌分期为

ⅠA1~ⅠB1（推荐最大径≤2cm）（FIGO 2018）；④病灶局限于宫颈，未累及宫颈内口；⑤年龄≤45岁，评估卵巢具备生育潜力；⑥无盆腔淋巴结转移和远处转移。

（二）术前评估

1. 术前沟通　术前应与患者及家属充分沟通，了解其保留生育功能的期望值及患者的依从性，充分告知手术相关风险、术后并发症、术后复发风险、治愈概率以及生育可能的结局等。

2. 妇科检查　仔细评估肿瘤的外观、位置、范围，双合诊及三合诊检查明确阴道及宫旁是否受累，进一步明确肿瘤临床分期。

3. 生育能力的评估　年龄>35岁，建议评估生育能力，包括血抗苗勒管激素（anti-Müllerian hormone，AMH）和超声评估窦卵泡计数。

4. CT检查　进一步确定病灶的大小、回声、位置，同时可评估盆腔、腹腔淋巴结是否有转移。

5. MRI检查　可清晰显示肿瘤的位置、大小、宫颈间质浸润深度、肿瘤与宫颈解剖学内口的距离、宫颈筋膜环的完整性、宫颈与膀胱等周围脏器的界限以及盆腔是否有肿瘤浸润和转移等，是评估宫颈癌的较好选择。

6. PET-CT检查　可检测出微小转移病灶，但是目前国内设备有限，且费用昂贵，一般不做首选检查。

（三）手术方式

早期宫颈癌保留生育的手术方式有多种，手术方式的选择主要取决于肿瘤大小、淋巴脉管浸润情况及淋巴结有无转移等。明确的临床分期和组织学的准确诊断是制定治疗策略的关键，此外，还要考虑治疗团队的经验和患者的情况以进行个体化处理。

早期宫颈癌保留生育功能的手术方式包括宫颈锥切术、单纯宫颈切除术、根治性宫颈切除术，除了ⅠA1期无淋巴脉管浸润的患者无须行淋巴结切除/活检外，其他宫颈癌患者需要行盆腔淋巴结切除/活检±腹主动脉旁淋巴结切除/活检术。

1. 宫颈锥切术　宫颈癌ⅠA1期且无淋巴脉管浸润的患者，其淋巴转移概率非常低，可行单纯宫颈锥切术。病灶应整块切除，且要求切缘阴性距离≥3mm，切缘阴性是指切缘无浸润性病变或高度鳞状上皮内病变。切缘阳性者可再次行宫颈锥切术或宫颈切除。宫颈锥切术首选冷刀锥切术，切除深度至少为10mm，已生育者可增加到18~20mm。也可选用环形电切切除术，但要能获得足够的切缘和长度。对于伴有淋巴、脉管浸润的宫颈癌ⅠA1期的患者，还应行盆腔淋巴结切除术。低危的早期宫颈癌患者，宫颈锥切术是安全可行的。有学者认为，对于宫颈癌ⅠB1期，且无淋巴脉管浸润、盆腔淋巴结阴性的患者，其宫旁浸润率<1%。因此，对于肿瘤直径<2cm的宫颈癌ⅠB1期且无淋巴脉管浸润的患者，可考虑行宫颈锥切术或单纯宫颈切除替代根治性宫颈切除

术，从而减少宫旁组织的切除及术后不良妊娠结局的发生，但注意淋巴结切除/前哨淋巴结切除是需要的。

2. 单纯宫颈切除术　单纯宫颈切除术是指切除宫颈、保留宫旁组织，术中同时行盆腔淋巴结切除或前哨淋巴结显影，适合宫颈癌ⅠA1期伴淋巴脉管浸润和ⅠA2期要求保留生育功能的患者，对于宫颈癌ⅠB1期，且无淋巴脉管浸润、盆腔淋巴结阴性的患者也可考虑行单纯宫颈切除术。

3. 根治性宫颈切除术　根治性宫颈切除术的范围是指保留子宫体，在子宫峡部下5mm切断子宫，切除宫颈、一定范围的宫旁组织及2cm阴道，吻合阴道上段与子宫峡部断端，可以同时对剩余的宫颈行环扎术。对于宫颈癌ⅠA2~ⅠB1期的患者来说，根治性宫颈切除术+盆腔淋巴结切除或前哨淋巴结切除是公认的保留生育功能的手术方式。术中先行盆腔淋巴结切除进行快速病理检查，若淋巴结为阴性，可行根治性宫颈切除术保留生育功能，若淋巴结为阳性，则不推荐保留生育功能。切下的宫颈组织送快速病理检查，确定宫颈内口切缘是否阴性。切缘阴性距离目前无统一的标准，部分学者认为5mm阴性切缘足够，部分研究认为阴性切缘距离要达到8mm或10mm。10mm的宫颈内口阴性切缘足以保证降低局部复发率，尤其是直径≥2cm的宫颈肿瘤。

4. 手术入路　阴式、开腹、腹腔镜以及机器人辅助下的保留生育功能的手术入路均被广泛开展。腹腔镜阴式根治性宫颈切除术（laparoscopic vaginal radical trachelectomy，LVRT）要求术者必须擅长经阴道肿瘤手术和腹腔镜手术，要求能准确地结扎子宫动脉阴道分支，能准确地分离输尿管。

5. 盆腔淋巴结切除术或前哨淋巴结显影　宫颈癌除ⅠA1期、淋巴脉管阴性者外均需行盆腔淋巴结评估。切除盆腔淋巴结或前哨淋巴结是早期宫颈癌保留生育功能手术的首要步骤，术中冰冻淋巴结阳性不能保留生育功能，淋巴结阴性可继续行保留生育功能手术。前哨淋巴结示踪剂可选择蓝色染料（亚甲蓝）、^{99m}Tc标记物和吲哚菁绿等，后两者需要特殊设备。

6. 新辅助化疗　对于病灶直径>2cm的宫颈癌患者，不建议保留生育功能。对于强烈要求保留生育功能的病灶直径>2cm的患者，在充分告知风险后，可先进行1~3个疗程的新辅助化疗。新辅助化疗前要先进行评估，排除淋巴结受累。也可先行新辅助化疗后，手术切除盆腔淋巴结，若盆腔淋巴结为阴性，可行保留生育功能的手术。

7. 宫颈环扎术　宫颈癌保留生育功能的患者是否需要行宫颈环扎术，取决于残留宫颈的长度及宫颈机能状态。对于肿瘤直径≤2cm的低危早期，且行宫颈锥切术或单纯宫颈切除术的患者，妊娠结局良好，因此，宫颈环扎不是必需的。而对于行根治性宫颈切除的患者，宫旁切除组织多，子宫下端峡部组织难以维持宫颈机能，对于这部分患者建议行预防性的宫颈环扎术。宫颈环扎术可与宫颈癌手术同时进行，如果术中未行宫颈环扎术，可在孕前或孕早期评估是否存在宫颈短缩、机能不全情况，进行对症干预。

（四）术后管理

1. 宫颈癌保留生育功能者，未接受辅助化疗的建议6个月后开始尝试妊娠，接受化疗的建议治疗结束12个月后开始尝试怀孕。

2. 保留生育功能手术中，大部分的宫颈组织被切除，术后宫颈变短，增加了早产发生的风险，可行预防性宫颈环扎术。

3. 宫颈管狭窄是保留生育功能术后最常见的并发症，术后密切关注患者创面愈合情况及月经情况等，及时发现宫颈管狭窄并积极处理。

4. 密切关注患者妊娠状态。无不孕因素的患者，建议其尝试自然受孕6个月，其间可监测排卵、指导同房；1年后仍未受孕或出现新的不孕因素者，应积极纠正不孕因素或采用辅助生殖技术助孕。存在不孕因素者，建议术后6个月进行辅助生殖技术助孕。

5. 孕期密切监测宫颈长度和形态变化以及感染指标。

6. 成功妊娠的患者建议剖宫产终止妊娠，避免破坏重建的宫颈结构及宫颈大出血的发生。

7. 完成生育后需随访，行宫颈细胞学检查、HPV检测或阴道镜检查，持续性宫颈细胞学异常或持续HPV感染，可考虑行子宫切除术。

四、随访间隔及随访内容

宫颈癌保留生育功能术后1年内每3个月随访1次，2~5年内每半年随访1次，6年后每年随访1次。随访内容：妇科检查、月经情况、生育情况、宫颈液基细胞学、HPV、盆腔B超、SCCA检查，必要时行盆腔MRI或CT检查或全身PET-CT等。

五、诊治注意事项

1. 严格掌握宫颈癌保留生育功能手术的指征　术前充分评估病灶大小、肿瘤浸润深度，评估淋巴结转移风险，确定肿瘤分期。评估卵巢储备功能，告知术后不孕及肿瘤进展风险。

2. 选择合适的手术方式，在保证安全的前提下尽量行相对保守的手术方式，推荐具有丰富诊治经验的妇科肿瘤专家进行处理。

3. 术后密切随诊监测肿瘤有无复发，同时关注并指导妊娠。术后6个月可考虑尝试自然妊娠，若1年不成功或伴发其他不孕因素，应积极寻求辅助生殖技术的支持。怀孕后按照高危妊娠处理。必要时妇科肿瘤、生殖医学及产科专家共同参与管理。

4. 分娩方式建议行剖宫产。完成生育功能后不需常规切除子宫，但仍需严格随访。

（汪志辉　生秀杰）

第四节　妊娠合并宫颈癌

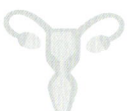

一、概述

妊娠合并宫颈癌没有完全统一的、明确的定义，多数学者认为是指在妊娠期间及产后6个月内发现的宫颈癌。妊娠合并宫颈癌的发病率各家报道不一，国外报道浸润性宫颈癌的发生率是4 500~9 000例孕妇中有1例。国内报道妊娠合并宫颈癌占宫颈癌的0.01%~0.05%。妊娠期宫颈癌的处理原则与非孕期相同，但因涉及母亲与胎儿的安全，需根据肿瘤的期别、妊娠时间、患者及家人对妊娠的期望进行个体化的处理。

二、诊断要点

（一）临床表现

妊娠合并宫颈癌的临床症状、体征无明显特异性，可参考非妊娠期宫颈癌。常表现为异常阴道出血、性交后出血或阴道流液、阴道分泌物增多等。其中阴道出血常与先兆流产、前置胎盘等产科常见疾病混淆，导致不能及时诊断，继而延误疾病整体的诊疗。

（二）检查手段

1. 宫颈脱落细胞学检查　宫颈脱落细胞学检查是最常见的宫颈癌筛查手段之一，常与高危型人乳头瘤病毒（human papilloma virus, HPV）联合进行检测，对于宫颈癌的筛查有着重要意义。我国妊娠合并宫颈癌管理的专家共识中指出，所有未行规范宫颈癌筛查，或恰好到需再次行宫颈癌筛查时间的女性，均建议在产前检查或第一次产检时行规范宫颈癌筛查。宫颈细胞学检查是宫颈癌筛查的基本方法，相对于高危HPV检测，细胞学检查特异性高，但敏感性较低。在妊娠期，雌激素增高，柱状上皮外移，宫颈内膜腺体在激素作用下易发生增生和分泌改变。妊娠期宫颈上皮显著的蜕膜反应可表现出类似早期浸润癌的特征。诊断时细胞学检查转化区细胞可有核增大、深染等表现，易误诊，产后复查可恢复。根据美国阴道镜和宫颈病理学协会（ASCCP）颁布的宫颈癌筛查、癌前病变指南和我国宫颈癌筛查及异常管理相关问题专家共识，如细胞学提示ASC-US且高危型HPV检测为阳性者建议转诊阴道镜检查，若HPV阴性者可定期复查；如细胞学提示LSIL、ASC-H（不典型鳞状细胞）、HSIL、AGC（不典型腺细胞）、原位癌和癌，均应转诊阴道镜检查。其中细胞学检查提示ASC-US和LSIL者，如无明显临床症状和体征，可结合孕妇本人意见，延期至产后6周再行相应处理也是可行的。妊娠期搔刮宫颈管会增加流产率和早产率，故妊娠期禁行宫颈管搔刮术。如肉眼可见明显病灶，则无须宫颈细胞学检查，直接行活检诊断。

2. 阴道镜检查　宫颈癌筛查存在异常的孕妇，可行阴道镜检查。行阴道镜检查的目的是排除宫颈浸润性癌，进一步评估继续妊娠的安全性。阴道镜检查对于任何孕周的妊娠妇女来说相对安全，整个妊娠期均可进行。阴道镜检查的同时对可疑病变区域多点活检，可及时诊断宫颈浸润癌。若阴道镜检查不满意，可等待6～12周，妊娠期宫颈转化区外移，多可获得满意阴道镜结果。如阴道镜检查仍不满意，可于妊娠14～20周行诊断性锥切。

3. 诊断性锥切　诊断性锥切在宫颈病变中既可作为诊断手段，也可作为治疗手段。但对于妊娠期妇女来说，诊断性锥切仅用于诊断。宫颈锥切术可能引起孕妇大出血、流产、早产、胎膜早破等，故孕妇行诊断性锥切术的指征仅限于活检结果为微浸润癌或可疑腺癌，推荐在妊娠14～20周进行。如妊娠已达24周以上，建议延至产后进行。

4. 影像学检查　妊娠期常用于评估病情的影像学检查有超声和MRI。超声检查是最常用的检查，具有简便、快捷、安全等特点，如有明确肉眼可见的宫颈病灶，可用超声简单评估病灶大小、有无血流等基本情况，也可用超声评估腹腔脏器、泌尿系统有无受累。但对于早期病灶，超声的诊断意义不大。MRI可用于评估病灶大小、周围软组织受累情况以及有无淋巴结转移。MRI在术前评估分期方面较临床分期准确，且对淋巴结转移评估的特异度较高，但同时假阳性的概率偏高。对于妊娠妇女而言，行MRI检查是安全的，但妊娠期行MRI检查应避免使用造影剂。

（三）临床分期

同非妊娠期宫颈癌，统一采用2018年FIGO分期。

三、治疗原则及治疗策略

（一）妊娠期宫颈上皮内瘤变

2018版《妊娠合并宫颈癌管理的专家共识》建议：妊娠期宫颈组织学LSIL（CIN1级）的患者，可推迟至产后6周复查；妊娠期宫颈组织学HSIL（CIN2～3级）的患者，在排除宫颈浸润性癌后，每隔12周复查宫颈细胞学和阴道镜检查，直至产后6周重新评估宫颈细胞学及阴道镜检查结果，若妊娠期间或产后复查提示病情进展为可疑浸润癌时，需重复活检。

（二）妊娠期宫颈浸润癌

妊娠合并宫颈癌的治疗目前国内外尚无统一定论，需综合考虑病理类型、临床分期、孕周、胎儿宫内生长发育情况、孕妇的保胎意愿、是否保留生育功能等多方面的因素，采取治疗手段前应与孕妇及家属充分沟通，必要时多学科协作以制定个体化的治疗策略。

1. 孕妇有终止妊娠意愿或建议终止妊娠情况

（1）若孕妇及家属不考虑继续妊娠，则孕期任何时间检出宫颈癌均可选择终止妊娠并治疗宫颈癌，治疗原则与非孕期相同。

（2）孕20周前发现ⅠA2期及以上的宫颈癌患者，建议及时终止妊娠进行规范化治疗。

（3）孕20~28周合并宫颈癌ⅠA~ⅠB1期，可根据患者本人意愿选择保留或不保留生育功能的手术；ⅠB1期以上患者可根据期别选择根治性手术或同步放化疗等规范化治疗手段。

（4）孕20~28周合并ⅡB期以上宫颈癌患者，建议终止妊娠。可先行外照射，促使胎儿流产，流产后行放疗。放射性流产优于手术流产，后者需扩张宫颈及钳刮宫腔，这些操作有造成癌的扩散、感染、出血等危险。

2. 孕妇希望继续妊娠或可考虑维持妊娠情况　如孕妇希望继续妊娠，应与患者及家属充分沟通，详细告知相关风险，取得患者同意后再采用相应的治疗手段。根据患者肿瘤期别的不同，可采取延至产后治疗、宫颈局部手术治疗、新辅助化疗等治疗手段。在治疗的同时应密切监测胎儿生长发育状况。尤其是孕中期的处理目前争议较大，应在疾病风险与患者意愿的基础上做更个体化的选择及治疗方案。

（1）锥切确诊的宫颈癌ⅠA1期，此阶段病情进展缓慢，可选择延迟处理，其间应每隔6~8周复查阴道镜，直至胎儿成熟。若孕妇不考虑保留生育功能，等胎儿成熟后行剖宫产术的同时行筋膜外子宫全切术。如孕妇希望保留生育功能，可于产后6周以后再行宫颈锥切术。

（2）ESGO在2014年的共识中认为孕22~25周前确诊的宫颈癌ⅠA2期及ⅠB1期患者可行单纯的宫颈切除术或较大的锥切术，锥切范围视肿瘤大小而定。有学者提出可行宫颈根治性切除术。有报道发现，妊娠期间行宫颈根治性切除术，手术时间较长，出血较多，认为该手术对于有强烈生育意愿的早期宫颈癌孕妇是一个选择。

（3）妊娠合并宫颈癌ⅠA2期及ⅠB1期患者，如确诊时间处于孕22~25周后，则更多地选择严密监测，每6~8周复查阴道镜，每4周复查MRI，直至胎儿成熟，行剖宫产的同时行根治性子宫（宫颈）切除术+盆腔淋巴结切除术，或产后限期行手术治疗。临床研究表明，此部分患者选择延迟治疗并没有造成明显不良预后，可根据孕妇的条件并在充分知情的情况下选择延迟至产后治疗。

（4）IGCS和ESGO认为在妊娠20~28周合并宫颈癌ⅠB2期及以上，建议行新辅助化疗（neoadjuvant chemotherapy，NACT）维持妊娠，待胎肺成熟后立即剖宫产终止妊娠同时行根治性手术。妊娠期的NACT为以铂类为基础，单用或联合其他化疗药物进行，一般每3周进行1次。具体化疗方案可参考非孕期宫颈癌。

妊娠合并宫颈癌的管理流程，详见图3-4-1。

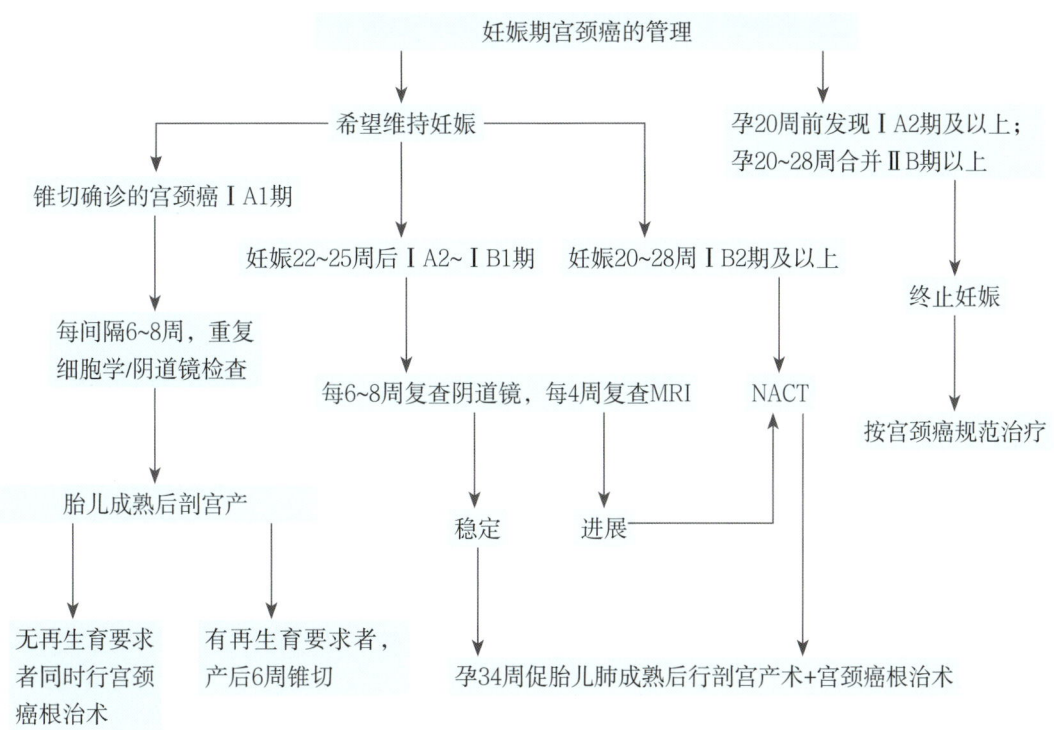

图3-4-1　妊娠合并宫颈癌的管理流程图

四、诊治注意事项

1. 妊娠期阴道出血要重视妇科检查，不能简单地认为先兆流产或前置胎盘出血而漏诊宫颈病变。强调孕前规范宫颈癌筛查，如既往未行规范宫颈癌筛查，建议在第一次产检时行规范宫颈癌筛查。

2. 妊娠期宫颈癌的筛查与非妊娠期患者相似，仍然遵循"三阶梯"的原则。对于细胞学发现的低级别病变可推迟至产后再行进一步检查。一旦排除浸润性癌，宫颈癌前病变可推迟至产后再行治疗，因为其进展为浸润癌的可能性非常小。

3. 常见的病理类型如鳞癌、腺癌、腺鳞癌预后大致相同，一般较好，诊治策略基本相同；而如小细胞神经内分泌腺癌等少见类型，由于其预后差，一旦诊断，应建议立即终止妊娠，接受标准化的治疗。

4. 多数学者认为，妊娠本身并不影响宫颈癌前病变及宫颈癌的进展及预后，但妊娠合并宫颈癌的患者可能因需考虑胎儿情况，从而延误宫颈癌的治疗而影响预后。

5. 由于缺乏大样本的队列研究或随机对照研究，目前对于妊娠期宫颈癌的治疗仍在探索中，治疗决定应由产科专家、妇科肿瘤专家及儿科专家组成的多学科团队共同完成，需要充分告知孕妇及家属相关风险，尤其是大病灶的患者。

6. 如孕妇希望继续妊娠，应与患者及家属充分沟通，详细告知相关风险，取得患者同意后再采用相应的治疗手段。根据患者肿瘤期别的不同，可采取延至产后治疗、宫颈局部手术治疗、NACT等治疗手段。在治疗的同时应密切监测胎儿生长发育状况。

7. 在评估肿瘤分期时，可采用MRI检查评估淋巴结的状态。妊娠期行MRI检查应避免使用造影剂。对于淋巴结阳性患者，由于其预后较差，建议即刻终止妊娠，尽早接受宫颈癌标准化治疗。

8. 对于ⅠA2期及ⅠB1期的患者，可以延迟治疗至胎儿成熟分娩后。如果随访期间发现肿瘤进展，可提早终止妊娠或者行NACT，或直接行NACT也是可行的。对于更晚期的妊娠合并宫颈癌患者，NACT是继续妊娠至胎儿成熟的唯一方式。

9. 化疗可能引起母儿产生骨髓抑制，导致分娩时出血、感染等风险增大，因此孕20～30周的患者可行2～3次NACT，孕30周以上的患者则一般最多行1次NACT，使最后一次化疗与分娩时间有3周以上的间隔。孕34周以后自发早产的可能性明显增大，故孕33周以后的患者不建议行NACT。

10. NACT可有效延长妊娠合并宫颈癌患者的妊娠周数，并且能减小肿瘤的局部体积，消除微转移病灶，提高手术切除率，但NACT对胎儿也存在一定的不良影响。由于早孕期使用NACT具有较高的流产率及致畸率（单药致畸率：7.5%～17.0%，联合用药致畸率：25%），因此，NACT禁止用于早孕期。最主要的风险为胎儿宫内生长受限、早产和小于胎龄儿。此外，也有接受NACT后新生儿出现急性粒细胞白血病的报道。妊娠期行NACT的安全性评估还需更多的临床研究和长期随访。治疗前需与患者充分沟通。

11. 除ⅠA1期外，孕34周促胎肺成熟后即可行剖宫产术娩出胎儿，分娩方式一般采用古典式纵行切口剖宫产，以避免肿瘤扩散及大出血。但也有学者研究发现ⅠA1期无产科因素的宫颈癌患者可以行阴道分娩，应尽可能避免行外阴侧切，以减少肿瘤在外阴切开术部位的种植转移。术后胎盘送检病理检查，判断有无转移。具体分娩时机可结合母儿的情况、当地医院的医疗水平再做决定。

12. 如妊娠期间出现病情进展恶化或需放疗，应尽早终止妊娠开始规范化治疗。

13. 剖宫产娩出胎儿后，ⅠB2～ⅡA期患者可同时行根治性手术；ⅡB期及以上的患者则根据相应的分期选择同步放化疗。

（肇丽杰）

参考文献

[1] PERKINS R B, GUIDO R S, CASTLE P E, et al.2019 ASCCP risk-based management consensus guidelines for abnormal cervical cancer screening tests and cancer precursors [J].Low Genit Tract Dis，2020，24（2）：102-131.

[2] FONTHAM E T H, WOLF A M D, CHURCH T R, et al. Cervical cancer screening for individuals at average risk：2020 guideline update from the American Cancer Society[J]. CA Cancer J Clin，2020，70（5）：321-346.

[3] 陈飞，尤志学，隋龙，等.阴道镜应用的中国专家共识[J].中华妇产科杂志，2020，55（7）：443-449.

[4] WHO Classification of Tumours Editorial Board.Female Genital Tumours. WHO Classification of Tumours [M].5th

ed. Lyon：IARC Press，2020.

[5] CIBULA D，ABU-RUSTUM N R，BENEDETTI-PANICI P，et al. New classification system of radical hysterectomy：emphasis on a three-dimensional anatomic template for parametrial resection [J]. Gynecol Oncol，2011，122（2）：264-268.

[6] KADKHODAYAN S，HASANZADEH M，TREGLIA G，et al.Sentinel node biopsy for lymph nodal staging of uterine cervix cancer：a systematic review and meta-analysis of the pertinent literature [J]. Eur J Surg Oncol，2015，41（1）：1-20.

[7] SEDLIS A，BUNDY B N，ROTMAN M Z，et al. A randomized trial of pelvic radiation therapy versus no further therapy in selected patients with stage ⅠB carcinoma of the cervix after radical hysterectomy and pelvic lymphadenectomy：a Gynecologic Oncology Group study [J]. Gynecol Oncol，1999，73（2）：177-183.

[8] RYU S Y，KIM M H，NAM B H，et al. Intermediate-risk grouping of cervical cancer patients treated with radical hysterectomy：a Korean Gynecologic Oncology Group study [J].Br J Cancer，2014，110（2）：278-285.

[9] 中国抗癌协会妇科肿瘤专业委员会.子宫颈癌诊断与治疗指南（2021年版）[J]. 中国癌症杂志，2021，31（6）：474-489.

[10] LEATH C A，STRAUGHN J M.Chemotherapy for advanced and recurrent cervical carcinoma：results from cooperative group trials [J].Gynecol Oncol，2013，129（1）：251-257.

[11] BHATLA N，AOKI D，SHARMA D N，et al. Cancer of the cervix uteri[J]. Int J Gynaecol Obstet，2018，143（Suppl 2）：22-36.

[12] BOGANI G，CHIAPPA V，VINTI D，et al. Long-term results of fertility-sparing treatment for early-stage cervical cancer [J]. Gynecol Oncol，2019，154（1）：89-94.

[13] LANOWSKA M，MANGLER M，SPEISER D，et al. Radical vaginal trachelectomy after laparoscopic staging and neoadjuvant chemotherapy in women with early-stage cervical cancer over 2 cm：oncologic, fertility, and neonatal outcome in a series of 20 patients [J]. Int J Gynecol Cancer，2014，24（3）：586-593.

[14] ROBOVA H，HALASKA M J，PLUTA M，et al. Oncological and pregnancy outcomes after high-dose density neoadjuvant chemotherapy and fertility-sparing surgery in cervical cancer [J]. Gynecol Oncol，2014，135（2）：213-216.

[15] 熊光武，张师前，郭红燕，等.早期子宫颈癌保留生育功能手术的中国专家共识[J].中国微创外科杂志，2021（08）：673-679.

[16] HUNTER M I，MONK B J，TEWARI K S.Cervical neoplasia in pregnancy.Part 1：screening and management of preinvasive disease[J]. Am J Obstet Gynecol，2008，199（1）：3-9.

[17] 魏丽惠，赵昀，谢幸，等. 妊娠合并子宫颈癌管理的专家共识 [J]. 中国妇产科临床杂志，2018，19（2）：190-192.

[18] BERKOWITZ R P. 2012 updated consensus guidelines for the management of abnormal cervical cancer screening tests and cancer precursors [J]. Obstet Gynecol，2013，122（2 Pt 1）：393.

[19] 魏丽惠，赵昀，沈丹华，等. 中国子宫颈癌筛查及异常管理相关问题专家共识（一）[J]. 中国妇产科临床杂志，2017，18（2）：190-192.

[20] STENSHEI M H，MØLLER B，VAN DIJK T，et al. Cause-specific survival for women diagnosed with cancer during pregnancy or lactation：a registry-based cohort study[J].J Clin Oncol，2009，27（1）：45-51.

[21] FADER A N，ALWARD E K，NIEDERHAUSER A，et al. Cervical dysplasia in pregnancy：a multi-institutional evaluation[J].Am J Obstet Gynecol，2010，203（2）：113.e1-6.

[22] KYRGIOU M，MITRA A，ARBYN M，et al.Fertility and early pregnancy outcomes after conservative treatment for cervical intraepithelial neoplasia[J].Cochrane Database Syst Rev，2015：CD00847.

[23] 周琦，吴小华，刘继红，等. 宫颈癌诊断与治疗指南（第四版）[J]. 中国实用妇科与产科杂志，2018，34（6）：613-622.

[24] ACOG Practice Bulletin No.99：management of abnormal cervical cytology and histology[J].Obstet Gynecol，2008，112（6）：1419-1444.

[25] 吴斌，黄啸，彭卫军，等. 磁共振扩散加权成像在宫颈癌诊断和疗效预测中的价值[J].中华肿瘤杂志，2014，36（2）：115-119.

[26] AMANT F，HALASKA M J，FUMAGALLI M，et al. Gynecologic cancers in pregnancy：guidelines of a second international consensus meeting[J].Int J Gynecol Cancer，2014，24（3）：394-403.

[27] MUALLEM M Z，HENRICH W，BRAUN T，et al.Therapeutic pelvic lymph node dissection in the second gestational trimester：a case report and literature review[J]. Anticancer Res，2017，37（5）：2487-2490.

[28] YOSHIHARA K，ISHIGURO T，CHIHARA M，et al. The safety and effectiveness of abdominal radical trachelectomy for early-stage cervical cancer during pregnancy[J].Int J Gynecol Cancer，2018，28（4）：782-787.

[29] VANDENBROUCKE T，VERHEECKE M，FUMAGALLI M，et al.Effects of cancer treatment during pregnancy on fetal and child development[J].Lancet Child Adolesc Health，2017，1（4）：302-310.

[30] DE HAAN J，VERHEECKE M，VANCALSTEREN K，et al.Oncological management and obstetric and neonatal outcomes for women diagnosed with cancer during pregnancy：a 20-year international cohort study of 1170 patients[J].Lancet Oncol，2018，19（3）：337-346.

[31] DE V R，TORTORELLA L，RICCI C，et al. Locally advanced cervical cancer complicating pregnancy：a case of competing risks from the Catholic University of the Sacred Heart in Rome[J].Gynecol Oncol，2018，150（3）：398-405.

第四章 子宫体肿瘤

第一节 子宫肌瘤

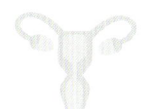

一、概述

子宫肌瘤是女性生殖系统最常见的良性肿瘤,是由子宫平滑肌及结缔组织组成,好发于生育年龄女性,发生率可达20%。病因不清,可能与女性激素和遗传因素有关。常表现为月经量增多,但很多子宫肌瘤患者并无典型临床表现,常在体检时发现。

二、诊断要点

(一)症状

1. 月经改变　多数患者有经量增多,经期延长,不规则阴道出血或血样脓性排液等症状。长期经量增多可继发贫血,出现乏力、心悸等症状。

2. 下腹包块　肌瘤较大时,患者自觉下腹部有肿块,为实质性,尤其在膀胱充盈时明显。巨大的黏膜下肌瘤可脱出阴道外,患者可因外阴脱出肿物就医。

3. 压迫症状　较大肌瘤压迫邻近器官时,可引起尿频或便秘,压迫膀胱颈可引起尿潴留,压迫输尿管可致肾积水。

4. 少数患者可出现分泌物增多,当肌瘤发生扭转及肌瘤出现红色变性时,可出现急性腹痛。当肌瘤压迫输卵管使其阻塞、扭曲,或肌瘤导致宫腔变形以及黏膜下肌瘤影响孕卵着床等时,可导致不孕。

（二）体征

肌瘤较大可在腹部触及实性包块，或在妇科检查时发现子宫增大，表面不平，有单个或多个结节，浆膜下肌瘤可扪及肿块与子宫相连；如为黏膜下肌瘤，子宫可均匀增大；如为黏膜下肌瘤脱出于阴道内，在阴道内可见红色、实质性、表面光滑的肿块；如合并感染，表面可有渗出液及溃疡形成，分泌物有臭味。

（三）辅助检查

1. 超声检查　超声是最常用的诊断子宫肌瘤的方法，尤其是观察肌瘤的回声及局部血流时，经阴道超声诊断子宫肌瘤的敏感度及特异性更高。

2. MRI检查　MRI对软组织分辨率较高，能清楚显示肌瘤的位置、大小、数目以及肌瘤与宫腔的关系，特别是能发现较小的肌瘤。对于特殊类型肌瘤，如血管内平滑肌瘤或富于细胞型平滑肌瘤与子宫肉瘤的鉴别诊断具有意义。对于有生育需求的女性或要求保留子宫的女性行子宫肌瘤剔除术前，建议进行MRI检查以详细评估肌瘤数目、位置以及是否有肉瘤及肌瘤恶变的风险。

3. CT检查　CT对于确定肌瘤的位置以及与内膜和肌层的关系有一定的局限性，很少用于子宫肌瘤的诊断。

（四）临床分类

子宫肌瘤因其生长的部位、大小及数目不同，使子宫的大小及形态不同。

1. 传统的分类

（1）根据子宫肌瘤的生长部位　分为宫体肌瘤及宫颈肌瘤，宫体肌瘤约占总数的90%，宫颈肌瘤约占10%。

（2）根据肌瘤与子宫壁的关系　分4类。肌壁间肌瘤，占60%~70%；浆膜下肌瘤，约占20%；黏膜下肌瘤，占10%~15%；阔韧带肌瘤，占5%~10%。

（3）根据肌瘤数量分为单发肌瘤和多发肌瘤。

以上各类肌瘤可单独发生也可同时发生。

2. 国际妇产科联盟（FIGO）子宫肌瘤分型　随着宫、腹腔镜技术的发展，传统的子宫肌瘤分类方法难以满足临床需要，有必要进一步细化分型，以期评估不同分型的子宫肌瘤对患者的影响以及治疗方法的选择。FIGO的子宫肌瘤9型分类详见图4-1-1。

0型：完全位于宫腔内的黏膜下肌瘤。

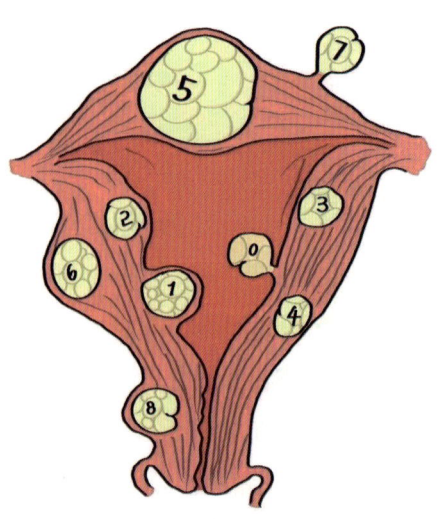

图4-1-1　子宫肌瘤9型分类

1型：肌瘤大部分位于宫腔内，肌瘤位于肌壁间的部分≤50%。

2型：肌壁间突向黏膜下的肌瘤，肌瘤位于肌壁间的部分＞50%。

3型：肌瘤完全位于肌壁间，但其位置紧贴黏膜。

4型：肌瘤完全位于肌壁间，既不突向浆膜层又不突向黏膜层。

5型：肌瘤突向浆膜，但位于肌壁间部分≥50%。

6型：肌瘤突向浆膜，但位于肌壁间部分＜50%。

7型：有蒂的浆膜下肌瘤。

8型：其他类型（特殊部位如宫颈、阔韧带肌瘤）。

其中0型、1型、2型为黏膜下肌瘤的细化，有利于宫腔镜下肌瘤切除难易程度的判定及手术方式的选择。0型位于宫腔内，宜用宫腔镜切除，并发症少；1型、2型宫腔镜切除难度依次增加，术中出血以及再次手术的机会增加。3型、4型、5型为肌壁间肌瘤的细化；6型、7型为浆膜下肌瘤的细化，更适合腹腔镜手术切除；8型为特殊类型或特殊部位的肌瘤，治疗需要个体化。

三、治疗原则及治疗流程

子宫肌瘤的治疗包括观察、药物治疗、手术治疗及物理治疗。没有症状的子宫肌瘤可随访观察；子宫肌瘤没有特效药物，不首选药物治疗；手术治疗包括子宫肌瘤剔除、子宫切除及子宫内膜去除。手术途径包括经腹手术、经阴道手术、经腹腔镜手术及宫腔镜手术；微、无创手术治疗包括子宫动脉栓塞术、高强度聚焦超声治疗等。治疗方式的选择取决于子宫肌瘤的大小、数量、位置、临床症状、患者的年龄、生育要求、主观愿望、可选择的治疗方法及医生的经验。

（一）期待疗法

对于没有明显临床症状，子宫体积不大（子宫小于孕3个月大小）而又不愿意接受治疗的患者，每3~6个月复查B超；围绝经期的妇女，如果月经量不多，并排除恶变可能，一般在绝经后肌瘤逐渐萎缩，可密切随访。

（二）药物治疗

目前用于肌瘤治疗的药物均不能使肌瘤完全消退，药物治疗多用于：①改善患者的贫血、压迫症状等；②围绝经期有症状但不愿意手术治疗者；③缩小肌瘤以利于妊娠者；④肌瘤较大者可在术前使用药物治疗使肌瘤缩小以利于手术。对于无症状的肌瘤不建议采取药物治疗。

用于治疗肌瘤的药物包括促性腺激素释放激素激动剂（GnRH-a）、选择性孕激素受体调节剂、芳香化酶抑制剂及抗纤溶药物、非甾体抗炎药等非特异性药物。在给予药物治疗时，要充分告知患者药物治疗的利弊、使用时间及其副反应等。

1. 促性腺激素释放激素激动剂　GnRH-a可抑制FSH和LH分泌，降低雌激素至绝经后水平，缓解症状并抑制肌瘤生长使其萎缩。但停药后又逐渐增大到原来大小。用药6个月以上可产生绝经综合征、骨质疏松等不良反应，故长期用药受限制。常用药物有抑那通3.75mg，皮下注射；达菲林3.75mg，肌内注射；诺雷得3.6mg，皮下注射；每28天1次。

2. 米非司酮　米非司酮是选择性孕激素受体调节剂，属于抗孕激素制剂。建议小剂量长期用药，每天12.5mg，口服，连续用药3个月后评估。

3. 左炔诺孕酮宫内缓释系统（levonorgestrel-releasing intrauterine system，LNG-IUS）　LNG-IUS是一种稳定释放左炔诺孕酮的T型节育环。释放的左炔诺孕酮作用于子宫内膜使其萎缩，减少经量增多，提升血红蛋白，但不能使子宫肌瘤缩小。LNG-IUS最常见的副反应是不规则阴道流血，口服少量雌激素会改善。子宫肌瘤较小，但月经过多，可考虑宫内放置LNG-IUS治疗。

（三）物理治疗

1. 高强度聚焦超声（high intensity focused ultrasound，HIFU）　HIFU是在超声或磁共振引导下，将体外低强度的超声波聚焦于体内的肿瘤目标区域，形成高能量密度的焦点，致焦点区域的组织快速升温，使实体肿瘤发生局灶凝固性坏死，即消融。适用于要求保留子宫者，尤其不能耐受或不愿意手术治疗者。

2. 子宫动脉栓塞术（uterine arterial embolization，UAE）　UAE是血管介入治疗，通过股动脉进行穿刺插管，经导管推注栓塞剂将子宫动脉栓塞，使子宫肌瘤发生缺血性坏死，致肌瘤细胞总数减少而瘤体萎缩变小，子宫内膜亦因缺血发生坏死，减少月经量，从而缓解或消除症状。适用于希望保留子宫而无生育需求者、不能耐受手术或不愿意手术者。对有生育要求者，行UAE治疗前应慎重考虑UAE可能会增加宫腔粘连、不孕、流产及其潜在不良妊娠结局的风险。

（四）手术治疗

1. 手术治疗是被广泛认可的有效治疗子宫肌瘤的方法。手术指征：①肌瘤引起月经量过多致继发贫血，药物治疗无效；②肌瘤引起腹痛或性交痛、肌瘤蒂扭转；③肌瘤体积较大，出现膀胱、直肠等压迫症状；④肌瘤造成不孕或复发性流产；⑤疑有肉瘤变；⑥绝经后未行雌激素替代治疗但肌瘤不缩小反而增大，或者新发现子宫肌瘤。

2. 手术方式主要包括子宫切除术及子宫肌瘤剔除术。手术路径为开腹、腹腔镜、阴式、宫腔镜。具体手术路径须根据肌瘤的大小、数目、位置、是否保留子宫及术者的操作水平和经验决定。

（五）治疗流程

见图4-1-2。

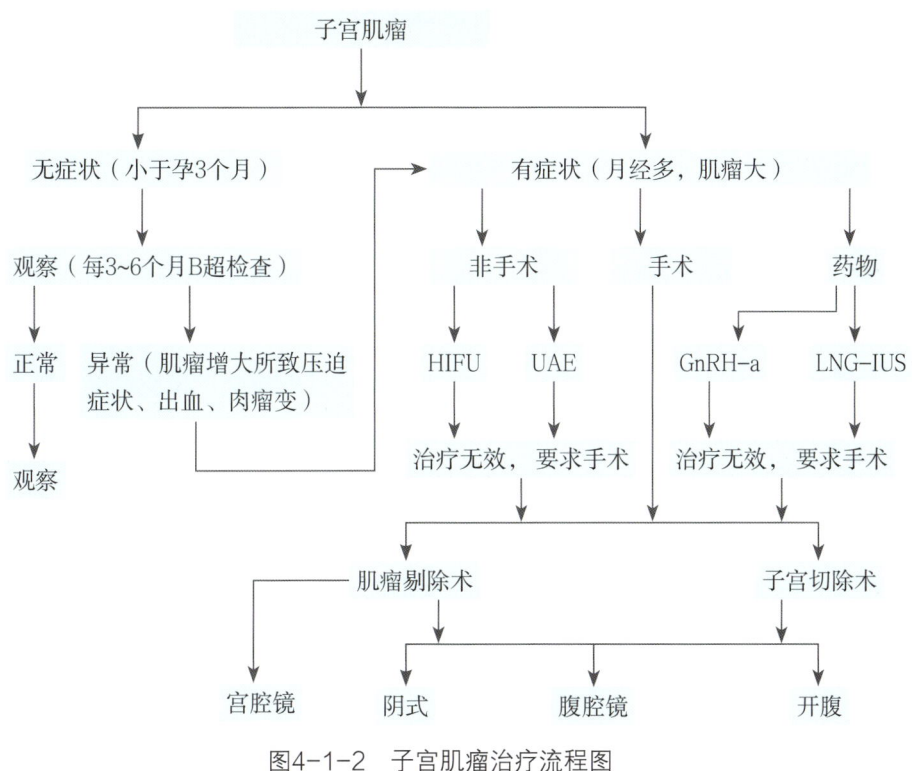

图4-1-2 子宫肌瘤治疗流程图

四、随访

子宫肌瘤无明显症状且小于孕3个月，或近绝经期妇女，月经正常，无压迫症状可暂时随访观察。绝经后肌瘤逐渐萎缩。每3~6个月复查1次妇科检查或者妇科超声检查，如随访期间发现肌瘤增大或症状明显时，应考虑手术治疗。

五、诊治注意事项

1. **腹腔镜肌瘤剔除相关问题** 子宫肌瘤短期内生长较快，血流丰富，不能排除恶性变或者肉瘤可能者，选择腹腔镜手术需慎重，以免导致肌瘤粉碎过程中人为的肿瘤扩散，应选择开腹手术。较大肌瘤需使用碎宫器粉碎时，尽量在密闭的标本袋内粉碎肌瘤以免肿瘤细胞播散种植。或者扩大脐部切口，在有切口保护下将肿瘤置于标本袋中，直视下冷刀将肿瘤粉碎取出，以免污染盆腹腔。术中减少能量器械的使用，尽量使用功率较小的电切、电凝或者剪刀切开肌层，以免引起子宫肌层坏死，影响肌层的愈合。术中缝合确切，不留死腔。

2. **宫腔镜肌瘤切除相关问题** 术前重视宫颈预处理，使宫颈软化利于扩张宫颈；切除黏膜下肌瘤时注意保护内膜，可用针状电极在瘤体最突向子宫腔的部位划开瘤体包膜，使肌瘤充分凸向宫腔；肌瘤大，手术时间长时，不追求一次性将肿瘤完全切除，可待二次手术；手术创面大、出血多时，除加强宫缩以外可用球囊压迫止血；术中注意液体出入量，手术中发生体液超负荷的体征时，应立即停止手术操作，速查电解质情况并按照"利尿、纠正电解质紊乱与强心治疗"的原则进行抢救。

3. 腹腔镜子宫切除　避免损伤输尿管和膀胱：①术中打开并下推阔韧带前后叶，使输尿管远离术野，尽量裸化暴露出子宫血管后再电凝切断血管，或先缝扎子宫血管，再在近子宫端电凝或用超声刀切断血管。电凝子宫血管应注意电凝的范围，即电凝部位的白色汽化范围，如半径达到1cm即停止。然后再次电凝，重复几次，这样既加深了血管的凝固，又使电凝局限在安全的范围。②锐性和钝性分离膀胱，也可在宫颈前唇用宫颈钳夹住并上推宫颈，这样膀胱很容易分离。③举宫杯很重要，在凝断子宫血管和切开阴道壁时，需保证举宫正确、到位。

4. 子宫肌瘤合并妊娠

（1）子宫肌瘤与不良妊娠结局有关。黏膜下或突向宫腔的肌壁间子宫肌瘤，可引起流产、胎位异常（主要是臀位）、早产、胎盘早剥、产后出血、前置胎盘等风险。

（2）妊娠期子宫肌瘤在雌、孕激素的作用下，生长加快，子宫肌纤维组织水肿，瘤体增大，血管破裂，组织内弥散出血，易发生红色变性；产褥期也可发生红色变性。

（3）孕期子宫肌瘤的处理　妊娠期子宫肌瘤剔除术不能改善预后，不主张在妊娠期手术治疗，但需密切观察，积极处理并发症。妊娠期肌瘤红色样变性，一般对症处理，临床症状可在7~14天内自行缓解。出现以下情况应当考虑手术：肌瘤增长迅速，影响妊娠；肌瘤蒂扭转；经保守治疗肌瘤红色变性无效时；肌瘤压迫邻近器官，出现严重症状。

（4）剖宫产术中是否剔除子宫肌瘤　原则上小的肌瘤可以剔除，如果手术准备不充分，尤其血源不足、多发性肌瘤、不易暴露的肌瘤等不宜盲目剔除。

（5）分娩后容易发生子宫收缩乏力性出血，妊娠期应当将血红蛋白提高到130g/L以上，分娩时应当备血，血源不充足，基层条件差时，应当转诊，产时胎儿娩出后，应当及时使用子宫收缩剂，最好使用长效和强效的药物，如卡贝缩宫素、卡前列素氨丁三醇注射液。

（林善群）

第二节 子宫肉瘤

一、概述

子宫肉瘤是一类恶性间叶组织源性肿瘤，占所有女性生殖道恶性肿瘤的1%，占子宫体恶性肿瘤的3%~7%，其病因尚不明确。其病理学类型及治疗方案的选择与预后密切相关，主要包括以下几种类型：①子宫平滑肌肉瘤（uterine leiomyosarcoma，uLMS），占子宫肉瘤的40%~50%，占所有子宫体恶性肿瘤的1%~2%。②子宫内膜间质肉瘤（endometrial stromal sarcoma，ESS），较少见，分为低级别子宫内膜间质肉瘤（low-grade endometrial stromal sarcoma，LGESS）和高级别子宫内膜间质肉瘤（high-grade endometrial stromal sarcoma，HGESS）。③未分化子宫肉瘤（undifferentiated uterine sarcoma，UUS），高度恶性。④其他罕见的类型：包括子宫腺肉瘤（adenosarcoma）、血管周上皮样细胞肿瘤（perivascular epithelioid cell tumor，PEComa）以及横纹肌肉瘤（rhabdomyosarcoma）等。子宫肉瘤的病理分类与特点见表4-2-1。

表4-2-1 子宫肉瘤的病理分类与特点

病理类型	病理特点
子宫平滑肌肉瘤	①梭形细胞型（普通型）：细胞梭形，呈束状排列，细胞核多形，具有异型，核分裂象通常≥4个/mm^2，相当于≥10个/10 HPF ②上皮样型：由圆形、多角形细胞组成时，细胞核有中~重度异型，核分裂象≥1.6个/mm^2，相当于≥4个/10 HPF。 ③黏液型：具有丰富的黏液间质，中~重度异型，细胞较稀疏，核分裂象≥0.4个/mm^2，相当于≥1个/10 HPF，肿瘤向周围肌壁浸润性生长
子宫内膜间质肉瘤	
低级别	①子宫间叶源性恶性肿瘤 ②呈弥漫浸润性生长，肿瘤细胞围绕小血管漩涡状生长。肿瘤舌状浸润肌层，或者出现淋巴管血管侵犯 ③免疫组织化学染色：肿瘤细胞ER/PR阳性，CD10弥漫强阳性表达 ④分子病理学：约2/3的肿瘤出现多个基因的融合，以*JAZF1-SUZ12*基因融合最为多见
高级别	①由高级别的圆形或梭形细胞构成，核分裂象活跃 ②免疫组织化学染色常表达Cyclin D1 ③分子病理学：两种分子遗传学改变，常见*YWHAE FAM22 A/B*基因重排，少见*ZC3H7B BCOR*基因重排

续表

病理类型	病理特点
未分化子宫肉瘤	①缺乏特异性分化的高度恶性间叶源性肿瘤 ②高度的多形性及核异型性，核分裂象活跃，可见破坏性肌层侵犯 ③缺乏特异性的免疫标志及分子遗传学改变
其他罕见的类型	子宫腺肉瘤、血管周上皮样细胞肿瘤以及横纹肌肉瘤等
子宫腺肉瘤	①病理学：呈分叶状，可见呈裂隙或扩张的衬覆良性子宫内膜上皮的腺体成分，腺体周围可见袖套状环绕的肿瘤性间质细胞，细胞丰富，呈现不同程度的异型性，核分裂象一般少见或不出现 ②同源性，呈现子宫内膜间质或是平滑肌分化

二、诊断要点

（一）临床表现

1. 症状　常缺乏特异性的临床症状，包括异常子宫出血、腹胀、盆腔疼痛或盆腔包块、压迫症状等，这些症状与子宫肌瘤等良性子宫疾病非常相似。

2. 体征　体检时需注意有无盆腔包块，全身浅表淋巴结有无异常等。妇检应包括双合诊和三合诊，了解有无颈管延伸出来的易出血息肉样赘生物，了解子宫大小、形状、质地及活动度，检查子宫直肠窝有无结节等。

（二）检查方法

1. 影像学检查　包括彩色多普勒超声检查，胸、腹、盆腔CT或MRI检查，必要时行PET-CT检查。

2. 病理学检查　部分有症状的患者行诊断性刮宫或子宫内膜活检，可提高LGESS的诊断准确率。术中怀疑恶性子宫肿瘤者应行快速冷冻切片病理学检查，术后经病理确诊子宫肉瘤者需做ER和PR检测。

3. 其他检查　根据患者情况还可选择X线、静脉肾盂造影、膀胱镜、胃肠造影或胃肠镜等检查。

（三）鉴别诊断

子宫平滑肌肉瘤需重视与其他类型的子宫平滑肌肿瘤鉴别，如富于细胞型平滑肌瘤、不典型平滑肌瘤、奇异型平滑肌瘤、核分裂活跃的平滑肌瘤、上皮样平滑肌瘤以及恶性潜能不确定的平滑肌肿瘤等。鉴别诊断依据病理确诊。

(四)肿瘤分期

过去,使用1988年提出的子宫内膜癌分期系统对子宫肉瘤进行分期。目前采用FIGO 2009年分期标准(表4-2-2)。该分期系统分为两个部分,一个用于平滑肌肉瘤和子宫内膜间质肉瘤,另一个用于腺肉瘤。癌肉瘤现在使用子宫内膜癌分期系统进行分期。

表4-2-2　FIGO 2009年子宫肉瘤分期

分期		标准
平滑肌肉瘤和子宫内膜间质肉瘤		
Ⅰ		肿瘤局限于子宫
	ⅠA	直径≤5cm
	ⅠB	直径>5cm
Ⅱ		肿瘤扩散到盆腔(仍局限于盆腔)
	ⅡA	累及附件
	ⅡB	累及其他盆腔组织
Ⅲ		肿瘤侵犯腹腔组织(并非仅突向腹腔)
	ⅢA	1个部位
	ⅢB	超过1个部位
	ⅢC	转移到盆腔和(或)腹主动脉旁淋巴结
Ⅳ		
	ⅣA	肿瘤侵犯膀胱和(或)直肠
	ⅣB	远处转移
腺肉瘤		
Ⅰ		肿瘤局限于子宫
	ⅠA	局限于子宫内膜、宫颈管内膜,无肌层浸润
	ⅠB	≤1/2肌层浸润
	ⅠC	>1/2肌层浸润
Ⅱ		肿瘤扩散到盆腔
	ⅡA	累及附件
	ⅡB	累及子宫外的盆腔组织
Ⅲ		肿瘤侵犯腹腔组织(并非仅突向腹腔)
	ⅢA	1个部位
	ⅢB	超过1个部位
	ⅢC	转移到盆腔和(或)腹主动脉旁淋巴结

续表

分期	标准
Ⅳ	
ⅣA	肿瘤侵犯膀胱和（或）直肠
ⅣB	远处转移

癌肉瘤

分期参照子宫内膜癌的新分期标准

注：与卵巢、盆腔子宫内膜异位病灶相关的同时发生于子宫体和卵巢、盆腔的肿瘤应分别诊断为原发性肿瘤。

子宫肉瘤的分期需注意以下几点：

1. 癌肉瘤在历史上被归类为肉瘤，但现在被认为是一种化生癌。

2. 子宫癌肉瘤，也称为子宫恶性苗勒混合瘤，现在被认为是子宫内膜癌的一种变体，而不是单纯的肉瘤。肉瘤成分是上皮成分化生或去分化变化的结果，使用的是子宫内膜癌分期系统。

3. 目前的FIGO分期系统不是根据肌层浸润情况对Ⅰ期肿瘤进行亚分期，而是根据肿瘤大小将其分为ⅠA期和ⅠB期，以直径5cm为分界线。

4. 一些研究者认为宫颈的侵犯实际上可能是子宫肌层的延伸，而不是像子宫内膜癌那样真正的侵犯。Ⅱ期患者的无进展生存期和总生存期与Ⅰ期或Ⅲ期患者没有差异。

5. 腹膜细胞学检查对总生存率没有影响。阳性腹膜细胞学与癌肉瘤的无进展生存期显著相关，但与LMS无关。经淋巴道扩散不是LMS的主要转移途径。

6. 在低级别和高级别ESS的女性，有淋巴结转移的患者预后比无淋巴结转移的患者差很多。

三、治疗原则和治疗策略

子宫肉瘤的治疗手段以手术为主，辅以内分泌治疗、化疗和/或放疗。基本术式包括子宫全切术及双附件切除术，一般不常规施行系统性盆腔及腹主动脉旁淋巴结切除术，但术中应予探查，肿大或可疑淋巴结应予切除。子宫肉瘤一般需要切除卵巢，对早期年轻uLMS患者，也不主张保留卵巢。

（一）手术治疗

适用于早期（Ⅰ期或Ⅱ期）肿瘤患者和可切除的晚期（Ⅲ期或Ⅳ期）肿瘤患者。

1. 手术方式选择

（1）Ⅰ期　全子宫切除+双附件切除。

(2）Ⅱ~Ⅳ期子宫外有病灶者：全子宫切除+双附件切除+转移病灶切除，包括转移淋巴结切除。

2. 手术路径　子宫肉瘤标准的手术入路为开腹手术。因腹腔镜入路手术增加疾病进展及肿瘤播散的风险，不推荐为常规入路。

3. 术后高危因素

（1）FIGO阶段＞Ⅱ期。

（2）年龄＞50岁。

（3）肿瘤大小（直径＜5cm，5年总生存期者约为64.0%；直径在5~10cm，5年总生存期者约为56.4%；直径＞10cm，5年总生存期者约为29.3%）。

（4）阴性孕激素受体状态。

（5）高有丝分裂计数（＞10个/10 HPF）。

（6）术前血清CRP水平高（临界值＞3.5mg/dL）。

（7）经腹腔镜手术术中碎瘤。

（二）内分泌治疗

使用雌激素阻断剂。

1. 适应证　主要用于LGESS，ER和PR阳性的uLMS、HGESS、腺肉瘤等。

2. 内分泌治疗方案

（1）芳香化酶抑制剂　来曲唑（NCCN指南2A级推荐）：2.5mg，每天1次，口服持续使用。

（2）其他可用于治疗子宫肉瘤的内分泌药物

1）甲地孕酮（剂量160~320mg/d），用于LGESS（NCCN指南2A级推荐），ER和PR阳性的uLMS（NCCN指南2B级推荐）。

2）醋酸甲羟孕酮（剂量500~1 000mg/d），用于LGESS（NCCN指南2A级推荐），ER和PR阳性的uLMS（NCCN指南2B级推荐）。

3）促性腺激素释放激素类似物（NCCN指南2B级推荐）。

（三）化疗

1. 化疗指征

（1）uLMS　Ⅰ期可选择观察或考虑化疗（NCCN指南2B级推荐）。Ⅱ期和Ⅲ期可考虑化疗和/或外照射放疗。ⅣA期行化疗和/或外照射放疗；ⅣB期行化疗和/或姑息性外照射放疗。

（2）LGESS　Ⅰ期可选择观察（特别是绝经后和已切除双附件患者）或考虑去雌激素治疗（NCCN指南2B级推荐）。Ⅱ期、Ⅲ期和ⅣA期行去雌激素治疗，加或不加盆腔外照射放疗（放疗的证据等级为2B级）。ⅣB期行去雌激素治疗，根据情况行姑息性盆腔外照射放疗。

（3）HGESS和UUS　Ⅰ期可选择观察或考虑化疗（2B级推荐）。Ⅱ期和Ⅲ期可考虑化疗和/或外照射放疗。ⅣA期行化疗和/或外照射放疗；ⅣB期行化疗加或不加姑息性外照射放疗。

（4）子宫癌肉瘤　所有癌肉瘤患者术后均需要接受化疗。

2. 化疗方案

（1）单药化疗方案

1）多柔比星方案（NCCN指南2A级推荐）　①具体用法：多柔比星75mg/m²，静脉推注，20min内给完，或多柔比星75mg/m²+5%葡萄糖注射液500mL，静脉滴注，维持6~72h，每3周1次，共5~6次。②注意事项：此方案被公认为治疗子宫肉瘤的"金标准"，用量为大剂量，用药后常规使用G-CSF；有心脏毒性，用药前必须做心电图，评估心脏功能，且毒性有累积性，故用药全程要心电监护；若药液外渗可引起组织坏死。

2）达卡巴嗪方案（NCCN指南2A级推荐）　具体用法：达卡巴嗪1 200mg/m²+5%葡萄糖注射液250mL，静脉滴注，20min，每3周重复。

3）曲贝替定（trabectedin）方案（NCCN指南2A级推荐）　①具体用法：地塞米松20mg，静脉推注（曲贝替定给药前30min），曲贝替定1.5mg/m²，静脉滴注（通过中心静脉管给药）。②注意事项：用于常规治疗无效的肉瘤患者，用药前必须使用地塞米松，外渗导致严重的组织坏死，因此，必须通过中心静脉给药；有高危型高血压的患者禁用。

（2）联合化疗方案

1）多烯紫杉醇/吉西他滨方案（NCCN指南2A级推荐）　①具体用法如下。预处理：地塞米松8mg，口服，每天2次，多烯紫杉醇给药前共服3天；吉西他滨900mg/m²+0.9%氯化钠注射液100mL，静脉滴注，90min，第1天，第8天；多烯紫杉醇75mg/m²+5%葡萄糖注射液250mL，静脉滴注，60min，第8天；每3周重复。②注意事项：化疗第8天开始常规使用G-CSF改善血象。注意多烯紫杉醇预防用药时地塞米松用法与紫杉醇不同。有盆腔放疗史者，多烯紫杉醇减药至60mg/m²，吉西他滨减少至675mg/m²。

2）奥拉木单抗（olaratumab）/多柔比星方案（NCCN指南2A级推荐）　①具体用法：奥拉木单抗15mg/kg+0.9%氯化钠注射液500mL，静脉滴注，第1天，第8天；多柔比星75mg/m²+5%葡萄糖注射液500mL，静脉滴注（6~72h），第1天；每3周重复。②第9疗程奥拉木单抗15mg/kg+0.9%氯化钠注射液500mL，静脉滴注，第1天。

3）紫杉醇/异环磷酰胺方案（NCCN指南1级推荐）　具体用法：紫杉醇135mg/m²，静脉滴注（30mg，0.5h；余量，2.5h）；异环磷酰胺1 600mg/m²，静脉滴注（1h）；每3周重复。

4）顺铂/异环磷酰胺方案（NCCN指南2A级推荐）　具体用法：顺铂20mg/m²，静脉滴注（1h），第1~8天；异环磷酰胺1 500mg/m²，静脉滴注（1h），第1~5天；每3周重复。

5）多柔比星/异环磷酰胺方案（NCCN指南2A级推荐）　具体用法：多柔比星75mg/m²，静脉滴注（6~72h），第1天；异环磷酰胺2.5g/（m²·d），静脉滴注，第1~3天；每3周重复。

6）吉西他滨/达卡巴嗪方案（NCCN指南2A级推荐） 具体用法：吉西他滨1 800mg/m^2，静脉滴注，10mg/（m^2·min）；达卡巴嗪500mg/m^2，静脉滴注（20min）；第2周重复，共12疗程。

以下是对子宫肉瘤全身治疗的归纳，便于查阅（表4-2-3）。

表4-2-3 子宫肉瘤的全身治疗

首选方案	其他联合化疗	其他单药方案	其他雌激素阻断剂
		氮烯咪胺	
		吉西他滨	
化疗：	吉西他滨+多烯紫杉醇	表柔比星	芳香化酶抑制剂（ER/PR阳性的uLMS）
多柔比星单药	多柔比星+异环磷酰胺	异环磷酰胺	氟维司群
雌激素阻断剂	多柔比星+氮烯咪胺	脂质体多柔比星	甲地孕酮（ER/PR阳性的uLMS）
芳香化酶抑制剂（用于LGESS）	吉西他滨+氮烯咪胺	培唑帕尼	甲羟孕酮（ER/PR阳性的uLMS）
	吉西他滨+长春瑞滨	替莫唑胺	GnRH类似物（用于LGESS和ER/PR阳性的uLMS）
		曲贝替定	
		艾日布林（eribulin）	

注：①对不能切除的多部位浸润性病灶患者有多种治疗选择。吉西他滨和多烯紫杉醇可以考虑作为首选。②一线方案包括吉西他滨和多烯紫杉醇，或含有或不含异环磷酰胺的阿霉素。曲贝替定已证明作为二线治疗药物。吉西他滨和多烯紫杉醇可以用作先前阿霉素的二线治疗。如果患者之前接受过吉西他滨和多烯紫杉醇治疗，那么可以考虑使用或不使用异环磷酰胺的阿霉素。三线疗法包括曲贝替定、异环磷酰胺和培唑帕尼。其他选择包括达卡巴嗪、依立布林或用以前有效的药物进行再治疗。

（四）放疗

子宫肉瘤术后一般不行放疗。放疗主要用于有肿瘤残留或有亚临床转移区域的术后补充治疗，估计经放疗后患者可达根治，以及复发/转移病灶的姑息性治疗。

（五）其他治疗

目前，一些子宫肉瘤的靶向治疗多在临床试验阶段。一项非随机的Ⅱ期临床研究显示，曲贝替定联合多柔比星在晚期uLMS或软组织平滑肌肉瘤患者中观察到了60%的客观缓解率。一项随机双盲安慰剂对照Ⅲ期临床研究证实，培唑帕尼可以显著延长转移性非脂肪细胞软组织肉瘤患者的无进展生存期。但另一项对无法切除的、转移性uLMS行一线治疗的Ⅲ期临床研究，在吉西他滨和多西他赛联合化疗方案中加入贝伐珠单抗并没有提高疗效。对于肿瘤突变负荷≥10的手术无法切除或全身多处转移的初治或复发患者，在没有更满意的治疗方法时可选择免疫治疗，如帕姆单抗（pembrolizumab）等。对于经检测有*NTRK*基因融合的患者可选择拉罗替尼（larotrectinib）或恩曲替尼（entrectinib）等药物。对于晚期复发患者，在常规治疗失败的情况下，可以进行基因检测，尝试个体化靶向治疗，并鼓励患者参加临床试验。

（六）复发性子宫肉瘤的治疗

复发性子宫肉瘤的治疗策略主要取决于2个因素：①是否可能再次手术切除；②以前有无放疗史。

1. 全身治疗　低级别子宫内膜间质肉瘤首先考虑雌激素阻断剂，而子宫平滑肌肉瘤、未分化子宫肉瘤或高级别子宫内膜间质肉瘤则采用化疗。

2. 手术治疗　有证据表明肿瘤细胞减灭术可以改善复发性子宫内膜间质肉瘤患者的生存期。可分为以下情况分别处理：

（1）对于阴道或盆腔局部复发，影像学检查排除远处转移患者的治疗　既往未接受放疗的患者，治疗选择包括：①手术切除±术中放疗+全身治疗；②术前放疗和/或全身性治疗+手术切除+全身治疗；③若术中无法切净肿瘤，术后盆腔外照射±近距离放疗和/或全身治疗；④盆腔外照射±近距离放疗+全身治疗。对于既往接受过放疗者，治疗选择包括：①手术切除±术中放疗+全身治疗；②全身治疗；③选择性盆腔外照射和/或近距离放疗。

（2）对于孤立转移灶患者的治疗　应争取手术切除，并在术后辅以体外放疗和/或全身治疗。对于转移灶无法切除者，可选择全身治疗和/或局部治疗（如射频消融、立体定向放疗等）。

（3）对于全身多处转移患者的治疗　考虑全身治疗和/或姑息性放疗，也可考虑对症支持治疗。

因子宫肉瘤组织类型较多，现总结了一个简表，便于查阅（表4-2-4）。

表4-2-4　子宫肉瘤的治疗方法

病理类型	初始治疗	辅助治疗
子宫平滑肌肉瘤	①子宫全切术，累及子宫外行减瘤术 ②早期绝经前可保留卵巢 ③切除淋巴结非必需（除外晚期或复发子宫肉瘤）	①放疗可控制局部复发 ②晚期或复发用阿霉素或多烯紫杉醇、吉西他滨化疗，他比特啶有效
子宫内膜间质肉瘤		
低级别	①全子宫+双附件切除术 ②可以不切除淋巴结	雌激素阻断剂，必要时放疗
高级别	全子宫+双附件切除术	雌激素治疗无效，应该加放化疗

续表

病理类型	初始治疗	辅助治疗
未分化子宫肉瘤	全子宫+双附件切除术	放化疗，或雌激素阻断剂
其他罕见的类型		
腺肉瘤	全子宫+双附件切除术	不敏感
癌肉瘤	①早期：全子宫+双附件+盆腔淋巴结±大网膜切除术 ②晚期：减瘤术	异环磷酰胺和顺铂化疗，放疗仅能控制盆腔病变

四、随访

1. 随访计划　前2~3年每3个月随访1次，以后每6~12个月随访1次；复查内容包括全身体检及妇科检查、影像学检查和健康宣教。

2. 影像学检查　影像学检查主要包括胸部、腹部和盆腔CT检查（也可选择胸部CT结合腹部和盆腔MRI）。前3年内每3~6个月检查1次，第4~5年每6~12个月检查1次，第6~10年根据肿瘤初始分期和病理学分级，每1~2年检查1次。

五、诊治注意事项

1. 术前诊断　对于围绝经期异常子宫出血、易出血颈管息肉、内膜增厚等行术前内膜活检，对于子宫肌瘤增大快（半年超过1倍）、绝经后肌瘤增大、肌瘤并腹痛、异常排液等要警惕恶性肿瘤。经宫颈活检可以限制疾病在腹腔内传播的风险，但可能无法覆盖所有子宫肿块。行经腹腔超声引导活检，则有可能引发潜在腹膜内疾病的传播。因此，做好预约术中快速冰冻病理检查，术前充分知情告知。

2. 无瘤原则　如术前疑为子宫肉瘤，建议开腹手术，将肿瘤与子宫一起完整切除。

3. 手术方式　行全子宫+双侧附件切除；早期患者亦不建议保留卵巢；如发现子宫外盆腹腔转移，应尽力切净肿瘤；不建议系统清扫盆腔或腹主动脉旁淋巴结，但应切除考虑或怀疑为转移的淋巴结。

4. 手术范围　手术分期是子宫肉瘤最重要的预后因素，金标准是子宫全切术和切除尽可能多的肿瘤，子宫外病灶是淋巴结转移的预测因素，切除子宫外病灶包括淋巴结的清扫。

5. 保留生育能力　目前没有高级别证据支持子宫肉瘤患者实施保留生育功能手术的安全性。少数恶性程度低的子宫肉瘤如早期的LGESS、腺肉瘤或横纹肌肉瘤等，如果选择保留生育功能的保守手术，需要患者愿意承担风险，在充分知情同意下，临床检查未见子宫外转移灶（Ⅰ期），术后需严密随访（强制性），并建议完成生育后切除子宫。

6. 姑息性治疗　适用于无法耐受手术、手术无法切除或有远处转移的患者。一般LGESS给予雌激素阻断剂治疗，酌情选用放化疗。uLMS、UUS或HGESS则给予全身化疗，酌情选用姑息性放疗。

（陈海红　胡庆兰）

第三节　子宫内膜增生

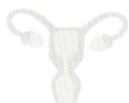

一、概述

子宫内膜增生（endometrial hyperplasia）是一种非生理性、非侵袭性的内膜增生，由于腺体结构（大小和形态）的改变、腺体和间质比例的改变（>1:1）导致子宫内膜量增多。不同程度及不同病理类型的增生最终发展为子宫内膜癌的风险不同，准确的诊断和适当的治疗可以降低这种癌前病变转化为癌症的风险。

内膜增生的主要原因是长期无拮抗的雌激素刺激。其风险因素包括育龄期妇女长期无排卵或稀发排卵，如多囊卵巢综合征、排卵障碍性异常子宫出血、分泌雌激素的卵巢肿瘤；肥胖女性来源于脂肪细胞的雌激素过多；长期外源性雌激素摄入，如雌激素治疗缺乏孕激素拮抗；乳腺癌术后长期接受他莫昔芬治疗等。肥胖、初潮过早、绝经晚、不孕、糖尿病、高血压、家族肿瘤病史（尤其是子宫内膜癌、结肠癌、卵巢癌和乳腺癌）等也是内膜增生和子宫内膜癌的高危因素。

二、诊断要点

（一）临床表现

1. 异常子宫出血　育龄妇女可表现为不规则子宫出血，月经周期延长或缩短、经期延长、月经量时多时少，有时也表现为月经间期出血。绝经后妇女出现阴道出血是子宫内膜癌的主要症状，超过90%的绝经后子宫内膜癌患者有阴道出血症状。
2. 其他症状　包括阴道异常排液、宫腔积液、下腹疼痛等。

（二）体征

子宫内膜增生患者多数没有相关的阳性体征，或仅表现为体重指数（BMI）升高。合并多囊卵巢综合征的患者可能有多毛、痤疮等高雄激素相关体征。

（三）辅助检查

B超及MRI对内膜增生具有一定的筛查作用，确诊需要内膜病理组织学检查，因此获取子宫内膜标本的方法及准确性极为重要：①经典方法是诊断性刮宫。②内膜吸取活检法通过样本管取样，与诊断刮宫相比可能漏取率过高，尚缺乏足够的临床研究证据。③诊断性宫腔镜在获取内膜标本的准确性及敏感性方面优于单纯诊断性刮宫。

（四）分类

子宫内膜增生的分类在国内外尚不统一。中国一直采用的是2003年修正版的世界卫生组织（WHO）分类，将内膜增生按严重程度分为4个等级：①增生内膜。②简单增生。③复杂增生。④不典型增生。由于循证医学证据表明，在子宫内膜增生病例中，存在不典型增生者与无不典型增生者，两者的治疗、预后有着很大差异，因此2014年WHO又对其分型方法进行了修订，根据是否存在不典型性细胞将子宫内膜增生分为两类：①子宫内膜增生不伴不典型增生（Endometrial hyperplasia without atypia，EH）。②子宫内膜不典型增生（Atypical hyperplasia，AH）。

EH是指子宫内膜腺体过度增生伴腺体大小和形态的不规则，腺体和间质比例增加，不伴有细胞的不典型性变化。EH进展为分化良好的子宫内膜癌的风险为1%～3%。

AH指过度增生的子宫内膜腺体存在细胞的异型性，但缺乏明确浸润的证据。平均发病年龄53岁，25%～40%子宫内膜不典型增生的患者同时存在子宫内膜癌。1/4～1/3的AH患者在诊断后立即行子宫全切手术时或诊断后1年内发现有子宫内膜癌。子宫内膜不典型增生患者患子宫内膜癌的长期风险增加14～45倍。

三、治疗原则及方案

（一）EH的治疗

随访时间长达20年的队列研究显示EH进展为子宫内膜癌的风险低于5%，通过观察随诊，超过80%的患者可以自动转归正常。对存在长期异常子宫出血、肥胖、应用孕激素受体拮抗剂等高风险患者建议长期、定期使用孕激素治疗，治疗目的是控制异常子宫出血、逆转子宫内膜及防止少数患者发展为子宫内膜癌。

1. 药物治疗　为首选治疗方式，大部分患者可以通过药物治疗转化为正常内膜。单纯孕激素口服或局部治疗为首选。

（1）孕激素后半周期序贯治疗　推荐的药物包括醋酸甲羟孕酮10～20mg/d、黄体酮胶囊300mg/d、醋酸甲地孕酮80mg/d、炔诺酮5mg/d、地屈孕酮10～20mg/d。月经周期第11～16天起，每个周期用药至少12~14天,连续用药3~6个周期。孕激素后半周期治疗的内膜逆转率可达80%~98%。

(2)孕激素连续治疗　近年来更推荐孕激素连续治疗,如甲羟孕酮10~20mg/d、炔诺酮10~15mg/d,连续用药3~6个周期。

(3)左炔诺孕酮宫内缓释系统(LNG-IUS)　研究认为LNG-IUS的疗效更好,有报道其内膜逆转率可达100%。植入后持续用6个月至5年。因其是在子宫局部起作用而全身副作用少,被国外推荐为治疗无不典型增生的子宫内膜增生的首选方案。

2. 手术治疗　全子宫切除不是EH治疗的首选方案,大多数EH患者可经规范孕激素治疗逆转至正常。在下列情况下可考虑选择手术:①无保留生育功能意愿。②随访过程中进展为子宫内膜不典型增生或癌。③完成孕激素规范治疗后复发的子宫内膜增生。④EH治疗12个月内膜无逆转。⑤持续的异常子宫出血。⑥药物治疗有禁忌。⑦不能定期随访或治疗依从性差的患者。⑧子宫内膜癌高危人群。方式为子宫全切术,绝经前女性推荐切除双侧输卵管,绝经后建议切除双侧附件,不建议内膜切除术。

(二)AH的治疗

同样包括手术治疗和药物治疗,采用何种治疗方法应依据患者是否有生育要求及年龄决定。

1. 无生育要求的患者　14%~30%的AH患者有可能发展为子宫内膜癌,同时合并子宫内膜癌的比例也很高,因此,如果患者没有生育要求,子宫全切术是治疗首选,不建议内膜切除术。绝经前女性是否同时切除双侧卵巢应个体化处理,但推荐双侧输卵管切除,可减少以后发生卵巢癌的风险。不推荐应用子宫内膜消融术,因为这一治疗方式不能保证完全和持久的内膜消除,且术后继发的宫腔粘连可能影响后续的内膜组织学检测。

2. 有生育要求的患者　对于有生育要求的患者或不能耐受手术的患者选择药物治疗,孕激素是其主要治疗方法。内膜完全逆转的中位时间是6~9个月,如果治疗9~12个月后,病灶还持续存在或进展,应考虑手术治疗。

(1)AH保留生育功能治疗的适应证　①强烈要求保留生育能力。②年龄<45岁。③无药物禁忌证或妊娠禁忌证。④有良好的依从性,能及时随访并进行定期病理检查。对于希望保留生育功能的女性,应充分告知保留生育能力的治疗可能的获益及风险。AH存在潜在恶性和进展为内膜癌的风险,活检病理诊断为AH的患者中同时合并子宫内膜癌的比例高达19%~45%。在进行保守治疗之前,应进行全面评估,以除外子宫内膜浸润癌和可能合并存在的卵巢癌,并签署知情同意书。应进行多学科会诊,结合组织学、影像学特征和肿瘤标志物表达情况,制订管理和随访方案。鉴于保守治疗较高的复发率,一旦患者放弃生育力的保留,应进行手术切除子宫。

(2)AH保留生育功能治疗方法　采用药物治疗,首选大剂量孕激素治疗。可以选择如下方法:①醋酸甲地孕酮(MA):160mg,每天1次或每天2次,口服。②醋酸甲羟孕酮:250mg,每天1次或每天2次，口服；或者1 000mg/周，肌内注射。③LNG-IUS：研究认为LNG-IUS对AH的逆转率约为90%。④其他：如宫腔镜切除病灶及其周围组织+MA160mg6个月；对于存在胰岛素抵抗或糖尿病的患者采用二甲双胍联合达英-35的治疗方法，但目前报道的病例数较少。GnRH-a也是治疗内膜增生的药物选择之一，多用于肥胖、肝功能异常等孕激素治疗有禁忌或孕激素治疗无效的患者，可单独使用或联合LNG-IUS/芳香化酶抑制剂使用，用法为每4周1次，1次3.5~3.75mg，3~4个月后进行评估，一般连续使用不超过6个月。但有资料报道治疗停止后1.5~2年的复发率为19%~25%，所以，其作用需更多临床研究支持。

四、随访间隔及随访内容

（一）EH的随访

国内外对EH合适的随访和活检间隔时间尚无共识，大部分文献采用治疗3~6个月后行内膜活检1次。英国皇家妇产科医师学院（RCOG）和英国妇科内镜学会（BSGE）2016年联合发布的《子宫内膜增生管理指南》推荐至少6个月行1次内膜活检。加拿大妇产科医师协会（SOGC）2019年《子宫内膜增生的分类和管理指南》建议每3~6个月行内膜取样评估治疗效果，且药物治疗6个月无组织学缓解的患者可根据个体情况决定是否继续。我国专家共识推荐治疗过程中至少6个月复检1次，在至少有连续2次间隔6个月的组织学检查结果为阴性后，可考虑终止随访；但对于内膜增生风险依然存在的患者，如长期无排卵或稀发排卵、肥胖、胰岛素抵抗、用孕激素拮抗剂等，建议2次转阴后改为每年活检随访1次。如果发生AH、子宫内膜癌，应予以恰当治疗。EH会显著影响患者的生育力，对于有生育要求的患者，需要在逆转子宫内膜后积极促排卵受孕。

（二）AH药物治疗的随访

1. 评估疗效　治疗期间每3个月进行1次内膜检查，可以在用药过程中或撤退性出血后进行诊刮或宫腔镜联合诊刮评估疗效，根据对药物的反应情况调整治疗剂量或方案，直到连续2次内膜活检阴性。对保留子宫、无症状、活检已经连续2次转阴的妇女，建议每6~12个月进行1次内膜活检。

2. 去除风险因素　治疗期间应积极去除导致内膜增生的危险因素，如肥胖、胰岛素抵抗等。

3. 不良反应监测　长期大剂量孕激素的应用可能发生体重增加、水肿、头痛、不规则阴道出血、肝肾功能受损及血栓风险，要定期随访并监测相应指标。

4. 生育调节　内膜病变逆转后（至少1次内膜活检转阴）要尽快考虑妊娠。由于内膜增生患者很多存在排卵障碍，自然妊娠率较低，建议积极进行促排卵或辅助生育治疗。对于近期无生育要求的患者，建议孕激素保护内膜预防复发（可采用后半周期孕激素撤退或置入LNG-IUS的方法）。治愈后每3~6个月B超随访内膜情况，必要时内膜活检。完成生育的患者国外建议产后尽快手术切除子宫，国内对此处理尚有争议，建议长期随访、观察。

五、诊治注意事项

1. 子宫内膜增生的主要危险因素为长期无拮抗的雌激素刺激。对于异常子宫出血或绝经后出血的女性，尤其是伴有肥胖、初潮早、绝经晚、不孕、糖尿病、高血压、家族肿瘤病史的患者，应注意加强诊断，可行子宫内膜取样。

2. 不伴不典型增生的子宫内膜增生患者可以观察随访。若观察期间未达自行缓解或有异常子宫出血，可考虑药物治疗。大多数不伴有不典型增生的子宫内膜增生可通过药物治疗缓解，子宫全切术并非一线治疗，仅适用于某些特定情况。

3. 通过初始观察或药物治疗后仍然反复出现异常子宫出血的患者，推荐重新行子宫内膜活检评估。

4. 不伴不典型增生的子宫内膜增生患者，推荐手术方式为全子宫和双侧输卵管切除，绝经后建议同时行双侧卵巢切除。无论是否绝经，子宫内膜不典型增生首选全子宫+双侧附件切除，绝经前女性，卵巢保留应个体化。

5. 子宫内膜增生的手术治疗应首选腹腔镜下子宫全切术，与开腹手术相比，可减少围手术期的发病率和死亡率。没有证据支持子宫内膜增生患者术中常规行冰冻病理及淋巴结切除。

6. 对子宫内膜增生的患者，治疗期间应对相关危险因素进行充分的评估和宣教，并积极去除导致其内膜增生的危险因素。

（杨蓉　生秀杰）

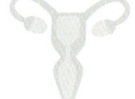

第四节　子宫内膜癌

一、概述

子宫内膜癌（endometrial carcinoma，EC）是发生于子宫内膜的上皮性恶性肿瘤，是女性生殖道三大恶性肿瘤之一，占女性生殖道恶性肿瘤的20%~30%，多发生于围绝经期及绝经后妇女。随着人口平均寿命的增加以及生活习惯的改变，子宫内膜癌的发病率近20年呈持续上升和年轻化趋势。

二、病因及病理

子宫内膜癌病因尚不明确。目前，根据发病机制和生物学行为特点将子宫内膜癌分为雌激素依赖型（Ⅰ型）和非雌激素依赖型（Ⅱ型）。

大部分子宫内膜癌属于Ⅰ型。Ⅰ型的发生可能是在无孕激素拮抗的雌激素长期刺激作用下，子宫内膜长期处于过度增生的状态，继而癌变。该型与肥胖、高血脂、雌激素水平升高相关，发现时多为早期，肿瘤分化较好，通常预后较好。Ⅱ型的发病与雌激素无明确关系，可能与基因突变有关，如抑癌基因 *p53* 突变、抑癌基因 *p16* 失活等，常为特殊病理类型，肿瘤分化差，恶性度高，预后差。

子宫内膜癌的主要相关危险因素包括生殖内分泌失调性疾病（如无排卵性月经异常、多囊卵巢综合征等）、代谢异常（如肥胖、糖尿病）、初潮早、绝经晚、不孕不育、外源性雌激素或他莫昔芬的使用、携带子宫内膜癌遗传易感基因[如林奇综合征（Lynch syndrome）等]以及子宫内膜癌家族史等。

三、筛查

依据罹患子宫内膜癌的风险不同分为3类人群：普通人群、风险增加人群和高风险人群，建议不同人群采取不同的筛查方法。

1. 普通人群　是指没有子宫内膜癌风险增加因素的人群。不推荐对普通人群进行常规筛查。没有证据表明通过经阴道超声检查或血清CA125、人附睾蛋白4（human epididymis protein 4，HE4）等肿瘤标志物检测进行子宫内膜癌筛查能降低死亡率。若普通人群出现阴道不规则流血、长期闭经、经期延长等症状，则需要就诊行相应检查，这些患者不属于筛查人群。

2. 风险增加人群　根据患者病史、有无合并症确定风险增加人群，主要危险因素包括：肥胖，体重指数（BMI）>30kg/m^2；多囊卵巢综合征；无孕激素拮抗的雌激素使用史；晚绝经（>55岁）；终身未育或原发不孕；他莫昔芬长期治疗（尤其是>50岁或绝经后仍在使用他莫昔芬者）；年龄>45岁，且合并有糖尿病。对于上述存在子宫内膜癌风险增加因素的人群，应进行健康宣教，建议每年进行经阴道超声检查以监测子宫内膜厚度。如超声检查发现增殖期子宫内膜厚度>11mm（绝经后>5mm）、子宫内膜不均质、血流丰富等表现，建议行子宫内膜癌筛查。

3. 高风险人群　包括Lynch综合征患者、三级亲属中有Lynch综合征患者但本人未行相关基因检测者、有子宫内膜癌或结肠癌家族史者。Lynch综合征患者罹患子宫内膜癌的风险较普通人群显著增高，终身累积风险达25%~60%。推荐对高风险人群进行遗传咨询和基因检测，并建议Lynch综合征患者及亲属进行子宫内膜癌筛查。高风险人群需每年进行子宫内膜癌筛查。

目前，推荐肿瘤标志物CA125、HE4联合经阴道子宫双附件超声检查及子宫内膜取样器内膜细胞学检查（endometrial cytology test，ECT）进行筛查。内膜细胞学检查患者无疼痛感，对于无性生活史、未生育、绝经后、有合并症不能耐受诊刮的女性优势更明显，且内膜细胞学检查标本满意度不受绝经年限和子宫内膜厚度的影响。综合多个研究结果显示，内膜细胞学筛查子宫内膜癌的敏感度为85.7%~96%，特异度为66%~98.5%，诊断符合率为84.8%，是相对有效的筛查方法。一般推荐筛查周期为1年；如有异常，则根据不同情况更改筛查周期或进行下一步检查，如宫腔镜下定位活检或诊刮。

四、诊断要点

（一）临床表现

1. 症状

（1）阴道流血　阴道流血为子宫内膜癌患者的主要症状，于肿瘤早期即可出现。表现为绝经后阴道流血。年轻患者可表现为月经周期紊乱，月经淋漓不尽甚至阴道大量出血。

（2）阴道异常排液　早期可为少量浆液性或血性分泌物。晚期因肿瘤体积增大发生局部感染、坏死，可排出恶臭的脓血样液体。

（3）疼痛　多为下腹隐痛不适，可由宫腔积脓或积液引起；晚期病变浸润至子宫旁组织韧带或压迫神经及周围组织器官，可出现下肢或腰骶部疼痛等。

（4）其他　晚期患者可出现贫血、消瘦、发热、恶病质等全身症状。

（二）体征

早期妇科检查可无异常表现，部分患者子宫质地可稍软。晚期可有子宫增大，部分患者可有明显触痛。病变侵及周围组织时，子宫活动度差或固定；侵及宫颈、宫旁组织韧带、附件者，检查可触及宫颈或宫颈管质硬或增大、子宫主韧带或子宫骶韧带增厚及弹性下降、附件肿物等。

（三）辅助检查

子宫内膜癌的辅助检查包括肿瘤标志物测定、影像学检查、宫腔镜、组织病理学检查等，最终确诊需要依赖病理学检查。

1. 肿瘤标志物检查　子宫内膜癌暂无特异敏感的肿瘤标志物。部分患者可出现CA125或CA19-9、CA153或HE4异常，对疾病诊断及术后病情监测有一定参考价值。

2. 影像学检查

（1）超声检查　多采用经阴道超声检查。经阴道超声检查可以了解子宫大小、宫腔内有无赘生物、内膜厚度、肌层有无浸润、附件肿物大小及性质等，为最常用的无创辅助检查方法，可为临床诊断及处理提供参考。

（2）盆腔MRI　为子宫内膜癌的首选影像学检查方法。MRI能够清晰显示子宫内膜及肌层结构，有助于明确病变大小、位置，肌层侵犯深度、是否侵犯宫颈/阴道，是否侵犯子宫体外、膀胱及直肠，评估盆腔、腹膜后区及腹股沟区的淋巴结转移情况等。

（3）CT　CT对早期病变诊断价值仍有限。对于有MRI检查禁忌证的患者可考虑选择CT检查。胸部CT检查有助于评估是否发生肺部转移。

（4）PET-CT　较少用于子宫内膜癌初诊患者。考虑存在非常见部位的转移，比如骨骼转移或中枢神经系统转移时，或怀疑出现肿瘤复发转移时，可选择行PET-CT检查。

3. 诊断性刮宫　对影像检查提示有明显宫腔病灶者，宜首选诊断性刮宫。

4. 宫腔镜　宫腔镜下可直接观察宫内及宫颈管内有无病灶，以及病灶位置、大小和范围，对可疑病灶进行直视下定位活检或切除，降低漏诊率。适用于病变局限者。但目前宫腔镜检查或手术是否会造成肿瘤播散仍存在争议。因此，若行该项检查，需注意检查时尽量降低膨宫压力，而且尽量缩短检查时间。

5. 组织病理学检查　结合患者的临床表现和辅助检查，高度怀疑子宫内膜病变时，应进行子宫内膜病理活检以明确诊断。子宫内膜活检方式包括子宫内膜吸取活检、诊断性刮宫或宫腔镜下活检等。子宫内膜活体组织病理学检查是确诊子宫内膜癌的金标准。

（四）病理类型

1. 子宫内膜癌传统病理分型

（1）子宫内膜样癌　是最常见的子宫内膜癌的组织学类型，占子宫内膜癌的60%~80%。子宫内膜样癌通常表现为腺性或绒毛腺管状结构，宫腔光滑，伴有拥挤复杂的分支结构。子宫内膜样癌组织学分级主要依据肿瘤中的实性范围，分为：1级，实性生长区<5%；2级，实性生长区占6%~50%；3级，实性生长区>50%。分级愈高，恶性程度愈高。

（2）浆液性癌　浆液性癌可表现为复杂的乳头和/或腺性结构，伴有弥漫而显著的核多形性，1/3可伴砂粒体。恶性程度高，易有深肌层浸润和腹腔、淋巴及远处转移，预后极差。无明显肌层浸润时，也可能发生腹腔播散。浆液性癌多有*TP53*突变，因此*Tp53*异常表达（至少75%瘤细胞弥漫强阳性表达，或完全不表达），有助于与高级别子宫内膜样癌鉴别，后者*TP53*常呈野生型，但少数高级别子宫内膜样癌也可伴有*TP53*突变。Ki-67指数非常高者倾向于浆液性癌，但与*TP53*突变一样，也不能完全除外高级别子宫内膜样癌。

（3）透明细胞癌　透明细胞癌的特征是出现多角形或鞋钉样细胞，细胞质透明，少数为嗜酸性细胞质，细胞排列成管囊状、乳头状或实性结构。约2/3病例可见胞外致密的嗜酸性小球或透明小体。恶性程度高，易早期转移。

（4）其他病理类型　包括未分化癌或去分化癌、癌肉瘤、黏液癌、神经内分泌癌、中肾腺癌、腺肉瘤等。

2. 子宫内膜癌分子分型

随着分子生物学技术不断突破，2013年癌症基因组图谱（TCGA）数据发布，基于高通量测序结果提出子宫内膜癌分子TCGA分型，分为POLE超突变型（POLE ultramutated）、微卫星不稳定高突变型（microsatellite instability-hypermutated，MSI-H）、低拷贝数型（copy number low，CNL）、高拷贝数型（copy number high，CNH）4种亚型。

（1）POLE超突变型　POLE（polymerase epsilon）是编码DNA多聚酶的核心催化亚基，具有延长DNA链以及在延长中校正复制错误这两种催化活性，当POLE的核酸外切酶区域发生突变时，校正功能缺失，导致DNA碱基突变率升高10～100倍。POLE突变型以子宫内膜样癌占大多数，特别是组织病理分级的G3级的子宫内膜样癌，与其他3个亚型相比，其预后最好。该组肿瘤常发生以下特征性突变：*PTEN*（94%），*PIK3CA*（71%），*PIK3R1*（65%），*FBXW7*（82%），*ARID1A*（76%），*KRAS*（53%）和*ARID5B*（47%）。

（2）MSI-H型　错配修复系统可识别和修复在复制、重组过程中出现的微卫星样重复序列上的错误。错配修复系统缺陷，导致错配的碱基、核苷酸或缺失的DNA分子不能正常修复，引起微卫星重复序列的基因发生突变，出现微卫星不稳定（microsatellite instability，MSI）。如果有2个或2个以上微卫星位点出现不稳定，称为MSI高突变型。约30%的子宫内膜癌存在MSI-H，多为高级别子宫内膜样癌，并且MSI与散发性内膜癌、Lynch综合征及癌周淋巴浸润有关。MSI-H型子宫内膜癌具有较高的突变负荷，大多数有*MLH1*启动子的甲基化，并表现出频繁的*KRAS*和*PTEN*突变，其特征性的突变谱包括*PTEN*（88%）、*RPL22*（33%）、*KRAS*（35%）、*PIK3CA*（54%）、*PIK3R1*（40%）和*ARID1A*（37%）。

（3）低拷贝数型　该亚型82%的肿瘤都存在Wnt信号传导通路［*CTNNB1*（β-catenin基因）、*KRAS*和*SOX17*］的改变，而Wnt信号通路的异常激活可促进细胞增殖从而导致肿瘤进展。该亚型其他常见的突变还有*PTEN*、*PIK3CA*和*ARID1A*基因，而*TP53*不发生突变。低拷贝数型子宫内膜癌在所有亚型中预后中等，其突变负荷低（2.9×10^6 mutations/Mb），常见的突变为*PTEN*（77%）、*CTNNB1*（52%）、*PIK3CA*（53%）、*PIK3R1*（33%）和*ARID1A*（42%）。

（4）高拷贝数型　该亚型是4个亚型中最具异质性的一组，预后不良，预后也是4种分型中最差的。常见的突变为*TP53*（92%）、*PPP2R1A*（22%）、*FBXW7*（22%）和*PIK3CA*（47%）。

TCGA分子分型费用高、流程复杂，临床难以推广。2015年加拿大学者提出ProMisE分型对TCGA分型方法进行改良，通过错配修复（mismatch repair，MMR）蛋白、p53蛋白和POLE基因检测进行分型，分为POLE突变型（POLE EDM）、错配修复缺陷型（MMR-D）、p53野生型（p53 wt）和p53突变型（p53 abn）4个亚型。WHO和NCCN指南结合两种分型策略，将子宫内膜癌分为POLE突变型（POLE mut）、错配修复缺陷型（dMMR）、p53突变型（p53 abn）和无特异性分子改变型（NSMP）4种不同分子亚型。该替代方法在临床中易于推广，且具有与TCGA分子分型相同的预后预测价值，POLEmut型为预后良好，dMMR型和NSMP型为预后中等，p53abn型为预后不良。

(五)临床分期

目前,临床上子宫内膜癌多采用FIGO 2009年发布的手术病理分期以及AJCC的TNM分期,表4-4-1。2023年FIGO对2009分期进行更新和修订(表4-4-2),以适应临床及病理研究的进展,首次将分子分型纳入其中,通过重新评估组织病理学风险因素和整合分子分类来细分Ⅰ期和Ⅱ期,POLEmut型和p53abn型直接影响Ⅰ期和Ⅱ期的划分,分期中加入"m"表示分子分型,并下标POLEmut型或p53abn型,见表4-4-3;当分子分型为dMMR型或NSMP型时,不会改变分期,但应记入分期。分子分型对FIGO 2023分期Ⅲ期和Ⅳ期无影响,当分子分型已知时,应记录为Ⅲm期或Ⅳm期,并加上适当的下标。但目前各大指南暂未采用该分期制定指导意见。

表4-4-1 子宫内膜癌TNM分期(2017年)和FIGO(2009年)手术分期系统

TNM分期	FIGO分期	标准
原发肿瘤定义(T)		
T_X		原发肿瘤无法评估
T_0		无原发肿瘤证据
T_1	Ⅰ	肿瘤局限于宫体,包括子宫颈腺体累及
T_{1a}	ⅠA	肿瘤局限于子宫内膜或浸润子宫肌层<1/2
T_{1b}	ⅠB	肿瘤浸润子宫肌层≥1/2
T_2	Ⅱ	肿瘤浸润子宫颈间质结缔组织,但未超出子宫。不包括子宫颈腺体累及
T_3	Ⅲ	肿瘤累及浆膜、附件、阴道或宫旁
T_{3a}	ⅢA	肿瘤累及浆膜和/或附件(直接浸润或转移)
T_{3b}	ⅢB	阴道累及(直接浸润或转移),或子宫旁累及
T_4	ⅣA	肿瘤浸润膀胱黏膜和/或肠黏膜,大泡性水肿,不足以将肿瘤定义为T_4
区域淋巴结定义(N)		
N_X		区域淋巴结无法评估
N_0		无区域淋巴结转移
$N_{0(i+)}$		区域淋巴结见孤立肿瘤细胞≤0.2mm
N_1	ⅢC₁	盆腔区域淋巴结转移
N_{1mi}	ⅢC₁	盆腔区域淋巴结转移(转移灶直径为0.2~2.0mm)
N_{1a}	ⅢC₁	盆腔区域淋巴结转移(转移灶直径>2.0mm)
N_2	ⅢC₂	腹主动脉旁淋巴结转移,伴或不伴盆腔淋巴结转移
N_{2mi}	ⅢC₂	腹主动脉旁区域淋巴结转移(转移灶直径为0.2~2.0mm),伴或不伴盆腔淋巴结转移
N_{2a}	ⅢC₂	腹主动脉旁区域淋巴结转移(转移灶直径>2.0mm),伴或不伴盆腔淋巴结转移
如仅通过前哨淋巴活检发现有转移,N前加sn		

续表

TNM分期	FIGO分期	标准
远处转移定义（M）		
M_0		无远处转移
M_1	ⅣB	远处转移（包括转移至腹股沟淋巴结、腹腔内病灶、肺、肝或骨，不包括转移至盆腔或腹主动脉旁淋巴结、阴道、子宫浆膜面或附件）

表4-4-2　FIGO 2023子宫内膜癌分期

Ⅰ		肿瘤局限于子宫并预后良好
	ⅠA	肿瘤局限于子宫内膜，或非侵袭性组织类型侵犯肌层<1/2，无或局灶性LVSI，或预后良好
		ⅠA1：肿瘤局限于子宫内膜息肉，或局限于子宫内膜
		ⅠA2：非侵袭性组织类型侵犯肌层<1/2，无或局灶性LVSI
		ⅠA3：同时存在局限于子宫和卵巢的低级别子宫内膜样癌
	ⅠB	非侵袭性组织类型侵犯肌层≥1/2，无或局灶性LVSI
Ⅱ		肿瘤侵犯子宫颈间质但无子宫体外扩散，或大量LVSI，或侵袭性组织类型侵犯子宫肌层
		ⅡA：肿瘤侵犯子宫颈间质
		ⅡB：大量LVSI
		ⅡC：侵袭性组织类型侵犯子宫肌层
Ⅲ		肿瘤局部或区域性扩散
	ⅢA	肿瘤累及子宫浆膜面和或/附件
		ⅢA1：扩散到卵巢或输卵管，符合ⅠA3期标准除外
		ⅢA2：肿瘤侵犯子宫浆膜或通过子宫浆膜向外扩散
	ⅢB	肿瘤转移或直接蔓延到阴道和/或至宫旁，或转移到盆腔腹膜
		ⅢB1：肿瘤转移或直接蔓延到阴道和/或至宫旁
		ⅢB2：肿瘤转移至盆腔腹膜
	ⅢC	肿瘤转移至盆腔和/或腹主动脉旁淋巴结
	ⅢC1	转移至盆腔淋巴结
		ⅢC1i：微转移(转移淋巴结直径0.2~2.0mm)
		ⅢC1ii：大转移(转移淋巴结直径>2.0mm)
	ⅢC2	转移至腹主动脉旁淋巴结，有或无盆腔淋巴结转移
		ⅢC2i：微转移(转移淋巴结直径0.2~2.0mm)
		ⅢC1ii：大转移(转移淋巴结直径>2.0mm)
Ⅳ		肿瘤侵犯膀胱和/或侵犯直肠黏膜和/或远处转移
	ⅣA	肿瘤侵犯膀胱和/或直肠黏膜，或同时存在
	ⅣB	肿瘤转移到腹腔腹膜/盆腔外腹腔内转移
	ⅣC	远处转移，包括腹股沟淋巴结、肺、肝或骨转移

表4-4-3 分子分型在FIGO2023子宫内膜癌分期的应用

分子分期	FIGO 2023分期中Ⅰ-Ⅱ期子宫内膜癌的分子特征
ⅠamPOLEmut期	POLEmut型子宫内膜癌，肿瘤局限于子宫体或有子宫颈间质浸润，无论LVSI程度或任何病理类型
Ⅱc2m-p53abn期	P53abn型子宫内膜癌，肿瘤局限于子宫体，有任何子宫肌层浸润，有或无子宫颈间质浸润，无论LVSI程度或病理类型

注：FIGO表示国际妇产科联盟；m表示分子分型；POLEmut表示POLE突变型；p53abn表示p53异常型；LVSI表示淋巴脉管间隙浸润。

五、治疗

如临床拟诊子宫内膜癌，宜尽快治疗。子宫内膜癌的治疗原则是以手术治疗为主，辅以放疗、化疗和激素等综合治疗。应根据患者的年龄、全身情况、临床分期、病理诊断和组织学类型、有无手术禁忌证等选用和制订适宜的治疗方案。手术是子宫内膜癌的主要治疗手段，除不能耐受手术或晚期无法手术的患者外都应进行全面的分期手术。对于伴有严重内科并发症、高龄等不宜手术的各期子宫内膜癌患者，可采用放疗和药物治疗。制订治疗方案时应严格遵循各种治疗方法的相关适应证，强调有计划的、合理的综合治疗，并注重个体化治疗。

（一）手术治疗

手术方式及范围的选择应根据肿瘤病灶大小、浸润范围、病理诊断和组织学类型等综合决策。

对于术前评估病灶局限于子宫者应行全面分期手术，前哨淋巴结活检可以替代盆腔淋巴结清扫。术前评估为子宫内膜癌侵犯子宫颈间质者，可选择筋膜外子宫切除/改良广泛子宫切除术+双侧附件切除术+盆腔及腹主动脉旁淋巴结切除术。对术前评估病灶超出子宫但未超出盆腹腔者，如能手术切净肿瘤，首选手术，估计不能满意减瘤者，则先化疗再手术。对出现远处转移者，需进行个体化治疗，一般先给予新辅助化疗，再争取行肿瘤细胞减灭术。部分不适合手术者可先行盆腔外照射放疗+阴道近距离放疗±系统治疗，放疗后必要时可再考虑手术治疗。

（二）放疗

放疗常用于子宫内膜癌术后辅助治疗，以及不适合手术的各期子宫内膜癌患者，包括体外照射和/或近距离腔内照射。一般体外放疗包括盆腔区域和/或腹主动脉区域。单独近距离放疗可以用于术前或术后的辅助放疗。放疗前必须进行影像学检查以评估局部照射范围和排除远处转移。

1. 放疗方式

（1）体外放疗　体外放疗除了针对原发肿瘤病灶和盆腔内转移实体肿瘤部位外，同时还需包括髂总、髂外、髂内及闭孔淋巴引流区、宫旁及上段阴道和阴道旁组织，对于宫颈受累者还应包括骶前淋巴结区。若影像学检查怀疑或术后病理结果提示腹主动脉旁淋巴结受累时，需行延伸野照射，包括髂总动脉和腹主动脉旁淋巴结区域。延伸野的上界取决于具体的临床情况，至少达到肾血管水平。对于放疗野亚临床病灶剂量在45～50Gy，如有实体肿瘤或肿大淋巴结，可采用同步加量或序贯加量10～20Gy，同时不应超过正常组织限量。体外放疗推荐使用适形调强放疗（intensity-modulated radiotherapy，IMRT）。美国国家综合癌症网络（National Comprehensive Cancer Network，NCCN）指南建议采用以CT图像为基础的适形调强放疗技术或多野适形技术的放疗计划。

（2）近距离放疗　子宫内膜癌的近距离放疗治疗靶区包括全部子宫体、子宫颈和阴道上段组织。目前，子宫内膜癌的近距离放疗尚没有一个公认的剂量参照点。近距离放疗采用阴道表面或阴道黏膜下0.5cm，根据临床实际情况给予个体化放疗剂量。目前建议采用三维影像为基础的放疗计划。2015年美国近距离放射治疗协会提出了MRI或CT引导下的子宫内膜癌根治性放疗靶区的定义。肿瘤区主要是指MRI中T_2加权影像中的可见病灶范围。临床靶区是指MRI或CT上的全部子宫体、子宫颈和阴道上段部分。肿瘤累及腹盆腔组织器官时需包括MRI或CT中的乙状结肠、直肠、膀胱、小肠及未累及的阴道等。

2. 放疗方案的选择

（1）术后辅助放疗

1）ⅠA（G1~G2）期　首选随诊观察，如有高危因素（存在淋巴血管间隙和/或年龄≥60岁），可考虑近距离放疗。

2）ⅠA（G3）期　首选近距离放疗，如无肌层浸润，也可随诊观察，如有高危因素，可考虑体外放疗。

3）ⅠB（G1）期　首选近距离放疗，如无其他高危因素也可考虑随诊观察。

4）ⅠB（G2）期　首选近距离放疗，如有高危因素，可考虑体外放疗，部分患者如无其他危险因素亦可随诊观察。

5）ⅠB（G3）期　可选放疗（体外放疗和/或近距离放疗）±系统治疗。

6）Ⅱ期　可选体外放疗（首选）和/或近距离放疗±系统治疗。

7）Ⅲ期　可选化疗±体外放疗±近距离放疗。

8）ⅣA～ⅣB期（肿瘤细胞减灭术后无或仅有微小残留者）　可选化疗±体外放疗±近距离放疗。

近距离放疗应在阴道切缘愈合后尽早开始，一般在术后6～8周为宜，原则上不超过12周。放疗范围不应超过阴道上2/3，对弥漫脉管瘤栓或切缘阳性者，阴道放疗范围可适当延长。

（2）单纯放疗　仅用于有手术禁忌证或无法手术切除的晚期内膜癌患者。对Ⅰ期G1，不能接受手术治疗者可选用单纯近距离放疗，其他各期均应采用近距离放疗联合体外放疗。

（3）术前放疗　主要是为控制、缩小肿瘤病灶创造手术机会或缩小手术范围，目前应用较少。

（三）化疗

化疗主要应用于晚期（FIGO分期Ⅲ～Ⅳ期）或复发以及特殊病理类型患者。对于ⅠB期、G3的高危患者，NCCN指南也推荐考虑行术后辅助化疗以改善预后（2B类证据）。

目前，化疗首先推荐使用联合化疗方案。卡铂联合紫杉醇（TC方案）是治疗晚期、转移性或复发性子宫内膜癌的首选化疗方案。其他常用方案或药物包括：顺铂/多柔比星，顺铂/多柔比星/紫杉醇（因为毒性较大未被广泛使用），卡铂/多西他赛，卡铂/紫杉醇/贝伐珠单抗，异环磷酰胺/紫杉醇（用于癌肉瘤，1类证据），顺铂/异环磷酰胺（用于癌肉瘤），依维莫司/来曲唑（子宫内膜样腺癌），卡铂/紫杉醇/曲妥珠单抗（HER2阳性浆液性腺癌）。如患者无法耐受联合化疗，单药如顺铂、卡铂、多柔比星、表柔比星脂质体、紫杉醇、白蛋白紫杉醇、拓泊替康、贝伐珠单抗、多西他赛（2B级证据）、异环磷酰胺（用于癌肉瘤）等可作为供选择的化疗方案，见表4-4-3。

对病理学类型为癌肉瘤的患者，TC方案也是首选的化疗方案，其他可选择化疗方案包括紫杉醇联合异环磷酰胺或顺铂联合异环磷酰胺。

表4-4-3　转移性/复发性或高危子宫内膜癌患者化疗方案

首选方案	其他推荐的方案
卡铂+紫杉醇（对癌肉瘤为1类证据）	卡铂+多西他赛（多西他赛可用于有紫杉醇使用禁忌的患者）
卡铂+紫杉醇+曲妥珠单抗（对Ⅲ/Ⅳ期或复发的HER2阳性的浆液性腺癌，曲妥珠单抗可用美国FDA批准的生物类似物替代）	顺铂+多柔比星（第1天水化、利尿）
	顺铂+多柔比星+紫杉醇（仅用于晚期和复发患者，因毒性较大，应用少）
	卡铂+紫杉醇+贝伐珠单抗（仅用于晚期和复发患者，贝伐珠单抗可用美国FDA批准的生物类似物替代）
	异环磷酰胺+紫杉醇（癌肉瘤）
	顺铂+异环磷酰胺（癌肉瘤）

（四）激素治疗

激素治疗多用于晚期、复发性或无法手术的患者。激素治疗推荐用药包括大剂量高效孕激素、芳香化酶抑制剂、氟维司群等，以高效药物、大剂量、长期应用为佳。治疗时间尚无统一标准，但至少应用6个月以上。对肿瘤分化良好、孕激素受体阳性者疗效较好，对远处复发者效果疗效优于盆腔复发者。不推荐早期患者术后常规应用激素治疗。目前，最常用的孕激素包括：醋酸甲羟孕酮，每日500～1 000mg，口服；醋酸甲地孕酮，每日160～320mg，口服。需要注意的是，采用以孕激素为基础的连续治疗可用于分化好同时具有强烈保留生育功能意愿的年轻早期

（病变局限于子宫内膜）子宫内膜样腺癌患者，如口服醋酸甲地孕酮、醋酸甲羟孕酮，或使用左炔诺孕酮子宫内装置。激素治疗期间若病情进展，或治疗6~12个月子宫内膜癌持续存在者，建议手术治疗；治疗有效者则建议患者完成生育后进行手术治疗，根据术后的危险因素决定后续治疗。

（五）靶向治疗

目前，用于子宫内膜癌患者的靶向治疗药物主要包括免疫检查点抑制剂及酪氨酸激酶抑制剂。临床研究显示部分靶向药物在基于分子标记物导向的子宫内膜癌二线治疗中显示了抗肿瘤活性。

帕博利珠单抗用于治疗不可切除或转移性的、MSI-H或错配修复缺陷（mismatch repair-deficient，dMMR）型的子宫内膜癌二线治疗，其单药客观缓解率高达57.1%。研究发现仑伐替尼联合帕博利珠单抗治疗既往接受系统治疗的晚期子宫内膜癌患者，其24周的总体人群客观缓解率为38%，其微卫星稳定患者24周客观缓解率为36.2%。基于此结果，2019年NCCN指南推荐仑伐替尼+帕博利珠单抗联合治疗方案用于治疗既往接受系统治疗后病情进展、不适合根治性手术或放疗、非高度微卫星不稳定型或错配修复缺陷的晚期子宫内膜癌患者。对于Ⅲ/Ⅳ期和复发的子宫内膜浆液性癌患者，如检测提示人表皮生长因子受体2（human epidermal growth factor receptor 2，HER2）表达阳性，可在卡铂联合紫杉醇方案的基础上联合曲妥珠单抗。

（六）复发性子宫内膜癌的治疗

Ⅰ期和Ⅱ期患者术后复发率约15%，大多数复发发生在治疗后3年内。对复发患者的治疗需要综合考虑复发的部位、病灶数量、是否远处转移、既往是否接受过放疗、相关分子指标等情况。通常以全身系统治疗为主，常用的治疗方法包括放疗、手术治疗、化疗、靶向药物和激素治疗等。局限于阴道或盆腔的复发经过治疗后仍有较好的效果。

1. 影像学检查证实没有远处转移的局部复发

（1）复发位置既往未接受过放疗者或仅接受近距离放疗者，可选择外照射治疗阴道±近距离放疗或手术探查+切除±术中放疗。手术发现病灶局限于阴道者，可行外照射治疗±阴道近距离放疗±全身治疗；手术发现病灶超出阴道，到达盆腔淋巴结者可行外照射治疗±阴道近距离放疗±全身治疗，若到达腹主动脉旁或髂总淋巴结者行外照射治疗±全身治疗。复发到达上腹部，残留病灶较小时可选择全身治疗±外照射放疗，上腹部的外照射放疗应慎重选择；巨大复发灶按如下播散性病灶处理。

（2）复发位置既往接受过放疗者，对放疗野内孤立可切除的复发病灶，可选择手术探查+切除±放疗，大多还需联合系统治疗。再程放疗需十分谨慎，应根据复发病灶范围、既往放射野和距离、既往放疗的时间进行个体化治疗。更多的再程放疗是采用术中放疗或组织间插植近距离放疗，特别是对局限在阴道残端或盆侧壁的病灶。

2. 影像学检查证实伴远处转移的复发　对仅有孤立转移灶者，可考虑手术切除和/或外照射治疗或消融治疗，联合系统治疗；对于转移灶无法切除者，按如下播散性病灶处理。

对存在播散性病灶者，无论是初治或复发，都应以系统治疗，特别是化疗为主。对于无症状的低级别肿瘤或雌激素受体/孕激素受体阳性者，可考虑采用激素治疗；对有症状，或G2、G3，或肿瘤较大者，则应先考虑化疗，并进行肿瘤相关基因检测，以指导靶向药物治疗。必要时也可考虑给予局部姑息放疗，进展则行支持治疗。

六、随访

大多数子宫内膜癌复发出现在治疗后3年内。因此，在治疗结束后的2～3年内，应每3～6个月复查1次，之后每半年1次，5年后每年1次。随访内容包括：关于可能的复发症状，包括有无阴道出血、疼痛、血尿、血便、体重减轻、咳嗽、呼吸困难、下肢水肿或腹胀等；体格检查，包括妇科检查和全身浅表淋巴结检查等；若初治时CA125等肿瘤标记物升高则随访时复查；影像学检查，可选择B超（腹盆部）、增强CT（胸部、腹部、盆部）或MRI检查，必要时行全身PET-CT检查。对于Ⅰ期患者，术后无症状患者不推荐常规行阴道细胞学检查，特别是短期内接受过近距离阴道放疗的患者。

七、诊治注意事项

1. 分期手术　①进入腹后取腹水细胞学或盆、腹腔冲洗液行细胞病理学检查并单独报告。②电凝或钳夹双侧子宫角处输卵管峡部，避免术中操作造成宫腔内肿瘤循输卵管扩散至盆腔。③进行全腹腔至盆腔的全面探查，全面评估浆膜面、腹膜、膈肌、腹盆腔器官等有无转移病灶，对任何可疑部位取样活检以排除子宫外病变。④全子宫+双附件切除术和淋巴结评估是病变局限于子宫者（Ⅰ/Ⅱ期）的最基本手术方式，某些有无法切除的转移患者也可行姑息性全子宫双附件切除术。⑤淋巴结评估包括盆腔和/或腹主动脉旁淋巴结，病变局限于子宫且无淋巴结异常者，淋巴结切除术也是分期手术的重要部分，淋巴结切除可以判断预后，为后续治疗提供依据。但如有可疑或增大的淋巴结者，必须切除以排除转移、明确病理。⑥淋巴结评估手术方式可选择盆腔淋巴结切除术。但如有深肌层浸润，子宫内膜样癌G3、浆液性腺癌、透明细胞癌和癌肉瘤，则还需行腹主动脉旁淋巴结切除术。⑦病变局限于子宫体，影像学检查无子宫外转移证据的病例可考虑前哨淋巴结活检，但前哨淋巴结活检可能更适合于中低危患者。⑧对诊刮病理学检查结果为浆液性癌、透明细胞癌、癌肉瘤、未分化癌患者，应行大网膜活检或切除。⑨手术可经腹、经阴道切除，用腹腔镜或机器人进行，需完整取出子宫，避免使用粉碎器，也避免分块取出子宫，子宫破碎可导致肿瘤溢出，增加局部或腹腔复发风险。

2. 肿瘤细胞减灭术　影像学检查发现肿瘤扩散到子宫外的患者，需充分评估是否适合行初始手术治疗。

当病变超出子宫但局限于腹腔内（包括腹水细胞学阳性，大网膜、淋巴结、卵巢、腹膜转移）时，若患者条件允许，应行肿瘤细胞减灭术，包括全子宫切除+双附件切除术±淋巴结切除（切除肿大的淋巴结）±腹盆腔内肿物切除±大网膜切除等，术后予系统治疗。目的是尽可能切除肉眼可见的肿瘤，争取达到无肉眼残存肿瘤；也可考虑新辅助放疗±化疗后再手术治疗。病变超出子宫但局限在盆腔内（转移至阴道、膀胱、肠、宫旁、淋巴结）而评估无法手术切除者，可行外照射治疗和/或阴道近距离放疗±全身治疗，也可单纯化疗后再次评估是否可以手术治疗。出现远处转移者，则以系统治疗为主，根据系统治疗的效果，再次评估是否可以手术治疗（姑息性子宫+双附件切除）。

3. 保留卵巢问题　子宫内膜癌发病呈年轻化趋势，对于年轻患者，如果患者强烈要求保留卵巢，则建议须同时符合以下条件：①年龄<40岁；②ⅠA期，肿瘤高分化；③腹腔冲洗液细胞学阴性；④术前和术中评估无可疑淋巴结转移；⑤患者要求保留卵巢；⑥具有随访条件。

（杨蓉　生秀杰）

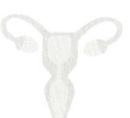

第五节　子宫内膜癌保留生育功能

一、概述

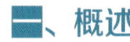

子宫内膜癌（endometrial carcinoma，EC）是女性生殖道常见恶性肿瘤，在世界范围内的发病率逐年递增，其中位发病年龄为63岁，多发生于绝经后的老年女性，约25%病例发生在绝经前，40岁以下的患者占5%~10%，如何有效安全地保留生育功能是这部分患者诊治的重点。年轻的子宫内膜癌患者多为雌激素依赖型，且具有期别早、分化较好、进展缓慢、孕激素治疗反应良好等特点，是选择保留生育功能治疗的有利条件，但应重视治疗前后的综合评估、治疗方案的选择和随访，根据病情变化及时调整治疗策略，保障患者生命安全。

二、治疗原则及方案

（一）保留生育功能的适应证

针对早期EC保留生育功能的治疗，国内外很多指南给出了建议，比如2022年美国国家综合癌症网络（NCCN）指南、2020年欧洲妇科肿瘤学会-欧洲放射肿瘤学会-欧洲病理学会（ESGO-ESTRO-ESP）指南、2020年中华医学会实践指南及2022年中国研究型医院学会专家共识等，各指南之间基本原则相同，细节和着重点尚存在差异。目前普遍认为EC保留生育功能治疗的指征包括：①年轻、生育愿望强烈的患者。②经专业病理医师确诊的高分化（G1）子宫内膜样癌。③病灶局限于子宫内膜，无肌层浸润。④影像学排除可疑转移病灶。⑤无药物治疗或妊娠禁忌。⑥对治疗方案及风险充分知情、接受严密随访。

但需要注意以下几点：

1. 年龄　中国专家共识中将保留生育功能的年龄条件定为≤40岁，但对于40～45岁患者，如其强烈要求保留生育功能，在充分评估生育能力和充分知情同意下，可考虑保守治疗。

2. 肿瘤类型　EC组织病理类型包括子宫内膜样腺癌、子宫内膜浆液性癌、透明细胞癌、未分化癌和癌肉瘤。后四类统称高危组织类型，恶性度较高，不推荐保留生育功能。

3. 肿瘤分级　所有指南均推荐只有G1、不伴肌层浸润的子宫内膜样癌可以选择保守治疗，此类患者转移和扩散的风险极小。G3不推荐保守治疗。而对于G2患者能否保留生育功能存在争议，各指南未明确推荐。

4. 肌层浸润　首选MRI评估，但ESGO-ESTRO-ESP指南则提出专业的阴道超声（TVS）可替代MRI，强调需由经过妇科超声和妇科病理训练的超声专家进行诊断。随着肌层浸润程度增加，病灶扩散的风险增高，因此推荐局限于子宫内膜为宜。中国专家共识中提到高分化子宫内膜样腺癌如仅浸润子宫浅肌层，应系统评估淋巴结转移，在不合并其他高危因素时，可以考虑保留生育功能。

5. 盆腔/远处转移的评估　首选MRI，明确是否有子宫肌层浸润及子宫外盆腔内肿瘤浸润或转移。如超声怀疑腹腔转移，需行腹盆腔CT检查。低剂量胸部CT排除双肺转移或原发性肺癌。

6. ER、PR表达，CA125　中国专家共识对于适合保育治疗患者的标准更细化，要求满足ER、PR均阳性表达，且血清CA125正常。但PR弱阳性或阴性，以及血清CA125升高并不是保育治疗的绝对禁忌证。此外，共识里提及ER、PR阴性可能提示预后不良，需谨慎。若CA125升高不合并远处转移，保留生育功能治疗仍可继续。

7. 知情同意书　保留生育功能治疗前，应告知患者保留生育功能治疗并非早期子宫内膜样癌的标准治疗方式，详细告知保留生育功能治疗的可能风险，包括治疗无效、治疗期间病情进展、完全缓解后复发的可能、治疗药物存在副作用以及治疗期间需密切随访等，并签署知情同意书。

（二）治疗前评估

1. 病史采集、查体　①详细询问月经史、婚育史；既往治疗情况；并发症及家族病史（如多囊卵巢综合征、不孕症、Lynch综合征、糖尿病、高血脂等）。②查体及全身状况评估：包括身高、体重、BMI、腰围、腰臀比等；妇科检查；血常规、凝血功能、肝肾功能、肿瘤标志物、空腹血糖、胰岛素等。

2. 生育功能评估　①卵巢储备功能良好：月经第2~3天血卵泡刺激素（follicle stimulating hormone，FSH）<12U/L，抗苗勒氏激素>1.1ng/mL，基础窦卵泡计数（antral follicle count，AFC）>7个；②精液常规或睾丸、附睾穿刺结果提示有精子，即使合并男性因素不育症，也可实施保留生育功能治疗；③治疗前咨询生殖医学专家，对合适的患者进行遗传咨询或基因检测。

3. 病理诊断　子宫内膜活检是最终确诊方法。可行诊断性刮宫、内膜脱落细胞检查、宫腔镜下定点活检。推荐首选宫腔镜下活检，便于直接观察子宫内膜形态，并具有更高的准确性。

4. 卵巢癌风险评估　治疗前仔细检查以除外卵巢疾病，推荐CA125联合TVS检查卵巢。虽然EC患者同时患卵巢癌的风险较低，但在选择保守治疗或保留卵巢前也应充分检查。影像学检查是主要的检查方法，必要时可用腹腔镜探查活检。

5. 合并症评估　例如糖尿病、高血压、肥胖症、激素代谢紊乱及糖、脂代谢异常等，必要时行75g葡萄糖耐量试验。

（三）治疗方案

1. 药物治疗

（1）孕激素　首选药物是大剂量孕激素，目前最常用的是醋酸甲羟孕酮或醋酸甲地孕酮。

1）常用剂量　FIGO、英国妇科癌症协会（BGCS）、欧洲肿瘤内科学会（ESMO）指南中推荐使用剂量为MPA 400~600mg/d或MA 160~320mg/d，我国共识和指南推荐MPA 250~600mg/d或MA 160~480mg/d，口服，可分2~3次，可根据有无阴道出血、子宫内膜厚度的变化在上述范围内增减剂量。

2）效果　多数病例在用药3~6个月后内膜病变逆转，达到完全缓解。研究显示一般有效率为68%~85%，复发率为30%~40%。其中BMI与有效率和复发率相关，当BMI>35kg/m^{2}时易导致治疗失败和复发。首选药物治疗未获完全缓解时，应当重新评估风险，可选用或联合应用其他药物。

3）副作用　常见副作用为阴道出血、体重增加及肝酶升高，较少患者出现过敏反应如皮疹等。

（2）左炔诺孕酮宫内缓释系统（LNG-IUS）　不能耐受大剂量孕激素或依从性差的患者，可选择LNG-IUS，其具有血药浓度低、局部孕激素作用强、副作用小的优点。但是未经任何其他治疗单独使用LNG-IUS的患者，妊娠结局不及孕激素治疗或联合治疗方案。

（3）其他药物　①促性腺激素释放激素激动剂（GnRH-a），3.6mg/3.75mg，每28天皮下注射1次；②芳香化酶抑制剂（例如来曲唑），2.5~5mg/d 。BGCS、ESMO指南中推荐方案为孕激素+LNG-IUS±GnRH-a，我国指南则说明在孕激素使用存在禁忌情况下考虑GnRH-a+LNG-IUS或+来曲唑2.5~5mg/d。另外，合并2型糖尿病或胰岛素抵抗的患者，可考虑同时使用二甲双胍，750~2 000mg/天，分3次服用，可增加治疗的有效率。

2. 手术治疗　宫腔镜下病灶电切术，手术前后可使用大剂量孕激素口服或LNG-IUS及联合使用GnRH-a。手术目的是尽量减少肿瘤负荷，提高疗效，缩短达到完全缓解所需的时间。研究证明宫腔镜病灶切除术+孕激素或LNG-IUS均是有效的保守治疗方法。宫腔镜病灶切除术+LNG-IUS的复发率似乎比单独孕激素疗法低。注意：操作时间不宜过长，膨宫压力适当调低，防止医源性肿瘤扩散，并注意预防宫腔粘连。

3. 一般治疗　EC通常合并2型糖尿病、高血压和肥胖症。年轻患者中主要以肥胖症和2型糖尿病为主。$BMI>35kg/m^2$时，EC发生风险显著增加。使$BMI\leq25kg/m^2$，并控制和稳定血糖，有助于提升疗效。

三、随访间隔及随访内容

密切随访是EC保留生育功能治疗的必要条件。各国指南推荐治疗3~6个月后进行子宫内膜活检评估（首选宫腔镜活检），6个月完全缓解后试孕或者孕激素维持，6~12个月病灶无缓解或进展则行手术治疗。2019年中国专家共识中推荐以12周为1个疗程，开始治疗时可每4~6周随诊1次，超声观察子宫内膜厚度及侵肌情况；以后每疗程后1周内行TVS和/或MRI检查以评估子宫大小、内膜厚度、有无肌层浸润及盆腹腔脏器情况；每疗程结束时行宫腔镜活检。

（一）副反应评估

包括体重增加、不规则阴道出血、乳房胀痛、食欲下降、恶心、呕吐、皮疹、血栓栓塞性疾病等。测量体重、腰围、腰臀比等，检测肝、肾功能等。

（二）疗效评估

1. 完全缓解（complete response，CR）　组织病理中未见子宫内膜非典型增生和子宫内膜样腺癌病灶；腺体完全萎缩退化，间质疏松水肿，甚至蜕膜样变；影像学检查未见胸腔、腹腔、盆腔内存在肿瘤的证据。

2. 部分缓解（partial response，PR）　子宫内膜腺体拥挤程度降低，但乳头、筛状等结构仍可存在；腺上皮的异型性减低，表现为上皮复层消失、密度减低、核染色质变细，也可以表现为腺体呈现明显分泌反应或是化生性表现，包括鳞状化生、嗜酸性化生及黏液化生；影像学检查提示EC病灶有缩小征象。

3. 无反应（no response，NR或no change，NC） 治疗后病理检查结果与治疗前相同，癌灶内的子宫内膜无退化和萎缩，无孕激素治疗后的相应变化；影像学检查提示病灶无变化。

4. 疾病进展（progressive disease，PD） 肿瘤组织病理学分级上升，细胞异型性增加；获取的组织病理中提示新出现明确的肌层浸润、脉管或神经侵犯；或影像学显示子宫肌层浸润、子宫外病变、淋巴结/远处转移。

5. 复发（recurrence） CR后病理活检再次出现病灶；或影像学提示子宫内膜和/或肌层再次出现病灶。

（三）完全缓解后的处理

治疗12周评估为CR时，建议继续巩固治疗12周。在连续2次达到CR后，有生育要求者应尽早妊娠。由于这类患者因各种因素（如子宫内膜损伤、卵巢功能不良等）导致自然妊娠率较低，建议积极进行辅助生殖技术治疗（assisted reproductive technology，ART），也可以期待自然妊娠；暂不生育者推荐维持治疗。常用的维持治疗方式有：宫腔内放置LNG-IUS，周期性口服小剂量孕激素（例如地屈孕酮20~40mg/d，每月≥10~12天），或口服短效避孕药。维持治疗期间每3~6个月行超声检查，必要时行子宫内膜活检。

（四）终止保留生育功能的治疗

符合下列任何情况之一者，应停止保留生育功能的治疗，是否保留卵巢取决于患者年龄和病变风险。①有确切证据证实疾病进展者；②持续治疗6个月，疾病无反应者；③反复复发者；④完成生育或不能耐受保留生育功能治疗者。也有患者生育后要求保留子宫，在充分告知疾病风险的前提下，对无复发高危因素或高危因素较少的患者，可以尝试保留子宫，终身严密随访。

四、治疗流程

《早期子宫内膜癌保留生育功能治疗专家共识（2022年版）》中推荐EC保留生育功能治疗流程见图4-5-1。

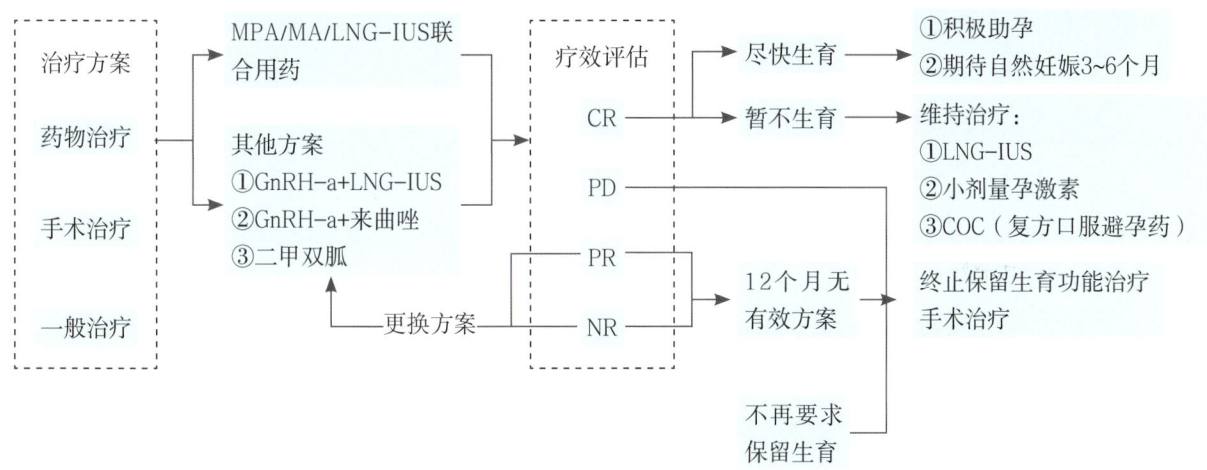

图4-5-1 子宫内膜癌保留生育功能治疗流程图

五、保留生育功能后的助孕策略

EC多在孕激素治疗2年内复发,建议完全缓解后尽快行孕前检查,明确是否存在影响妊娠的因素。根据不同情况实施个体化助孕方案,如监测排卵、诱导排卵,考虑到年龄对生育功能的影响,建议尽早采用ART助孕治疗,详见图4-5-2。

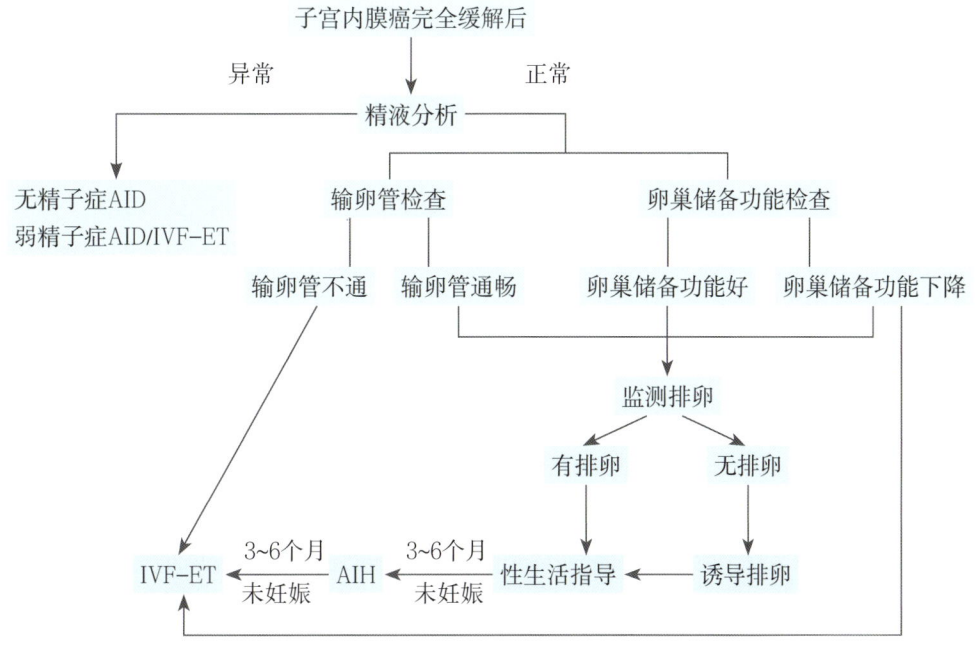

图4-5-2 子宫内膜癌保留生育功能治疗完全缓解后助孕流程图

注 AID(artificial insemination by donor):供精人工授精;AIH(artificial insemination by husband):夫精人工授精;IVF-ET(in vitro fertilization and embryo transfer):体外受精-胚胎移植。

六、诊治注意事项

1. 诊疗过程中应严格掌握适应证，进行充分沟通和知情同意，做详细可靠的治疗前评估，治疗中规范用药和严密随访，重视辅助生殖技术的应用，完成生育后进行全面分期手术。

2. 达到CR后期待妊娠时间不宜过长，3个月后仍未妊娠时，应及时予以相应的检查及采用ART治疗。

3. IVF-ET是相对高效的助孕治疗措施，但其促排卵治疗中高雌激素、孕激素状态对EC的影响尚无明确结论，患者需对此充分知情同意，同时在治疗过程中选择适宜方案。

4. 分子分型在EC诊治中的价值逐渐受到重视，对预测患者预后、指导治疗方案具有一定意义，如G2和浅肌层浸润能否进行保守治疗有争议的患者，引入分子分型可以增加一个判断指标。ESGO-ESTRO-ESP指南推荐Ⅰ~Ⅱ期POLE突变型EC不需辅助治疗。具有Lynch综合征表型的患者中有78%为MMR-d型，而POLE突变型仅23%。*p53*突变型或Lynch综合征患者不适合保留生育功能。

（杨蓉　生秀杰）

参考文献

[1] 谢幸，苟文丽.妇产科学[M].8版.北京：人民卫生出版社，2013.

[2] 梁志清.妇科肿瘤腹腔镜手术学[M].北京：人民军医出版社，2012.

[3] 萧丽娟，邓春桃.实用妇产科基础与临床[M].北京：科学技术文献出版社，2019.

[4] 李虎，胡丽娜.子宫肌瘤的非手术治疗进展[J].中国实用妇科与产科杂志，2019，35（8）：872-877.

[5] 子宫肌瘤的诊治中国专家共识专家组.子宫肌瘤的诊治中国专家共识[J].中华妇产科杂志，2017，52（12）：793-800.

[6] 施建飞，汤春辉.妊娠合并子宫肌瘤的处理[J].中国实用妇科与产科杂志，2007，23（12）：963-964.

[7] 张慧英，薛凤霞.子宫肌瘤的分型及临床决策[J].中国实用妇科与产科杂志，2019，35（8）：857-860.

[8] 王英红.腹腔镜子宫肌瘤剔除手术适应证及手术技巧探讨[J].中国实用妇科与产科杂志，2016，32（2）：148-150.

[9] MBATANI N, OLAWAIYE A B, PRAT J. Uterine sarcomas[J]. Int J Gynaecol Obstet, 2018, 143（Suppl 2）：51-58.

[10] RICCI S, STONE R L, FADER A N. Uterine leiomyosarcoma：epidemiology, contemporary treatment strategies and the impact of uterine morcellation[J]. Gynecol Oncol, 2017, 145（1）：208-216.

[11] CHANG K L, CRABTREE G S, LIM-TAN S K, et al. Primary uterine endometrial stromal neoplasms. A clinicopathologic study of 117 cases[J]. Am J Surg Pathol, 1990, 14（5）：415-438.

[12] TSE K Y, CRAWFORD R, NGAN H Y. Staging of uterine sarcomas[J]. Best Pract Res Clin Obstet Gynaecol,

2011, 25（6）：733-749.

[13] PRAT J. FIGO staging for uterine sarcomas[J]. Int J Gynaecol Obstet，2009, 104（3）：177-178.

[14] SHUSHKEVICH A，THAKER P H，LITTELL R D，et al. State of the science：Uterine sarcomas：From pathology to practice[J]. Gynecol Oncol，2020, 159（1）：3-7.

[15] GHIRARDI V，BIZZARRI N，GUIDA F，et al. Role of surgery in gynaecological sarcomas[J]. Oncotarget，2019, 10（26）：2561-2575.

[16] IN Y，LI Y，DENG C Y，et al. Fertility-sparing treatment of low-grade endometrial stromal sarcoma[J]. Int J Clin Exp Med，2015, 8（4）：5818-5821.

[17] RASPAGLIESI F，MALTESE G，BOGANI G，et al. Morcellation worsens survival outcomes in patients with undiagnosed uterine leiomyosarcomas：a retrospective MITO group study[J]. Gynecol Oncol，2017, 144（1）：90-95.

[18] 周琦.中国常见妇科恶性肿瘤诊治指南（2019）[M].重庆：重庆大学出版社，2019.

[19] 林仲秋，李晶，张丙忠，等.妇科恶性肿瘤化疗手册（逸仙妇瘤诊疗规范丛书）[M].北京：人民卫生出版社，2018.

[20] 程晓东，吕卫国，谢幸.子宫内膜增生的诊断与治疗现状[J]. 中华妇产科杂志，2001（8）：508-510.

[21] 陈继明，施如霞，肖惠超，等，子宫内膜增生管理策略变迁[J]. 中国肿瘤外科杂志，2019.11（1）：70-72.

[22] 全国卫生产业企业管理协会妇幼健康产业分会生殖内分泌学组.中国子宫内膜增生诊疗共识[J]. 生殖医学杂志，2017.26（10）：957-960.

[23] AUCLAIR M H，YONG P J，SALVADOR S，et al. Guideline No. 390-classification and management of endometrial hyperplasia[J]. J Obstet Gynaecol Can，2019, 41（12）：1789-1800.

[24] MORADAN S，NIKKHAH N，Mirmohammadkhanai M.Comparing the administration of letrozole and megestrol acetate in the treatment of women with simple endometrial hyperplasia without atypia：a randomized clinical trial[J]. Adv Ther，2017, 34（5）：1211-1220.

[25] The American College of Obstetricians and Gynecologists Committee Opinion No. 631.Endometrial intraepithelial neoplasia[J]. Obstet & Gynecol，2015, 125（5）：1272-1278.

[26] ARMSTRONG A J，HURD W W，ELGUERO S，et al.Diagnosis and management of endometrial hyperplasia[J]. Journal of Minimally Invasive Gynecology，2012, 19（5）：562-571.

[27] MILLER K D，NOGUEIRA L，MARIOTTO A B，et al.Cancer treatment and survivorship statistics，2019[J]. CA Cancer J Clin，2019, 69（5）：363-385.

[28] CHEN W，ZHENG R，BAADE P D，et al. Cancer statistics in China，2015[J]. CA Cancer J Clin，2016, 66（2）：115-132.

[29] KWON J S，SCOTT J L，GILKS C B，et al. Testing women with endometrial cancer to detect Lynch syndrome[J]. J Clin Oncol，2011, 29（16）：2247-2252.

[30] Kandoth C, Schultz N, cherniack, et al. Integrated genomic characterization of endometrial carcinoma[J]. Nature, 2013, 497（7447）：67-73.

[31] BROOKS R A, FLEMING G F, LASTRA R R, et al. Current recommendations and recent progress in endometrial cancer[J]. CA Cancer J Clin, 2019, 69（4）：258-279.

[32] 王秀琪，孙智晶，郎景和.子宫内膜癌的筛查[J].中国实用妇科与产科杂志，2019, 35（11）：1273-1277.

[33] PECORELLI S. Revised FIGO staging for carcinoma of the vulva, cervix, and endometrium[J]. Int J Gynaecol Obstet, 2009, 105（2）：103-104.

[34] GUNDERSON C C, FADER A N, CARSON K A, et al. Oncologic and reproductive outcomes with progestin therapy in women with endometrial hyperplasia and grade 1 adenocarcinoma：a systematic review[J]. Gynecol Oncol, 2012, 125（2）：477-482.

[35] HAMILTON C A, POTHURI B, AREND R C, et al. Endometrial cancer：a society of gynecologic oncology evidence-based review and recommendations, part Ⅱ [J]. Gynecol Oncol, 2021, 160（3）：827-834.

[36] ORTOFT G, HOGDALL C, HANSEN E S, et al. Survival and recurrence in stage Ⅱ endometrial cancers in relation to uterine risk stratification after introduction of lymph node resection and omission of postoperative radiotherapy：a Danish Gynecological Cancer Group Study[J]. J Gynecol Oncol, 2020, 31（2）：e22.

[37] CREASMAN W T, ODICINO F, MAISONNEUVE P, et al. Carcinoma of the corpus uteri[J]. Int J Gynaecol Obstet, 2006, 95（Suppl 1）：s105-s143.

[38] 周蓉，王益勤，鹿群，等.早期子宫内膜癌保留生育功能治疗专家共识[J].中国妇产科临床杂志，2023, 24（02）：215-219.

[39] 沈铿，郎景和.妇科恶性肿瘤保留生育功能临床诊治指南[J].中华妇产科杂志，2014.49（4）：243-248.

[40] TALHOUK A, MCCONECHY M K, LEUNG S, et al. Confirmation of ProMisE：a simple, genomics-based clinical classifier for endometrial cancer[J]. Cancer, 2017, 123（5）：802-813.

[41] PARK J Y, SEONG S J, KIM T J, et al. Pregnancy outcomes after fertility-sparing management in young women with early endometrial cancer[J]. Obstet Gynecol, 2013, 121（1）：136-142.

[42] 何翊姣，王益勤，戴一博，等.子宫内膜非典型增生及早期子宫内膜癌初次保留生育功能治疗的临床疗效[J].中华肿瘤杂志，2022, 44（3）：291-296.

[43] 何翊姣，王益勤，汤惠如，等.子宫内膜非典型增生及早期子宫内膜癌复发后再次保留生育功能治疗的临床疗效及妊娠结局[J].中华妇产科杂志，2020, 55（1）：21-28.

[44] 陈晓军，杨佳欣，王华英，等.子宫内膜非典型增生和早期子宫内膜样癌的保留生育功能治疗及评估的建议[J].中华妇产科杂志，2019, 54（2）：80-86.

[45] 范源，田莉，王建六.早期子宫内膜癌和子宫内膜非典型增生患者保留生育功能治疗后的助孕策略研究进展[J].现代妇产科进展，2021, 30（8）：633-636.

[46] 程傲霜，王东雁，林仲秋.子宫内膜癌保留生育功能——指南解析[J].实用妇产科杂志，2021, 37（7）：

505-509.

[47] 傅浩辉，钱学茜，万小云.子宫内膜癌保留生育功能的诊疗进展[J].现代妇产科进展，2021，30（6）：462-464.

第五章 卵巢肿瘤

第一节 卵巢良性肿瘤

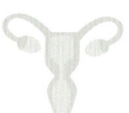

一、概述

卵巢位于盆腔之内，左右各一，异常时表现为盆腔包块，年轻女性最常见的是功能性的或卵巢良性肿瘤，扭转、破裂、感染、恶变时会出现相应症状。随着年龄的增长，恶性肿瘤的发生风险会增加。

二、诊断要点

（一）临床表现及并发症

卵巢肿瘤早期症状不明显，随着病情的进展，可出现腹胀、腹痛、腹部包块、不规则阴道流血及压迫症状等。肿瘤巨大者可占据盆腹腔，少数病例可有胸腔、腹腔积液。

1. 腹胀和下腹不适感　随着肿瘤逐渐长大，导致肿瘤在盆腔内移动时牵拉其周围组织和脏器，从而产生腹胀和不适感。

2. 腹部包块　肿瘤增大，患者可于腹部自觉肿块。大部分良性肿瘤边界清楚，可活动。

3. 腹痛　多在发生肿瘤破裂、蒂扭转或感染等并发症时出现。

4. 压迫症状　肿瘤增大压迫盆腔内组织或脏器可出现相应症状。①压迫横膈，则有呼吸困难及心悸。②膀胱受压可有尿频、排尿困难或尿潴留。③压迫直肠可致排便困难或便秘。④巨大肿瘤充满整个腹腔，可影响静脉回流，致腹壁及双下肢水肿。

5. 腹水　肿瘤巨大者可占据盆腹腔，少数病例可有胸腔、腹腔积液。

6. 不规则阴道流血　少数卵巢上皮性肿瘤患者可有绝经后阴道出血；功能性卵巢肿瘤可出现雌激素过多，从而引起月经紊乱。

7. 并发症

（1）蒂扭转　常见的妇科急腹症，约10%卵巢肿瘤并发蒂扭转。好发于瘤蒂长、中等大、活动度良好、重心偏于一侧的肿瘤。常在患者突然改变体位时，或妊娠期和产褥期子宫大小、位置改变时发生。典型症状是突然发生一侧下腹剧痛，常伴恶心、呕吐甚至休克等。妇科检查扪及肿物张力大，压痛，以瘤蒂部最明显。有时不全扭转可自然复位，腹痛随之缓解。

（2）破裂　约3%卵巢肿瘤会发生破裂，破裂有自发性和外伤性两种。自发性破裂常因肿瘤生长过速所致，多为肿瘤浸润性生长穿破囊壁；外伤性破裂常因腹部受重击、分娩、性交、妇科检查及穿刺等引起。其症状轻重取决于破裂口大小、流入腹腔囊液的性质和数量。小囊肿或单纯浆液性囊腺瘤破裂时，患者仅感轻度腹痛；大囊肿或成熟畸胎瘤破裂后，常致剧烈腹痛，伴恶心、呕吐，有时可导致腹腔内出血、腹膜炎及休克。妇科检查可发现腹部压痛、腹肌紧张，可有腹水征，原有肿块摸不到或扪及缩小、张力低的肿块。

（3）感染　较少见，多因肿瘤扭转或破裂引起，也可来自邻近器官感染灶如阑尾炎扩散。临床表现为发热、腹痛、肿块，腹部压痛、反跳痛、腹肌紧张及白细胞升高等。

（4）恶变　卵巢良性肿瘤可发生恶变，恶变早期无症状，不易发现。若发现肿瘤生长迅速，尤其双侧性，则有恶变可能。

（二）检查手段

1. 确诊靠病理组织诊断。

2. 超声、CT、MRI可显示肿瘤的部位、大小、囊实性、包膜情况及有无腹水，对确定诊断有参考价值。

（1）超声检查　能检测肿块部位、大小、形态，提示肿瘤性质，鉴别卵巢肿瘤、腹水和结核性包裹性积液，超声检查的临床诊断符合率>90%。通过彩色多普勒超声扫描，还能测定卵巢及其新生组织血流变化，有助于诊断。

（2）X线平片　卵巢畸胎瘤时腹部平片可显示牙齿及骨质，囊壁为密度增高的钙化层，囊腔呈放射透明阴影。

（3）CT检查　可清晰显示肿块形态，良性肿瘤多呈均匀性吸收，囊壁薄，光滑；恶性肿瘤轮廓不规则，并向周围浸润或伴腹水。此外，CT还可显示有无肝、肺结节及腹膜后淋巴结转移。

（4）MRI检查　该检查具有较高的软组织分辨度，在判断卵巢病变的性质，评估肿瘤局部浸润的程度、周围脏器的浸润、有无淋巴转移、有无肝脾转移和确定手术方式方面有重要的参考价值。MRI检查可清楚显示盆腔软组织结构及淋巴结，在鉴别卵巢肿瘤良、恶性方面有明显的优势，准确率可达93%。

3. 肿瘤标志物检查　通过检测卵巢肿瘤标记物糖类抗原125（CA125）、人附睾蛋白4（HE4）、甲胎蛋白（AFP）、人绒毛膜促性腺激素（HCG）、糖类抗原19-9（CA19-9）和癌胚抗原（CEA）等指标，可辅助卵巢肿瘤的诊断，并对诊断肿瘤的类型也有一定参考价值，还可用于判断治疗的效果。

（1）CA125　CA125是一种糖蛋白，存在于体腔上皮及米勒管中，当这些器官发生病变时血清CA125相应升高，尤其以上皮性恶性卵巢肿瘤升高为显著，所以CA125又称上皮性恶性卵巢肿瘤的相应抗原。CA125在卵巢癌的早期诊断中具有重要意义。

（2）HE4　HE4于2009年被美国食品药品监督管理局（FDA）批准用于卵巢癌患者的病情监测，但不适宜用于筛查。

（3）CA19-9、CEA　在黏液性肿瘤及消化道肿瘤中可能升高。

（4）血清AFP　在某些卵巢生殖细胞肿瘤（如内胚窦瘤、胚胎性癌和混合性肿瘤）中，AFP水平明显升高，通常>1 000μg/L，尤其是单纯内胚窦（卵黄囊）瘤，AFP水平可>10 000μg/L。

（5）HCG　在非孕期多为肿瘤产生，其敏感性、特异性较高，对卵巢原发性绒癌、胚胎癌、混合性生殖细胞肿瘤等有诊断价值。

（6）性激素　粒层细胞瘤、卵泡膜瘤可产生较高水平雌激素；黄素化时，也可以分泌睾丸素。浆液性、黏液性或纤维上皮瘤有时也可以分泌一定量的雌激素。

4. 细胞学检查　在腹水或腹腔冲洗液中查找肿瘤细胞，对肿瘤分期的判断和治疗方法的选择有意义，必要时还可对胸腔积液进行检查确定有无胸腔转移。

（三）鉴别诊断

卵巢良性肿瘤需要鉴别的疾病有：

1. 卵巢非赘生性囊肿　滤泡囊肿和黄体囊肿最常见。多为单侧，直径<5cm，壁薄，暂行观察或口服避孕药，2~3个月内自行消失，可于月经后复查。若持续存在或长大，应考虑为卵巢肿瘤。

2. 输卵管卵巢囊肿　为炎性囊性积液，常有不孕或盆腔感染史，两侧附件区见条形囊性肿块，边界较清，活动受限。

3. 子宫肌瘤　浆膜下肌瘤或肌瘤囊性变易与卵巢实体瘤或囊肿混淆。肌瘤常为多发性，与子宫相连，检查时肿瘤随宫体及宫颈移动。超声检查可协助鉴别。

4. 妊娠子宫　妊娠早期或中期时，子宫增大变软，峡部更软，三合诊时宫体与宫颈似不相连，易将宫体误认为卵巢肿瘤。但妊娠妇女有停经史，行HCG测定或超声检查即可鉴别。

5. 腹水　大量腹水应与巨大卵巢囊肿鉴别。腹水常有肝病、心脏病、腹腔结核史，平卧时腹部两侧突出如蛙腹，叩诊腹部中间鼓音，两侧浊音，移动性浊音阳性；超声检查见不规则液性暗区，液平面随体位改变，其间有肠曲光团浮动，无占位性病变。巨大囊肿平卧时腹部中间隆起，叩诊浊音，腹部两侧鼓音，无移动性浊音，边界清楚；超声检查见圆球形液性暗区，边界整齐光滑，液平面不随体位移动。

（四）肿瘤分类

卵巢良性肿瘤约占卵巢肿瘤的75%，其从组织学分类分为三大类。

1. **卵巢上皮性肿瘤** 最常见的良性卵巢上皮性肿瘤包括卵巢浆液性肿瘤和卵巢黏液性肿瘤。其中卵巢浆液性肿瘤占卵巢良性肿瘤的25%，多发于30～40岁女性；以单侧为多。外观呈灰白色，表面光滑，多为单房性，囊壁较薄，囊内含淡黄色清亮透明的液体，有部分病例可见内壁有乳头状突起，群簇成团或弥漫散在，称乳头状浆液性囊腺瘤。乳头可突出囊壁，在囊肿表面蔓延生长，甚至侵及邻近器官，如伴有腹水者，则多已发生恶变。卵巢黏液性肿瘤占卵巢良性肿瘤的20%，多发于30～50岁女性，多为单侧。肿瘤表面光滑，为灰白色，呈多房性，囊内含藕粉样黏液，偶见囊壁内有乳头状突起，称乳头状黏液性囊腺瘤（图5-1-1），若囊壁破裂，瘤细胞可种植于腹膜及内脏表面，产生大量黏液，称腹膜黏液瘤。

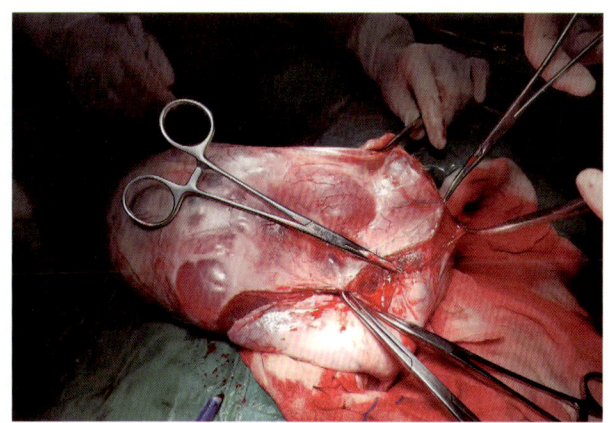

图5-1-1　卵巢乳头状黏液性囊腺瘤

2. **卵巢性索间质肿瘤** 卵巢卵泡膜纤维瘤（图5-1-2）来源于原始性腺中的性索及间质组织。该病发病率低，仅占所有卵巢肿瘤的2%～5%，但在所有卵巢性索间质肿瘤中又属最常见的肿瘤，约占所有性索间质肿瘤的76.5%。目前认为该病为良性肿瘤，常常为单侧发病，几乎均发生于青春期后，40岁以上的中老年妇女多见。尽管卵泡膜纤维瘤为良性肿瘤，但部分肿瘤出现恶性肿瘤的表现，即可伴发胸腔积液或腹水，这种伴发胸腔积液或腹水的卵泡膜纤维瘤又称为Meigs综合征。Meigs综合征在瘤体巨大的卵巢卵泡膜纤维瘤患者中更常见。卵泡膜纤维瘤合并腹水，在良性肿瘤中十分少见，是卵泡膜纤维瘤的特征表现。卵泡膜纤维

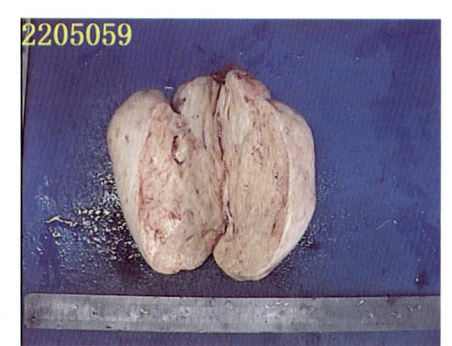

图5-1-2　卵巢卵泡膜纤维瘤

瘤瘤体多呈实性，分叶状、质硬、均质灰白色，通常无粘连。瘤体大小差异很大，平均直径为6cm。肿瘤较大或合并出血坏死时可发生囊性变。

卵泡膜纤维瘤患者的临床症状多样，患者可因扪及肿块就诊，亦可因腹胀、胸闷气短和排尿困难等就诊。临床上近半数以上的患者可出现腹痛症状，肿瘤较大者随患者体位变化容易出现蒂扭转，从而导致急性、持续性的腹痛。由于部分卵泡膜纤维瘤具有内分泌功能，临床上可见阴道不规则流血等现象。部分患者可无症状而于体检时或无意中发现。卵泡膜细胞可以分泌雌激素，子宫内膜增生，可以表现为闭经。大约1/3的患者出现子宫内膜增生过度，甚至癌变。特别是绝经后出血。月经不调、阴道出血大多是早期症状，盆腔包块是晚期体征。

3. 生殖细胞肿瘤　最常见的良性生殖细胞肿瘤为成熟畸胎瘤（图5-1-3），又称为囊性畸胎瘤或皮样囊肿，占卵巢良性肿瘤的10%～20%，多发于30岁以下的生育年龄女性。肿瘤多为成人手拳大小，直径多<10cm，单侧居多，约25%为双侧，外观为圆形或椭圆形，呈黄白色，表面光滑，囊壁较厚，切面多为单房，囊内常含皮脂及毛发，亦可见牙齿、骨、软骨及神经组织，偶见甲状腺组织。畸胎瘤是来源于卵巢的生殖细胞的，也就是卵细胞的肿瘤（男性来源于精原细胞）。生殖细胞将来会发育成

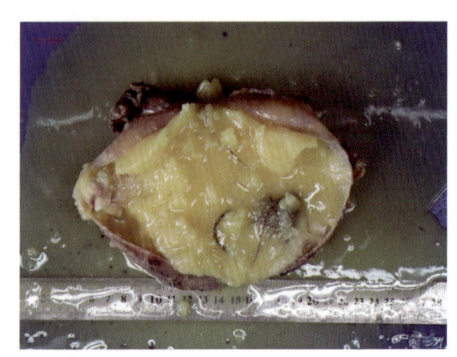

图5-1-3　卵巢成熟性囊性畸胎瘤

胚胎，能发育成不同的组织细胞，发育成身体其他部分的组织，医学上叫作"多能干细胞"。当生殖细胞发生肿瘤的时候，组织就非常多样化，而不会像其他肿瘤一样只有一种肿瘤细胞，因此畸胎瘤中往往有很多的组织成分，手术中能看到头发、骨骼、脂肪、脑组织等，因此取名"畸胎"。对于卵巢畸胎瘤患者，如果有神经精神症状、脑脊液和血清抗N-甲基-D-天冬氨酸受体NMDAR抗体检查阳性即可诊断为抗NMDAR脑炎。治疗上应尽早切除卵巢畸胎瘤，并行免疫治疗。正确认识疾病，准确诊断，有助于改善预后。卵巢畸胎瘤合并抗NMDAR脑炎表现复杂，相关护理困难。

三、治疗原则

1. 有资料显示，排除了非赘生性可能的卵巢肿瘤均应手术切除，以免发生并发症；也有指南指出大多数直径<10cm的无症状肿块，且特征为良性，可保守治疗。如行手术治疗，推荐使用腹腔镜卵巢囊肿切除，而不是开腹和抽吸。

2. 年轻的畸胎瘤病例，应尽量做患侧肿瘤剔除术并仔细检查对侧卵巢。

3. 手术时应尽量将肿瘤完整取出，避免破溃或肿瘤内容物溢入腹腔。

4. 卵巢肿瘤术前难以确定良、恶性，故应充分做好各种术前准备，切除卵巢肿瘤后应立即

剖检，常规送快速（冰冻）切片病理检查，确诊为恶性者按恶性肿瘤处理。对可疑恶性或不能排除恶性可能的卵巢肿瘤，术前应做好双侧附件及全子宫切除的准备。

5. 年轻或要求保留生育功能且肿瘤不大者，可行肿瘤剔除（剥出）术，较大肿瘤行患侧附件切除术，术前须排除卵泡囊肿、黄体囊肿、黄素囊肿、巧克力囊肿（即卵巢的子宫内膜异位囊肿）、输卵管伞端积液及输卵管卵巢囊肿（炎症性）等卵巢的瘤样病变。

6. 卵巢良性肿瘤合并蒂扭转、囊内出血、感染、盆腔嵌顿或囊壁破裂者，一经确诊，应立即手术。

7. 大型卵巢囊肿手术时，应尽可能将囊肿完整取出。如有粘连，应仔细分离，避免撕破囊壁。如延长切口仍不能取出时，可穿刺放出部分液体，但必须注意保护，勿使囊液流入腹腔，以防瘤细胞在其他组织上种植或引起化学性腹膜炎。

8. 手术方式选择

（1）腹腔镜手术、开腹手术或经阴道手术。

（2）充分注意无瘤原则前提下，可行腹腔镜手术。

（3）对于儿童、年轻患者多采取患侧卵巢肿瘤剔除术。而绝经后的患者采取患侧附件切除或双侧附件切除，也可行子宫加双侧附件切除术。

四、随访

1. 随访间隔　每6~12个月随访1次。
2. 随访内容

（1）症状　询问有无腹痛、包块、体重减轻等症状。

（2）全身体格检查　了解全身体表淋巴结有无肿大，盆腹腔有无异常包块。

（3）肿瘤标志物检测。

（4）必要时行盆腹腔超声、盆腔MRI等影像学检查。

五、诊治注意事项

1. 如果超声检查确定肿块的恶性风险较低，建议在初次评估后8~12周进行复查。对于在超声上表现出经典良性特征的肿块，可以将复查频率降低到每年1次，连续5年。对双侧卵巢良性肿瘤的年轻未孕患者可行肿瘤剜除术，保存部分卵巢构造，以维持月经及孕育功能。

2. 术前难以区别良、恶性时，应在手术时以肉眼查看，做出初步判别，并探查对侧卵巢是否正常，可见的良性肿瘤应一并剔除。若不能判别其性质，应行快速冰冻切片病理检查。

3. 手术切口宜足够长，剜出肿瘤时切忌挤压以免其破裂，防止瘤细胞在腹腔内种植。如实在难以完好掏出,可先行穿刺吸引放出液体,使肿瘤体积缩小然后掏出。

4. 一旦诊断为卵巢肿瘤蒂扭转应立即行手术,年轻未孕患者或保留卵巢意愿强烈患者,可复位后行肿瘤剔除,因肿瘤坏死、变脆而破裂应特别谨慎操作,目前无证据支持卵巢囊肿蒂扭转复位与发生血栓栓塞的相关性。

5. 对于直径<10cm的卵巢单纯性囊性肿块,恶性肿瘤的风险较低(<1%)。卵巢肿块直径≥5cm的患者发生卵巢扭转的风险增加。有症状的卵巢良性肿块,推荐腹腔镜手术,因为它不仅在技术上可行且安全,而且与开腹手术相比,具有住院时间短,康复时间短,疼痛和出血少的优点。然而,腹腔镜手术可能与囊肿内容物的溢出和随后的腹膜炎、细胞播种以及更长的手术时间有关,在单房浆液性肿块较大的情况下,可在脐部切开3cm,行荷包缝合后穿刺吸液,再剔除囊肿。腹腔镜手术时,还应注意检查腹膜表面、阑尾、上腹部、子宫直肠窝和膀胱。除了盆腔冲洗以进行细胞学检查外,如果术中怀疑为恶性肿瘤,建议对可疑表面进行活检,行组织病理学检查。

6. 卵巢囊肿切除术后卵巢组织的止血是必要的。应谨慎使用电灼术,以减少损害健康卵巢组织,尤其是在希望保留生育力的绝经前妇女中。其他止血技术包括用3-0可吸收线缝合。

(邹果芳)

第二节　卵巢交界性肿瘤

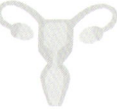

一、概述

卵巢交界性肿瘤(borderline ovarian tumors,BOT)于1929年由Taylor首次提出,认为该类肿瘤是一种特殊类型,其在病理形态学特征、生物学行为及预后方面介乎良性和恶性肿瘤之间,具有低度恶性潜能和一定的复发率,占卵巢上皮性恶性肿瘤的15%~20%。BOT平均发病年龄较卵巢癌提早10年,预后较好,5年生存率为95%,10年生存率为90%,约70%的患者就诊时为Ⅰ期,Ⅱ~Ⅲ期约29%,Ⅳ期患者不足1%。

二、诊断要点

(一)临床症状

约30%的卵巢交界性肿瘤患者无任何症状,部分患者可能有如盆腔疼痛、腹部疼痛、性生活疼痛等症状，少数患者可因肿瘤扭转或破裂引起急腹症，10%的患者可表现为阴道流血，另有少数晚期患者可伴腹水。

（二）体征

下腹部可触及肿物，无压痛或轻微压痛，质地中等。妇科检查于附件区可触及肿物，边界清楚，质地中等，肿物破裂时可有压痛，肿物质软。

（三）肿瘤标志物测定

1. CA125　浆液性卵巢交界性肿瘤（serous borderline ovarian tumor，sBOT）患者术前血清CA125水平升高，与肿瘤大小和FIGO分期呈正相关，但CA125水平正常也不能排除sBOT。在复发的BOT患者中，CA125升高是转移灶存在的预测因素，也是sBOT复发的独立预测因子，其敏感性为33%~66.6%。

2. CA19-9　CA19-9是黏液性交界性肿瘤的肿瘤标志物，在胃肠道肿瘤、食管癌和胰腺癌中CA19-9水平升高。黏液性卵巢交界性肿瘤（mucinous borderline ovarian tumor，mBOT）患者术前CA19-9水平随肿瘤大小和FIGO分期而增加。

3. 其他肿瘤标志物　HE4、CEA、AFP可作为鉴别BOT和卵巢恶性肿瘤的参考指标，对于影像学不能确定性质的卵巢肿瘤，建议行血清HE4和CA125检测并使用卵巢恶性肿瘤风险预测模型（ROMA）评分。

（四）影像学检查

1. 超声检查　是附件肿瘤的首选检查方法。如果超声显示卵巢囊肿内见乳头状物，应考虑卵巢交界性肿瘤（图5-2-1A），sBOT的双侧发生率可高达50%。BOT在超声下缺乏特异性表现，很难将BOT与卵巢良、恶性肿瘤区分开来，mBOT超声下可见囊壁增厚，多房（图5-2-1B）。

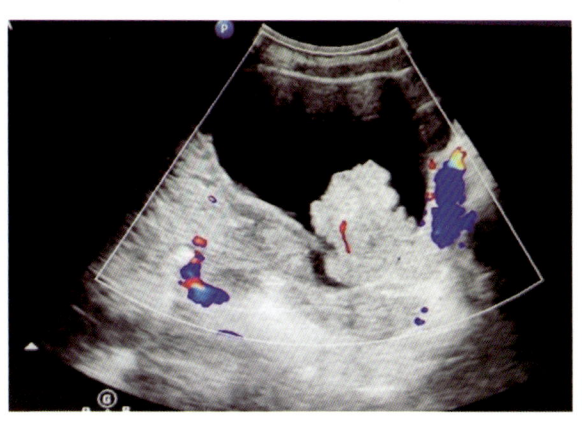 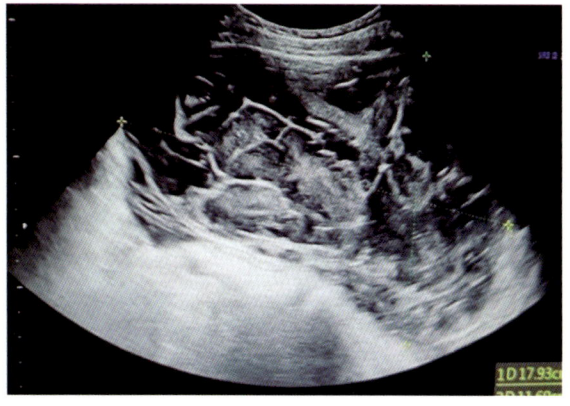

A　　　　　　　　　　　　　　　B

图5-2-1　盆腔超声检查

A.sBOT可见囊实性的包块，实性部分呈菜花状稍强回声，有条状血流信号。B.mBOT可见多房囊性包块，内见分隔光带多且杂乱，液性暗区内透声差，提示液体黏稠。

2. 其他影像学检查　当超声检查不确定或疑诊BOT时，建议进行MRI检查，MRI检查有助于BOT与卵巢恶性肿瘤的鉴别诊断。CT检查有助于排除腹膜癌，PET-CT较少用于BOT的初筛。

3. 妊娠合并BOT的影像学检查　妊娠期区分BOT和功能性囊肿有一定困难，盆腔超声是妊娠相关的附件肿块的首选检查方法，对于超声检查不确定的附件肿块，建议在妊娠第12周以后做盆腔MRI。妊娠合并sBOT的超声表现与非妊娠期一致：囊性为主，附壁见多发乳头状实性稍强回声（图5-2-2）。

4. BOT复发的影像学检查　sBOT的复发通常表现为薄壁囊肿，属单房囊肿，<2cm的囊肿也不应忽视；mBOT复发表现为多房或实性多房囊肿。非浸润性复发包块的典型特征是超声下出现"月牙征"，并见囊实性病灶，实性部分呈不均匀稍强回声，还可见血流信号（图5-2-3），推荐经阴道和腹部联合超声检查来监测复发与否。

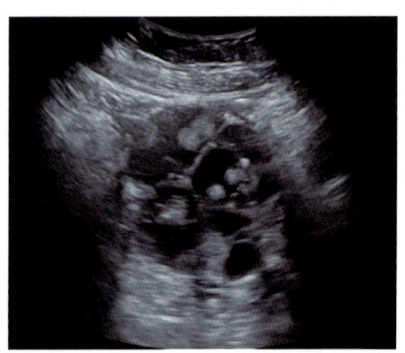

图5-2-2　妊娠合并sBOT超声表现
附件区见混合回声包块，见多条分隔光带，光带上多个乳头状高回声结节，内见条状血流信号。

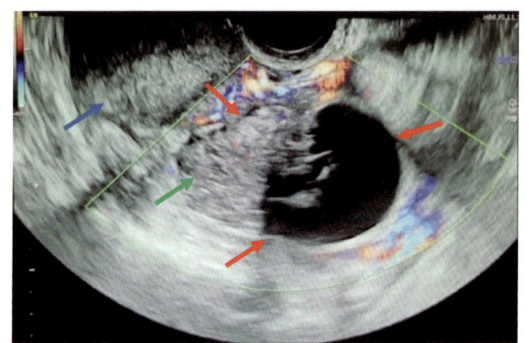

图5-2-3　复发sBOT的超声图像
蓝色箭头指示为子宫图像，其右侧可见一囊实性混合回声包块（红笔箭头所示），大小约57mm×36mm，边界清，与子宫分界清，内可见暗区及密集弱光带（绿色箭头所示），彩色多普勒显示实性部分内有点状血流信号。

（五）BOT的病理诊断

1. BOT的最终确诊　术中应常规进行快速冰冻病理学检查来指导手术范围。但术中冰冻结果和术后常规病理检查结果在BOT诊断中的总符合率为70%左右，约20%的患者诊断不足，而10%左右的患者诊断过度。

2. BOT的分子病理诊断　没有任何生物分子标志物被推荐用于BOT的诊断，*TILs*、*BRAF*和*KRAS*突变分析尚不规范，但对预后可能有影响，不推荐对交界性卵巢肿瘤患者进行包括*BRCA*、*MMR*、*BRAF*、*KRAS*等基因做常规检测。

三、临床分期

迄今对交界性卵巢肿瘤没有形成独立的分期系统，鉴于组织发生学与卵巢癌具有同源性，一一般采用卵巢癌的分期标准进行分期。本表5-2-1为AJCC卵巢、输卵管肿瘤与原发性腹膜癌第八版分期。

表5-2-1 2018年卵巢、输卵管肿瘤及原发性腹膜癌AJCC分期（第八版）

TNM分期	FIGO分期	标准
T分期		
T_x		原发肿瘤无法评估
T_0		无原发肿瘤证据
T_1	I	肿瘤局限于（单侧或双侧）卵巢（输卵管）
T_{1a}	I A	肿瘤局限于一侧卵巢（输卵管），包膜完整，腹水或腹腔冲洗液中无恶性细胞
T_{1b}	I B	肿瘤局限于一侧或两侧卵巢（输卵管），包膜完整，卵巢或输卵管表面无肿瘤，腹水或腹腔冲洗液中无恶性细胞
T_{1c}	I C	肿瘤局限于一侧或两侧卵巢（输卵管），有下列特征之一：
T_{1c1}	I C1	术中包膜破裂
T_{1c2}	I C2	术前包膜破裂或者卵巢（输卵管）表面有肿瘤
T_{1c3}	I C3	腹水或腹腔冲洗液中有恶性细胞
T_2	II	一侧或两侧卵巢，有盆腔浸润和/或种植
T_{2a}	II A	直接浸润和/或种植到子宫和/或输卵管，和/或卵巢
T_{2b}	II B	直接浸润和/或种植到盆腔其他组织
T_3	III	一侧或两侧卵巢（输卵管/腹膜癌），伴镜下证实的盆腔以外的腹膜转移，和/或腹膜后（盆腔和/或腹主动脉旁）淋巴结转移
T_{3a}	III A	镜下可见的盆腔外腹膜转移，伴或不伴有腹膜后淋巴结转移；
T_{3b}	III B	肉眼可见的盆腔外腹膜转移，转移灶最大径≤2cm，伴或不伴腹膜后淋巴结转移
T_{3c}	III C	肉眼可见的盆腔外腹膜转移，转移灶最大径>2cm，伴或不伴腹膜后淋巴结转移
N分期		
N_X		区域淋巴结无法评估
N_0		无区域淋巴结转移
$N0_{(i+)}$		区域淋巴结中发现的肿瘤细胞<0.2mm
N_1	III A1	有腹膜后淋巴结转移（组织学证实）
N_{1a}	III A1i	转移灶最大径达到10mm

续表

TNM分期	FIGO分期	标准
N₁ᵦ	ⅢA1ii	转移灶最大径>10mm

M分期

M₀		无远处转移
M₁	Ⅳ	远处转移，包括胸腔积液细胞学阳性，肝脏、脾脏实质的转移，腹腔外器官的转移（包括腹股沟淋巴结及腹腔外淋巴结），肠壁受累
M₁ₐ	ⅣA	胸腔积液细胞学阳性
M₁ᵦ	ⅣB	肝脏、脾脏实质的转移，腹腔外器官的转移（包括腹股沟淋巴结及腹腔外，淋巴结），肠壁受累

适用于原发于卵巢、输卵管及腹膜的恶性肿瘤

四、手术治疗

（一）手术原则和手术入径

1. 原则 交界性卵巢肿瘤的治疗以手术为主。依据患者的年龄、生育要求、组织学类型、肿瘤期别、初治或复发情况等综合考虑。

2. 手术入径选择 选择腹腔镜还是开腹手术目前仍有争议，有不少文献表明，经腹腔镜手术可能增加复发风险。早期患者，术前影像检查明确显示卵巢囊肿囊内乳头时，腹腔镜下囊肿剥除难以避免囊肿破裂，因此应避免经腹腔镜行囊肿剥除，必要时考虑附件切除。腹腔镜手术时应在无瘤原则的基础上完整切除肿瘤，避免肿瘤破裂和内容物外溢，相较传统腹腔镜，单孔腹腔镜在取标本方面更有优势，见图5-2-4。对术前有囊外乳头或盆腹腔播散患者，应选择开腹手术。无论选择何种手术入经，都应遵循无瘤防御原则，尽量减少肿瘤破裂的发生，降低术后复发率。

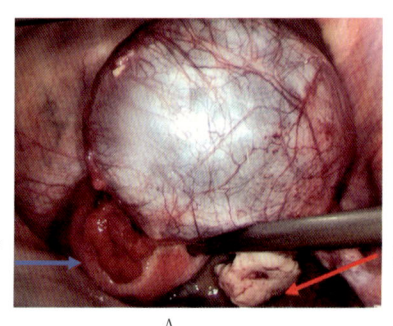
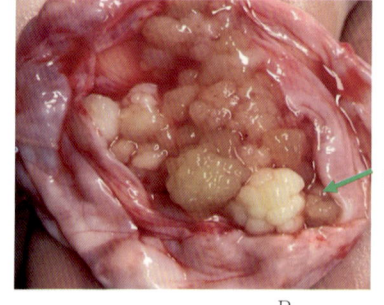

图5-2-4 交界性输卵管系膜肿物
A.可见正常子宫及输卵管（蓝色箭头所示）、卵巢（红色箭头所示），肿物位于输卵管系膜。B.肿物内见多个菜花样病灶，病理提示交界性肿物（绿色箭头所示）。

（二）手术方式

1. 初次手术

（1）保留生育功能的手术（fertility sparing surgery，FSS） 又叫保守性手术。临床上，75%的BOT为FIGO分期Ⅰ期，而早期（Ⅰ期）BOT患者5年生存率与10年生存率分别为95%~97%和70%~95%，晚期（Ⅱ~Ⅲ期）5年生存率为65%~87%。因此，建议有生育要求的早期BOT患者，均可行保留生育功能的手术。保留生育功能的手术选择见图5-2-5。

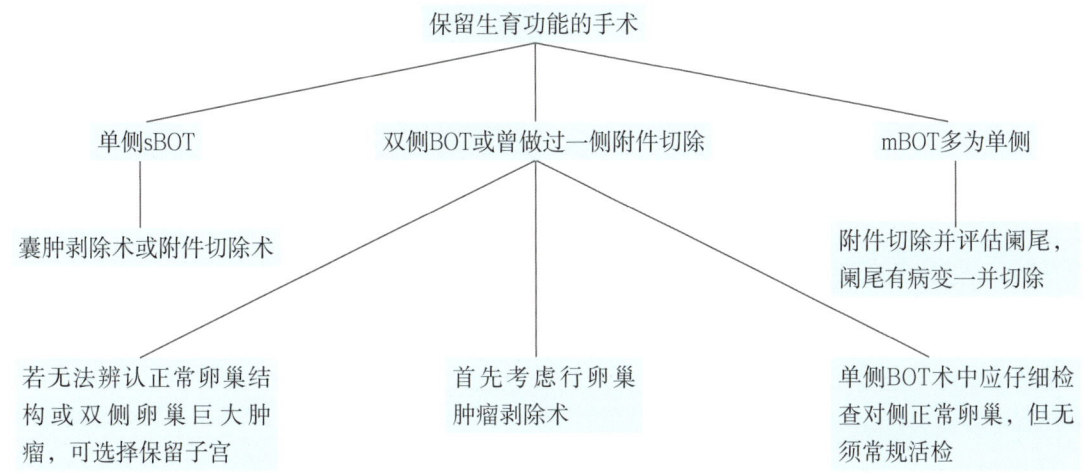

图5-2-5　早期卵巢交界性肿瘤保留生育功能的手术选择

（2）保留子宫的手术　早期（临床Ⅰ期）sBOT和mBOT的子宫转移率不足2%，不建议行子宫切除术；对于早期的子宫内膜样BOT，因有52%的患者发现子宫内膜异常，其中一半有浸润性病变，保留子宫宜慎重。对于年轻的早期BOT患者，保留内分泌功能可以提高患者的生活质量，但需要严密的随访观察和患者充分的知情同意。

（3）全面分期手术　对所有卵巢外种植、无生育要求患者均应进行全面分期，包括盆腹腔全面探查、取盆腹腔冲洗液行细胞学检查、可疑腹膜病变活检或盆腹腔腹膜多点活检、大网膜切除，以及子宫附件的适当手术。任何组织类型的BOTs均应检查阑尾，外观异常时应切除。早期浆液性和黏液性BOTs，子宫浆膜面无异常时可不切除子宫，子宫内膜样BOTs若无生育要求，建议切除子宫。不推荐盆腔或腹主动脉旁淋巴结系统性清扫，但须切除可疑或肿大的淋巴结。见图5-2-6。

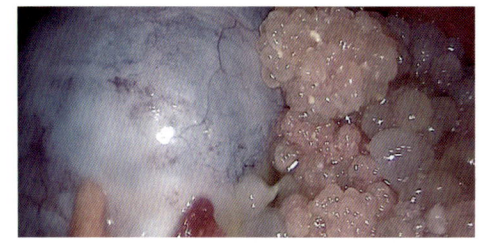

图5-2-6　交界性浆液性卵巢肿瘤
右卵巢肿物伴水泡状菜花样病灶，腹腔内较多腹水，腹水中漂浮大量水泡状肿物。

2. 再次手术

（1）补充手术　初次手术未能完成全面分期者，在进一步完善胸、腹及盆腔增强CT检查后进行补充手术。①有生育要求且存在残留病灶患者，不管有无浸润性种植，均可观察或行FSS手术以及残留病灶切除术；对有浸润性种植患者，也可按照低级别浆液性上皮性癌处理。②无生育要求且有残余病灶患者，不管有无浸润性种植，均可观察或行全面分期手术以及残留病灶切除术；对有浸润性种植患者，也可按照低级别浆液性上皮性癌处理。③初次手术后未发现病灶残留，可随访观察。④初次已完成全面分期手术者，若存在卵巢外浸润性种植，则按照低级别浆液性上皮性癌处理。⑤对于mBOT行再次手术时，建议评估阑尾，仅在阑尾异常时才需要切除。

（2）复发及手术　BOT复发类型几乎是交界性的（图5-2-7），进展为浸润性癌的风险仅为2%~3%，复发也可通过二次手术治疗，并不影响总体生存率。FSS患者手术后的复发风险为0~25%，最常见于残余卵巢复发，而双侧附件切除术后复发风险为0~5%。大部分sBOT的复发为远期复发，23%的复发出现在初次治疗5年后，有的患者甚至在手术

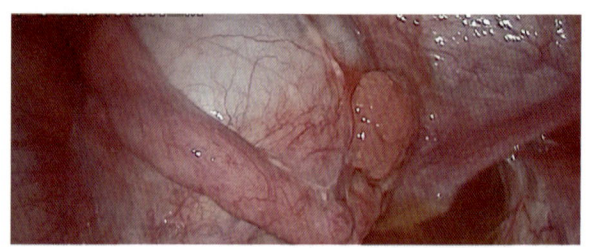

图5-2-7　复发性卵巢交界性肿瘤
右侧附件已切除，左侧卵巢肿物，表面见菜花样物，卵巢肿物内充满类似菜花样病灶。

15年后复发，并且随着随访时间的延长，sBOT癌变的发生率逐渐升高。对于mBOT的复发，目前数据有限，mBOT伴上皮内癌患者，总体生存率是95%~100%，而mBOT伴微小浸润癌的复发率是5%，肿瘤相关死亡率<5%，但还需要大样本的临床研究。BOT手术后出现复发时，可行手术探查和减瘤术。

（三）手术后处理

1. 交界性卵巢肿瘤术后激素补充治疗（hormone replacement therapy，HRT）　mBOT患者激素敏感性缺乏，对于45岁以下患者，推荐进行HRT。而对于sBOT患者，如伴微乳头、微浸润、浸润性种植等高危因素时应用HRT需要谨慎；如果没有以上高危因素的45岁以下患者，可以使用HRT，但需定期评估风险。

2. 交界性卵巢肿瘤的化疗　BOT术后是否化疗存在争议，因为没有明确证据证明术后化疗可以降低BOT的复发或改善患者的预后，而化疗的副作用可能影响患者的生存率。有学者建议对具有包括肿瘤残留或破裂、分期晚、腹腔冲洗液细胞学检查阳性及浸润性种植等高危因素的患者，术后可进行化疗。而2021年版中国指南建议，所有期别的BOT患者，在进行满意的手术后，如果转移灶也是交界性肿瘤，术后可以不进行辅助化疗，但对盆腹腔播散性病灶，如果病理结果为浸润性种植应该进行化疗，化疗获益的证据亦有限。

五、预后与随访

（一）预后

sBOT的预后与肿瘤分期、FSS手术、双侧卵巢受累、年龄>40岁、残留病灶、浸润性种植、微乳头结构、微浸润等有关。总之，交界性卵巢肿瘤预后较好，但有远期复发的可能，对于交界性卵巢肿瘤患者，尤其是行FSS手术的sBOT肿瘤患者，需要长期甚至终身随访。

（二）随访

1. 随访间隔　第1~2年，每2~4个月1次；第3~5年，每4~6个月1次；5年后，每6~12个月1次。
2. 随访内容　①询问症状，并进行体检。②检测肿瘤标记物。③根据临床需要，完善胸部、腹部及盆腔CT或MRI检查。④根据临床需要，进行血常规及生化检查。

六、诊治注意事项

（一）医患沟通

1. 关于术中的快速冰冻病理检查　术中冰冻在所有卵巢肿瘤诊断中的敏感度为65%~97%，特异度为97%~100%，其中sBOT的敏感度为92%而mBOT仅为62%，大多数情况需要根据术后的免疫组化确诊。因此，对于所有卵巢肿瘤患者，在术前谈话中需要反复向患者及家属强调术中冰冻的不确定性。术中更应该就冰冻病理结果反复与患者家属谈话并签字，谈话的内容重点是交代病理结果可能有诊断不足或诊断过度及可能需要再次手术的情况。

2. 关于手术　BOT的手术选择，除了考虑患者的生育要求外，还要考虑患者的年龄。

（1）单侧卵巢交界性肿瘤　对于<40岁的早期患者，多不主张进行分期手术，因为手术范围过大会造成盆腔粘连，导致术后不育；同时，早期患者术后几乎不需要进行化疗。

（2）双侧卵巢交界性肿瘤　只要有正常卵巢组织存在，可仅行肿瘤剥除术，保留生育功能。

（3）期别较晚的BOT　只要对侧卵巢和子宫未受累，无外生型乳头结构及浸润性种植，也可考虑进行FSS手术，但术后复发率为10%~42%，因此，治疗前必须反复向患者和家属交代FSS手术的利弊和风险，征得其理解和同意，并签署治疗同意书。

3. 关于生育力　所有的年轻BOT患者在行保留生育功能手术前都应进行含生殖科在内的多学科诊疗，并进行卵巢功能评估，应告知患者及家属可能对未来生育力有影响和可选择的生育力保护措施，医生与患者充分沟通协商后做出临床决策，约50%的患者术后可以自然妊娠，但另一部分需考虑行辅助生殖。

（二）手术要点

1. FSS手术方式　单侧附件切除术、单侧附件切除术+对侧卵巢肿瘤切除术、单侧卵巢肿瘤切除术、双侧卵巢肿瘤切除术、双附件切除术。术中应行全腹探查和腹腔冲洗液细胞学检查，切除所有肉眼可见的可疑腹膜病变和腹膜多点活检，若存在浸润性种植，保守性手术需慎重。

2. 淋巴结切除术　BOT淋巴结切除术可能有助临床分期，但并不提高总体生存率，对于微乳头型的sBOT或存在浸润性种植、淋巴结肿大以及不良预后因素时，推荐行系统性腹膜后淋巴结切除术；而早期卵巢交界性肿瘤和保留生育功能的卵巢交界性肿瘤，不推荐行淋巴结切除术。

3. 大网膜切除术　大网膜切除和腹膜多点活检可使近30%的患者提高分期并可能影响预后，因此建议全面分期手术或伴有卵巢外种植且无生育要求的患者进行腹膜多点活检和大网膜切除。

（三）卵巢交界性肿瘤与妊娠

1. 卵巢交界性肿瘤术后的辅助生殖技术　BOT术后盆腔粘连的发生、卵巢储备功能受损等均降低患者自然受孕率，需行辅助生殖技术助孕。对BOT术后不孕或不孕高危因素者，应尽早寻求合适的辅助生殖技术助孕。

（1）生育力保护　当BOT患者不能保留附件或仅有一侧卵巢的患者复发时，患者可考虑采用卵巢皮质冷存、成熟或未成熟的卵母细胞冷冻保存等措施进行生育力保护。但卵巢皮质保存技术存在冻存的卵巢组织再移植后肿瘤细胞种植的问题。

（2）辅助生殖　多项研究表明，早期BOT患者行IVF-ET助孕是安全有效的，在晚期或微乳头型BOT患者中应用促排卵治疗有加速疾病进展的可能，因此，对于晚期卵巢交界性肿瘤患者应该谨慎选择ART。

2. 妊娠期BOT的处理

（1）妊娠早期发现可疑BOT时，可在妊娠12周以后行腹腔镜或剖腹探查术。

（2）妊娠晚期发现可疑BOT时，可采取密切监测的处理方式直至分娩。

（3）妊娠晚期若在观察过程中发现肿瘤进行性增大，超声提示肿瘤实性组织出现异常血流，则需根据胎儿成熟度酌情提前终止妊娠。

（4）若为自然分娩则产后择期行手术治疗。

（5）若为剖宫产则术中同时行卵巢肿瘤切除术，并根据术中冰冻病理结果决定下一步手术方式。

（张颖）

第三节 卵巢恶性肿瘤

一、概述

卵巢癌恶性程度高,大部分确诊于晚期,是致死率最高的女性生殖系统恶性肿瘤。随着对卵巢癌发生、发展本质的认识和药物的研究进展,卵巢癌的治疗已由手术、化疗,演进为手术、化疗和靶向治疗相结合的精准治疗。重视卵巢癌诊治全程管理的理念,提高卵巢癌整体诊治水平,规范整体诊疗行为,对于改善卵巢癌患者预后意义重大。

二、诊断要点

(一)临床表现

1. 症状

(1)早期 常无症状,可在体检时偶然发现。

(2)晚期 可表现为腹胀、腹痛或其他消化道症状,如便秘、腹泻,或出现消瘦、贫血等。部分患者伴有不规则阴道流血或绝经后出血。

2. 体征 锁骨上窝、腋窝或腹股沟可触及肿大的淋巴结。腹水征常阳性,有时可扪及腹部肿块或脐部结节,单侧或双侧下肢出现水肿。妇科检查可扪及单侧或双侧附件区肿块,实性或囊实性,表面光滑或凹凸不平,活动差,直肠子宫陷凹可触及质硬结节或肿块。

(二)辅助检查

1. 肿瘤标记物 不同种类的肿瘤标记物升高,对估计卵巢肿瘤病理类型有帮助。基于CA125和HE4检测的卵巢癌风险预测值(risk of ovarian malignancy algorithm,ROMA)有助于鉴别盆腔肿物的良、恶性。抗米勒管激素(anti-Mullerian hormone,AMH)可作为绝经后或卵巢切除术后颗粒细胞肿瘤标记物(表5-3-1)。

表5-3-1 肿瘤标记物与相关卵巢肿瘤病理类型

血清肿瘤标记物	相关肿瘤病理类型
CA125	上皮性肿瘤，尤其是浆液性肿瘤
HE4*	上皮性肿瘤
CEA、CA19-9	卵巢黏液性肿瘤，消化道系统来源的卵巢转移性肿瘤
AFP	卵黄囊瘤
HCG	绒癌，胚胎癌
AMH	颗粒细胞肿瘤

注 *：HE4升高需注意排除肾功能不全。

2. 影像检查

（1）超声检查 根据肿物的囊实性、囊内有无乳头判断肿块性质。

（2）MRI或CT 可较好判断肿物性质，以及肿物与周围器官的关系，可以判断盆腔及腹主动脉旁淋巴结有无发生转移。

（3）PET-CT 对于晚期卵巢癌，PET-CT评估更全面。

3. 胃肠镜检查 治疗前胃肠镜检查，帮助排除胃肠道原发肿瘤，相关指征如下：

（1）存在明显胃肠道症状。

（2）盆腔肿物为实性或双侧。

（3）胃肠道相关肿瘤指标异常升高，如CA199、CEA明显升高、CA125/CEA＜25。

（4）诊断或怀疑为林奇综合征。

（5）晚期伴盆腹腔广泛转移者。

（6）大便潜血试验阳性。

（三）病理类型

卵巢肿瘤种类繁多，上皮性肿瘤最常见，约占90%以上。性索间质肿瘤和生殖细胞肿瘤各占5%～6%和2%～3%。在上皮性卵巢癌中，高级别浆液性癌、子宫内膜样癌、透明细胞癌和黏液性癌分别占70%、10%、10%和3%，低级别浆液性癌比例不到5%。"低度恶性潜能肿瘤"的名称已于2003年改为"交界性肿瘤"，其浸润性种植从组织形态学和生物学行为上更接近低级别浆液性癌。

目前推荐采用2020年世界卫生组织（WHO）卵巢肿瘤组织病理学分类（表5-3-2）。

表5-3-2　2020年WHO卵巢肿瘤组织病理学分类

分类		良恶性	分类		良恶性
浆液性肿瘤	浆液性囊腺瘤，非特指	良性		平滑肌肉瘤，非特指	恶性
	浆液性表面乳头状瘤	良性		恶性潜能未定的平滑肌肿瘤	交界性
	浆液性腺纤维瘤，非特指	良性		黏液瘤，非特指	良性
	浆液性囊腺纤维瘤，非特指	良性	混合性上皮性/间叶源性肿瘤	腺肉瘤	恶性
	浆液性交界性肿瘤，非特指	交界性			
	浆液性交界性肿瘤，微乳头亚型	原位癌	性索间质瘤		
	非侵袭性低级别浆液癌	原位癌	单纯间质肿瘤	纤维瘤，非特指	良性
	低级别浆液性腺癌	恶性		富细胞性纤维瘤	交界性
	高级别浆液性腺癌	恶性		卵泡膜细胞瘤，非特指	良性
黏液性肿瘤	黏液性囊腺瘤，非特指	良性		黄素化卵泡膜细胞瘤	良性
	黏液性腺纤维瘤，非特指	良性		硬化性间质瘤	良性
	黏液性交界性肿瘤	交界		微囊性间质瘤	良性
	黏液性腺癌	恶性		印戒细胞间质瘤	良性
子宫内膜样肿瘤	子宫内膜样囊腺瘤，非特指	良性		卵巢Leydig细胞瘤，非特指	良性
	子宫内膜样腺纤维瘤，非特指	良性		类固醇细胞瘤，非特指	良性
	子宫内膜样交界性肿瘤	交界性		恶性类固醇细胞瘤	恶性
	子宫内膜样腺癌，非特指	恶性		纤维肉瘤，非特指	恶性
	浆—黏液性癌	恶性	单纯性索肿瘤	成年型颗粒细胞瘤	恶性
透明细胞肿瘤	透明细胞囊腺瘤	良性		幼年型颗粒细胞瘤	交界性
	透明细胞腺纤维瘤	良性		Sertoli细胞瘤，非特指	交界性
	透明细胞交界性肿瘤	交界性		环状小管性索间质瘤	交界性
	透明细胞癌，非特指	恶性	混合性性索间质肿瘤	Sertoli-Leydig细胞瘤，非特指	交界性
Brenner肿瘤	Brenner瘤，非特指	良性		高分化型	良性
	交界性Brenner瘤	交界性		中分化型	交界性
	恶性Brenner瘤	恶性		低分化型	恶性
其他类型癌	中肾样腺癌	恶性		网状型	交界性
	未分化癌，非特指	恶性		性索肿瘤，非特指	交界性
	去分化癌	恶性		男性母细胞瘤	交界性
	癌肉瘤，非特指	恶性	生殖细胞肿瘤	良性畸胎瘤	良性
	混合细胞腺癌	恶性		未成熟畸胎瘤，非特指	恶性
间叶源性肿瘤	低级别内膜间质肉瘤	恶性		无性细胞瘤	恶性
	高级别内膜间质肉瘤	恶性		卵黄囊瘤，非特指	恶性
	平滑肌瘤，非特指	良性		胚胎癌，非特指	恶性
				绒癌，非特指	恶性
				混合性生殖细胞肿瘤	恶性

续表

分类		良恶性
单胚层畸胎瘤和起源于皮样囊肿的体细胞型肿瘤	良性卵巢甲状腺肿，非特指	良性
	恶性卵巢甲状腺肿	恶性
	甲状腺肿类癌	交界性
	畸胎瘤伴恶性转化	恶性
	囊性畸胎瘤，非特指	良性
生殖细胞—性索间质肿瘤	性母细胞瘤	交界性
	分割性性腺母细胞瘤	
	未分化性腺组织	
	混合性生殖细胞—性索—间质肿瘤，非特指	交界性
杂类肿瘤	卵巢网腺瘤	良性
	卵巢网腺瘤	恶性
	Wolffian肿瘤	交界性
	实性假乳头状肿瘤	交界性

分类		良恶性
	小细胞癌，高钙血症型	恶性
	小细胞癌，大细胞亚型	恶性
	Wilms肿瘤	恶性
肿瘤样病变	卵泡囊肿	良性
	黄体囊肿	良性
	巨大孤立性黄素化卵泡囊肿	良性
	高反应性黄素化	良性
	妊娠黄体瘤	良性
	间质增生	良性
	间质泡膜细胞增生症	良性
	纤维瘤病	良性
	重度水肿	良性
	Leydig细胞增生	良性
卵巢转移性肿瘤		

（四）分期

采用国际妇产科联盟（FIGO）的手术病理分期，见表5-3-3。

表5-3-3 卵巢癌、输卵管癌、原发性腹膜癌手术病理分期（FIGO，2014年）

分期	标准
Ⅰ	肿瘤局限于卵巢或输卵管
ⅠA	肿瘤局限于一侧卵巢（包膜完整）或输卵管，卵巢和输卵管表面无肿瘤；腹水或腹腔冲洗液未找到癌细胞
ⅠB	肿瘤局限于双侧卵巢（包膜完整）或输卵管，卵巢和输卵管表面无肿瘤；腹水或腹腔冲洗液未找到癌细胞
ⅠC	肿瘤局限于一侧或双侧卵巢或输卵管，并伴有如下任何一项：
ⅠC1	术中肿瘤包膜破裂
ⅠC2	术前肿瘤包膜已破裂或卵巢、输卵管表面有肿瘤
ⅠC3	腹水或腹腔冲洗液中找到癌细胞
Ⅱ	肿瘤累及一侧或双侧卵巢或输卵管伴盆腔扩散（在骨盆入口平面以下）或原发性腹膜癌
ⅡA	肿瘤扩散至或种植到子宫和/或输卵管和/或卵巢
ⅡB	肿瘤扩散至其他盆腔内组织
Ⅲ	肿瘤累及单侧或双侧卵巢、输卵管或原发性腹膜癌，伴有细胞学或组织学证实的盆腔外腹膜转移，或腹膜后淋巴结转移
ⅢA	腹膜后淋巴结转移，伴或不伴有显微镜下盆腔外腹膜转移病灶
ⅢA1	仅有腹膜后淋巴结阳性（细胞学或组织学证实）
ⅢA1(i)	淋巴结转移灶最大径≤10mm（注意是肿瘤径线而非淋巴结径线）
ⅢA1(ii)	淋巴结转移灶最大径>10mm

续表

分期	标准
ⅢA2	显微镜下盆腔外腹膜受累，伴或不伴腹膜后阳性淋巴结
ⅢB	肉眼可见盆腔外腹膜转移，病灶最大径≤2cm，伴或不伴腹膜后淋巴结转移
ⅢC	肉眼可见盆腔外腹膜转移，病灶最大径>2cm，伴或不伴腹膜后淋巴结转移*
Ⅳ	超出腹腔外的远处转移
ⅣA	胸腔积液细胞学检查发现癌细胞
ⅣB	腹腔外器官转移（包括腹股沟淋巴结转移或腹腔外淋巴结转移）#；肠管全层侵犯

注 *：肿瘤蔓延至肝、脾包膜，但无脏器实质转移，为Ⅲ期；# 肝实质转移为ⅣB期；胸腔积液必须找到恶性细胞才能分为ⅣA期；ⅠC3期：如果细胞学检查阳性，应注明是腹水还是腹腔脏器冲洗液。

三、治疗原则与方案

（一）初始治疗

治疗原则：以手术为主，辅助化疗。如临床拟诊卵巢癌，应尽快治疗。

1. 手术治疗　手术总原则：卵巢恶性肿瘤，尤其是上皮性癌，死亡率高，规范的初次手术是提高生存率的关键措施之一。早期患者强调肿瘤完整切除，并完整取出体外；晚期患者须尽最大努力切净盆腹腔转移瘤灶。卵巢癌手术最好由妇科肿瘤医生实施。

（1）手术方式

1）全面分期手术　①指征：适用于临床Ⅰ期、Ⅱ期和部分ⅢB期。②手术原则和内容见表5-3-4。

表5-3-4　全面分期手术的原则及内容

- 足够长的腹部纵行切口
- 取腹水或腹、盆腔冲洗液进行细胞学检查
- 全面探查及评估所有腹膜、肠表面、横膈、肝脾表面，对粘连或可疑之处进行活检，以及腹膜随机取样活检，包括子宫直肠窝、膀胱浆膜面、盆腔侧腹膜、两侧结肠旁沟、横膈面（也可使用细胞刮片行膈下细胞学取样）
- 尽可能完整取出卵巢肿瘤，避免包膜破裂，并送术中快速冰冻病理检查
- 全子宫双附件切除术，高位断扎骨盆漏斗韧带
- 沿横结肠切除大网膜
- 腹主动脉旁淋巴结切除水平至少达肠系膜下动脉血管水平，最好达肾血管水平，包括下腔静脉和腹主动脉周围，以及动静脉之间的淋巴结
- 两侧盆腔淋巴结切除，应包括髂总血管前外侧、髂内和髂外血管表面及闭孔窝区域的淋巴结
- 切除所有肉眼可见的腹、盆腔病灶

2）再分期手术　①指征：在首次手术时未能行全面分期手术，术后尚未进行抗肿瘤化疗的，应考虑再次手术，完成全面探查和分期的手术，尤其是对早期低危（即可能为ⅠA期G1或ⅠB

期G1）、术后不准备化疗的患者。如果可能是早期高危患者（如ⅠA期G2/G3或ⅠB期G2/G3，ⅠC，Ⅱ期或透明细胞癌），可先行CT或MRI等影像学检查，有残留灶也应再次手术和分期；如影像学检查无残留灶，可不行再次手术进行肿瘤分期，直接给予铂类联合化疗6个疗程。②手术内容：与表5-3-4全面分期手术相同。

3）初始肿瘤细胞减灭术（primary debulking surgery，PDS）　①指征：适用于临床拟诊为中、晚期（部分Ⅱ期、Ⅲ期和Ⅳ期）患者。②手术原则：对中、晚期卵巢恶性肿瘤患者，手术中应尽最大努力切净肉眼所见肿瘤，以达到无残留灶。③手术步骤见表5-3-5。④评估手术是否满意的标准如下。a.满意的肿瘤细胞减灭术：完全切净肿瘤（R0）或肿瘤残留灶最大径≤1cm（R1）；b.不满意的肿瘤细胞减灭术：残留灶最大径＞1cm（R2）。

表5-3-5　中、晚期卵巢恶性肿瘤手术步骤

- 全面探查：对腹盆腔进行全面诊视
- 切除子宫和双附件，尽力完整切除肿瘤并避免肿瘤破裂
- 切除大网膜
- 切除盆、腹腔转移的肿瘤，有时需要剥除膈肌表面腹膜和其他腹膜
- 为切净肿瘤，必要时切除受侵犯的器官，如肠管、阑尾、部分肝脏、脾脏、胆囊、部分胃、胰尾、部分膀胱、输尿管
- 切除肿大或可疑淋巴结；盆腔外肿瘤病灶≤2cm者（即ⅢB期），必须行双侧盆腔和主动脉旁淋巴结切除术，上界至少达到肠系膜下动脉水平，最好达到肾血管水平

4）中间性肿瘤细胞减灭术（interval debulking surgery，IDS）　①指征：中间性肿瘤细胞减灭术适用于新辅助化疗后患者，肿瘤经评估有可能进行满意减灭。②手术原则及注意事项：和初始肿瘤细胞减灭术一样，须尽最大努力切净肿瘤。在中间性肿瘤细胞减灭术中，尤其需要注意盆、腹腔粘连部位，往往为肿瘤化疗后残迹，要分离粘连，以发现和切除肿瘤。初次诊断时有潜在转移可能的淋巴结，即使术时无增大也应争取切除。Ⅲ期患者接受中间性肿瘤细胞减灭术时，如肿瘤切除满意，术中可行腹腔热灌注化疗，但必须同时使用顺铂腹腔灌注，并配合静脉使用硫代硫酸钠进行解毒，不建议单独使用热灌注而不同时加顺铂灌注化疗。

5）保留生育功能手术

a.手术指征　①上皮性卵巢癌。对上皮性卵巢癌患者，要求严格满足下列条件才能保留生育功能：患者年轻，渴望生育；无不孕不育因素；分化好的ⅠA期或ⅠC期、非透明细胞癌，子宫内膜样卵巢癌者排除子宫内膜癌；子宫和对侧卵巢外观正常；有随诊条件。完成生育后视情况可能需再次手术切除子宫及对侧附件。②卵巢恶性生殖细胞肿瘤。恶性生殖细胞肿瘤不论临床期别早晚，均可考虑保育手术，包括全面的探查、所有可疑部位的活检、盆腔和腹腔转移灶的切除。只要患者有生育要求，并且子宫和一侧卵巢外观无肿瘤，可行保留生育功能的全面分期手术。双侧无性细胞瘤患者可行卵巢肿瘤剔除术，从而保留至少一侧卵巢。③卵巢性索间质肿瘤。年轻性索

间质肿瘤患者实施保留生育功能手术需综合考虑肿瘤的病理学类型和期别。Ⅰ期性索间质肿瘤可选择保留生育功能的单纯卵巢—输卵管切除术。

b.手术原则及内容　保留子宫和正常一侧的附件。若对侧卵巢外观正常，不必常规做活检。关于淋巴结的处理：对生殖细胞肿瘤和性索间质肿瘤，仅切除盆腔和腹主动脉旁肿大的淋巴结；对上皮性卵巢癌，则须行盆腔和腹主动脉旁淋巴结清扫。其余手术内容同上皮性肿瘤的全面分期手术。

（2）手术路径及手术注意事项

1）最好选择开腹手术，取腹部正中纵向切口。经腹腔镜手术应由有经验的妇科肿瘤医生施行，对早期患者必须避免肿瘤包膜破裂。

2）当从腹腔取样时，除怀疑有病变部位外，还建议从子宫直肠窝、腹壁、膈肌、肠和肠系膜的表面获取标本。

3）术中冰冻病理检查　卵巢肿瘤为实性、囊实性或存在囊内乳头、囊壁厚者，均需进行冰冻病理检查，以助选择手术方案。

4）ⅢB期或更高期别的卵巢癌患者，宜实施最大限度的减瘤手术，彻底切除所有盆、腹腔病灶，达到肉眼无残余肿瘤，必要时需要进行肠道、膀胱、肝脾等器官的切除或部分切除。淋巴结切除视卵巢癌的不同类型、不同期别而定。对腹膜后淋巴结，只切除肿大疑有转移者；如临床影像学或术中探查淋巴结无肿大，无须进行盆腔或腹主动脉旁淋巴结切除。

5）早期上皮性卵巢癌　推荐盆腔和腹主动脉旁淋巴结系统清扫，其中腹主动脉旁淋巴结至少达肠系膜下动脉水平，最好达肾静脉水平。

6）早期卵巢黏液性癌　不需要行淋巴系统清扫，卵巢透明细胞癌对化疗不敏感，且易发生淋巴结转移，宜积极切除淋巴结。卵巢低级别癌对化疗亦不敏感，也应积极切除淋巴结（表5-3-6）。

表5-3-6　卵巢癌手术淋巴结切除

肿瘤类型	分期	是否切除淋巴结
上皮性癌	早期	系统清扫
	晚期（≥ⅢB）	仅切除肿大淋巴结
生殖细胞肿瘤	各期别	仅切除肿大淋巴结
性索间质肿瘤	各期别	仅切除肿大淋巴结

7）无性细胞瘤易发生淋巴结转移，对临床ⅠA期患者，应考虑盆腔和腹主动脉旁淋巴结清扫，如排除淋巴结转移，术后可避免化疗。

8）新辅助化疗后行中间性肿瘤细胞减灭术者，需注意盆、腹腔粘连部位。

9）如阑尾外观正常，不需要切除，即使是卵巢黏液性癌，也不需要切除正常的阑尾。

10）在临床拟诊早期的卵巢恶性生殖细胞肿瘤，如判断需要行术后化疗，对外观正常的大网膜可以仅做活检，不需要切除。

11）Ⅲ期患者接受中间性肿瘤细胞减灭术时，如肿瘤切除满意，术中可行腹腔热灌注化疗，必须同时使用顺铂腹腔灌注，并配合静脉使用硫代硫酸钠进行解毒，不建议单独使用热灌注而不同时加顺铂灌注化疗。

12）术后详细记录病灶大小、部位、范围以及残留病灶的部位、大小等。

2. 药物治疗

（1）术前新辅助化疗　卵巢癌新辅助化疗一直存有争议。相关的临床试验有EORTC55971、CHORUS、SCORPION与JGOG0602，尽管试验设计有些许差异，但结果总体上表明，新辅助化疗可以降低术后并发症，但对生存提升与否未定论。目前的共识，建议经过妇科肿瘤医师评估后，认定初始手术无法达到满意切除的晚期患者，行新辅助化疗后再施行中间性肿瘤细胞减灭术，其疗效不劣于初始肿瘤细胞减灭术。

新辅助化疗基本原则：①适用于Ⅲ～Ⅳ期。②化疗前须有组织学证据，可通过细针穿刺或腹腔镜获得肿瘤组织。③新辅助化疗仅用于对化疗敏感的高级别浆液性癌或子宫内膜样癌，不适用于对化疗不敏感的低级别浆液性癌、黏液性癌和交界性肿瘤和性索间质肿瘤。④术前慎用含贝伐珠单抗方案，贝伐珠单抗停药≥6周才能手术。⑤新辅助化疗疗程数应尽量少，一般2～3个疗程后，评估肿瘤可满意切除者，即行手术。⑥术后至少再继续化疗3个疗程，手术前后总疗程数至少达6个疗程。何时停止应结合肿瘤指标、体检和影像评估结果而定。

（2）术后辅助化疗

1）化疗指征

a.上皮性卵巢癌　①ⅠA和ⅠB期，G2分化，可观察或化疗。②Ⅰ期G3（包括高级别癌）、ⅠC期和Ⅱ～Ⅳ期。

b.恶性生殖细胞肿瘤　除ⅠA期无性细胞瘤、ⅠA期G1未成熟畸胎瘤外，其余患者均需化疗。

c.性索间质恶性肿瘤　对于高危Ⅰ期肿瘤（肿瘤破裂、ⅠC期、低分化肿瘤、肿瘤>10～15cm）患者，可考虑观察或含铂化疗。无高危特征的Ⅰ期肿瘤，建议进行观察。对于Ⅱ～Ⅳ期肿瘤患者，推荐含铂化疗。

2）化疗方案　应根据病理类型来选择化疗方案。紫杉醇联合卡铂静脉给药，每3周1次，是上皮性卵巢癌的标准化疗方案。各不同类型肿瘤的化疗方案，详见表5-3-7至表5-3-11。

表5-3-7 高级别浆液性癌、子宫内膜样癌（G2/3）、透明细胞癌、癌肉瘤全身治疗方案[a]

分期	首选方案	其他方案	特殊情况可选
I	紫杉醇/卡铂[a]	脂质体阿霉素/卡铂[b] 多烯紫杉醇/卡铂	卡铂单药（年龄>70岁和/或有合并症） 卡铂/异环磷酰胺（癌肉瘤） 顺铂/异环磷酰胺（癌肉瘤） 紫杉醇/异环磷酰胺（癌肉瘤）
Ⅱ~Ⅳ	紫杉醇/卡铂 紫杉醇/卡铂/贝伐珠单抗+贝伐珠单抗维持	紫杉醇周疗/卡铂周疗（用于一般情况较差者） 多烯紫杉醇/卡铂 脂质体阿霉素/卡铂[b] 紫杉醇周疗/卡铂3周疗	静脉/腹腔紫杉醇/顺铂[c]（Ⅱ~Ⅲ期满意减瘤者） 卡铂/异环磷酰胺（癌肉瘤） 顺铂/异环磷酰胺（癌肉瘤） 紫杉醇/异环磷酰胺（癌肉瘤） 卡铂单药（年龄>70岁和/或有合并症）

注：a.本表化疗方案如不说明，均为每3周给药。b.每4周给药1次。c.腹腔给药，按GOG172研究，宜用顺铂，而非卡铂，紫杉醇给药部分静脉注射，部分腹腔注射。

表5-3-8 低级别浆液性癌、子宫内膜样癌（G1）全身治疗方案

分期	首选方案	其他方案	特殊情况可选
ⅠC	紫杉醇/卡铂 激素治疗[芳香化酶抑制剂（阿那曲唑、来曲唑、依西美坦）]	卡铂/脂质体阿霉素 多烯紫杉醇/卡铂 激素治疗（醋酸亮丙瑞林、他莫昔芬）	卡铂单药（年龄>70岁和/或有合并症）
Ⅱ~Ⅳ	紫杉醇/卡铂 紫杉醇/卡铂/贝伐珠单抗+贝伐珠单抗维持 激素治疗[芳香化酶抑制剂（阿那曲唑、来曲唑、依西美坦）]	紫杉醇周疗/卡铂周疗 多烯紫杉醇/卡铂 卡铂/脂质体阿霉素 紫杉醇周疗/卡铂3周疗 激素治疗（醋酸亮丙瑞林、他莫昔芬）	卡铂单药（年龄>70岁和/或有合并症）

表5-3-9 黏液性癌全身治疗方案

分期	首选方案	其他方案	特殊情况可选
ⅠC	氟尿嘧啶（5-FU）/甲酰四氢叶酸/奥沙利铂 卡培他滨/奥沙利铂 紫杉醇/卡铂	卡铂/脂质体阿霉素 多烯紫杉醇/卡铂	卡铂单药（年龄>70岁和/或有合并症）
Ⅱ~Ⅳ	5-FU/甲酰四氢叶酸/奥沙利铂±贝伐珠单抗 卡培他滨/奥沙利铂±贝伐珠单抗 紫杉醇/卡铂 紫杉醇/卡铂/贝伐珠单抗+贝伐珠单抗维持	紫杉醇周疗/卡铂周疗 多烯紫杉醇/卡铂 卡铂/脂质体阿霉素 紫杉醇周疗/卡铂3周疗	

表5-3-10 恶性生殖细胞肿瘤初始治疗方案

首选方案	某些情况有效
BEP（博来霉素/依托泊苷/顺铂）	依托泊苷/卡铂（部分ⅠB~Ⅲ期无性细胞瘤，为减轻毒性）
博来霉素30U/周，静脉滴注	第1天：卡铂400mg/m^2，静脉滴注

续表

首选方案	某些情况有效
第1~5天：依托泊苷100mg/m², 静脉滴注；顺铂20mg/m², 静脉滴注	第1~3天：依托泊苷120mg/m², 静脉滴注
每21天重复，低危（2B类证据）者3个疗程，高危者4个疗程	每28天重复，3个疗程

表5-3-11 恶性性索间质肿瘤初始化疗方案

首选方案	其他推荐方案	某些情况有效
紫杉醇/卡铂	依托泊苷/顺铂（EP）	BEP

3）化疗疗程数　上皮性癌ⅠA期、ⅠB期患者化疗3~6个疗程，其他期别化疗6个疗程；生殖细胞肿瘤对化疗敏感，术后化疗3~4个疗程。肿瘤细胞减灭术效果不满意者，术后化疗疗程数要适当延长。

（3）初始治疗后予靶向药物维持治疗　一线维持治疗推荐用于FIGO Ⅱ~Ⅳ期高级别浆液性/高级别子宫内膜样卵巢癌或携带有*BRCA*突变的其他病理学类型卵巢癌患者，在初始治疗结束且获得临床缓解后，开始维持治疗。

目前，用于卵巢癌患者一线维持治疗的靶向药物主要有贝伐珠单抗与多腺苷二磷酸核糖聚合酶抑制剂［poly（adp-ribose）polymerase（PARP）inhibitor，以下简称PARP抑制剂］。

1）贝伐珠单抗　贝伐珠单抗是靶向血管内皮生长因子的单克隆抗体，几乎适用于所有的实体肿瘤，用药前不需要进行血管内皮生长因子检测。在卵巢癌一线化疗的同时加入贝伐珠单抗，并且在完成化疗后继续用贝伐珠单抗维持治疗，可以使晚期患者的中位无进展生存期延长3个月左右。

2）PARP抑制剂　PARP抑制剂是近20年来卵巢癌治疗领域的最大进展，可用于晚期患者初始治疗后和复发治疗后的维持治疗以及多线化疗后代替化疗（即所谓的"去化疗"）。目前国内外上市的有奥拉帕利、尼拉帕利、卢卡帕利、帕米帕利、氟唑帕利等。多项高质量的临床试验证明PARP抑制剂一线维持治疗2~3年，可以延长晚期卵巢癌患者无进展生存期。PAOLA-1研究进一步显示，一线化疗联合贝伐珠单抗治疗结束后，再进行一线奥拉帕利+贝伐珠单抗维持治疗，比单用贝伐珠单抗维持治疗，能进一步延长无进展生存期。2021年NCCN指南推荐上皮性卵巢癌一线维持治疗方案见表5-3-12，PARP抑制剂的具体使用见表5-3-13。

表5-3-12　上皮性卵巢癌一线维持治疗方案

初始治疗	BRCA1/2突变	维持治疗方案
贝伐珠单抗	（+）	贝伐珠单抗+奥拉帕利 奥拉帕利单药 尼拉帕利单药
	（-）或未知	HRD（+）：贝伐珠单抗+奥拉帕利维持治疗 HRD（-）或未知：贝伐珠单抗维持治疗
未用贝伐珠单抗	（+）	奥拉帕利 尼拉帕利 观察
	（-）或未知	观察或尼拉帕利

表5-3-13　PARP抑制剂用法

方案	用药方法	剂量	疗程
奥拉帕利+贝伐珠单抗	一线维持	奥拉帕利：300mg，2次/天 贝伐珠单抗：15mg/kg，1次/21天 300mg，1次/天；或200mg，1次/天*	奥拉帕利：用药至PD#或不耐受毒性或用药到24个月 贝伐珠单抗：用药至PD或不耐受毒性或用药到15个月
尼拉帕利单药	一线维持 ≥2线维持	300mg，2次/天 300mg，2次/天	
奥拉帕利单药	一线维持 ≥2线维持	600mg，2次/天	用药至PD或不耐受毒性或用药到36个月 用药至PD或不耐受毒性
卢卡帕利	≥2线维持		用药至PD或CR^达2年或不耐受毒性，PR°者用药可≥2年 用药至PD或不耐受毒性 用药至PD或不可接受的毒性反应

注　*：（体重＜77kg和/或血小板＜150×10^9/L），#：疾病进展，^：完全缓解，°：部分缓解。

（二）复发治疗

1. 复发性卵巢癌的分型　根据无铂间期（platinum-free interval，PFI）的长短进行分型，具体如下。

（1）铂类敏感型　对初期以铂类为基础的药物治疗有明确反应，且已经达到临床缓解，前次含铂化疗停用≥6个月出现进展或复发者；其中停化疗6～12个月复发的患者，有时也被称为铂类部分敏感型。

（2）铂类耐药型　初期对化疗有反应，但在完成化疗后6个月内进展或复发。

2. 手术治疗

（1）对铂类敏感型复发者　能再次满意切除者（R0切除），推荐二次细胞减灭术。目前国际上仍缺乏统一的标准用于术前选择可以达R0切除的患者。2021年NCCN指南推荐二次细胞减灭术者需满足以下条件：孤立或寡转移灶；无腹水；无广泛的腹膜癌灶；一般情况良好。

(2)对铂类耐药型复发者 通常不能从二次细胞减灭术中获益,在进行手术决策时应慎重选择和个体化考虑。

3. 药物治疗

(1)上皮性卵巢癌

1)铂类敏感型复发化疗方案 对铂类敏感型复发者,首选以铂类为基础的联合化疗或联合贝伐珠单抗,化疗停止后,再以PARP抑制剂或贝伐珠单抗维持治疗。具体方案见表5-3-14。

表5-3-14 铂类敏感型复发上皮性卵巢癌(包括少见病理类型)全身治疗方案

首选方案	其他推荐方案	某些情况有效
化疗药物 卡铂/吉西他滨 ± 贝伐珠单抗 卡铂/多柔比星脂质体 ± 贝伐珠单抗 卡铂/紫杉醇 ± 贝伐珠单抗 顺铂/吉西他滨	化疗药物 卡铂/多西他赛、卡铂/紫杉醇(周疗)、卡培他滨、卡铂、顺铂、环磷酰胺、多柔比星、异环磷酰胺、伊立替康、美法兰、奥沙利铂、紫杉醇、白蛋白紫杉醇、培美曲塞、长春瑞滨	黏液癌 5-FU/甲酰四氢叶酸/奥沙利铂 ± 贝伐珠单抗(贝伐珠单抗) 卡培他滨/奥沙利铂 ± 贝伐珠单抗(贝伐珠单抗) 卡铂/白蛋白紫杉醇(紫杉烷过敏) 卡铂/紫杉醇(年龄>70岁) 伊立替康/顺铂(用于透明细胞癌)
靶向治疗(单药) 贝伐珠单抗 尼拉帕利 奥拉帕利 卢卡帕利 帕米帕利	靶向治疗(单药) 尼拉帕利/贝伐珠单抗 帕唑帕尼	靶向治疗 恩曲替尼或拉罗替尼(*NTRK*基因融合阳性肿瘤) 曲美替尼(低级别浆液性癌)
	激素疗法 芳香化酶抑制剂(阿那曲唑、依西美坦、来曲唑)、醋酸亮丙瑞林、醋酸甲地孕酮、他莫昔芬	激素疗法 氟维司群(低级别浆液性癌)
		免疫疗法 帕姆单抗(MSI-H/dMMR/TMB ≥ 10突变/百万碱基)

2)铂类耐药型或难治型复发 铂类耐药型或难治型复发首选非铂类单药化疗或联合抗血管生成药物的联合化疗(表5-3-15)。

表5-3-15 铂类耐药型复发上皮性卵巢癌（包括少见病理类型）全身治疗方案

首选方案	其他推荐方案	某些情况有效
化疗药物 环磷酰胺（口服）/贝伐珠单抗、多西他赛、依托泊苷（口服）、吉西他滨、多柔比星脂质体、多柔比星脂质体/贝伐珠单抗、紫杉醇（周疗）、紫杉醇（每周）/贝伐珠单抗（每3周）、拓扑替康、拓扑替康/贝伐珠单抗	**化疗药物** 卡培他滨、环磷酰胺、多柔比星、异环磷酰胺、伊立替康、美法仑、奥沙利铂、紫杉醇、白蛋白紫杉醇、培美曲塞、索拉非尼/拓扑替康、长春瑞滨	**免疫治疗** 帕姆单抗（MSI-H/dMMR/TMB≥10突变/百万碱基）
靶向治疗（单药） 贝伐珠单抗、尼拉帕利、奥拉帕利、卢卡帕利	**靶向治疗（单药）** 帕唑帕尼	**靶向治疗（单药）** 恩曲替尼 拉罗替尼（*NTRK*基因融合阳性肿瘤） 曲美替尼（低级别浆液性癌）
	激素疗法 芳香化酶抑制剂（阿那曲唑、依西美坦、来曲唑）、醋酸亮丙瑞林、醋酸甲地孕酮、他莫昔芬	**激素疗法** 氟维司琼（低级别浆液性癌）

3）PARP抑制剂或贝伐珠单抗维持治疗 基于SOLO-2、NOVA、ARIEL-3等临床研究的结果，铂类敏感型者复发缓解后使用PARP抑制剂二线维持治疗已成为标准疗法，适应证是完成≥2线含铂化疗缓解的患者。复发治疗后缓解者，化疗联合贝伐珠单抗者，停止化疗后，可以用贝伐珠单抗进行维持治疗。复发治疗后的维持治疗不推荐PARP抑制剂联合贝伐珠单抗。PARP抑制剂与贝伐珠单抗二线维持治疗见表5-3-16。

表5-3-16 PARP抑制剂、贝伐珠单抗二线维持治疗

既往治疗情况		维持方案
二线化疗+贝伐珠单抗者		贝伐珠单抗维持
铂类敏感型者复发≥2线含铂化疗	未用PARP抑制剂者	尼拉帕利、奥拉帕利、卢卡帕利、氟唑帕利
	曾用PARP抑制剂者	可酌情再次使用PARP抑制剂

（2）恶性生殖细胞肿瘤和性索间质肿瘤 复发性生殖细胞肿瘤和性索间质肿瘤少见，再次化疗无标准方案，需根据患者情况个体化进行（表5-3-17，表5-3-18）。大剂量化疗+造血干细胞移植是复发性生殖细胞肿瘤的潜在治愈措施。

表5-3-17 复发性恶性生殖细胞肿瘤治疗方案

潜在治愈	姑息治疗
大剂量化疗+造血干细胞移植 TIP（紫杉醇/异环磷酰胺/顺铂）	顺铂/依托泊苷、多烯紫杉醇、多烯紫杉醇/卡铂、依托泊苷/异环磷酰胺/顺铂（VIP）、紫杉醇、紫杉醇/卡铂、紫杉醇/吉西他滨、紫杉醇/异环磷酰胺、VeIP（长春新碱/异环磷酰胺/顺铂）、VAC（长春新碱、达克霉素、环磷酰胺）、TIP、支持治疗

表5-3-18 复发性恶性性索间质肿瘤化疗方案

可选方案	某些情况有效
紫杉醇/卡铂 EP、紫杉醇/异环磷酰胺、多烯紫杉醇、紫杉醇、VAC、支持疗法	芳香化酶抑制剂（如阿那曲唑、依西美坦、来曲唑）、醋酸亮丙瑞林（颗粒细胞瘤）、他莫昔芬、BEP（2B）
靶向治疗：贝伐珠单抗	

4. 分子标志物相关注意事项

（1）建议对所有非黏液性卵巢癌患者进行BRCA1/2突变检测。肿瘤BRCA1/2检测应在初次诊断时进行；如果较早之前没有实施，则在疾病复发时进行。

（2）肿瘤中BRCA1/2的突变检测可有效预测对PARP抑制剂的敏感性。BRCA1/2突变阴性者，建议行同源重组修复基因检测，同源重组修复缺陷（HRD）与铂类化疗后结局/无进展生存期改善有关。

（3）目前无能预测贝伐珠单抗获益与否的预测性分子生物标志物。

（4）目前缺乏对原发性铂难治性或耐药性疾病的预测标志物。

5. 生化复发的处理 生化复发是指初始手术和辅助化疗后达到临床完全缓解者，常规随访和监测中发现肿瘤标记物水平上升，但没有肿瘤复发的症状、体征和影像学证据。若仅为CA125升高，应推迟到临床复发再治疗。从CA125升高到出现临床复发征象的中位时间是2~6个月，现有的数据显示生化复发后立即进行治疗并无生存获益，他莫昔芬和其他激素类药物都为推迟治疗期间可接受的治疗方式。

四、预防、筛查与遗传基因检测

（一）预防、筛查

卵巢癌位于妇科三大恶性肿瘤之首。由于卵巢的解剖学位置深，早期卵巢癌症状无特异性，导致早期诊断难度大。迄今为止，尚无行之有效的预防和筛查手段。目前相对认可的预防和筛查意见如下。

1. 预防

（1）切除双侧输卵管　美国妇产科医师学会（ACOG）建议，没有遗传风险的女性因其他指征行子宫切除术保留卵巢时，预防性切除双侧输卵管可降低其以后发生高级别浆液性癌的风险。

（2）预防性双输卵管卵巢切除　携带*BRCA*基因突变的高遗传风险女性，应鼓励接受预防性双输卵管卵巢切除术。预防性双输卵管卵巢切除术是该类人群降低卵巢癌风险最有效的策略。一项荟萃分析表明，输卵管卵巢切除术后，*BRCA 1/2*突变的女性患卵巢癌、输卵管癌和原发性腹膜癌的风险降低了约80%，原发性腹膜癌的残留风险为1%～4.3%，全因死亡率降低了77%。

由于生育要求、家族史及基因突变等因素不同，手术年龄因人而异。通常对于具有卵巢癌终身高风险的*BRCA1*携带者，建议在35～40岁进行预防性切除术；考虑*BRCA2*携带者卵巢癌发病时间稍迟，手术年龄可延迟至40～45岁。

2. 筛查　目前不支持对普通人群进行常规的卵巢癌筛查，但应重视与卵巢癌相关的临床症状，如腹胀、盆腹腔疼痛、尿频、尿急等。特别是这些症状新发或经常出现，应及时进一步检查。

流行病学资料显示，普通女性终生（至70岁时）罹患卵巢癌的累积风险为1%～2%，*BRCA1*基因突变的女性终生患病累积风险为59%（95%CI：43%～76%），*BRCA2*基因突变的女性终生患病累积风险为16.5%（95%CI：7.5%～34%）。

近年来，子宫内膜异位症相关性卵巢癌（endometriosis-associated ovarian cancer，EAOC）逐渐受到关注。目前认为，子宫内膜异位症的总体恶变率约1%，实际恶变概率可能更高。子宫内膜异位症相关性卵巢癌与卵巢型子宫内膜异位症关系密切，约75%由不典型卵巢型子宫内膜异位症发展而来。目前，EAOC的辅助诊断方法包括影像学检查、血清肿瘤标志物检测等，但在疾病诊断过程中均存在一定局限性，B超发现囊内乳头样或实性结节，有助于提高子宫内膜异位症相关性卵巢癌的诊断。EAOC的预后总体较好，但缺乏判断预后的有效指标和特异性治疗方案。

对于高风险人群（如*BRCA*突变携带者，有家族史），用阴道超声联合血清CA125检测进行监测的价值仍有待验证。经阴道超声检查（TVS）结合CA125检测是目前最常采用的卵巢癌筛查模式，理论上有价值，但并不能降低卵巢癌的病死率。

（二）遗传基因检测

大部分卵巢癌是散发性的，遗传性卵巢癌约占所有卵巢癌患者的15%。超过80%的遗传性卵巢癌与*BRCA*基因的突变有关，其他相关基因有：*RAD51C*、*RAD51D*、*BRIP1*、*PALB2*、*ATM*以及林奇综合征（Lynch syndrome，LS）相关基因（*MLH1*、*MSH2*、*MSH6*、*PMS2*、*EPCAM*）等。

与卵巢癌相关的遗传性肿瘤综合征主要有：遗传性乳腺癌/卵巢癌综合征（hereditary breast and ovarian cancer syndrome，HBOC）、LS、黑斑息肉综合征（Peutz-Jeghers syndrome，PJS）等。它们的共同特点是：①常染色体显性遗传；②平均发病年龄较散发性患者早；③对侧卵巢发病风险高;④患多种原发肿瘤的风险增加,表现为一人罹患多种原发肿瘤,或家族中多人罹患同种或多种原发肿瘤。

对于检出胚系突变的卵巢癌个体,需进一步对其家系进行"逐级检测"(cascade testing),以期发现高危个体,从而有针对性地开展肿瘤预防与监测工作,降低个体发病与死亡风险及群体发病率。

美国妇科肿瘤学会(SGO)和美国国家综合癌症网络(NCCN)指南有关卵巢癌遗传咨询和遗传基因检测部分推荐如下。

(1)所有非黏液性高级别卵巢癌患者都应接受基因检测,即便其没有乳腺癌/卵巢癌家族史。

(2)*BRCA1*和*BRCA2*基因突变是最有意义的遗传风险因素。

(3)与散发性肿瘤患者相比,这些患者发病年龄偏早,尤其是*BRCA1*突变携带者,诊断卵巢癌时中位年龄为45岁。

(4)与LSⅡ型相关的错配修复基因遗传性突变。

(5)携带这些突变的女性发生结肠癌、子宫内膜癌和卵巢癌等多种肿瘤的风险增加。若发生卵巢癌,病理类型通常为子宫内膜样癌或透明细胞癌,常为Ⅰ期。

(6)对于有卵巢上皮性癌、输卵管癌、腹膜癌家族史的女性,尤其伴*BRCA*基因突变者,为降低卵巢癌风险,建议充分告知,完成生育后行预防性双附件切除术。

(7)对于有家族史、年轻和发生高级别浆液性癌或高级别子宫内膜样癌的患者,凡可疑携带*BRCA*基因胚系突变时,均建议其进行基因检测。

(8)对于来自始祖突变(founder mutation)高发家族(如德系犹太人)女性和70岁前即被诊断为高级别浆液性癌的女性,也应考虑进行基因检测。

五、随访

初始治疗后,前2年每2~4个月、第3~5年每3~6个月随访1次,5年后每年随访1次。随访内容包括体格检查、肿瘤标志物检测以及必要的影像学检查。

(林伍梅 李艳芳)

第四节 妊娠合并卵巢肿瘤

一、概述

卵巢肿瘤是常见的女性生殖系统肿瘤,可发生在包括育龄期的任何年龄段女性。随着女性生育年龄延后、三孩政策开放、辅助生殖技术的广泛应用,妊娠合并卵巢肿瘤的发生率逐渐增加。妊娠合并卵巢肿瘤多在妊娠早期进行常规超声检查时发现,其中大多数是良性肿瘤,发生卵巢癌的概率为1%~6%。由于妊娠合并卵巢肿瘤严重威胁母胎安全,因此,对于妊娠期间持续卵巢肿瘤的诊断、评估和处理有着极其重要的临床意义。

二、诊断要点

(一)临床表现

1. 非特异性症状　腹部或背部疼痛、便秘、腹胀和泌尿系统症状等。多缺乏特异性临床表现,一般是在常规产科超声检查时偶然发现。

2. 卵巢肿瘤扭转　突发局限性腹痛,呈间歇性、非放射性,并伴有恶心和呕吐。诱发扭转的风险包括:囊肿中等大小,活动度较大,重心偏移。直径6~10cm的囊肿易发生扭转,一半以上的囊肿扭转发生在妊娠早期,随着孕周增加,卵巢囊肿扭转的风险降低。

3. 卵巢肿瘤破裂　剧烈腹痛、腹胀、恶心、呕吐、发热等症状。

(二)体征

若妊娠合并巨大卵巢肿瘤可见腹部膨隆;若卵巢肿瘤扭转或破裂,可出现腹部压痛、反跳痛等体征。

(三)辅助检查

1. 超声检查　首选。因其敏感度和特异度高而被广泛应用于临床,且是公认的安全检测技术,对母胎均无不良影响(图5-4-1)。

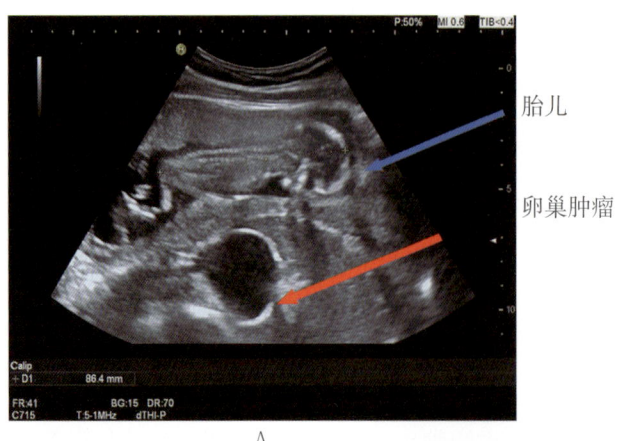
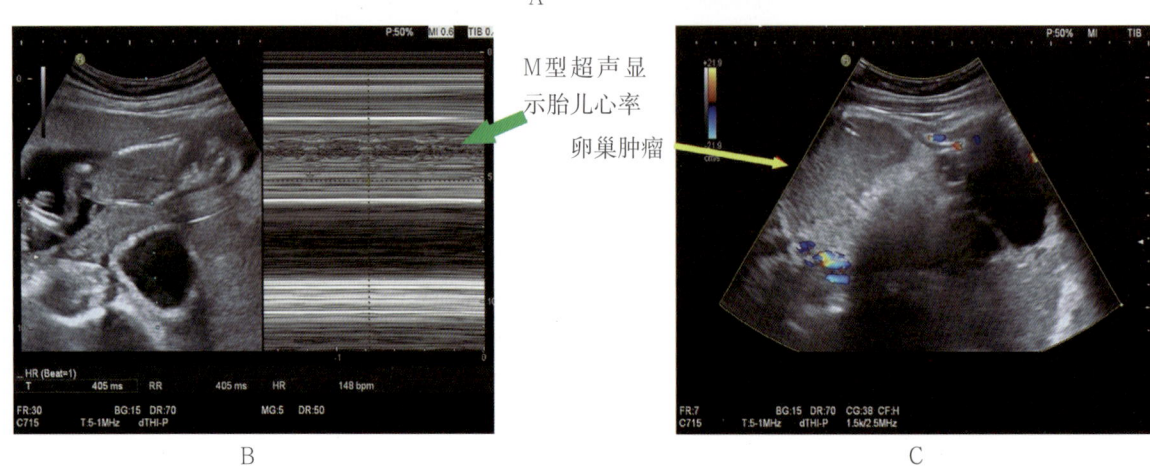

图5-4-1 孕13⁺周孕妇行超声检查所见

子宫形态规则增大,内见胎囊,可见胎儿回声,胎心率149次/分。子宫右后方可见一混合回声包块,范围约177mm×135mm×80mm,形态不规则,边界不清,内部为混合回声,其内可见密集点状回声,并可见环状强光带,囊壁稍厚,光滑,边界清楚。CDFI:上述混合回声团内未见明显血流信号,周边可见少许血流信号。
A.超声检查下胎儿(蓝色箭头所示)和卵巢囊肿(红色箭头所示);B.M型超声显示胎儿心率(绿色箭头所示);C.超声检查下的卵巢囊肿(黄色箭头所示)。

2. MRI检查 在鉴别卵巢肿瘤的良、恶性方面有明显的优势,准确率可达93%,可用于术前评估肿瘤的侵袭范围、分期,评估腹膜、盆腔淋巴结及肿瘤与周围组织的关系等,用以指导和决策治疗方案。非增强MRI检查在整个妊娠期是安全的,妊娠期不推荐使用造影剂。

3. CT检查 常用于卵巢恶性肿瘤的诊断及评估肿瘤侵袭范围,但因CT具有一定剂量的电离辐射,且联合碘化造影剂的增强CT有可能增加短暂抑制胎儿甲状腺的风险,故妊娠期应尽量避免使用。

4. 肿瘤标志物 妊娠期存在胎儿抗原,如甲胎蛋白(AFP)、HCG和糖类抗原CA125,与胎儿的发育、分化和器官成熟功能相关,在妊娠期会出现生理性增高并随孕周波动。另外,当胎盘或胎儿异常(如子痫前期、唐氏综合征、开放性神经管缺陷)时,这些肿瘤标志物也会有所升高。故非妊娠期常用的卵巢肿瘤标志物在妊娠期的诊断价值受限,但仍有一定的规律可循,妊娠期连续检测有助于鉴别诊断。

（1）CA125　妊娠早期CA125会出现生理性升高，在妊娠35～60天达到峰值，在妊娠3个月后开始逐渐下降。在妊娠中、晚期羊水中CA125含量较高，而孕妇血清中含量较低。由于孕妇血清CA125浓度明显受妊娠影响，若将CA125用于妊娠合并卵巢肿瘤的监测，建议提高CA125的诊断界值（≥60kU/L）。

（2）CA19-9、CEA　CA19-9在孕期会有轻度的升高，但不超过正常值。CEA不受妊娠影响。这两种标志物可用于妊娠合并卵巢肿瘤的监测、随访。

（3）人附睾蛋白4（HE4）　不受妊娠的影响，有助于评估妊娠合并卵巢肿瘤的性质。

（4）甲胎蛋白（AFP）　妊娠早期由卵黄囊产生，妊娠中、晚期在胎儿肝脏产生。孕妇血清AFP在妊娠早、中期逐渐增加，在妊娠28～32周达到相对稳定。AFP在胎儿神经管缺陷和唐氏综合征孕妇中则明显升高。并发胎儿神经管缺陷时AFP水平升高，但通常低于500μg/L；而在某些卵巢生殖细胞肿瘤（如内胚窦瘤、胚胎性癌和混合性肿瘤），AFP水平明显升高，通常＞1 000μg/L，尤其是单纯内胚窦（卵黄囊）瘤，AFP水平可＞10 000μg/L。

（5）乳酸脱氢酶（LDH）　LDH在正常妊娠中不会升高，在卵巢无性细胞瘤患者中会升高。但需注意，在某些与妊娠有关的疾病中LDH也会升高，例如子痫前期和HELLP综合征。

（6）人绒毛膜促性腺激素（HCG）　HCG在妊娠期会出现生理性增高并随着孕周波动，因此在妊娠期卵巢肿瘤的诊断价值受限，但仍有一定的规律可循，妊娠期连续检测有助于鉴别诊断。

（四）鉴别诊断

妊娠期子宫旁出现包块并非一定是卵巢肿瘤，临床上应注意将下列情况与卵巢肿瘤相鉴别。

1. 卵泡黄体囊肿　妊娠早期黄体增大可形成囊肿。盆腔检查时可在子宫一侧扪及囊性感明显、表面光滑能活动的囊块，直径最大可达6cm。一般在妊娠3个月后囊肿开始逐渐缩小以至消失。

2. 卵巢单纯囊肿　为单房薄壁囊肿，表面光滑，活动，囊壁被覆扁平上皮或纤维结缔组织。一般无法确定其组织来源，但有可能来自卵泡囊肿。

3. 多发性黄素囊肿　为过高绒毛膜促性腺激素过度刺激卵泡膜黄素化所致，往往见于葡萄胎时，但偶然亦可发生于正常妊娠，一般至妊娠中期可逐渐消退。

4. 妊娠黄素瘤　是由于卵巢组织对绒毛膜促性腺激素和性激素过度反应所形成的黄素化实性肿块，有时为双侧，并可引起孕妇男性化。因非卵巢肿瘤，如不治疗至分娩后可自行消退，但下次妊娠时可再度发生。

5. 子宫畸形　双角子宫或始基子宫畸形时，可能将未孕侧子宫角或将始基子宫误诊为卵巢肿瘤，B型超声检查可明确诊断。

6. 浆膜下子宫肌瘤　有蒂的浆膜下肌瘤有时可误诊为实性卵巢肿瘤，借助B超检查不难鉴别。

7. 后屈子宫　妊娠早期子宫增大，峡部变软，特别是当子宫后屈时，如不仔细扪诊，有可能将子宫体误认为卵巢肿瘤，而将子宫颈当作子宫。

（五）肿瘤分期

同非妊娠期，详见"第五章第三节"。

三、治疗原则及方案

治疗原则取决于孕期早晚、肿瘤的大小和性质以及患者有无症状等。

妊娠期卵巢恶性肿瘤的处理原则基本同非妊娠期，应首先考虑母亲的生命安全，但在做治疗决策时，需同时综合多种因素，包括诊断时的孕周、临床分期、病理类型和孕妇对胎儿的期望值，经妇科肿瘤、产科、麻醉和新生儿医生为主的多学科会诊，并与患者及家属共同讨论后，给予个体化处理。

（一）保守治疗

1. 多数妊娠早期的卵巢肿瘤（<5cm）会自行消失，若无症状多不需要处理。

2. 对于妊娠早期的卵巢肿瘤（5~10cm），只要其恶性风险不高且无急腹症表现，应鼓励期待治疗，密切随诊。

3. 大多数功能性囊肿（约70%）在妊娠16周之内会自行消退，也可采用动态观察的方法。妊娠中期（孕14~16周）再次行超声和/或MRI评估：若可疑恶性则考虑手术；若无恶性风险仍可继续随诊（需向患者交代病情）。

4. 对于直径>6cm或外观复杂的囊肿可随访4~6周或持续整个妊娠期，超声检查监测其变化。

5. 妊娠晚期子宫体积增大，增加了手术操作的复杂性，且较易诱发宫缩，发生早产，因此，妊娠晚期发现的卵巢肿瘤若无明显临床症状也应动态观察至剖宫产手术，手术的同时处理卵巢肿瘤或产后6周予以再评估。

（二）手术治疗

1. 手术指征　①高度怀疑为恶性肿瘤。②伴发急腹症（如囊肿扭转、破裂）。③肿瘤直径>10cm并持续存在。④出现严重的合并症（如肾积水）。⑤估计肿瘤会引起产道梗阻等。

2. 手术时机

（1）卵巢良性肿瘤 妊娠中期是适宜的手术时机。手术建议在妊娠14周之后进行，此时胎盘可以提供足够的激素维持妊娠。如果在妊娠14周之前手术，需要外源性补充孕激素。妊娠24周以后，随着子宫的进一步增大，手术导致不良结局的风险增加，如果没有卵巢恶性肿瘤征象或扭转、破裂、继发感染等急腹症，可以选择密切随诊，待剖宫产或者阴道分娩6周后重新评估。

（2）卵巢恶性肿瘤 妊娠合并卵巢肿瘤在临床怀疑为恶性时应考虑手术，同时需考虑疾病和胎儿两方面，处理更为复杂。一般建议妊娠22周前诊断的卵巢癌患者尽快终止妊娠，并按非妊娠期手术原则处理。妊娠22周后诊断如有继续妊娠意愿者，应充分告知风险，在知情同意的前提下先行化疗，至产后行减瘤术或分期手术。

（3）卵巢囊肿扭转或破裂 建议手术探查（开腹或腹腔镜）以明确诊断。

3. 手术方式选择

（1）开腹和腹腔镜手术均可，其母胎结局都是满意的。

（2）手术方式需根据孕周、医生经验、肿瘤性质、手术范围和手术部位来决定。

（3）对预评估为良性的卵巢肿瘤，更推荐行腹腔镜手术。

（4）对卵巢恶性肿瘤，尤其是肿瘤较大时，推荐开腹手术，应选择足够大纵切口，充分暴露手术视野，以减少对子宫的干扰，并有利于完整切除肿瘤。

4. 卵巢恶性肿瘤的处理 基本同非妊娠期，应首先考虑母亲的生命安全。但在治疗决策时，需同时综合多种因素，包括孕周、临床分期、病理类型和孕妇对胎儿的期望值等。管理流程见图5-4-2（参照《妊娠期妇科肿瘤：基于第3次国际共识会议的指南》）。

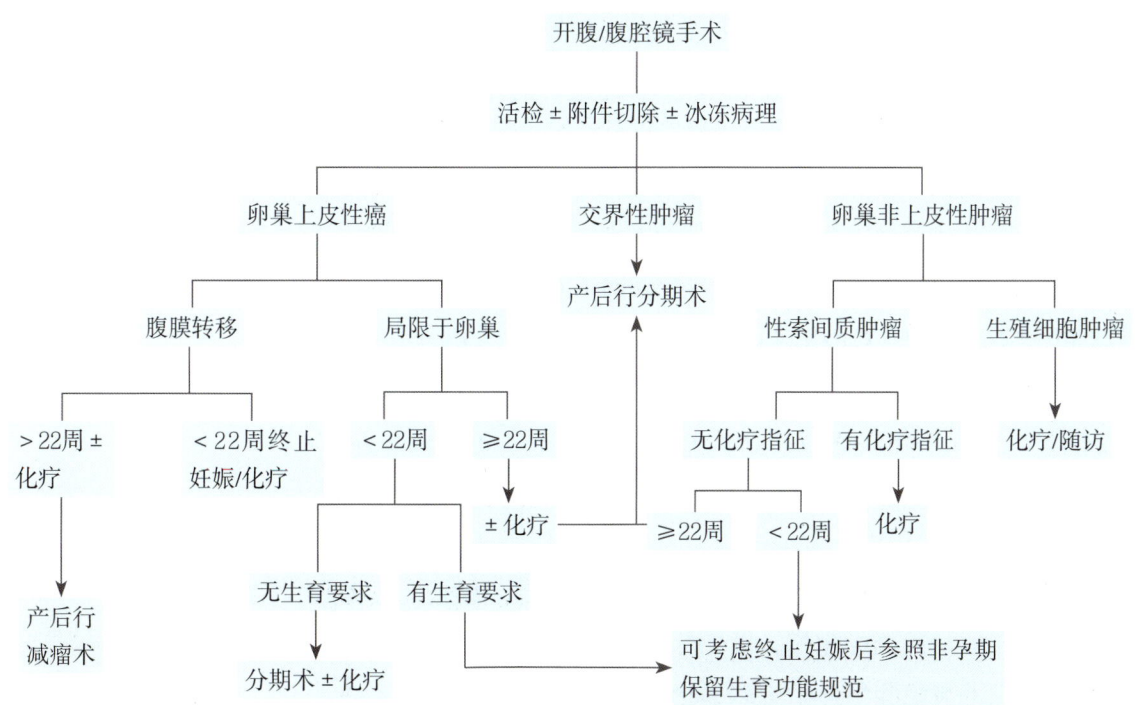

图5-4-2 妊娠合并卵巢肿瘤的管理流程

（1）卵巢上皮性癌　术前影像学及术中探查提示卵巢可疑恶性肿瘤，建议先行单侧附件切除，不宜行肿瘤剥除手术，以免剥除过程中肿瘤破裂污染术野。术中立即送冰冻病理，对侧卵巢外观正常可不活检，若有可疑可行剖视活检并送冰冻病理检查。

1）妊娠早期诊断卵巢上皮性癌　建议终止妊娠，参照非妊娠期卵巢上皮性癌保留生育功能的规范诊治。

2）妊娠中、晚期合并早期卵巢癌　应该行标准分期手术。如果患者强烈要求继续妊娠，在权衡利弊与充分告知潜在的母胎风险后，进行个体化的处理：患侧附件切除术，或行双附件切除+保留妊娠的分期手术；术后根据病理结果进行铂类为基础的联合化疗；分娩前评估是否行"再分期手术"。

3）妊娠中、晚期合并晚期卵巢上皮性癌　需充分告知肿瘤风险与预后，按照非妊娠期相关指南处理，行包括子宫切除的肿瘤细胞减灭术。若需继续妊娠，可在有明确病理诊断前提下给予化疗（卡铂+紫杉醇）直至胎儿成熟，剖宫产的同时行肿瘤细胞减灭术。若胎儿已接近成熟，可在促胎肺成熟的前提下行剖宫产术及肿瘤细胞减灭术；若因妊娠期肠道准备不充分等原因，无法实施满意的初次肿瘤减灭术，则行新辅助化疗后的中间性肿瘤细胞减灭术。

卵巢交界性肿瘤不同于恶性肿瘤，对化疗不敏感，治疗主要以手术切除为主，满意的分期手术至关重要。妊娠期卵巢交界性肿瘤除非有浸润性种植，否则术后无须补充化疗。如妊娠晚期诊断高度可疑的卵巢交界性肿瘤，考虑进展为侵袭性肿瘤的风险较低，手术可以适当推迟到分娩后。

（2）卵巢非上皮性肿瘤　妊娠期卵巢非上皮细胞肿瘤（生殖细胞来源和性索间质来源）大部分最终诊断为FIGO Ⅰ期，生殖细胞恶性肿瘤对化疗极其敏感，可行保留妊娠的分期手术；术中已明确存在盆、腹腔转移，应尽可能进行肿瘤细胞减灭术，手术减瘤的范围应个体化，充分权衡手术范围与预期获益，可以不进行淋巴结清扫。术后根据分期及病理类型进行化疗，必要时妊娠终止后行再次分期手术。

性索间质细胞肿瘤为低度恶性，常单侧发生并多为早期，可行保留妊娠的分期手术，但不需淋巴结切除。妊娠早期合并卵巢非上皮性肿瘤，若对孕期化疗有顾忌，也可酌情考虑终止妊娠，参照非孕期保留生育功能的规范诊治。

5. 麻醉方式的选择　没有证据表明麻醉方式的选择与新生儿结局有关。

（三）化疗

1. 化疗原则及注意事项

（1）妊娠期化疗药物剂量应用原则同非妊娠患者，根据妊娠期实际体重计算。

（2）妊娠早期禁忌化疗，以免影响胎儿器官发育。化疗宜推迟至妊娠中期（妊娠14周后），也要综合考虑胎儿获益与孕妇风险。

（3）末次化疗至分娩间隔3周对于母体和胎儿的骨髓恢复至关重要，因此，妊娠35周后或预计分娩3周内不建议化疗。若为周疗方案时，建议给药不应超过妊娠37周，从而避免新生儿及产妇出血、败血症和死亡的潜在风险。

（4）化疗期间不主张母乳喂养。

2. 化疗方案

（1）卵巢上皮性癌　妊娠期卵巢上皮性癌化疗的适应证、方案、剂量同非孕期。详见"第五章第三节"。目前妊娠期不建议使用临床上任何靶向化疗药物。

（2）交界性肿瘤　以手术治疗为主，对化疗不敏感，大多数患者不需要辅助化疗。化疗只适宜于交界性肿瘤伴浸润性种植者，化疗方案与疗程遵循低级别癌。

（3）性索间质肿瘤　多局限于单侧卵巢，属低度恶性，进展缓慢，具有远期复发的特点。建议对妊娠期间诊断的性索间质肿瘤仅行肿瘤切除术；如果需要化疗，可以推迟到产后。首选铂类加紫杉烷类联合方案（TP方案）。部分早期恶性肿瘤患者担忧胎儿安全而将辅助化疗推迟至分娩后，在充分评估和告知前提下可能也是合理的；晚期恶性肿瘤患者应在手术康复后立即开始化疗，妊娠期间未完成的化疗疗程，待产后补充完成。

（四）PARP抑制剂治疗

目前NCCN指南已经明确PARP抑制剂在卵巢上皮癌中的应用原则，包括初始治疗后维持治疗、复发治疗后维持治疗，但均未涉及妊娠期上皮性癌的应用。

（五）终止妊娠

妊娠期卵巢良性肿瘤患者，若无产科指征，可行阴道分娩，待产后6周再次评估；也可在剖宫产的同时行卵巢肿瘤手术。妊娠期卵巢恶性肿瘤者建议剖宫产终止妊娠，可在剖宫产的同时按照卵巢恶性肿瘤手术原则处理卵巢肿瘤，需妇科肿瘤医生完成肿瘤手术。

四、随访

（一）随访间隔

1. 根据孕期早晚、肿瘤大小和性质、患者有无临床表现以及是否进行了处理（如手术治疗等）来综合决定。

2. 随访间隔时间可参考非妊娠期的卵巢肿瘤，但监测及随访比非孕期更密切。

（二）随访内容

1. 患者症状、体征、影像学检查（超声、MRI）、肿瘤标志物的连续监测等。

2. 对胎儿的生长发育及安全性等进行监测。

五、诊治注意事项

1. 妊娠合并卵巢肿瘤时，一般为先有卵巢肿瘤，继而受孕。因此，建议有生育要求的女性，受孕前1~3个月先行妇科检查及超声检查。如果发现有卵巢肿瘤，先按卵巢肿瘤处理，治愈后再考虑妊娠为宜。

2. 卵巢肿瘤对妊娠的影响

（1）卵巢良性肿瘤本身对胎儿的生长发育一般无直接不良影响；除非肿瘤体积过大占据了大部分腹腔，才有可能导致晚期流产或早产；阻碍胎先露下降以致发生梗阻性难产；肿瘤对妊娠的影响主要表现为剖宫产率、子宫切除率等升高。

（2）卵巢恶性肿瘤，可严重影响母胎安全。

3. 妊娠对卵巢肿瘤的影响

（1）妊娠时盆腔血流丰富，但迄今并无证据说明妊娠加速了肿瘤生长和播散，妊娠时的激素水平波动并不会促进卵巢肿瘤的恶变，但是由于妊娠时对卵巢肿瘤的保守治疗及延迟治疗可能会促进恶性肿瘤的发展。

（2）妊娠及产后易发生卵巢肿瘤蒂扭转，有报道孕期扭转的发生率高达11%~15%。此外，妊娠子宫偶有可能压迫卵巢肿瘤导致后者破裂和出血，故突发局限性腹痛时需特别警惕该并发症。

4. 非增强MRI检查在整个妊娠期是安全的，具有较高的诊断价值，但是钆类造影剂可透过胎盘屏障，且经胎儿肾脏排泄入羊水中，具有致畸及毒性作用，因此在妊娠妇女中不推荐使用造影剂。此外，在进行MRI检查时还应注意宜左侧卧位，以避免妊娠子宫对腔静脉的压迫。

5. 非妊娠期卵巢恶性肿瘤的超声特点在妊娠期同样适用，包括：肿瘤为实性或囊实性，肿瘤为多房且直径>6cm，囊壁增厚、伴内生乳头或结节，多普勒超声检查提示局部血流丰富、血流阻力降低、腹腔游离液体等。

6. 手术治疗的最佳时期　有文献报道，妊娠16~23周是手术治疗的最佳时期，能够最大程度地降低母婴并发症及手术风险。

7. 妊娠期出现可疑卵巢囊肿扭转时不推荐保守治疗。妊娠期卵巢囊肿扭转建议手术探查（开腹或腹腔镜）以明确诊断，术中解除扭转，除非卵巢严重坏死需要切除，一般情况下考虑保留卵巢。

8. 妊娠期腹腔镜手术与开腹手术相比不增加母胎风险，建议由经验丰富的腹腔镜医生施行妊娠期腹腔镜手术，妊娠期腹腔镜手术的注意事项如下。

（1）穿刺孔的选择　建议观察孔远离宫底4~6cm；对于肥胖而宫底不清者，可行经腹超声引导下穿刺，或者采用开放式置入首个穿刺孔套管。辅助穿刺孔套管的位置应根据妊娠子宫大小和病变情况，可设置在病变部位同侧。

（2）腹腔压力及手术时间控制　手术中腹腔压力宜控制在12mmHg以内，时间控制在90～120min。

（3）应避免孕妇低血压以保证子宫-胎盘血流灌注，当血压维持在基线附近，呼气末CO_2分压（$ETCO_2$）控制在3.7～4.3kPa时，胎儿未发生不良结局。建议孕妇左侧倾斜卧位。

（4）注意切口疝　>1cm的切口形成疝的风险为1%～2%，术后仔细缝合穿刺孔切口（尤其是筋膜层），避免腹腔压力增加导致切口疝。

9. 妊娠期计划手术的干预措施　若胎儿有存活条件，且孕妇有分娩迹象，应在具备产科和新生儿抢救设施的医疗机构进行手术。如果有早产风险，根据孕周在产前可考虑使用糖皮质激素（24周～35^{+6}周）促胎肺成熟，以及硫酸镁（截止至33^{+6}周）保护胎儿脑神经。紧急手术不因使用糖皮质激素而延迟。

10. 在获得安全性数据之前，妊娠期应避免进行靶向药物治疗。

11. 妊娠期禁忌使用抗血管内皮生长因子（VEGF）和其他抗血管生成药物。

12. 在临床诊治过程中，还需综合兼顾肿瘤病情（分期、分级）、胎儿（孕周及生存能力）和意愿（孕妇及家属），结合多学科综合治疗的意向，以期做到规范化和个体化处理。

（康佳丽）

参考文献

[1]谢幸，孔北华，段涛.妇产科学[M].北京：人民卫生出版社，2018：313-320.

[2]郭丽娜.妇产疾病诊断病理学[M].北京：人民卫生出版社，2008：121-171.

[3]蒋建发，蔡泓，唐良萏，等.2020SOGC《附件包块的初步评估和管理临床实践指南》解读[J].实用妇科内分泌电子杂志，2021，8（7）：1-4.

[4]王稳，张师前，王玉东，等.中国优生科学协会肿瘤生殖学分会交界性卵巢肿瘤诊治专家共识[J].中国实用妇科与产科杂志，2019，35（9）：1000-1007.DOI：10.19538/j.fk2019090113.

[5]HUCHON C，BOURDEL N，WAHAB C，et al. Borderline ovarian tumors：French guide lines from the CNGOF. Part 1. Epidemiology，biopathology，imaging and biomarkers[J/OL]. Journal of Gynecology Obstetrics and Human Reproduction，2021，50（1）：101965.

[6]中华医学会妇科肿瘤学分会.妇科恶性肿瘤保留生育功能临床诊治指南[J].中华妇产科杂志，2014，49（4）：243-248.

[7]卢淮武，许妙纯，张钰豪，等.《2021 NCCN卵巢癌包括输卵管癌及原发性腹膜癌临床实践指南（第1版）》解读[J].中国实用妇科与产科杂志，2021，37（4）：457-466.

[8]BOURDEL N，HUCHON C，ABDELWAHAB C，et al. Borderlineovarian tumors：French guidelines from the CNGOF. Part 2. Surgical management，follow-up，hormone replacement therapy，fertility management and preservation[J].

J Gynecol Obstet HumReprod，2021，50（1）：101966.

[9]VASCONCELOS I，OLSCHEWSKI J，BRAICU I，et al. A meta-analysis on the impact of platinum-based adjuvant treatment on the outcome of borderline ovarian tumors with invasive implants[J].Oncologist，2015，20（2）：151-158. DOI：10.1634/theoncologist.2014-0144.

[10]中国抗癌协会妇科肿瘤专业委员会.卵巢恶性肿瘤诊断与治疗指南（2021年版）[J].中国癌症杂志，2021，31（6）：490-500.

[11]龚子元，俞梅，沈铿，等.卵巢浆液性交界性肿瘤诊治的研究进展[J].中华妇产科杂志，2019，54（9）：640-644.

[12]EIHICS COMMITTEE OF AMERICAN SOCIETY FOR REPRODUCTIVE MEDICINE. Fertility preservation and reproduction in patients facing gonadotoxic therapies：an Ethics Committee opinion[J]. Fertil Steril，2018，110（3）：380-386. DOI：10.1016/j. fertnstert. 2018.05.034.

[13]OKTAY K，HARVEY B E，PARTRIDGE A H，et al. Fertility preservation in patients with cancer：ASCO clinical practice guideline update[J]. J Clin Oncol，2018，36（19）：1994-2001. DOI：10.1200/jco.2018.78.1914.

[14]李艺，崔恒.卵巢交界性肿瘤术后生育时机妊娠率及分娩后处理[J].中国实用妇科与产科杂志，2015，31（11）：999-1001.DOI：10.7504/fk2015100105.

[15]FÄRKKILÄ A，HALTIA U M，TAPPER J，et al. Pathogenesis and treatment of adult-type granulosa cell tumor of the ovary [J]. Ann Med，2017，49（5）：435-447.

[16]VAN DRIEL W J，KOOLE S N，SIKORSKA K，et al. Hyperthermic Intraperitoneal Chemotherapy in Ovarian Cancer[J]. N Engl J Med，2018，378：230-240.

[17]AL HARBI R，MCNEISH I A，EL-BAHRAWY M. Ovarian sex cord-stromal tumors：an update on clinical features，molecular changes，and management[J]. Int J Gynecol Cancer，2021，31（2）：161-168.

[18]WENYAN XU，YANFANG LI.Is omentectomy mandatory among early stage（Ⅰ，Ⅱ）malignant ovarian germ cell tumor patients？A retrospective study of 223 cases[J].Int J Gynecol Cancer，2017，27（7）：1373-1378.

[19]VERGOTE I，TROPE C G，AMANT F，et al. Neoadjuvant chemotherapy or primary surgery in stage ⅢC or ⅠV ovarian cancer[J]. N Engl J Med，2010，363：943-953.

[20]KEHOE S，HOOK J，NANKIVELL M，et al. Primary chemotherapy versus primary surgery for newly diagnosed advanced ovarian cancer（CHORUS）：an open-label，randomised，controlled，non-inferiority trial[J].Lancet，2015，386：249-257.

[21]FAGOTTI A，FERRANDINA G，VIZZIELLI G，et al. Phase Ⅲ randomised clinical trial comparing primary surgery versus neoadjuvant chemotherapy in advanced epithelial ovarian cancer with high tumour load（SCORPION trial）：Final analysis of peri-operative outcome[J]. Eur J Cancer，2016，59：22-33.

[22]ONDA T，SATOH T，SAITO T，et al. Comparison of treatment invasiveness between upfront debulking surgery versus interval debulking surgery following neoadjuvant chemotherapy for stage Ⅲ/Ⅳ ovarian，tubal，and peritoneal cancers

in a phase Ⅲ randomised trial: Japan Clinical Oncology Group Study JCOG0602[J]. Eur J Cancer, 2016, 64: 22-31.

[23]SCHUMER S T, CANNISTRA S A. Granulosa cell tumor of the ovary[J]. J Clin Oncol, 2003, 21: 1180-1189.

[24]COLOMBO N, PARMA G, ZANAGNOLO V, et al. Management of ovarian stromal cell tumors[J]. J Clin Oncol, 2007, 25: 2944-2951.

[25]PARK J Y, JIN K L, KIM D Y, et al. Surgical staging and adjuvant chemotherapy in the management of patients with adult granulosa cell tumors of the ovary[J]. Gynecol Oncol, 2012, 125: 80-86.

[26]BURGER R A, BRADY M F, BOOKMAN M A, et al. Incorporation of bevacizumab in the primary treatment of ovarian cancer[J]. N Engl J Med, 2011, 365(26): 2473-2483.

[27]PERREN T J, SWART A M, PFISTERER J, et al. A phase 3 trial of bevacizumab in ovarian cancer[J]. N Engl J Med, 2011, 365(26): 2484-2496.

[28]MOORE K, COLOMBO N, SCAMBIA G, et al. Maintenance olaparib in patients with newly diagnosed advanced ovarian cancer[J]. N Engl J Med, 2018, 379: 2495-2505.

[29]RAY-COQUARD I, PAUTIER P, PIGNATA S, et al. Olaparib plus bevacizumab as first-line maintenance in ovarian cancer[J]. N Engl J Med, 2019, 381: 2416-2428.

[30]GONZALEZ-MARTIN A, POTHURI B, VERGOTE I, et al. Niraparib in patients with newly diagnosed advanced ovarian cancer[J]. N Engl J Med, 2019, 381: 2391-2402.

[31]COLEMAN R L, FLEMING G F, BRADY M F, et al. Veliparib with first-line chemotherapy and as maintenance therapy in ovarian cancer[J]. N Engl J Med, 2019, 381: 2403-2415.

[32]KIM G, ISON G, MCKEE A E, et al. FDA approval summary: olaparib monotherapy in patients with deleterious germline BRCA-mutated advanced ovarian cancer treated with three or more lines of chemotherapy[J]. Clin Cancer Res, 2015, 21: 4257-4261.

[33]MIRZA M R, MONK B J, HERRSTEDT J, et al. Niraparib maintenance therapy in platinum-sensitive, recurrent ovarian cancer[J]. N Engl J Med, 2016, 375: 2154-2164.

[34]COLEMAN R L, OZA A M, LORUSSO D, et al.Rucaparib maintenance treatment for recurrent ovarian carcinoma after response to platinum therapy (ARIEL3): a randomised, double-blind, placebo-controlled, phase 3 trial[J].Lancet, 2017, 390(10106): 1949-1961.

[35]XIAO Y L, WANG K, LIU Q, et al.Risk reduction and survival benefit of risk-reducing salpingo-oophorectomy in hereditary breast cancer: meta-analysis and systematic review[J]. Clin Breast Cancer, 2019, 19(1): e48-e65.

[36]MAVADDAT N, PEOCK S, FROST D, et al. Cancer risks for BRCA1 and BRCA2 mutation carriers: results from prospective analysis of EMBRACE[J]. J Natl Cancer Inst, 2013, 105(11): 812-822.

[37]MATIAS-GUIU X, STEWART C J R.Endometriosis-associated ovarian neoplasia[J].Pathology, 2018, 50(2): 190-204.

[38]ORALE, AYDINO, KUMBAK, et al.Concomitant endometriosis in malignant and borderline ovarian tumours[J].

Journal of Obstetrics and Gynaecology，2018，38（8）：1104-1109.

[39]ARMSTRONG D K，ALVAREZ R D，BAKKUM-GAMEZ J N，et al. Ovarian cancer，version 2.2020，NCCN clinical practice guidelines in oncology[J]. J Natl Compr Canc Netw，2021，19（2）：191-226.

[40]李晶，吴妙芳，林仲秋.卵巢癌、输卵管癌、腹膜癌诊治指南解读[J].中国实用妇科与产科杂志，2019，35（3）：304-314.

[41]TIMMERMAN D，F PLANCHAMP，T BOURNE. et al. ESGO/ISUOG/IOTA/ESGE Consensus Statement on pre-operative diagnosis of ovarian tumors[J]. Int J Gynecol Cancer，2021，31（7）：961-982.

[42]蒋芳，向阳.妊娠合并卵巢包块的诊治策略[J].中国实用妇科与产科杂志，2018，34（10）：1087-1091.

[43]王玉东，生秀杰，张师前，等. 妊娠期卵巢肿瘤诊治专家共识[J].中国实用妇科与产科杂志，2020，36（5）：432-440.

[44]WEBB K E，SAKHEL K，CHAUHAN S P，et al. Adnexal mass during pregnancy：a review[J]. Am J Perinatol，2015，32（11）：1010-1016.

[45]GRIMM D，WOELBER L，TRILLSCH F，et al. Clinical management of epithelial ovarian cancer during pregnancy[J]. Eur J Cancer，2014，50（5）：963-971.

[46]THOMASSIN-NAGGARA I，FEDIDA B，SADOWSKI E，et al. Complex US adnexal masses during pregnancy：is pelvic MR imaging accurate for characterization？[J]. Eur J Radiol，2017，93：200-208.

[47]GRIGORIADIS C，ELEFTHERIADES M，PANOSKALTSIS T，et al. Ovarian cancer diagnosed during pregnancy：clinicopathological characteristics and management[J]. G Chir，2014，35（3-4）：69-72.

[48]RAY J G，VERMEULEN M J，BHARATHA A. et al. Association between MRI exposure during pregnancy and fetal and childhood outcomes[J]. JAMA，2016，316（9）：952-961.

[49]CHARTIER A L，BOUVIER M J，MCPHERSON D R，et al. The safety of maternal and fetal MRI at 3T[J]. AJR Am J Roentgenol，2019，213（5）：1170-1173.

[50]PROLA-NETTO J，WOODS M，ROBERTS V，et al. Gadolinium chelate safety in pregnancy：barely detectable gadolinium levels in the juvenile nonhuman primate after in utero exposure[J]. Radiology，2018，286（1）：122-128.

[51]ACOG. Committee opinion No. 723 summary：guidelines for diagnostic imaging during pregnancy and lactation[J]. Obstet Gynecol，2017，130（4）：933-934.

[52]GUCER F，KIRAN G，CANAZ E，et al. Serum human epididymis protein 4 can be a useful tumor marker in the differential diagnosis of adnexal masses during pregnancy：a pilot study[J]. Eur J Gynaecol Oncol，2015，36（4）：406-409.

[53]丁伟，王敏，曾志，等.悬吊免气腹单孔腹腔镜手术与单孔气腹腹腔镜和开腹手术对卵巢肿物患者呼吸及循环功能影响研究[J].中国实用妇科与产科杂志，2018，34（12）：1409-1412.

[54]LIU Y X，ZHANG Y，HUANG J F，et al. Meta-analysis comparing the safety of laparoscopic and open surgical approaches for suspected adnexal mass during the second trimester[J]. Int J Gynaecol Obstet，2017，136（3）：272-279.

[55]SEDAGHAT N, CAO A M, ESLICK G D, et al.Laparoscopic versus open cholecystectomy in pregnancy: a systematic review and meta-analysis[J]. Surg Endosc, 2017, 31（2）: 673-679.

[56]COX T C, HUNTINGTON C R, BLAIR L J, et al. Laparoscopic appendectomy and cholecystectomy versus open: a study in 1999 pregnant patients[J]. Surg Endosc, 2016, 30（2）: 593-602.

[57]NASIOUDIS D, TSILIMIGRAS D, ECONOMOPOULOS K P. Laparoscopic cholecystectomy during pregnancy: a systematic review of 590 patients[J]. Int J Surg, 2016, 27: 165-175.

[58]陆琦, 王玉东.妊娠期腹腔镜手术指南解读[J].中国实用妇科与产科杂志, 2020, 36（2）: 139-144.

[59]郭英, 李玉宏.妊娠期妇科肿瘤[J].中国实用妇科与产科杂志, 2019, 35（11）: 1282-1285.

[60]ACOG. Adnexal torsion in adolescents: ACOG Committee Opinion No. 783[J]. Obstet Gynecol, 2019, 134（2）: e56-e63.

[61]AMANT F, BERVEILLER P, BOEREI A, et al. Gynecologic cancers in pregnancy: guidelines based on a third international consensus meeting[J]. Ann Oncol, 2019, 30（10）: 1601-1612.

[62]TOLCHER M C, FISHER W E, CLARK S L. Nonobstetric surgery during pregnancy[J]. Obstet Gynecol, 2018, 132（2）: 395-403.

[63]OLUTOYE O A, BAKER B W, BELFORT M A, et al. Food and Drug Administration warning on anesthesia and brain development: implications for obstetric and fetal surgery[J]. Am J Obstet Gynecol, 2018, 218（1）: 98-102.

[64]SUN L S, LI G, MILLER T L, et al. Association between a single general anesthesia exposure before age 36 months and neurocognitive outcomes in later childhood[J]. JAMA, 2016, 315（21）: 2312-2320.

[65]陈明明, 张师前.加拿大妇产科医师协会（SOGC）化疗与妊娠指南[J].中国实用妇科与产科杂志, 2015, 31（9）: 836-841.

[66]NGU S F, NGAN H Y. Chemotherapy in pregnancy[J]. Best Pract Res Clin Obstet Gynaecol, 2016, 33: 86-101.

[67]HAAN J, VERHEECKE M, Van C K, et al. Oncological management and obstetric and neonatal outcomes for women diagnosed with cancer during pregnancy: a 20-year international cohort study of 1170 patients[J]. Lancet Oncol, 2018, 19（3）: 337-346.

[68]OPRESCU N D, IONESCU C A, DRĂGAN I, et al. Adnexal masses in pregnancy: perinatal impact[J]. Rom J Morphol Embryol, 2018, 59（1）: 153-158.

[69]MUKHOPADHYAY A, SHINDE A, NAIK R. Ovarian cysts and cancer in pregnancy[J]. Best Pract Res Clin Obstet Gynaecol, 2016, 33: 58-72.

[70]辛玉琦, 王晓慧.妊娠合并卵巢肿瘤的诊疗进展[J].国际生殖健康/计划生育杂志, 2021, 40（2）: 167-171.

[71]曹泽毅.中华妇产科学[M].北京: 人民卫生出版社, 2004.

第六章 子宫内膜异位症与子宫腺肌病

子宫内膜异位性疾病包括子宫内膜异位症（endometriosis，EMT，简称内异症）和子宫腺肌病（adenomyosis），两者均由具有生长功能的异位内膜所致，临床上可并存，但两者的发病机制、组织发生、临床表现和对卵巢激素的敏感性等仍不尽相同。

内异症是指子宫内膜组织（腺体和间质）在子宫腔被覆内膜及子宫以外的部位出现、生长、浸润，反复出血，继而引发疼痛、不孕及结节或包块等。自1860年Von Rokitansy首先描述内异症以来，其具体发病原因至今尚未明确，但因其具有性激素依赖性的特征，成为育龄女性的常见病、多发病。约10%的生育年龄女性患有内异症；在不孕或盆腔痛而行腹腔镜检查或手术的女性中，内异症分别占20%~50%和71%~87%。内异症病变广泛、形态多样，虽为良性疾病，却具有侵袭性、复发性和远处种植生长等恶性生物学行为。

第一节 卵巢型和腹膜型子宫内膜异位症

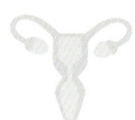

一、概述

当子宫内膜组织异位到卵巢组织称之为卵巢型子宫内膜异位症（ovarian endometriosis）或卵巢子宫内膜异位囊肿（ovarian endometrioma），也是内异症中最常见的类型，约80%病变累及单侧。腹膜型内异症病灶分布于盆腔腹膜和各脏器表面，以子宫骶骨韧带、直肠子宫陷凹和子宫后壁下段浆膜最为常见。

在大体病理上，卵巢型分为微小病变型和囊肿型（或典型病变型），腹膜型分为色素沉着型和无色素沉着型。

当育龄女性有继发性痛经且不孕或慢性盆腔痛，妇科检查可扪及与子宫相连的囊性包块或盆腔内触痛结节等，可初步诊断为内异症。病理组织学仍然是确诊的依据，镜下典型病灶可见子宫内膜腺体、间质、纤维素及出血等成分，但病理学检查结果阴性并不能排除内异症。

二、诊断要点

（一）临床表现

临床表现因个人和病变部位的不同而多种多样，症状特征与月经周期密切相关，但仍有25%的患者无任何症状。

1. 症状

（1）痛经和下腹痛　疼痛是内异症的主要症状，典型症状为继发性痛经、进行性加重。疼痛多位于下腹、腰骶和盆腔中部，可放射至会阴部、肛门及大腿，常于月经来潮时出现，并持续整个经期。疼痛严重程度与病灶大小不一定成正比，粘连严重的卵巢异位囊肿患者可能并无疼痛，而盆腔内小的散在病灶却可引起难以忍受的疼痛；但也有27%~40%的患者无痛经，因此痛经不是诊断卵巢型内异症的必需症状。

（2）不孕　40%~50%的患者合并不孕。内异症引起不孕的原因复杂，如盆腔微环境改变影响精卵结合及运送、免疫功能异常导致抗子宫内膜抗体增加而破坏子宫内膜正常代谢及生理功能、卵巢功能异常导致排卵障碍和黄体形成不良等。中、重度患者可因卵巢、输卵管周围粘连而影响受精卵运输。此外，未破裂卵泡黄素化综合征（luteinized unruptured follicle syndrome，LUFS）在内异症患者中具有较高的发病率。

（3）性交不适　多见于直肠子宫陷凹有异位病灶或因局部粘连使子宫后倾固定者。一般表现为深部性交痛，月经来潮前明显。

（4）盆腔包块　17%~44%的患者合并盆腔包块。

（5）月经异常　15%~30%的患者出现经量增多、经期延长或月经淋漓不尽或经前期点滴出血，可能与卵巢实质病变、无排卵、黄体功能不足或合并有子宫腺肌病和子宫肌瘤有关。

除上述症状外，卵巢子宫内膜异位囊肿破裂时，可发生急性腹痛（图6-1-1）。多发生于经期前后、性交后或其他腹压增加的情况，症状类似输卵管妊娠破裂，虽无腹腔内出血，但由于囊内液对腹膜的刺激，

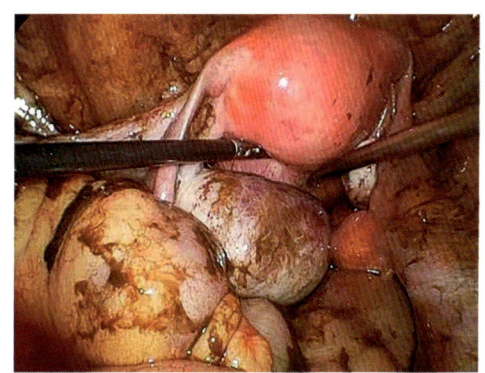

图6-1-1　左侧卵巢子宫内膜异位囊肿自发破裂

腹痛较为严重。

2. 体征　起病初期可触及附件区活动的包块，卵巢子宫内膜异位囊肿较大时，妇科检查可扪及与子宫粘连的肿块，活动度差。囊肿破裂时腹膜刺激征阳性。典型盆腔内异症双合诊/三合诊可发现子宫后倾固定，直肠子宫陷凹、宫骶韧带或子宫后壁下方触痛性结节，一侧或双侧附件区囊实性包块，活动度差。病变累及直肠阴道间隙时，可在阴道后穹隆触及明显触痛结节或可见局部隆起的紫蓝色斑点。

（二）检查方法

1. 影像学检查　超声检查是诊断卵巢子宫内膜异位囊肿的重要方法，可确定异位囊肿的位置、大小和形态，其诊断敏感性和特异性均在96%以上。典型的卵巢子宫内膜异位囊肿的超声影像为圆形或椭圆形无回声区，壁厚而粗糙，内有细小的絮状光点或密集光点。盆腔CT及磁共振对其有诊断价值，但不作为初选的诊断方法。

2. 血清标志物

（1）血清CA125水平检测　血清CA125水平检测对早期内异症的诊断意义不大，其水平升高更多见于重度内异症、合并子宫内膜异位囊肿破裂或子宫腺肌病者，但其有助于监测病情变化、评估疗效和预测复发。

（2）血清CA19-9水平检测　在卵巢子宫内膜异位囊肿患者中，血清CA19-9水平也可能出现一定程度的升高，与CA125一样，其与疾病严重程度相关，但其敏感性低于CA125，在临床应用受到限制。

（3）其他血清标志物　人附睾蛋白4（HE4）在内异症患者一般正常，但在内异症恶变患者中可轻度升高。

迄今为止，外周血及子宫内膜的多种标志物，尚无一种能准确诊断内异症。

3. 腹腔镜检查　是目前国际公认的诊断内异症的最佳方法。腹腔镜下可观察病灶形态、大小、位置，可对典型病灶或可疑病灶进行活组织检查，目前往往在腹腔镜检查的同时进行手术治疗。

（三）鉴别诊断

1. 卵巢恶性肿瘤　早期无症状，有症状时多呈持续性腹痛、腹胀，病情发展快，一般情况差；超声提示包块为混合性或实性。腹腔镜检查或剖腹探查可鉴别。

2. 盆腔炎性包块　多有急性或反复发作的盆腔感染史，疼痛无周期性，可伴有发热和白细胞增高等，抗生素治疗有效。

3. 子宫腺肌病　痛经症状与内异症相似，但多位于下腹正中且更剧烈，子宫多呈均匀性增大、质硬。经期检查时，子宫触痛明显。但子宫腺肌病常与内异症并存。

（四）临床诊断

临床诊断对于内异症的早期干预和治疗有着非常重要的意义。内异症普遍存在诊断延迟的情况，可导致病情加重，进一步影响疾病治疗及预后，增加复发风险，降低患者生活质量。因此，早期诊断内异症尤为重要。

具有以下一种或多种症状可以临床诊断内异症：①痛经，影响日常活动和生活；②慢性盆腔痛；③性交痛或性交后疼痛；④与月经周期相关的胃肠道症状，尤其是排便痛，以及与月经周期相关的泌尿系统症状，尤其是血尿或尿痛；⑤合并以上至少一种症状的不孕。

（五）临床病理类型

1. 腹膜型内异症或腹膜内异症（peritoneal endometriosis） 指盆腔腹膜的各种内异症种植病灶，主要包括红色病变（早期病变）、棕色病变（典型病变）以及白色病变（陈旧性病变）。

2. 卵巢型内异症 异位内膜在卵巢皮质内生长，形成单个或多个囊肿，称为卵巢子宫内膜异位囊肿。囊肿表面呈灰蓝色，大小不一，直径多在5cm左右，大至10～20cm。典型情况下，陈旧性血液聚集在囊内形成咖啡色黏稠液体，似巧克力样，俗称"卵巢巧克力囊肿"（chocolate cyst of ovary）。因囊肿周期性出血，囊内压力增大，囊壁易反复破裂，破裂后囊内容物刺激腹膜发生局部炎性反应和组织纤维化，导致卵巢与邻近器官、组织紧密粘连，造成囊肿固定、不活动，手术时囊壁极易破裂。

根据异位囊肿的大小和粘连情况分为Ⅰ型和Ⅱ型。

（1）Ⅰ型 囊肿直径多<2cm，囊壁多有粘连、层次不清，手术不易剥离。

（2）Ⅱ型 又分为A、B、C 3种。①ⅡA：卵巢表面小的内异症种植病灶合并生理性囊肿如黄体囊肿或滤泡囊肿，手术易剥离。②ⅡB：卵巢囊肿壁有轻度浸润，层次较清楚，手术较易剥离。③ⅡC：囊肿有明显浸润或多房，体积较大，手术不易剥离。

（六）临床分期

目前，常用的内异症分期方法是美国生殖医学学会（American Society for Reproductive Medicine，ASRM）制定的内异症ASRM分期。该分期法于1985年提出，1991年再次修正为r-ASRM。ASRM分期主要根据腹膜、卵巢病变的大小及深浅，卵巢、输卵管粘连的范围及程度，以及直肠子宫陷凹封闭的程度进行评分；共分为4期。Ⅰ期（微小病变）：1～5分；Ⅱ期（轻度）：6～15分；Ⅲ期（中度）：16～40分；Ⅳ期（重度）：>40分。评分方法见表6-1-1。ASRM分期是目前国际上使用最普遍的内异症临床分期，其主要缺陷是对患者的妊娠结局、疼痛症状、复发无很好的预测性。

表6-1-1 内异症r-ASRM分期评分表（分）

类别	位置	异位病灶 大小（cm）			粘连 程度	范围			直肠子宫陷凹封闭的程度	
		<1	1~3	>3		<1/3包裹	1/3~2/3包裹	>2/3包裹	部分	完全
腹膜	表浅	1	2	3	—	—	—	—	—	—
	深层	2	4	6	—	—	—	—	—	—
卵巢	右侧，表浅	1	2	4	—	—	—	—	—	—
	右侧，深层	4	16	20	右侧，轻	1	2	4	—	—
					右侧，重	4	8	16	—	—
	左侧，表浅	1	2	4	左侧，轻	1	2	4	—	—
	左侧，深层	4	16	20	左侧，重	4	8	16	—	—
输卵管		—	—	—	右侧，轻	1	2	4	—	—
		—	—	—	右侧，重	4	8	16	—	—
		—	—	—	左侧，轻	1	2	4	—	—
		—	—	—	左侧，重	4	8	16	—	—
直肠子宫陷凹封闭		—	—	—	—	—	—	—	4	40

注：如果输卵管伞端完全粘连，评16分；如果患者只残留一侧附件，其卵巢及输卵管的评分应乘以2。

（七）诊断流程

内异症的诊断流程见图6-1-2。

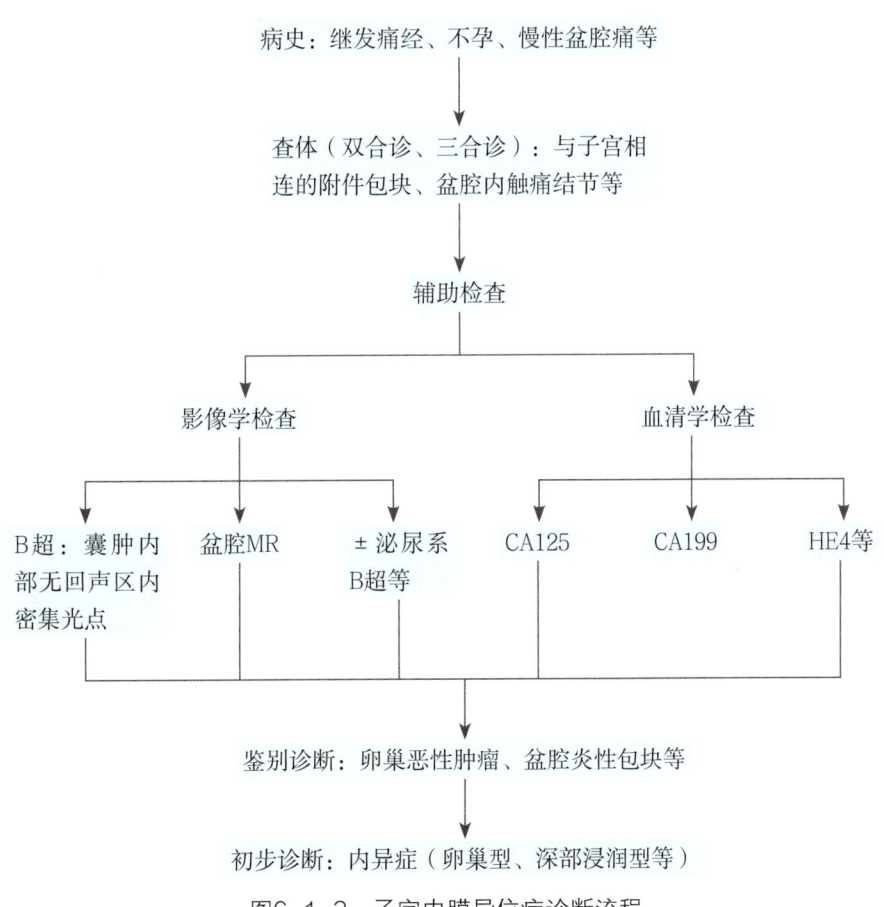

图6-1-2　子宫内膜异位症诊断流程

三、治疗

内异症治疗目的：减灭和消除病灶，减轻和消除疼痛，改善和促进生育，减少和避免复发。治疗方案需个体化，依据年龄、生育要求、症状程度、病变范围、既往治疗情况、患者的意愿而不同。

治疗方法：分为药物治疗、手术治疗及辅助生殖治疗等。

（一）药物治疗

1. 治疗目的　抑制卵巢功能，阻止内异症发展，减少内异症病灶活性，减少粘连形成。

2. 适应证　①卵巢子宫内膜异位囊肿直径＜4cm；②有盆腔疼痛。卵巢子宫内膜异位囊肿诊断应比较明确，不能除外卵巢其他肿物时应行腹腔镜手术治疗。

3. 药物选择原则　药物治疗需有效并安全，持续使用到绝经或计划妊娠时；计划妊娠的患者完成生育后，应尽快继续恢复药物长期管理。药物治疗以长期坚持为目标，选择疗效好、耐受性好的药物。

4. 可供选择的药物　内异症的治疗药物主要分为非甾体抗炎药（NSAID）、孕激素类、复方口服避孕药（combined oral contraceptives，COC）、促性腺激素释放激素激动剂（GnRH-a）及中药5大类。

（1）非甾体抗炎药（NSAID）　主要用于缓解疼痛症状，对内异症病灶无治疗作用。

作用机制：抑制前列腺素的合成；抑制淋巴细胞活性和活化的T淋巴细胞的分化，减少对传入神经末梢的刺激；直接作用于伤害性感受器，阻止致痛物质的形成和释放。

用法：推荐与孕激素或COC联用，间隔不少于6h。

副作用：主要为胃肠道反应，偶有肝、肾功能异常。长期应用要警惕胃溃疡的可能。

（2）孕激素类药物

作用机制：孕激素可引起子宫内膜蜕膜样改变，最终导致子宫内膜萎缩，同时，可负反馈抑制下丘脑-垂体-卵巢轴，通过抑制垂体促性腺激素分泌，造成无周期的低雌激素状态，并与内源性雌激素共同作用，造成高孕激素性闭经和内膜蜕膜化形成假孕。

用法：地诺孕素（2mg/d，口服，持续6个月及以上，可较长时间用药）；甲羟孕酮（30mg/d）；若患者近期有生育要求，地屈孕酮［10～20mg，每月21天（第5～25天）］可缓解内异症痛经，但不抑制排卵，对于疑有黄体功能不足者，黄体期使用地屈孕酮可提高自然受孕率；孕三烯酮（2.5mg，2～3次/周，共6个月）；放置左炔诺孕酮宫内缓释系统（LNG-IUS）。

副作用：主要是突破性出血（可加少量雌激素，如炔雌醇0.03mg/d或结合雌激素0.625mg/d）、乳房胀痛、体重增加、消化道症状及肝功能异常。

新型孕激素地诺孕素可作为内异症长期管理的首选药物。其可中度抑制促性腺激素分泌，并在体内形成高孕激素、低雌激素的内环境，导致子宫内膜组织蜕膜化进而发生萎缩，又可通过减少芳香酶和COX-2的表达，达到抑制病灶发生发展、减轻疼痛的作用。因此，地诺孕素具有中枢和外周的双重作用机制，在缓解内异症痛经的同时可以缩小卵巢子宫内膜异位囊肿，并且随着用药时间的延长，缩小异位囊肿的效果更显著。由于其日剂量低，对肝、肾功能及代谢影响小，耐受性好，可最大程度地减少低雌激素副作用如骨质丢失，长期应用1年以上的有效性和安全性证据充足。

主要副作用是不规则阴道流血，并完全抑制排卵。但随着用药时间延长，不规则阴道流血可缓解，并能为患者耐受；现有的数据并未提示地诺孕素对生育能力有毒性，或者对妊娠有特殊风险，虽可抑制排卵，但停药后生育功能会迅速恢复。

（3）口服避孕药　控制轻至中度痛经疗效明确。对于年龄＜16岁的青少年内异症患者，口服避孕药是安全有效的，常与非甾体抗炎药联合应用，以便更好地控制内异症相关疼痛。对青少年的身高、体重及近期体脂百分比无明显影响。

作用机制：抑制排卵；负反馈抑制下丘脑-垂体-卵巢轴，形成体内低雌激素环境降低垂体促性腺激素水平，并直接作用于子宫内膜和异位内膜，导致内膜萎缩和经量减少。长期连续服用避孕药造成类似妊娠的人工闭经，称"假孕疗法"。

用法：常用低剂量高效孕激素和炔雌醇复合制剂，每日1片，连续或周期用药，持续6个月及以上，可较长时间用药。

副作用：较少，偶有消化道症状或肝功能异常。但是40岁以上或有高危因素（如糖尿病、高血压、血栓及吸烟）的患者，要警惕血栓风险。

（4）促性腺激素释放激素激动剂（GnRH-a）

作用机制：是人工合成的十肽类化合物，其作用与垂体促性腺激素释放激素（GnRH）相同，但其活性比GnRH强50~100倍。持续给予GnRH-a后，垂体的GnRH受体将被耗尽而呈现降调作用，使促性腺激素减少，卵巢功能明显受抑制而闭经。体内雌激素水平极低，故一般称之为"药物性卵巢切除"。

用法：依不同的制剂有皮下注射或肌内注射，每28天1次，共用3~6个月或更长时间。

副作用：主要是低雌激素血症引起的围绝经期症状，如潮热、阴道干燥、性欲下降、失眠及抑郁等。长期应用则有骨质丢失的可能。

GnRH-a+反向添加方案：基于"雌激素窗口期"理论。不同组织对雌激素的敏感性不一样，将体内雌激素的水平维持在既不刺激异位内膜生长又不引起围绝经期症状及骨质丢失的范围（雌二醇水平在40~50pg/mL），从而既不影响治疗效果，又可减轻副作用。反向添加（add-back）方案如下：

1）雌、孕激素方案　雌、孕激素连续联合用药。戊酸雌二醇0.5~1.5mg/d，或结合雌激素0.3~0.45mg/d，或每天释放25~50μg的雌二醇贴片，或雌二醇凝胶1.25g/d经皮涂抹；孕激素多采用地屈孕酮5mg/d或醋酸甲羟孕酮2~4mg/d。也可采用复方制剂雌二醇屈螺酮片，每天1片。

2）单用孕激素方案　每天炔诺酮1.25~2.5mg。

3）连续应用替勃龙方案　推荐1.25~2.5mg/d。

反向添加方案的注意事项如下。①反向添加的时机：目前研究结果建议在首次注射GnRH-a满6周启动反向添加疗法，可减少GnRH-a的情绪波动、性欲减退、失眠、乏力及潮热等围绝经期症状的发生率，削弱其对骨代谢的影响，减少骨密度丢失，尤其是对有关节疼痛症状者宜提前启动反向添加疗法。但是部分患者可能对GnRH-a治疗的耐受性较高，因此建议临床上开展个体化GnRH-a治疗，结合患者实际情况，为患者选择合适的治疗方案。②应用反向添加可以延长GnRH-a的使用时间，治疗持续时间应个体化，有条件者监测雌激素水平。

若仅是3个月内短期应用GnRH-a，为缓解围绝经期症状，也可采用植物药如黑升麻异丙醇萃取物、升麻乙醇萃取物，每天2次，每次1片。

（5）中药　子宫内膜异位症根据具体症状不同，可以考虑选择活血消异方、桂附饮、芪丹饮等方剂。①气滞血瘀型：该证型患者有一定气滞表现，比如胁肋胀满等。可以采用活血消异方加减，方中含有柴胡、制香附、丹参、赤芍、莪术等药物。②寒凝血瘀型：该证型患者有一定寒证表现，比如得温痛减、苔白脉细等。可以采用桂附饮加减进行治疗，方中含有桂枝、炮附子、乌药、莪术、皂角刺等药物。③气虚血瘀型：该证型患者有一定气虚表现比如神疲乏力、少气懒言等。可以采用芪丹饮加减进行治疗，方中含有黄芪、丹参、党参、白术、茯苓、赤芍等。

（6）其他药物　包括芳香酶抑制剂、促性腺激素释放激素拮抗剂及选择性孕激素受体调节剂等。

药物治疗期间，建议每3个月复查临床症状、妇科检查和超声检查；应注意药物副作用的监控、药物治疗期间囊肿大小的改变等，若药物治疗过程中病情进展并达到手术指征，则建议手术治疗。

（二）手术治疗

手术治疗可消除病灶、缓解并解除疼痛、改善和促进生育能力、减少和避免复发，但应有仔细的术前评估和准备，良好的手术设备，合理的手术方式，熟练的手术技术，以及合适的术后处理方案。

1. 手术指征　合并盆腔包块直径≥4cm或不孕或药物治疗无效者，应手术治疗。

2. 术前生育力评估　卵巢子宫内膜异位囊肿剔除术，容易造成卵巢储备功能的降低。故对年轻有生育要求及不孕患者，手术前应全面评估考虑手术对卵巢储备功能的影响，尤其是年龄>35岁、双侧卵巢子宫内膜异位囊肿患者。如已合并卵巢功能低下者，需要妇科医师与生殖医师会诊后确定治疗方案。对于复发性囊肿，不建议反复手术。证据表明，单纯剥除单侧直径6cm的卵巢子宫内膜异位囊肿并不会明显提高患者的自然妊娠率。对Ⅲ～Ⅳ期内异症患者手术是否能提高妊娠率仍缺乏证据。

3. 术前预处理　一般不建议术前药物治疗。但对粘连较重、子宫较大（如合并子宫腺肌病或子宫肌瘤）或深部浸润型估计手术困难者，术前可短暂应用GnRH-a 3个月，可减少盆腔充血并缩小病灶，从而一定程度上降低手术难度，提高手术安全性。

4. 手术方式　手术以腹腔镜手术为首选，卵巢型内异症推荐囊肿剔除术。术中应先分离囊肿与周围的粘连，正确分离囊肿与卵巢皮质的分界，剥除囊壁。手术时要注意组织的解剖层面，尽量保护正常的卵巢组织。术毕用大量生理盐水冲洗盆腔，手术创面可用防粘连制剂预防粘连。对于无生育要求的年长患者（如年龄≥45岁），可以考虑行患侧附件切除术。循证医学证据表明，与囊肿穿刺术及囊内壁电凝术比较，囊肿剔除术术后复发率更低，妊娠率更高。腹膜型内异症病灶可予以切除或清除。

对于合并不孕患者，若直肠子宫陷凹封闭，在安全的前提下应充分分离粘连，尽可能切除病灶，恢复直肠子宫陷凹；但完全切净深部浸润型病灶会增加周围器官损伤的风险，术前应充分告知，术中要注意防范，及时发现，及时处理。

5. 术后管理　卵巢子宫内膜异位囊肿保守性手术后复发率高，应使用药物治疗并长期管理。证据显示，患者术后连续使用地诺孕素24个月，可显著降低复发率。有生育计划的患者，且术中病灶切除彻底，建议患者积极试孕，术后6～12个月是妊娠的最佳时期。有痛经者，试孕期间可口服地屈孕酮。疑有黄体功能不足者可在月经后半期使用孕酮或地屈孕酮补充治疗。

（三）卵巢型内异症的治疗流程

卵巢型内异症的治疗流程见图6-1-3。

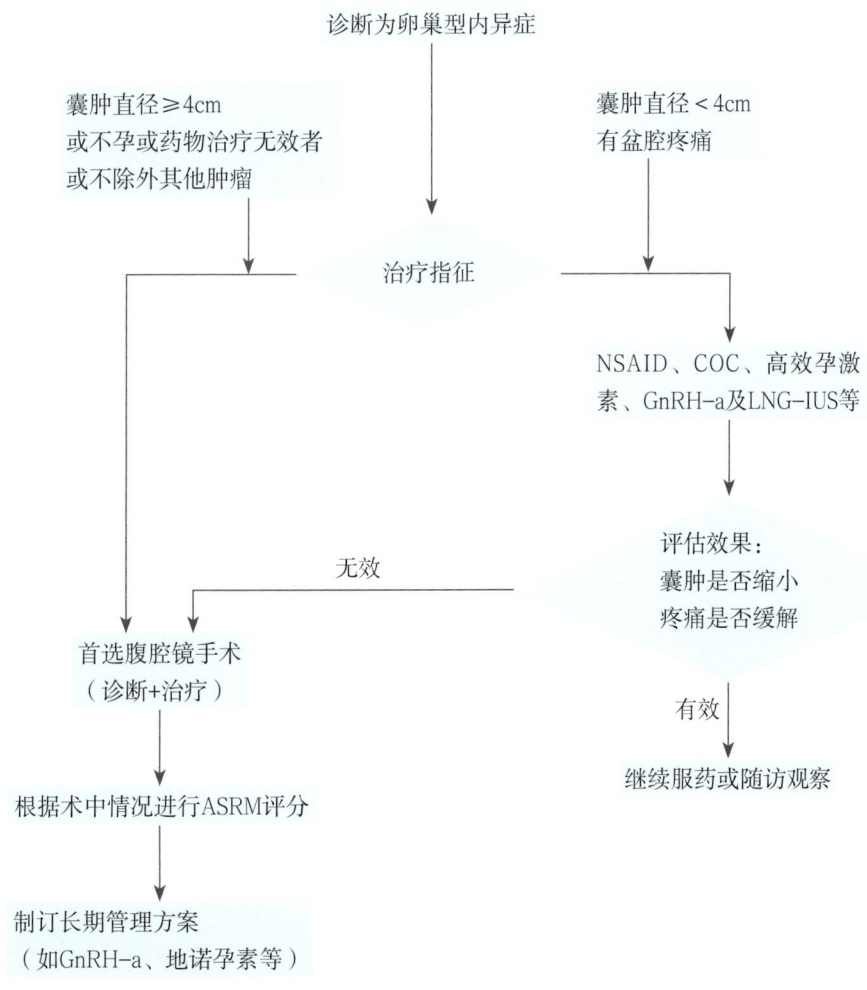

图6-1-3　卵巢型内异症治疗流程

四、诊治注意事项

1. 应有仔细的术前评估和准备，良好的手术设备，合理的手术方式，熟练的手术技术，以及合适的术后处理方案。

2. 术前评估好病灶范围、大小、数目、定位（单/双侧），是否有子宫内膜异位结节、肾盂积水、输尿管扩张等，有生育要求者完善卵巢储备功能（AFC，AMH等）检查。术前应告知患者关于手术操作的所有风险，包括腹腔镜手术的一般风险，卵巢储备功能降低的可能，卵巢损伤、丢失以及后续的风险等，必要时与生殖专科医生联合评估并告知患者冷冻卵子的选择等。

3. 术中注意事项　①术者要意识到卵巢内异症手术可能损伤卵巢储备功能。②若有肉眼可见的腹水、可疑腹膜病灶或卵巢肿物外观异常时，取腹膜冲洗液和相关组织活检。但对于卵巢子宫内膜异位症病灶而言，腹腔冲洗液检查不是常规检查。③因为病灶常被粘连物粘于盆腔壁，所以首先将病灶自盆腔壁分离，这常导致病灶破裂，内容物流出。尤其需要看清输尿管走行，必要时先游离输尿管，避免损伤。④游离卵巢：囊肿已破者，吸尽囊内巧克力样液体，并将囊内壁冲洗干净后剥除囊壁；囊肿完整者，尽量避开卵巢门血管和系膜，选择囊肿最中央处作为切口；如果病灶边界清晰，温柔地，将囊肿壁自卵巢实质分离，避免过度用力，因其会撕伤卵巢组织、引起出血，增加止血和电凝的需求，从而损伤正常卵巢组织。囊肿剔除后，缝合切口重建卵巢，确需电凝创面则以低功率进行。⑤手术完成后反复冲洗盆腹腔，手术创面应用防粘连制剂预防粘连，比如氧化再生纤维素、聚四氟乙烯膜以及透明质酸类产品。

手术可能引起卵巢损伤的原因包括：剥离囊肿壁可能带着含有卵巢的健康皮质；电凝对卵巢组织和供血血管的损伤；局部组织水肿或炎症形成；术后粘连形成等（图6-1-4）。

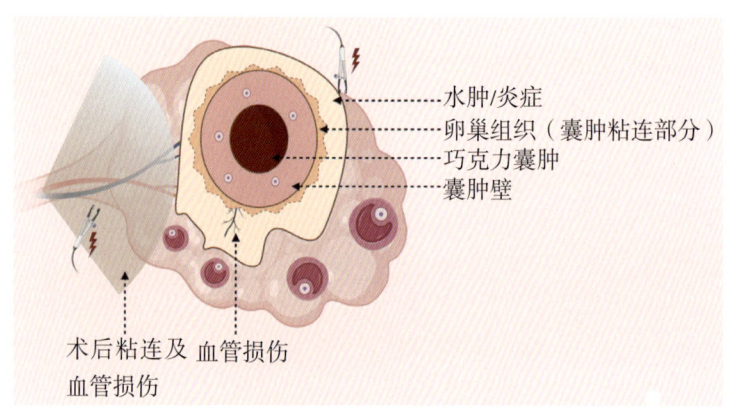

图6-1-4　手术对卵巢功能的可能影响示意图

4. 注重术后的药物治疗及长期管理　青春期内异症长期管理的目标主要是"控制疼痛、保护生育、延缓进展、预防复发"。孕激素和复方口服避孕药是青春期内异症患者的一线治疗药物，对年龄≤16岁的青少年患者，选用连续或周期性COC作为药物治疗的一线方案，>16岁的患者可考虑使用孕激素（如地诺孕素）或GnRH-a。

对于暂无生育计划的育龄期患者，术后长期药物治疗包括孕激素类、COC、GnRH-a及中药等。地诺孕素可作为育龄期内异症患者手术后的首选药物，既可巩固手术治疗效果，又可显著降低复发率。对于GnRH-a治疗导致严重的低雌激素状态及出现相关不良症状者，建议联合反向添加治疗。

由于围绝经期女性易出现血胆固醇升高、骨质丢失加速等变化，在围绝经期内异症患者的药物选择上应在不影响疗效的前提下，尽量选择使用对血脂及骨密度影响小的药物，或联合应用改善血脂或骨密度的药物。非根治性手术术后可使用地诺孕素、GnRH-a或口服避孕药。对于行根治性手术术后出现围绝经期症状的患者，可小剂量口服雌激素替代治疗。

5. 注重内异症的临床诊断　注重内异症诊断延迟的问题。据报道，目前内异症患者的延迟诊断时间在4~11年，因此针对临床诊断的内异症，应尽早进行干预治疗。

（邓梓卿　史文静）

第二节　深部浸润型子宫内膜异位症

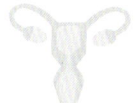

一、概述

深部浸润型子宫内膜异位症（deep infiltrating endometriosis，DIE）是指具有功能的子宫内膜生长侵犯腹膜深处及盆腔脏器，病灶浸润深度≥5mm，包括位于宫骶韧带、直肠子宫陷凹、阴道穹隆、直肠阴道隔、直肠或者结肠壁的内异症病灶，也可以侵犯至膀胱壁和输尿管。

DIE在普通人群中的发病率为3%~7%，在内异症患者中占20%~30%，但其实际发生率可能更高。

二、诊断要点

（一）临床表现

与病变位置密切相关。

1. 症状

（1）性交不适/深部性交痛　多见于直肠子宫陷凹有异位病灶或因局部粘连使子宫后倾固定者。性交时碰撞或子宫收缩上提而引起疼痛，一般表现为深部性交痛，月经来潮前性交痛最明显。

（2）肠道内异症常有消化道症状如腹泻、便秘、便血（周期性）、排便痛或肠痉挛，严重时可出现肠梗阻。

（3）膀胱内异症常出现尿频、尿急、尿痛、周期性血尿。

（4）输尿管内异症常发病隐匿，多以输尿管扩张或肾积水就诊，甚至出现肾萎缩、肾功能丧失。

（5）月经异常　部分患者可表现为经量增多、经期延长或月经前后点滴出血。

2. 体征　若病变累及直肠阴道间隙，在阴道后穹隆可触及明显触痛结节，或可见局部隆起的蓝色斑点；部分患者为宫骶韧带不对称增粗、变硬和触痛；部分患者病灶不典型，可表现为淡红色、接触易出血的病灶或者是后穹隆黏膜增厚僵硬，但85%以上的DIE患者无明显阴道黏膜改变。

（二）检查方法

1. 影像学检查　经阴道或直肠超声、CT及MRI检查对浸润直肠或直肠阴道隔的深部病变的诊断和评估有一定意义，其中MRI检查对DIE的诊断价值较高，经直肠超声检查诊断直肠DIE具有较高的敏感性和特异性。输尿管DIE影像学检查首选泌尿系统超声检查。静脉肾盂造影（IVP）、CT、泌尿系统CT重建（CTU）、MRI、泌尿系统MRI造影（MRU）等有助于进一步明确梗阻部位。膀胱DIE诊断依赖超声、MRI及膀胱镜检查。

2. 血清CA125水平检测　重度内异症和DIE痛经明显的患者，通常CA125会升高。

3. 内镜检查+活检术　可疑膀胱内异症或肠道内异症，术前应行膀胱镜或肠镜检查并行活检，以除外器官本身的病变特别是恶性肿瘤。活检诊断内异症的概率为10%～15%。

4. 腹腔镜检查　腹腔镜下可对盆腔，特别是宫骶韧带、直肠窝部位的病灶形态进行观察。确诊需要病理检查，组织病理学结果是内异症确诊的基本证据（病理诊断标准：病灶中可见子宫内膜腺体和间质，伴有炎症反应及纤维化）。

三、治疗

（一）DIE的手术指征

疼痛症状，药物治疗无效；合并卵巢子宫内膜异位囊肿和/或不孕；侵犯肠、输尿管等器官致梗阻或功能障碍。

（二）手术原则

对于DIE，应尽可能切净病灶，但需权衡风险利弊。病灶切除不彻底者疼痛复发率高，完全切净病灶有扩大手术范围如进行部分输尿管或肠管切除、增加手术并发症的发生如肠管或输尿管损伤的风险。所以手术前必须充分了解泌尿系统以及肠道损伤或部分切除的可能性。

（三）手术方式

1. 对年轻需要保留生育功能的患者，以保守性病灶切除术为主，保留子宫和双侧附件。

2. 对年龄大、无生育要求，或者病情重特别是复发的患者，可以采取子宫切除术或子宫及双侧附件切除术。

3. 侵犯至结直肠的DIE　侵犯结直肠浆肌层的DIE，可以单纯切除结直肠表面病灶，称为"病灶削除术"（shaving），如果浸润达深肌层或者黏膜，可采取肠壁碟形切除（disc excision）或者病灶削除术，如果病灶侵及肠管周径＞1/2，引起肠狭窄或者反复便血，则建议行肠段切除+吻合术。无肠狭窄，手术以病灶减灭为宜，尽量保证肠壁的完整性和功能。肠道DIE最佳的手术方案目前仍有争议。手术决策时，要权衡手术安全性、手术效果及患者的生活质量。

4. 输尿管内异症　输尿管内异症的治疗以手术切除为主，可根据病变情况及输尿管梗阻程度施行粘连松解或部分输尿管切除及吻合术。术前影像学检查评价输尿管肾盂积水程度和狭窄部位，肾血流图评价肾功能。术前输尿管内可放置双J管作为指示。手术以切除病灶、恢复解剖、尽量保留和改善肾功能为主要目的，尽量切除盆腔其他部位内异症病灶以减少复发。保守性手术后药物治疗可以有效减少复发。

5. 膀胱内异症　术前膀胱镜检查除外膀胱肿瘤，以及确定病灶与输尿管开口的关系。治疗以手术切除为主。病灶切除术是目前膀胱DIE的首选治疗方法。手术的关键是尽量切净病灶；手术的难易程度与病灶的大小、部位，特别是与输尿管开口的关系密切相关。术中需特别注意病灶与输尿管开口的关系。

四、诊治注意事项

1. 术前注意事项　①对DIE患者，应做好充分的肠道准备。建议必要时术前MDT，请泌尿外科、胃肠外科等专科协助。②直肠阴道隔内异症患者，术前应行影像学检查，必要时行肠镜检查及活检除外肠道本身的病变。③有明显宫旁深部浸润病灶者，术前评估输尿管、肾是否有积水，明确积水的部位、程度和肾功能情况。

2. 术中注意事项　①有盆腔粘连和卵巢子宫内膜异位囊肿者，应先予处理，以保证手术野不被上述病灶遮挡。②输尿管的游离：向外侧分离推开输尿管，侧盆壁粘连致输尿管走行辨认不清时，可在盆腔入口附近髂总动脉处辨认。③切除宫骶韧带结节前，需分离结直肠侧窝，推开直肠及结肠。④对于直肠阴道隔病灶，为避免直肠损伤，可在阴道内放置纱卷上顶后穹隆，同时直肠内放入探子后推直肠。⑤由于DIE多合并盆腔粘连，且病灶位置较深，涉及重要器官，因此术中盆腔解剖的恢复和重要解剖标志的识别，是有效切除病灶和减少手术并发症的关键。

3. 术后注意事项　①各类型的DIE术后较之卵巢型内异症更加需要长期管理，详见本章第五节。②膀胱DIE：术后导尿管通畅是保证膀胱DIE术后膀胱创口愈合的关键。主张使用较粗的导尿管，保持持续开放，术后留置导尿管10～14天。

（邓樑卿　史文静）

第三节　其他部位子宫内膜异位症

其他部位的内异症（other endometriosis）包括瘢痕内异症（腹壁切口及会阴切口）以及其他少见的远处内异症，如肺、胸膜等部位的内异症。

一、瘢痕内异症

（一）概述

瘢痕内异症占内异症的1%，剖宫产后瘢痕内异症的发生率为0.03%～1.08%，其病因不明、发病机制尚不清。术后到诊断腹壁切口内异症的时间间隔数月至数年不等，目前尚无满意证据支持剖宫产次数与瘢痕内异症有关，但会阴内异症与阴道分娩相关。

（二）诊断要点

1. 经腹妇产科手术史或会阴手术史　例如剖宫产术史、卵巢囊肿剔除术史、会阴侧切术史等。
2. 临床表现　与月经相关的周期性腹部切口周围疼痛或触痛包块，包块质韧，大多形态不规则，与周围组织分界不清。会阴部瘢痕内异症往往伴有肛门坠痛、排便时肛周不适或性交痛等。
3. 辅助检查

（1）彩色多普勒超声检查　腹部瘢痕内异症包块位于腹壁切口瘢痕周围，达到皮下软组织层甚至肌层；包块多呈不规则回声、低回声或者混合回声，其内可探及片状无回声或较强回声，边界模糊，呈毛刺状，无明显包膜。

（2）实验室检测　主要为血清CA125，绝大部分＜200U/mL。

（3）影像学检查　MRI、CT等检查。腹壁切口内异症影像见图6-3-1。

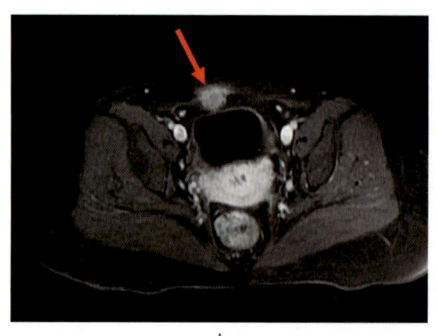
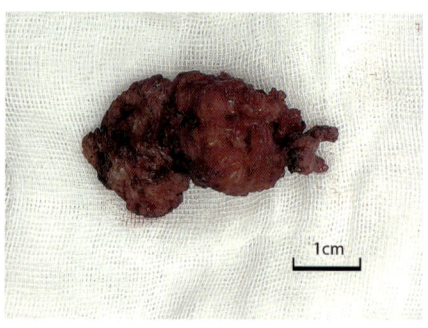

图6-3-1　腹壁切口内异症
A.MRI影像（箭头处为右侧腹直肌病灶）。B.腹壁内异症病灶术中所见。

4. 组织学诊断　确诊最终需要组织病理学结果。

5. 会阴内异症的诊断　育龄期妇女，有阴道分娩史，出现与月经周期相关的会阴部疼痛性结节，符合以上3条，会阴内异症术前诊断的准确性可达100%。

（三）治疗方案

1. 治疗原则　对于瘢痕内异症，手术治疗是最佳选择，应遵循早诊断、早治疗的原则。病情严重者术前可尝试短期药物治疗。

2. 术前评估　术前正确地进行评估不容忽视，病程时间越长，病灶越大，其与周围组织关系越紧密，需切除的范围越大，使用补片概率更高，手术难度也更大。术前评估内容要至少包括病灶大小、位置、与周围组织的关系等：

（1）病灶直径＞3cm、累及筋膜层和/或腹直肌者，则使用补片修补的可能性大。

（2）如果病灶位于腹壁，需考虑其与切口的关系。

（3）如果病灶位于切口下方，要评估其与膀胱的关系。

（4）会阴内异症则需评估肛门括约肌受累情况等。

（四）诊治注意事项

1. 术中彻底切净病灶，包括病灶周围陈旧的瘢痕。

2. 如皮肤有侵犯，则切除受累区域皮肤。

3. 完整切除病灶，但切缘距病灶＞5mm的观点尚有争议。

4. 正确修补组织，尽量采用原切口，切除原手术瘢痕，打开整个切口，有助于探查多发病灶。

5. 严重的缺损需要使用补片，对于筋膜缺损张力较大者，可给予修补片替代筋膜组织。

6. 对于特大缺损者，可考虑皮瓣移植，并在术后给予伤口管理和加压包扎。

7. 正确的术后处理　预防感染，伤口管理。会阴部瘢痕内异症术后还需要进行饮食管理和排便管理。

二、其他少见的盆腹腔外内异症

内异症可侵犯胸膜、肺、腹股沟、脐、横膈、坐骨神经、外耳、头皮等身体的各部位。

（一）诊断要点

1. 临床表现　常伴有周期性变化的相关部位症状。如胸腔内异症可分为胸膜内异症（pleural endometriosis）和肺内异症（pulmonary endometriosis），其临床症状通常与月经周期同步，最常见的症状为胸痛，可发生于90%的患者中，约1/3的患者会发生呼吸困难，也可发生气胸或血胸。局限于膈的内异症可伴同侧胸部、肩部、上肢和颈部疼痛。支气管或肺实质子宫内膜异位的患者通常会出现咯血。腹股沟内异症表现为发生在圆韧带腹膜外部位不能还纳的腹股沟包块，易误诊为腹股沟疝或圆韧带囊肿。

2. 影像学检查　发生部位的超声、CT或MRI等影像学检查对诊断和评估有一定的意义。X线所示结节、斑片影等，胸部CT平扫可协助诊断，表现为边界清晰或不清的肺部小结节，或伴出血的毛玻璃样渗出；月经干净后能消失或好转；若在非月经期进行检查，胸部CT结果可能为阴性。对于周期性咯血的患者，也可使用支气管动脉造影来诊断肺实质性内异症。胸腔镜检查正越来越多地被用于胸腔内异症的诊断。需要注意的是为提高诊断率，应在月经期进行胸腔镜检查。

3. 鉴别诊断　诊断需除外这些部位的常见疾病。例如胸腔内异症中，应排除肺部其他疾病，特别是炎症、肿瘤和结核以及血管炎等免疫性疾病；肺部X线片或CT检查可有气胸、肺部斑片状毛玻璃样影、肺部结节等，通常在月经后消失。非经期影像学特征较经期的改善以及GnRH-a治疗后影像学的改善有助于诊断。

4. 诊断性药物治疗　如有上述典型临床表现，拟诊肺部内异症，可以尝试药物治疗，如果症状、体征消失，则可明确诊断。

5. 组织学证据　可以通过气管镜或胸腔镜获取；胸腔镜检查（最好在月经期）可全面检查膈肌和胸膜腔。

（二）治疗方案

1. 治疗原则　根据发生病灶的部位及发生病情是否紧急分别对待。根据临床表现可采取手术治疗或药物治疗。

2. 治疗方法

（1）腹股沟内异症以手术治疗为主。

（2）胸腔内异症多为散发病灶，建议以药物治疗为主。对于病情不稳定者，应先按血胸、气胸或咯血患者的紧急处理方法进行处理；对于病情稳定的患者，应以药物治疗为主。药物治疗以GnRH-a为首选，治疗的目的是阻断雌激素对异位子宫内膜的作用。建议行GnRH-a 3~6个月诊断性治疗观察疗效，如果有效可继续用其他药物（如口服避孕药、孕激素类药物等）维持治疗，达到抑制异位子宫内膜的作用。药物治疗气胸和血胸停药后的复发率仍高于50%，所以建议长期管理。对于有生育要求者应建议积极尝试妊娠。

（三）诊治注意事项

1. 特殊部位内异症大多表现为与月经周期相关的临床症状。

2. 因发生的部位在盆腔外常需要MDT协作诊治，目的是排除其他器官的原发疾病，并有助于在更安全规范的前提下最大限度地切除异位病灶。

3. 当临床其他专科考虑不排除内异症时，应联合妇科医生，并排除相关禁忌证后，可尝试诊断性药物治疗，首选药物GnRH-a或者地诺孕素。

（邓樑卿　史文静）

第四节　子宫内膜异位症伴不孕

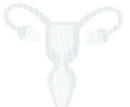

一、概述

内异症易于复发，对女性生育力影响较大，25%～50%的不孕症患者合并内异症，30%～50%的内异症患者合并不孕。因此，内异症合并不孕应积极治疗。

迄今，内异症伴不孕的确切机制尚不明确，但内异症病灶本身及其引起的免疫病理改变、盆腔结构改变、输卵管功能受损、卵巢功能异常均可能参与不孕症的发生。

二、诊断要点

（一）不孕症诊断

不孕症是一种低生育力状态，是指一对配偶未采取避孕措施，有规律性生活至少12个月未能获得临床妊娠（临床妊娠是指有妊娠的临床征象，并经超声检查证实存在1个或1个以上妊娠囊）。不孕症的诊断要点在于病因诊断。对于符合不孕症定义、有影响生育的病史（如月经稀发或闭经，已知或可疑的子宫、卵巢或盆腔病变，Ⅲ～Ⅳ期子宫内膜异位症，可疑的男性生育力低下等）或女方年龄≥35岁的夫妇，建议双方同时就诊，分别进行病史采集及体格检查。通过男方精液常规分析、女方盆腔双合诊、超声监测排卵、基础内分泌测定和输卵管通畅度检查，初步评估就诊夫妇的生育能力，明确女性因素（排卵障碍、盆腔因素）、男性因素和原因不明不孕症的病因分类。排除其他不孕因素，符合不孕症诊断标准的内异症患者方可诊断内异症伴不孕。

1. **女性因素不孕症**　①排卵障碍性不孕症：近期心理、进食、体重、环境或生活习惯改变的情况，全身性疾病、药物治疗等有重要的提示意义。月经周期紊乱（周期≥35天或<26天）或闭经和排卵功能评估可确定是否存在排卵障碍。②盆腔因素不孕症：生殖道、盆腔及腹腔的感染史或手术史，传染病史（如结核、性传播疾病），宫内节育器使用史，孕产史及并发症史等有重

要的提示意义。原发疾病的症状（包括盆腔和腹腔疼痛、低热、痛经及伴随症状等）、体征和辅助检查，可确定是否存在盆腔因素。对于存在盆腔因素的患者可通过有针对性的辅助检查（如腹腔镜或宫腔镜检查、CT或MRI检查等）明确病因。

2. 男性因素不孕症　首先通过病史采集、体格检查明确是否存在男性因素，区分原发性或继发性。再通过精液分析、睾丸组织病理学检查、激素检测、超声检查及其他检查明确病因诊断。

3. 原因不明不孕症　原因不明不孕症属于排除性诊断，精液分析、排卵监测、妇科检查和输卵管通畅度检查未发现异常即可诊断。必要时可施以诊断性腹腔镜检查确诊。

（二）内异症诊断

详见第六章第一节。

（三）内异症的临床分期及生育预测

1. 临床分期　目前没有一个分期系统能够完全将内异症的解剖、病理、术中所见、临床症状、治疗方案和预后结合起来。世界内异症协会（World Endometriosis Society，WES）最新专家共识推荐对所有经手术治疗的内异症均行ASRM分期（见表6-1-1），对有生育要求者行内异症生育指数（endometriosis fertility index，EFI）评分。

2. 生育预测　EFI是目前唯一一个与患者的生殖预后相关的评分系统，主要用于预测内异症合并不孕症患者腹腔镜手术分期后的自然妊娠情况，评分越高，妊娠概率越大。EFI＞9分，提示有良好的生育能力，EFI＜4分，提示生育能力差。预测妊娠结局的前提是男方精液正常，女方卵巢储备功能良好且不合并子宫腺肌病，详见表6-4-1。

EFI评分系统由Adamson和Pasta于2010年通过对内异症相关不孕症患者的前瞻性研究提出，是在r-ASRM评分系统及输卵管最低功能（least function，LF）评分（表6-4-2）的基础上，进一步对患者年龄、不孕年限、孕产史、输卵管及卵巢功能进行综合量化评估，最终根据评分对患者的生育能力进行预测，并提出治疗建议。

表6-4-1　内异症生育指数（EFI）评分（分）

类别	评分
病史因素	
年龄≤35岁	2
年龄36～39岁	1
年龄≥40岁	0
不孕年限≤3年	2
不孕年限＞3年	0

续表

类别	评分
原发性不孕	0
继发性不孕	1
手术因素	
LF评分7~8分	3
LF评分4~6分	2
LF评分0~3分	0
ASRM评分（异位病灶评分之和）<16分	1
ASRM评分（异位病灶评分之和）≥16分	0
ASRM总分<71分	1
ASRM总分≥71分	0

表6-4-2　输卵管最低功能（LF）评分（分）

部位	描述	评分
输卵管		
正常	外观正常	4
轻度受损	浆膜层轻微受损	3
中度受损	浆膜层或肌层中度受损，活动度中度受限	2
重度受损	输卵管纤维化或轻中度峡部结节性输卵管炎，活动度重度受限	1
无功能	输卵管完全阻塞，广泛纤维化或峡部结节性输卵管炎	0
输卵管伞端		
正常	外观正常	4
轻度受损	伞端轻微损伤伴有轻微的瘢痕	3
中度受损	伞端中度损伤伴有中度的瘢痕，伞端正常结构中度缺失伴轻度伞内纤维化	2
重度受损	伞端重度损伤伴有重度的瘢痕，伞端正常结构大量缺失伴中度伞内纤维化	1
无功能	伞端重度损伤伴有广泛的瘢痕，伞端正常结构完全缺失伴输卵管完全性梗阻或积水	0
卵巢		
正常	外观正常	4
轻度受损	卵巢体积正常或大致正常，卵巢浆膜层极小或轻度受损	3
中度受损	卵巢体积减小在1/3~2/3，卵巢表面中度受损	2
重度受损	卵巢体积减小2/3或更多，卵巢表面重度受损	1
无功能	卵巢缺失或完全被粘连所包裹	0

注：将单侧（左侧或右侧）输卵管、输卵管伞端、卵巢3个部位各自进行评分，两侧均取单侧评分最低者，两者相加即为LF评分，以此纳入最后的统计。若一侧卵巢缺如，则将对侧卵巢评分的两倍作为LF评分。

（四）诊断流程

符合不孕症诊断标准的内异症患者，首先应按照不孕症的诊疗路径进行全面的不孕症检查和生育力评估，包括：①病情程度，包括既往治疗过程、卵巢囊肿大小、是否合并子宫腺肌病；②生育力评估，包括年龄、窦卵泡数、抗苗勒管激素水平、基础内分泌水平等；③输卵管通畅度检查；④男方精液检查；⑤排卵情况，如需行输卵管通畅性检查时，建议优先采用宫腹腔镜联合检查。排除其他不孕因素的内异症患者方可诊断内异症伴不孕，具体诊断流程见图6-4-1。

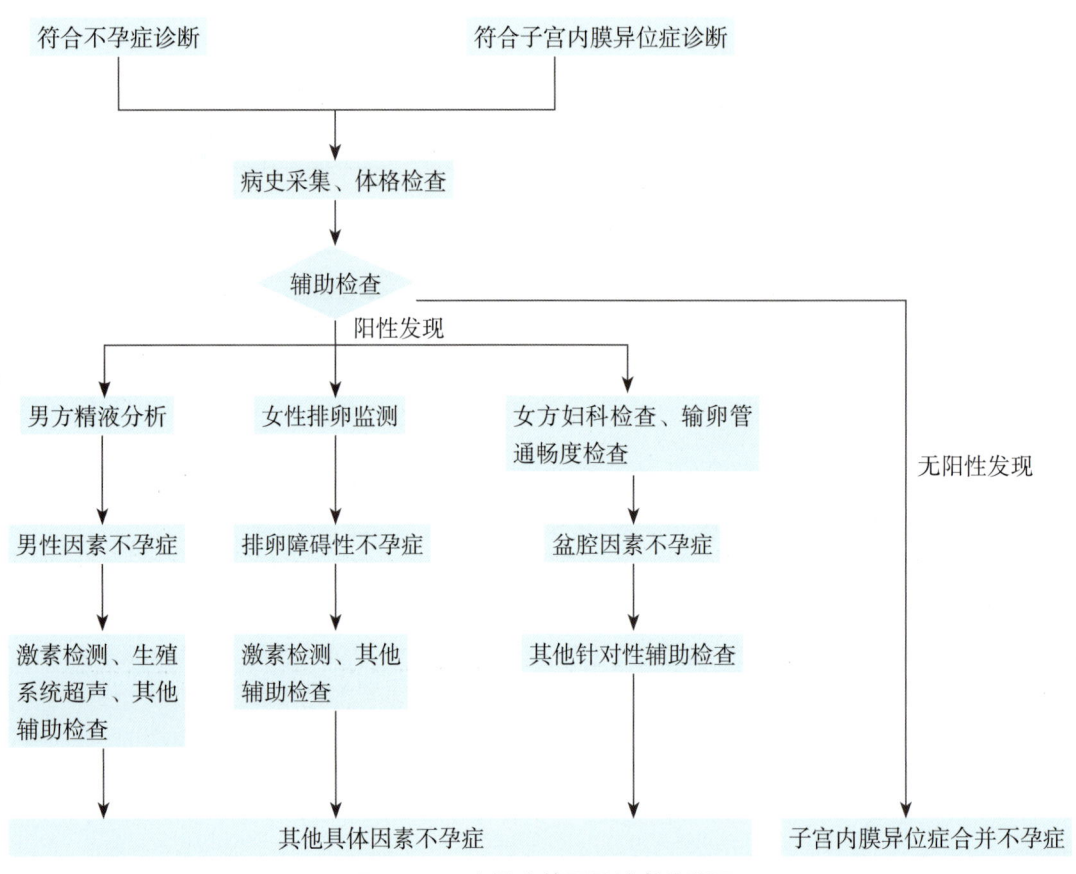

图6-4-1 内异症伴不孕诊断流程图

三、治疗原则及方案

（一）内异症合并不孕的治疗原则

内异症合并不孕应积极治疗；内异症合并的不孕常常是多因素共同作用的结果，应进行全面评估，并据此制订个体化治疗方案。

(二)内异症合并不孕的治疗要点

①全面的不孕检查;②排除其他不孕因素;③单纯药物治疗无效;④腹腔镜检查可以用于评估内异症的病变和分期;⑤对于年轻的、轻中度患者,术后期待自然受孕半年,并给予生育指导;⑥有高危因素者(年龄35岁以上、输卵管粘连、功能评分低、不孕时间>3年、中重度内异症),应该积极采取辅助生殖技术,术后6个月是"黄金时期",应当"速战速决"。

2014年欧洲人类生殖和胚胎学会(European Society for Human Reproduction and Embryology,ESHRE)发布的子宫内膜异位症管理指南关于内异症伴不孕的治疗建议,见表6-4-3。

表6-4-3 2014年ESHRE关于子宫内膜异位症伴不孕的治疗指南

推荐等级	建议
A	抑制卵巢功能的药物不能促进生育
A	r-ASRM Ⅰ/Ⅱ期内异症合并不孕的患者,行腹腔镜手术治疗可以促进生育
A	r-ASRM Ⅲ/Ⅳ期内异症合并不孕的患者,腹腔镜下手术治疗相比期待治疗可增加自然妊娠率
A	卵巢子宫内膜异位囊肿合并不孕的患者,做囊肿切除优于引流和电凝,可增加自然妊娠率
A	对内异症合并不孕的患者,术后辅助激素治疗不增加自然妊娠率
GPP	对内异症合并不孕的患者,术前辅助激素治疗不增加自然妊娠率
GPP	建议临床医生详细告知异位囊肿的患者术后卵巢功能减退,甚至失去卵巢的可能。如患者既往有卵巢手术史,术前需认真评估
GPP	不推荐对内异症合并不孕的患者使用营养品、替代或补充治疗,因对其难以评估潜在的益处和伤害
C	r-ASRM Ⅰ/Ⅱ期内异症合并不孕的患者,使用CO_2激光汽化病灶相比单极电凝病灶会获得更好的累计妊娠率

注 GPP(good practice points):基于专家建议的临床实践要点;A级:基于Meta分析或多个随机试验的建议;C级:基于单一的随机试验、大型非随机试验或队列研究的建议。

(三)治疗方案

1. **期待治疗** r-ASRM Ⅰ/Ⅱ期内异症患者每月自然妊娠率波动于14%~45%,但随着疾病程度加重、年龄增加、不孕年限延长,妊娠率显著下降。美国生殖医学会发布的内异症伴不孕指南建议,对于r-ASRM Ⅰ/Ⅱ期内异症伴不孕的年轻女性(35岁以下),期待治疗可被视为一线治疗方案。如果经短期观察(0.5~1年)仍未自然妊娠,则应采取其他治疗措施。r-ASRM Ⅳ期内异症自然受孕率接近于0。

2. **药物治疗** 尽管药物治疗可以有效缓解内异症相关疼痛,但没有证据表明其可提高生育力,ESHRE及ASRM的内异症指南均明确指出,单纯应用抑制卵巢功能的药物治疗内异症伴不孕患者是无效的(推荐等级A)。

3. **手术治疗** 手术切除病灶在不同类型的子宫内膜异位症中可起到不同的作用。有些患者手术可促进生育，有些患者则因为手术而加重。对于轻中度内异症合并不孕的患者，腹腔镜手术是有效的。

手术治疗目的在于清除病灶、缓解盆腔疼痛、恢复或重建盆腔解剖结构；首选腹腔镜手术，具体手术方式有子宫内膜异位病灶电灼术、卵巢巧克力囊肿剥除术、远处病灶清除术、盆腔粘连松解术、盆腔重建术等。

（1）内异症合并不孕的手术适应证 ①腹膜型子宫内膜异位症；②卵巢巧克力囊肿、卵巢储备功能好、单侧囊肿、囊肿巨大影响穿刺取卵、囊肿怀疑恶变、不愿意通过体外受精-胚胎移植（in vitro fertilization and embryo transfer，IVF-ET）治疗者；③卵巢巧克力囊肿在IVF-ET治疗过程中发现其影响卵子和胚胎质量，反复移植失败者；④巧克力囊肿合并DIE，疼痛症状明显，严重影响生活质量或器官功能，患者以改善生活质量为诉求而需要手术者；⑤DIE伴不孕症，严重痛经影响生活质量，或存在输尿管梗阻积水等。

（2）术前评估 术前首先应对患者的卵巢功能进行评估。对于卵巢功能差者（AFC<5个，AMH<0.5~1ng/mL，或月经第2~4天FSH>10U/L），应首先考虑进行IVF-ET治疗，冻存胚胎，保存生育力；对于卵巢功能好者，也应在术前告知术后卵巢功能受损甚至丧失的风险。对于疼痛症状不明显的DIE合并不孕患者，首选IVF-ET，手术仅作为IVF-ET失败的二线治疗方法（推荐等级C）。对于不明原因的不孕，且反复种植失败患者，可尝试进行手术治疗（推荐等级GPP）。

（3）术中操作 在术中应做到：尽量微创，尽可能清除病灶，冲洗盆腔，尽可能保留正常卵巢组织，避免卵巢血供损伤，忌大面积电凝、烧灼止血，必要时缝扎止血。ASRM专家共识推荐对于r-ASRM分期Ⅰ/Ⅱ期者，治疗性腹腔镜手术（切除或电灼内异症病灶、分解粘连）较诊断性腹腔镜手术能提高继续妊娠率，因此，在术中应遵循"看见病灶即刻治疗"的原则，即对术中肉眼所见病灶及粘连均应给予处理。卵巢内异症囊肿应行囊肿剥除术，而非囊液抽吸术或囊壁电灼术，术中应尽可能剥尽囊壁，剥除囊壁可提高术后自然妊娠率。

（4）术后决策 年轻、轻度内异症、EFI评分高者，术后6个月可期待自然妊娠；术后6个月内给予诱发排卵治疗加人工授精技术助孕可提高妊娠率，治疗控制在3~4个周期内（推荐等级C）。术后积极试孕半年未孕者直接行IVF-ET治疗。

4. **手术联合药物治疗** 手术治疗前后使用口服避孕药均不能提高内异症伴不孕患者术后自然妊娠率（推荐等级B）。但有研究表明，在IVF-ET前使用GnRH-a治疗和口服避孕药6~8周可能通过改善子宫内膜容受性，提高妊娠率，但目前尚存在争议，因此生殖医师与妇科医师可根据病情个体化应用药物治疗。

5. **辅助生殖技术** 部分内异症合并不孕患者需要尽早进行辅助生殖技术，同时注意治疗的个体化。

（1）超排卵/人工授精 美国生殖医学会发布的内异症伴不孕指南建议，对于r-ASRM Ⅰ/Ⅱ

期年轻女性（<35岁），超排卵（superovulation，SO）/人工授精（intrauterine insemination，IUI）也可视为一线治疗方案。还有研究表明，SO/IUI可作为接受过诊断性或治疗性手术治疗的r-ASRM Ⅰ/Ⅱ期内异症伴不孕患者，行IVF-ET治疗或进一步手术治疗的替代方案。

（2）体外受精-胚胎移植　IVF-ET治疗可能会最大限度地提高内异症患者的周期生育能力。适应证：①发现卵巢疑似子宫内膜异位囊肿，且年龄>35岁，并存在男方精液异常或输卵管因素等其他辅助生殖治疗适应证；②复发性卵巢子宫内膜异位囊肿排除恶变；③DIE疼痛症状不明显或DIE复发；④EFI评分≤4分；⑤EFI评分≥5分且积极试孕半年未孕者，或患者积极要求行IVF-ET。

（3）辅助生殖技术联合手术　仅对于生长速度快、有盆腔痛、囊肿过大有破裂可能、囊肿性质不明确或导致取卵困难的卵巢内异症囊肿才考虑于IVF-ET助孕前行腹腔镜下卵巢囊肿剥除术（推荐等级GPP）。对于DIE，在行IVF-ET助孕前行病灶切除术可能改善妊娠结局，但证据有限。卵巢子宫内膜异位囊肿影响取卵操作时，可考虑B超引导下穿刺治疗后再行IVF-ET。

（四）治疗流程

对于内异症伴不孕的患者应首先按照不孕症的诊疗路径进行相应的检查和生育力评估，结合患者的年龄、卵巢储备功能以及是否合并其他不孕因素，给予个体化的治疗，以改善该类患者的临床结局，具体治疗流程见图6-4-2。

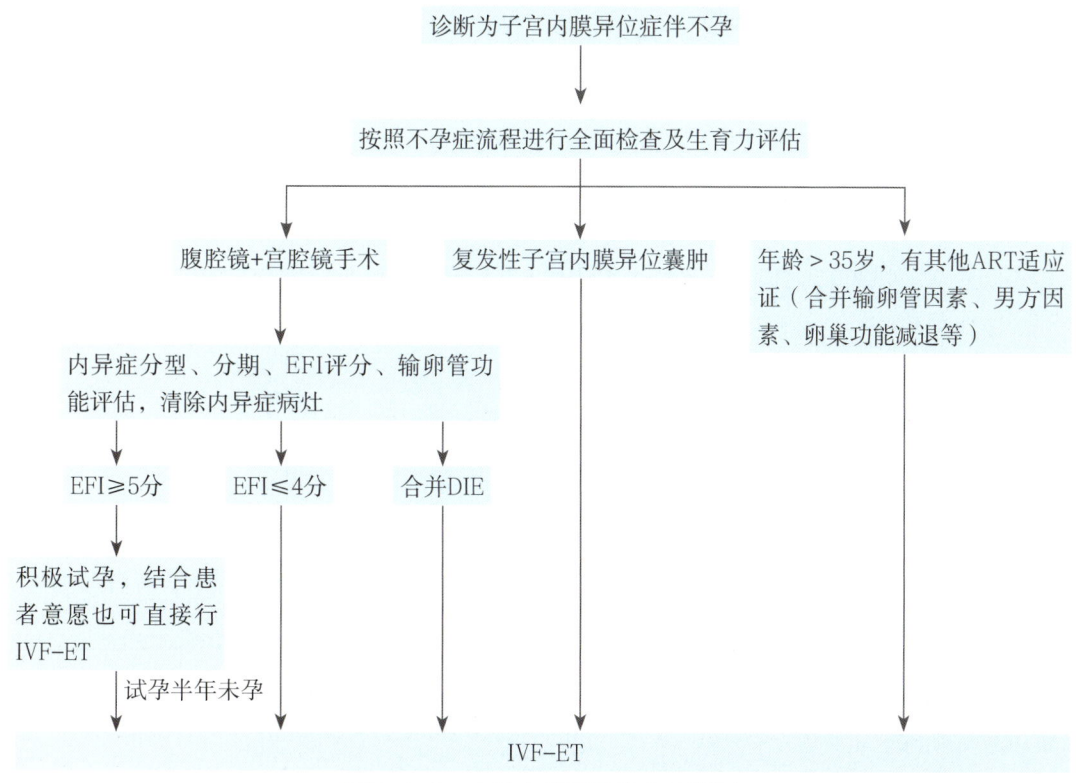

图6-4-2　内异症伴不孕治疗流程图

四、诊治注意事项

1. EFI综合了内异症的严重程度、病史因素和输卵管功能，可有效评估和预测内异症患者的自然生育能力，并考虑到了所有ASRM分期；但现有的评分体系未考虑患者的卵巢储备功能，未考虑合并子宫腺肌病的情况。

2. 复发性卵巢子宫内膜异位囊肿合并不孕者不主张反复手术。手术本身无明显改善术后妊娠率的作用，但有可能造成卵巢储备功能的损害。临床评估内异症囊肿无恶变的前提下，建议直接行IVF-ET，若异位囊肿影响取卵，可考虑超声引导下穿刺。

3. DIE合并不孕患者，手术不增加妊娠率，且创伤大、并发症多。疼痛不明显的患者，尤其是DIE复发者，首选IVF-ET治疗不孕。但若疼痛症状严重影响日常生活和性生活或考虑反复胚胎种植失败是由DIE导致，可先行手术治疗。

4. 对于有生育需求但未诊断不孕症的内异症患者，建议行卵巢储备功能评估和男方精液评估。对于已有生育力下降的患者，内异症可造成获卵数减少等，因此需生殖医师与妇科医师联合会诊后尽快积极治疗。

5. 疑似内异症的不孕症患者，尤其疑似卵巢子宫内膜异位囊肿者，建议进行卵巢储备功能评估后行宫腹腔镜联合检查，以确定内异症的诊断、分型、分期并行生育力的全面评估，包括输卵管通畅度检查。

（欧玉华　金海燕　史文静）

第五节　子宫内膜异位症的长期管理

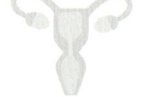

一、内异症需要长期管理的原因

1. 内异症的病因不明而难以去除，经血逆流的现象也很常见，保守性手术后易复发、难根治。

2. 内异症具有易侵袭的类似恶性肿瘤的生物学行为，常常累及肠管、输尿管等重要器官，手术难以彻底切除。

3. 内异症被视为"慢性病"，需要长期管理计划，使用药物控制病情，避免重复手术（尽量一生只做一次内异症手术）。

4. 内异症可以发生癌变。

二、内异症长期管理的原则和目标

1. 以患者为中心，分年龄阶段管理，解决不同年龄阶段最主要的临床问题。
2. 长期管理的目标　重在减轻和消除疼痛、促进和保护生育能力、降低和减少复发、警惕和早期发现恶变，提高患者的生命质量。
3. 规范手术的时机、术式的选择，重视术后的综合治疗、长期管理，使患者的手术获益最大化、手术损伤最小化。

三、各年龄段内异症长期管理的注意事项

1. 青少年内异症的长期管理　青少年内异症是一种进展性的疾病，可出现痛经或周期性腹痛，或伴有胃肠道或膀胱症状，DIE少见，但存在诊断延迟率高的问题，对青少年患者的生活质量及未来的生育能力影响较大，因此青少年内异症的临床诊断和长期管理尤为重要。同时对于青少年内异症患者的诊断，要警惕合并梗阻性生殖器官畸形如阴道闭锁或阴道斜隔综合征等。

青少年内异症的主要问题是疼痛和卵巢囊肿。长期管理的目标主要是"控制疼痛、保护生育、延缓进展、预防复发"。

（1）疼痛的治疗　以药物治疗为主，需注意结合青少年的身体发育特点，首选不影响骨骼发育和骨钙丢失的药物。COC是青少年内异症患者的一线治疗药物，对于年龄≤16岁的内异症患者安全、有效；孕激素治疗虽有效，但长期使用需要警惕骨质丢失，因此，对于骨密度尚未达峰值的青少年内异症患者，应慎用单一的孕激素类药物；促性腺激素释放激素激动剂（GnRH-a）也用于青少年内异症的治疗，但由于应用GnRH-a对骨质沉积有影响，建议>16岁的患者方可考虑短期使用GnRH-a。

（2）内异症囊肿的药物治疗　单侧卵巢囊肿，直径<4cm，可经验性使用非甾体抗炎药物（NSAID）和/或口服避孕药缓解疼痛，减缓疾病进展。用药后，如症状缓解或改善，可长期药物治疗；但需每6个月随访影像学检查、专科检查、肝功能、肿瘤标志物等。

（3）内异症囊肿的手术治疗　青少年内异症囊肿患者应积极进行药物治疗，手术治疗需严格掌握手术指征，如药物治疗后疼痛未缓解，考虑囊肿破裂或扭转等，且手术方式首选腹腔镜手术。手术可能影响卵巢储备功能，且有囊肿复发的风险，建议由有经验的医师进行诊治。需充分告知患者手术的利弊，术后需要辅助药物治疗，以减少复发，保护生育功能，并根据青少年的特点进行心理治疗和健康教育。对合并有梗阻性生殖器官畸形的患者，应及时解除梗阻。

（4）青春期内异症长期管理的随访　建议每6个月随访1次，包括：疼痛控制情况、药物副

作用、妇科超声检查、有卵巢囊肿者应复查肿瘤标志物，同时应对青少年患者及其家属进行健康教育。告知内异症复发率高和不孕率高，有条件的患者建议尽早完成生育。

2. 育龄期内异症患者的长期管理　育龄期内异症最典型的临床症状是盆腔疼痛，痛经常呈继发性，并进行性加重。40%~50%的患者合并不孕，17%~44%的患者合并盆腔包块。

长期管理的目标：控制疼痛，保护、指导和促进生育，预防复发。

疼痛未合并不孕及附件包块直径<4cm的患者，首选药物治疗；合并不孕或附件包块直径≥4cm者，有手术指征，首选腹腔镜手术治疗；药物治疗无效可考虑手术治疗，以腹腔镜为首选。术后要注重药物的长期治疗和随访管理。

3. 围绝经期内异症患者的长期管理　围绝经期内异症的长期管理，需关注与内异症相关的肿瘤，特别是警惕内异症恶变的风险。围绝经期卵巢子宫内膜异位囊肿患者出现恶变倾向时应积极手术治疗，可行患侧附件切除或子宫加双侧附件切除术，对DIE病灶最好一并切除，或至少活检行病理检查。

对于既往有内异症病史的患者，如何进行围绝经期症状管理，目前还缺乏高质量的研究证据，激素补充治疗对内异症复发和恶变的风险目前未知。无禁忌证的患者若行绝经激素治疗，治疗方案应为雌、孕激素连续联合，而不是单一雌激素。

围绝经期内异症患者长期管理的随访建议：围绝经期内异症患者，每3~6个月随访1次。随访需注意：内异症症状的控制情况，卵巢囊肿变化情况，卵巢囊肿良、恶性的监测以及盆腔其他肿瘤的发生。随访内容：妇科检查、盆腔超声检查、卵巢肿瘤标志物（如CA125、CA199等）、卵巢功能评估等。

4. 内异症复发的长期管理　内异症复发的长期管理重在初治规范、预防复发。

（1）内异症的复发及高危因素　内异症复发，是指经规范的手术和药物治疗，病灶缩小或消失以及症状缓解后再次出现临床症状且恢复至治疗前的水平或加重，或再次出现内异症病灶。近年的文献报告的内异症复发率差异很大，2年平均复发率为20%（0~89%）、5年平均复发率为50%（15%~56%）。复发的高危因素包括：既往内异症药物或手术治疗史、患病年龄轻、痛经严重、分期重、初次手术的彻底性不足、DIE、术后未予药物巩固治疗、合并子宫腺肌病等。

（2）疼痛的复发　药物治疗后痛经复发，应手术治疗；术后疼痛复发，若药物治疗无效，也可考虑手术。如年龄较大、无生育要求且症状重者，可考虑根治性手术。

（3）卵巢子宫内膜异位囊肿复发　早期给予孕激素治疗（地诺孕素），可能避免重复手术。若患者无生育要求可手术或在超声引导下穿刺，术后给予GnRH-a治疗，之后换用其他药物行长期维持治疗。对于有生育要求或合并不孕的患者建议先进行卵巢储备功能和生育能力评估，若卵巢储备功能已经下降，可选择超声引导下穿刺。反复手术会进一步降低卵巢储备功能，甚至导致卵巢功能衰竭。对复发者行IVF-ET，其妊娠率是再次手术后的2倍（分别为40%、20%）。

（4）DIE复发合并不孕　推荐GnRH-a治疗后行IVF-ET。

（5）内异症复发的预防　预防是减少内异症复发的最好方法。要减少内异症复发，重在初始治疗。预防复发有效的常用药物有COC、孕激素、GnRH-a和LNG-IUS等。DIE复发的预防缺少大规模的临床试验和相应的系统评价，DIE术后予以GnRH-a或COC治疗6个月，能有效地降低术后2年的复发率。高效孕激素和COC可明显缓解DIE疼痛症状，有效预防术后复发，但需长期使用。

（6）内异症复发长期管理的随访建议　建议对于内异症复发的患者无论是症状复发还是卵巢囊肿的复发，每3~6个月随访1次。随访的重点应包括：内异症症状的控制，生命质量，卵巢囊肿情况，卵巢囊肿良、恶性的监测，药物副作用以及生育的指导。对于连续使用GnRH-a 6个月以上的患者，应监测骨密度。

（邓樑卿　史文静）

第六节　子宫内膜异位症恶变

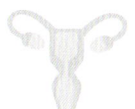

一、概述

Sampson于1925年提出了子宫内膜异位症相关性卵巢癌（endometriosis-associated ovarian cancer，EAOC）概念，主要恶变部位在卵巢，其他部位如直肠阴道隔、腹壁或会阴切口内异症恶变较少，内异症间质恶变形成的肉瘤更少见，且多为子宫外子宫内膜间质肉瘤。

不同病理类型的卵巢癌与内异症的关系差异较大，主要病理类型为卵巢子宫内膜样癌及卵巢透明细胞癌，其中透明细胞癌发生率最高，其次是卵巢子宫内膜样癌，还有少部分为浆液性和黏液性卵巢癌。另外少部分为卵巢外内异症相关的肿瘤，卵巢外累及的部位依次是：肠道（5.2%）、盆腔（3.5%）、直肠阴道隔（3.3%）、阴道（2.1%）、剖宫产术后子宫瘢痕（0.9%）、外阴及会阴切口（0.7%）、膀胱（0.6%）、腹股沟（0.6%）、脐（0.3%）、胸膜（0.9%）、输尿管（0.1%）、闭孔淋巴结（0.1%）。

EMT恶变率近些年有上升趋势，但因缺乏大规模的流行病学资料，估计其实际发生率大于文献报道的0.7%~2.5%。关于EAOC的发病机制尚不明确，目前认为可能与腹腔内环境中的氧化应激状态、性激素代谢、细胞因子调控异常等多环节相关。近年来，随着新一代高通量测序技术的普及，基于分子生物学水平的研究揭示某些基因和蛋白质通路可能在内异症恶变过程中起重要作用。总之，多数研究者认为EAOC是由遗传、分子、免疫等多种因素相互作用而形成。

相比卵巢上皮性癌，子宫内膜异位症恶变具有发病年龄更早、临床分期更早、肿瘤分化程度更好、临床预后更好等特点。

二、诊断要点

（一）病史采集

对下述高危人群需要密切随访。①病程：内异症发病早或病史长（10～15年）的患者。②年龄：诊断内异症时患者年龄＞45岁者。③绝经状态：是EAOC的独立影响因素，绝经女性内异症恶变的风险是未绝经女性的3倍。④孕产次：多次分娩对内异症患者的卵巢癌风险具有一定的保护作用，内异症相关不孕的女性卵巢癌发生风险增高。⑤雌激素及高雌激素水平：临床中应注意与高雌激素水平相关的特点及其与恶变风险的关系，包括初潮早、绝经晚、肥胖以及无孕激素拮抗的雌激素补充治疗。

（二）临床表现特点

1. 卵巢囊肿直径　囊肿直径≥8cm或有明显增大趋势，是内异症患者发生卵巢癌的独立影响因素。
2. 疼痛　疼痛节律改变，痛经进展或呈持续性。
3. 内异症复发　绝经后又有复发或治疗后短期复发。

（三）辅助检查

1. 影像学检查　在EAOC的监测和诊断中具有一定的参考价值。超声提示有恶性征象，包括卵巢囊腔内有实性或乳头状结构，或病灶血流丰富等；包块具有血流信号丰富的实性部分是内异症患者发生卵巢癌的独立影响因素。其中MRI特征表现如下（图6-6-1）：①肿瘤大部分边缘规则；②肿瘤最大径多＞5cm；③大部分为囊实性（单囊多见），实性少见，囊液大部分含T_1WI-FS高信号（出血），且扩散不受限；④最大壁结节表面均呈乳头状，信号多样且不均匀（含出血、囊变信号），扩散受限，增强后明显强化；⑤多数患者伴有盆腔内异症征象。

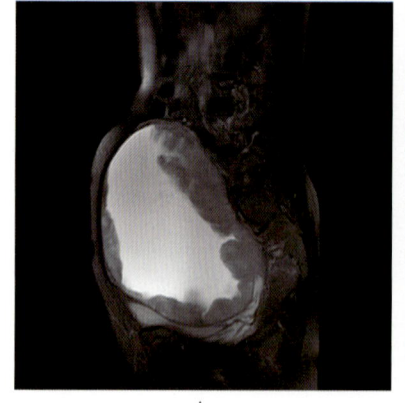 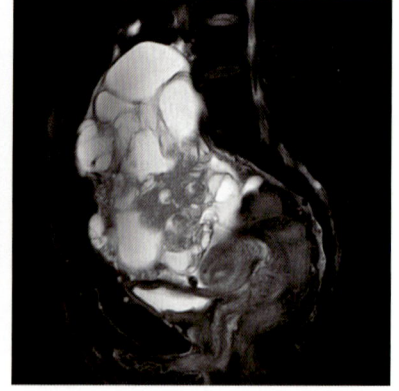

图6-6-1　内异症恶变MRI图像

A.卵巢肿物边界规则，单囊，囊内见多个乳头状附壁结节。B.盆腔巨大囊实性肿物，边缘规则，内见分隔，实性成分T_1WI信号不均匀。

2. 血清测定　血清CA125水平升高和第二个线粒体衍生半胱天冬氨酸蛋白酶激活剂（Smac）水平降低与内异症的恶变关系密切，通过两者的血清水平测定可能有助于评估子宫内膜异位症的恶变风险。但需注意在临床中单独血清标志物作用有限。

（四）诊断标准

1. EAOC的诊断标准　Sampson于1925年提出了诊断标准，1953年Scott丰富完善了子宫内膜异位症相关性卵巢癌的病理诊断标准，Shih及Kurman提出的卵巢癌"二元发病学说"更加印证了此诊断标准。

目前国际公认的EAOC诊断标准如下：①肿瘤和内异症位于同一部位；②肿瘤来源于内异症，除外其他来源可能；③内异症与肿瘤有类似的组织学特点，并能见到特征性的内膜间质和腺体；④形态学上见到良性和恶性上皮移行过程。

由于内异症向恶性移行的形态学证据在临床病理中的要求过于苛刻，部分关于EAOC的研究并未完全按照上述标准诊断，而是采取了Van Gorp分类标准，该分类标准如下：A类，卵巢癌与内异症发生在同侧卵巢，存在病理连续性；B类，卵巢癌与内异症发生在同侧卵巢，不存在病理连续性；C类，卵巢癌与内异症发生在对侧卵巢或是子宫、输卵管、肠道等性腺外器官。

2. 不典型内异症的诊断标准　基于内异症发生经典的"经血逆流"学说，大多数观点认为，EAOC直接起源于经输卵管逆流种植于卵巢表面的异位子宫内膜病灶，在后期反复出血损伤及慢性炎症刺激下发生恶变，并由此提出了"不典型内异症（atypical endometriosis，aEM）"的概念。该诊断属于组织病理学诊断，被认为是EAOC的典型癌前病变，可介乎于良性内异症与癌组织间连续存在，而被称作"交界性"或"过渡状态"，抑或单独出现。主要表现为异位子宫内膜样腺体出现异型性，具体表现如下：①细胞核出现中重度异型性，伴有深染或苍白；②核质比增大；③细胞排列密集、复层或呈簇状突；④可伴有腺体形状异型性。但对于定义不典型内异症的病理特点存在争议。有学者总结，61.1%的EAOC有aEM检出，而在一般内异症人群中，aEM的发生率仅为1.7%～3.0%。

子宫内膜异位症恶变的早期诊断对改善预后具有十分重要的意义，临床医生须注重内异症患者的上述高危因素。

三、治疗

治疗原则遵循卵巢癌。子宫内膜异位症恶变的治疗以手术为主，辅以化疗、放疗及孕激素综合治疗。

治疗目标：早期为争取长期生存；晚期为控制复发，延长生存期，改善生存质量。子宫内膜异位症恶变的5年生存率、10年生存率均为77.7%，预后较一般原发性卵巢癌好。

1. 手术治疗 是一线选择，手术原则与原发性卵巢癌相同，即早期患者行全面分期手术，晚期患者行肿瘤细胞减灭术。早期患者手术范围包括全子宫、双附件、大网膜及双侧盆腔淋巴结和腹主动脉旁淋巴结；晚期患者采用卵巢肿瘤细胞减灭术，目前认为满意的细胞减灭术对卵巢癌治疗效果是肯定的。研究表明，残余肿瘤最大直径越小，预后越好。

2. 化疗 根据术后病理检查结果予以化疗，化疗常用抗癌药物有紫杉醇、铂类、环磷酰胺、阿霉素等，目前一线化疗方案为紫杉醇联合铂类，多采用静脉和/或腹腔用药。化疗方案与原发卵巢癌相似，早期基本为3个疗程，晚期为6个疗程。

3. 放疗 如病灶局限在盆腔，亦可行全盆腔放疗。

四、预防

目前，子宫内膜异位症恶变尚无明确的预防措施。重视对内异症的规范诊治，以及对具有高危因素的内异症患者积极手术探查等会有所帮助。

对于具有子宫内膜异位症恶变高危因素的患者可进行医疗干预，从而达到预防其恶变的目的。根据患者年龄及生育要求选择不同的干预措施。手术患者术后注重长期管理的规范性，并密切随访；对于围绝经期患者，如果病情允许，可以选择期待疗法，但应该密切随访，关注恶变迹象；而对于绝经期患者，如果观察1年包块持续存在甚至增大，应积极处理，选择根治性治疗为宜。对于复发者选择根治术的年龄应酌情放宽。

五、诊治注意事项

1. 子宫内膜异位症恶变手术中相关的注意事项 ①当卵巢内异症囊肿较大、术前血清CA125水平较高、壁内见乳头状等结构时，务必进行术中快速病理检查，以防漏诊。②慎用穿刺抽液法，特别是生长速度快，B超显示壁内有乳头状等结构的病例。③根据患者的年龄和生育要求可个体化适当放宽根治性手术指征；绝经后患者以根治性手术为宜。

2. 其他注意事项 ①卵巢外的内异症病变，出现与月经有关的症状，应注意鉴别。剖宫产、会阴切口结节的处理也要积极，以明确其性质。②内异症患者虽可用激素补充治疗，但要加用孕激素，进行严密监测，以防内异症复发和恶变。③药物治疗无效或手术切除子宫及卵巢后仍复发者，应注意恶变可能。④现今临床及病理研究表明，内异症的侵袭、转移和复发是恶性肿瘤的临床特征；组织形态上，尽管内异症腺体和间质不是癌，但细胞器增多、纤毛细胞增多变长、腺体易于向子宫肌层深入等均表现出恶性肿瘤的特征，因此内异症的上述生物学行为值得进一步关注。

（邓椠卿　史文静）

第七节 子宫腺肌病

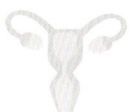

一、概述

当子宫内膜腺体及间质侵入子宫肌层时，称子宫腺肌病（adenomyosis），目前报道中国人群的平均发病率约15%，但实际发病率可能更高。其发病确切病因不明，可能与以下因素有关。

1. 高危因素　多次妊娠及分娩、人工流产、刮宫、子宫肌瘤剔除、口服他莫昔芬、宫腔操作、慢性子宫内膜炎、吸烟、遗传免疫因素等。

2. 子宫内膜基底部内陷及组织损伤修复学说　子宫内膜—肌层结合带（junctional zone，JZ）的结构和功能受卵巢激素调节而发生周期性变化，JZ主导非孕期的子宫收缩，月经期JZ收缩波消失、无序强烈蠕动，不能有效关闭血管引起月经过多；持续性压力增高引起痛经；JZ收缩波异常，影响精子运输，导致不孕。

3. 米勒管遗迹化生及成体干细胞分化学说　子宫腺肌病起源于子宫肌层内的胚胎多能干细胞化生。

4. 炎症因子刺激学说　各种炎症因子及神经源性介质即神经生长调节因子高表达，两者相互作用，共同参与本病的发生和进展。

二、诊断要点

（一）临床表现

1. 痛经　是子宫腺肌病最特异性的临床表现，呈进行性加重的趋势，也有少数患者痛经症状并不典型；还可伴有性交痛或慢性盆腔痛等表现。

2. 月经失调　包括月经过多、经期延长、不规则阴道流血等，严重时可致贫血。

3. 子宫增大　子宫多均匀性增大呈球形，以子宫后壁突出、局限性增厚多见。

4. 不孕或不良孕产结局　子宫腺肌病的患者约20%以上合并不孕；妊娠后出现流产、早产和死产的概率显著增高，易并发胎膜早破、子痫前期、胎位异常、胎盘早剥、前置胎盘等。

5. 其他相关症状　子宫增大可压迫邻近器官引起相关症状，如尿频、排尿困难、尿痛、便秘、大便变形等。长期疼痛以及不孕可引起精神心理相关的躯体障碍等。

(二)体征

妇科检查子宫呈均匀增大或有局限性结节隆起,质硬且有压痛,经期压痛更甚;子宫常为后位,活动度差。合并子宫内膜异位症的患者,可在阴道后穹隆扪及触痛结节,合并子宫肌瘤者,子宫形态不规则,子宫表面凹凸不平,可扪及质硬结节。

(三)临床分型

子宫腺肌病目前分为弥漫性子宫腺肌病与局灶性子宫腺肌病[包括子宫腺肌瘤(uterine adenomyoma)及子宫囊性腺肌病(uterine cystic adenomyosis;囊肿直径>1cm)],此外,特殊类型还有息肉样子宫腺肌病[包括子宫内膜腺肌瘤样息肉(adenomyomatous polyp of the endometrium)及非典型息肉样腺肌瘤(atypical polyploid adenomyoma,APA)]。

1. 弥漫性子宫腺肌病 子宫对称或不对称性体积增加,呈球形。子宫剖面见子宫肌壁显著增厚且质地较硬,无子宫肌瘤的漩涡状结构,在子宫肌壁中可见粗厚肌纤维带和微囊腔,腔内偶有陈旧性血液(图6-7-1至图6-7-3)。

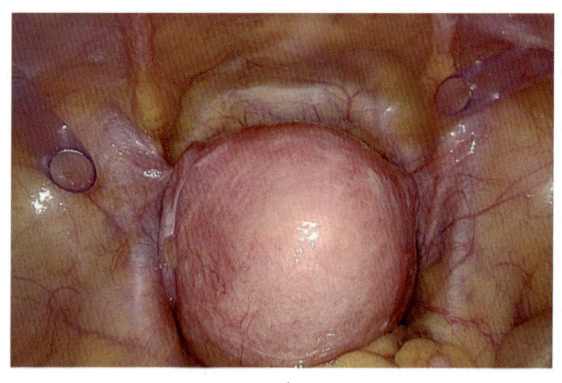
A

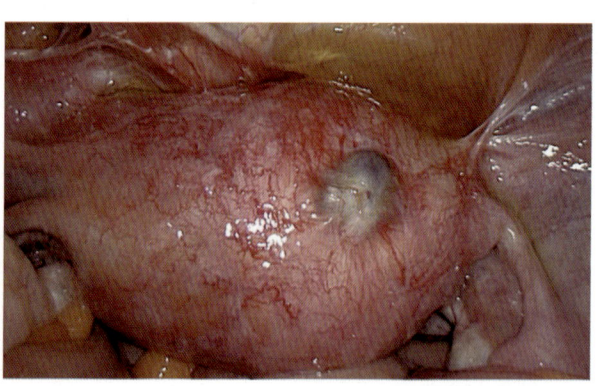
B

图6-7-1 弥漫性子宫腺肌病
A.腹腔镜下见子宫均匀增大,呈球形。B.子宫底部见一蓝紫色囊腔,内含陈旧性血液。

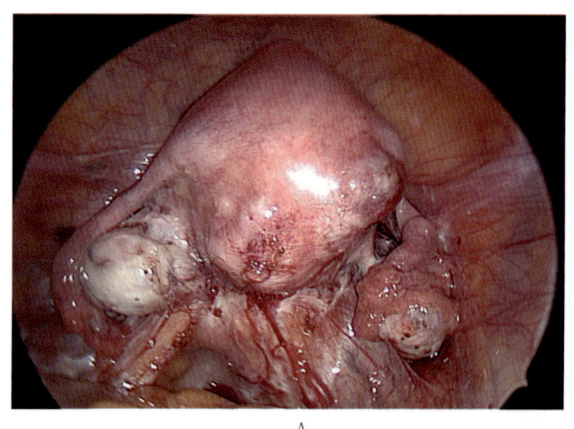
A

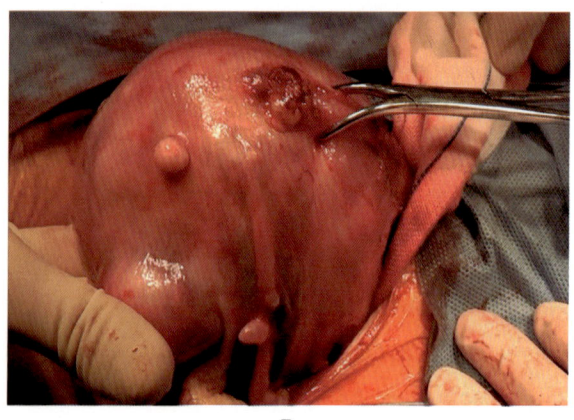
B

图6-7-2 子宫腺肌病合并子宫肌瘤
A.腹腔镜下见子宫均匀增大,表面不平整,多个结节凸起。B.开腹手术见子宫表面多个类圆形结节,为合并子宫肌瘤。

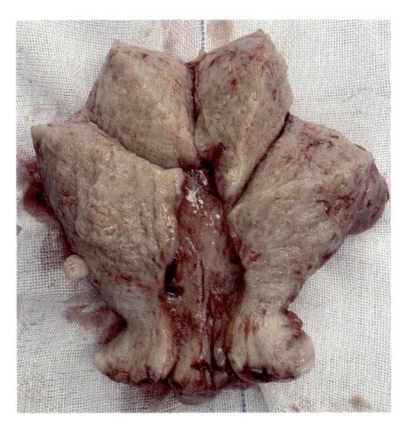

图6-7-3 弥漫性子宫腺肌病（子宫肌层弥漫性增厚，可见腺体）

2. **局灶性子宫腺肌病** 包括子宫腺肌瘤和子宫囊性腺肌病。异位的子宫内膜组织在子宫肌层内局限性生长，与正常肌层组织结集形成结节或团块，类似子宫肌壁间肌瘤，称为子宫腺肌瘤。子宫囊性腺肌病的特征为子宫肌层内出现一个或多个囊腔，囊腔内含棕褐色陈旧性血性液体，又称为囊性子宫腺肌瘤或子宫腺肌病囊肿（图6-7-4）。

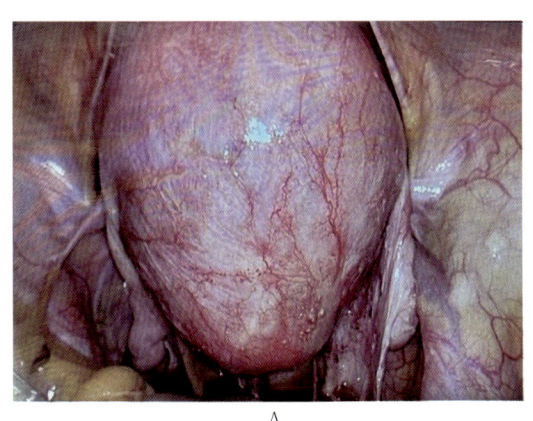
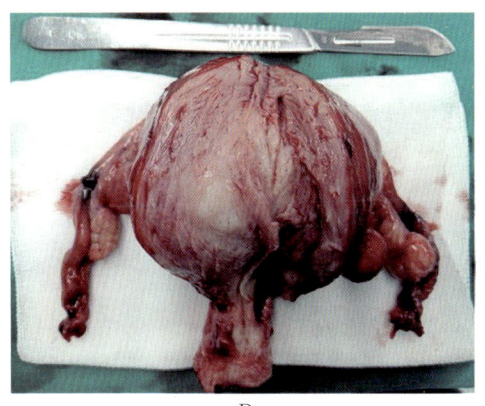

A   B

图6-7-4 子宫腺肌瘤（瘤体与子宫肌层分界不清）

A.子宫腺肌瘤腹腔镜下观。B.子宫腺肌瘤离体观。

3. **特殊类型**

（1）子宫内膜腺肌瘤样息肉 又称子宫腺肌瘤样息肉（adenomyomatous polyp of the uterus）、子宫内膜息肉样腺肌瘤（polypoid adenomyoma of the endometrium），其组织学特点是由子宫平滑肌纤维、子宫内膜腺体和子宫内膜间质交织构成。

（2）非典型息肉样腺肌瘤 是一种较罕见的恶性潜能未定的宫腔内病变。该病细胞生长活跃，显微镜下见杂乱不规则的腺体，似子宫内膜复杂性增生，基质中含有大量的平滑肌细胞，而且腺体结构及细胞学形态存在不同程度的不典型性改变。

（四）辅助检查

1. **二维超声检查** 超声可较清晰地显示子宫腺肌病的声像图特征，且方便、价廉、易重复,为子宫腺肌病首选的影像学检查方式。超声检查诊断子宫腺肌病的准确性与MRI检查相近,建议行经阴道超声,对于不适宜经阴道超声者,可行经直肠超声。

(1)腺肌瘤 子宫增大,肌层中可见低回声团,在附近血流信号呈环形或半环形,瘤体与子宫肌层组织分界不清。

(2)弥漫性子宫腺肌病 子宫均匀弥漫增大,回声不均匀,肌层增厚,宫体呈圆球形,宫颈较短粗,部分内膜线呈现前移情况,多见于后壁,小点状强回声可见于肌层中,病灶边界并不明显,晕环内膜增宽,中断呈连续性,病灶中彩色血流信号呈稀疏点、条状(图6-7-5)。

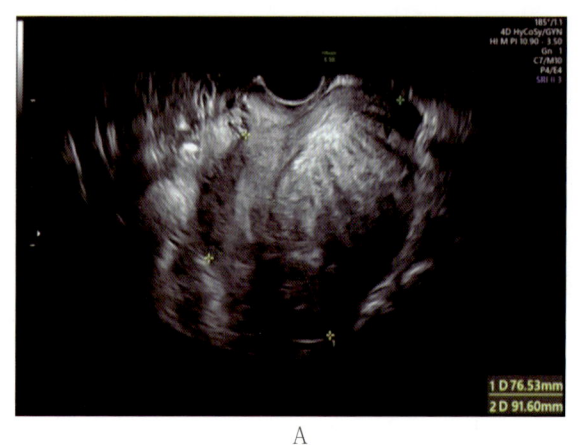
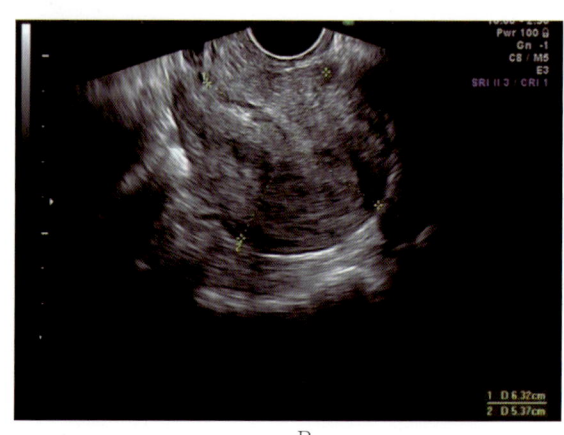

图6-7-5 弥漫性子宫腺肌病
A.子宫均匀增大,肌层内部回声不均。B.宫体呈球形,后壁肌层增厚明显,内膜前移。

(3)局灶性子宫腺肌病 子宫不均匀增大,结节状不规则,宫体后壁为常发部位,强弱不等回声区或局限性回声增强区见于肌层中;和正常子宫分界不清,部分呈局部瘤样,与子宫肌瘤难以鉴别,病灶边界不清晰,无包膜;无声衰减呈现于后方,小无声区存在其中,病灶附近不存在半环形或环形血流信号,内部血流信号呈现星点闪烁状(图6-7-6)。

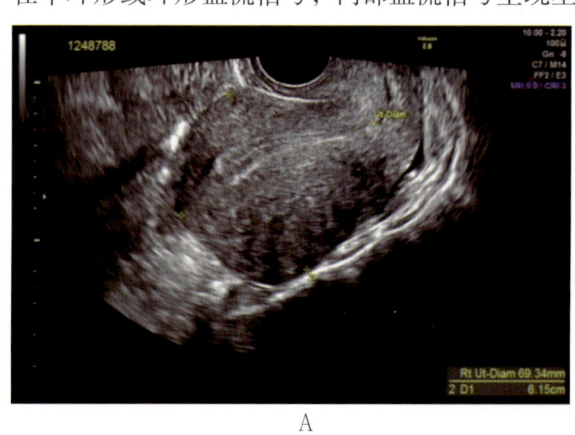
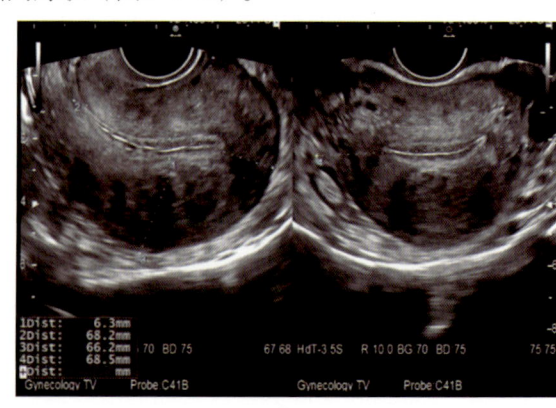

图6-7-6 局灶性子宫腺肌病
A.子宫后壁局部瘤变,边界不清晰。B.子宫不均匀增大,宫体前壁肌层内可见强弱不等回声区,部分呈局部瘤样改变,与正常肌层回声分界不清,无包膜,后方伴有衰减。

月经量。口服避孕药的作用部位为子宫内膜和异位内膜，通过引起内膜萎缩，从而减少经量，对月经过多的患者治疗效果较好，但长期使用口服避孕药会造成类似妊娠的人工闭经现象，有诱发头痛、血栓等的风险，适合暂时没有生育要求的轻度子宫腺肌病患者。副作用：偶有消化道症状或肝功能异常，40岁以上或有高危因素（如糖尿病、高血压、血栓史及吸烟）的患者，要警惕血栓的风险。

4. 促性腺激素释放激素激动剂（GnRH-a） 通过抑制垂体功能达到暂时性药物去势及体内低雌激素状态；也可在外周与GnRH-a受体结合，抑制在位和异位内膜细胞的活性，可以有效、快速缓解疼痛，治疗月经过多以及缩小子宫体积。每28天1次，根据病情可用3~6个月或更长时间，治疗效果确切，但也存在较多不良反应：阴道干燥、潮热多汗、性欲减退、骨质丢失、焦虑暴躁等低雌激素症状，还可能出现静脉血栓、心绞痛、肌痛等不良反应。连续长期用药应注意测量骨密度，骨密度过低应立即停药，在停药后低雌激素症状大多会消失，但也容易出现疾病复发，适合有生育要求的年轻患者，也可作为大子宫或合并贫血患者的术前预处理及术后巩固治疗。

5. 左炔诺孕酮宫内缓释系统（LNG-IUS） 左炔诺孕酮是一种孕激素全合成制剂，作用于下丘脑及垂体，无雌激素活性，可抑制雌激素释放，阻断血栓素和前列环素的释放，引起子宫内膜萎缩，降低月经量，减小子宫体积，同时通过其同化蛋白和雄激素活性来抑制排卵作用，增加宫颈黏液黏稠度妨碍精子入宫，发挥避孕的作用。LNG-IUS放置方便，可以持续缓释左炔诺孕酮20μg/d，连续5年，其局部药效长，进入体循环的药量低，有效地控制了药物不良反应，无须口服，不会引发胃肠道反应，提高了患者的机体耐受性。LNG-IUS对子宫腺肌病痛经、慢性盆腔痛和月经过多均有效，已经得到多个指南的推荐及患者的认可，其效果优于复方口服避孕药，可作为月经过多的子宫腺肌病患者的首选治疗方法。副作用：不规则阴道出血及闭经；子宫腺肌病患者中LNG-IUS使用后的脱落和下移时有发生，使用前应让患者充分知情。放置时机：①直接放置。可于月经来潮的7天内，避开月经量多时放置。②对于子宫过大、重度痛经或严重贫血患者，建议在GnRH-a预处理后再放置。③宫腔镜等术中放置。对于月经不规律或影像学提示子宫内膜异常者，应在放置前行诊刮或宫腔镜检查以除外子宫内膜病变。

6. 中医治疗 以缓解痛经为主，作用往往较弱，如桂枝茯苓胶囊、散结镇痛胶囊等。

（二）手术治疗

1. 全子宫或次全子宫切除术 子宫切除术一直是子宫腺肌病的最彻底和最有效的治疗选择，且同时可以获得病理学样本，适用于其他疗法无效、已经完成生育、年龄较大而症状明显者。手术方式的选择基于子宫大小、盆腔粘连情况、阴道条件、患者体型等多种因素的考虑，可通过腹部、阴道或腹腔镜进行。阴式子宫切除术对患者机体伤害小、术中出血量更少、手术时间更短、术后恢复快，但也受到手术术野的影响，操作难度较大，对手术者阴式手术技能要求较高，容易因操作失误导致直肠、膀胱、输尿管等器官损伤，所以对于子宫体积较大、症状严重、盆腔粘连严重的患者，建议行开腹子宫切除术。开腹子宫切除术虽然创伤较大、术后恢复慢，但视野开阔，可以有效减少异位病灶的残留。腹腔镜可以保证良好的手术视野，降低阴式子宫切除术的难度，创口更小、术后恢复快、疼痛轻，应用了微创的医学理念，安全指数更高。不推荐子宫腺肌病行次全子宫切除术，因为存在着宫颈残端或直肠阴道隔子宫腺肌病复发的风险。

2. 保留生育功能的手术　从缓解症状和促进生育的角度考虑，子宫腺肌病患者应首先选择药物治疗；对于无法耐受长期药物治疗或药物治疗失败的生育年龄患者，可以选择保留子宫的手术，可分为：局灶性子宫腺肌病的腺肌瘤切除术（adenomyomectomy）、弥漫性子宫腺肌病的病灶减少术（cytoreductive surgery）（图6-7-9）。子宫腺肌瘤与正常子宫肌层分界不清楚，病灶难以切除干净，这是术后疼痛复发的主要原因，疼痛复发与残留的病灶大小有一定的相关性。术前建议MRI或彩超定位病灶，主要用于治疗局限性子宫腺肌病，对弥漫性子宫腺肌病患者治疗效果不理想。子宫壁上的切口可以是垂直的、对角的、H形切口，子宫重建的术式有U形缝合、"重叠法"（overlapping flaps）、"三瓣法"（triple flaps）等。由于切除病灶后子宫壁的重塑比较困难，因此更推荐开腹手术。手术后症状的复发、生育的结局以及子宫破裂的风险是应该在术前和患者及其家属重点沟通和关注的问题，子宫腺肌病保留生育力手术后，还有妊娠胎盘植入等产科高危妊娠的报道。

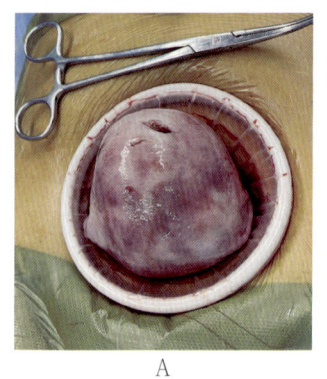 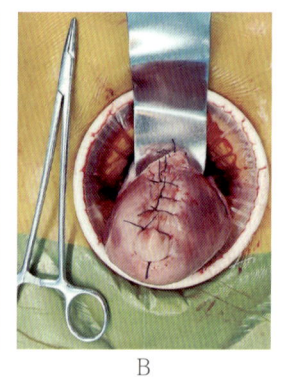 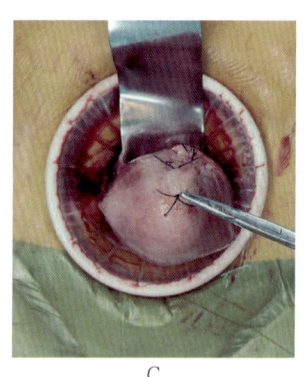 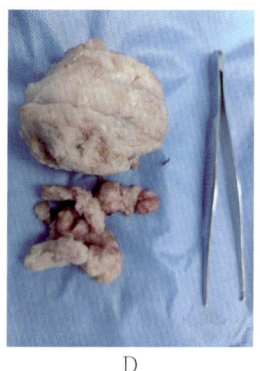

A　　　　　　　　　B　　　　　　　　　C　　　　　　　　　D

图6-7-9　子宫腺肌病减灶术
A.术前。B.术中。C.术后。D.切除病灶。

3. 宫腔镜下子宫内膜消融术　目前已不推荐作为子宫腺肌病的一线治疗方案，临床上较少应用。

（三）其他治疗

1. 子宫动脉栓塞（uterine arterial embolization，UAE）　UAE通过栓塞双侧子宫动脉，导致异位内膜缺血缺氧，发生坏死吸收，从而达到减小病灶及子宫体积、减少月经量、缓解痛经的作用。适用于：①子宫腺肌病导致大量急性子宫出血时。②非手术治疗失败或拒绝手术治疗或有多次手术史而再次手术治疗难度大或患者难以耐受手术治疗时。禁忌证：①有介入治疗的一般禁忌证，如造影剂过敏、全身严重感染或穿刺点皮肤感染；严重的心、肝、肾等重要器官功能障碍无法耐受治疗；严重凝血功能障碍；严重的免疫抑制者。②月经期、妊娠期或哺乳期子宫腺肌病患者。③合并急性泌尿、生殖系统感染者。④已知或可疑子宫腺肌病恶变，或合并子宫及其他可疑或已知的恶性病变者，除病变引起急性大量子宫出血时可行介入治疗止血外，一般不行介入治疗控制其他症状。⑤经CT血管成像数字化三维重建提示病灶主要由双侧卵巢动脉供血者。

对妊娠及生育的影响：UAE对妊娠及生育的影响仍不明确，有UAE后正常妊娠并分娩的报道，但UAE有导致卵巢功能下降的风险，考虑与栓塞剂沿血流至卵巢动脉有关，且与患者年龄呈正相关。UAE可能造成子宫内膜粘连，可能增加不良妊娠结局的风险。因此，对于有生育要求的子宫腺肌病患者应慎重采用UAE治疗。

2. 高强度聚焦超声消融治疗（high intensity focused ultrasound，HIFU）　HIFU通过超声波聚焦作用于异常子宫组织及其血管，以热效应为主，其次是空化效应，它能够产生局部高温高压，使细胞内的酶和蛋白质变性引发靶组织凝固性坏死，这个过程可以通过超声或核磁引导，从而避免损伤周围正常组织。目前认为HIFU不影响卵巢及子宫的供血，可以保留患者的子宫及其功能，更适用于有生育意愿的患者。HIFU的优势在于：无须开刀，无失血，只需简单镇痛，并发症少，还可以有效降低复发率，但对于病灶侵及厚度不足3cm的患者，容易伤及子宫毗邻脏器，且由于射频消融的能量无法做到十分均匀，故弥漫性子宫腺肌病的患者无法实施该项治疗。

HIFU主要适用于有症状的子宫腺肌病患者，且病变处肌壁厚度>3cm。禁忌证主要包括：①盆腔急性感染或慢性感染急性发作；②月经期、妊娠（包括可疑妊娠）及哺乳期；③不排除恶变或合并需行子宫切除的良、恶性病变；④下腹部多次手术史或腹壁抽脂术史致瘢痕形成严重者；⑤预定位超声波入射通道内有不能推离的肠管；⑥严重的心、脑、肺等重要器官功能障碍，无法耐受治疗者；⑦患者无法正常交流或无法耐受俯卧位。并发症主要有：治疗区域皮肤水泡、橘皮样改变等，下腹部疼痛，阴道排液及流血，骶尾部和/或臀部疼痛，下肢感觉异常等。对于有生育要求的患者，应严格把握指征，做好术前的各项评估，严格控制消融剂量及范围，避免损伤子宫内膜，影响治疗后的妊娠。

（四）子宫腺肌病伴不孕的处理流程

见图6-7-10。

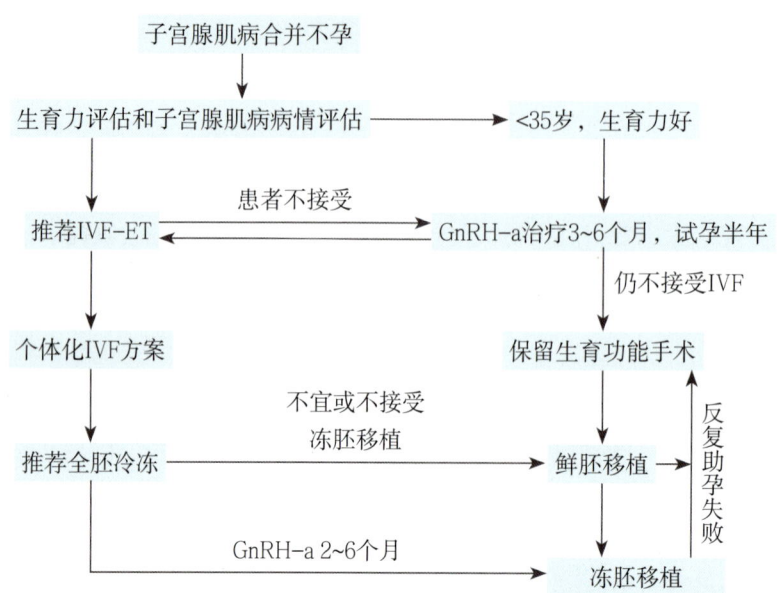

图6-7-10　子宫腺肌病伴不孕的处理流程

子宫腺肌病合并不孕的处理建议如下：

首先对夫妻双方的生育力进行评估，如生育力评估不理想，推荐IVF-ET，特别是个体化IVF方案（推荐全胚冷冻）。

子宫腺肌病合并不孕者，应首先详细询问病史，包括不孕年限、临床症状、诊疗经过，是否有复发性流产或反复胚胎种植失败病史，是否合并盆腔子宫内膜异位症、子宫肌瘤、子宫内膜息肉、输卵管积水等。需对子宫腺肌病和生育力进行评估，包括卵巢储备功能（年龄、窦卵泡数、抗苗勒管激素、基础内分泌水平）、输卵管通畅性检查、男方精液分析等。评估卵巢储备功能对于辅助生殖治疗方法的选择尤为重要。辅助生殖治疗方式的选择应个体化，需结合患者年龄、卵巢储备功能、子宫腺肌病病情严重程度、输卵管通畅性、男方因素等其他不孕因素评估患者的生育力，结合患者意愿综合考虑，以期在最短时间内实现妊娠。一般情况下，推荐IVF-ET。若患者年轻（＜35岁），生育力良好，具备自然试孕条件，子宫腺肌病病情较轻，可在GnRH-a治疗3~6个月后自然试孕或促排卵指导同房试孕半年，如未孕，可考虑再推荐IVF-ET。一般推荐全胚冷冻策略，经药物或保留生育功能手术治疗，待子宫基本恢复正常或达到可妊娠时限后，行冷冻胚胎移植。IVF促排卵方案也应以个体化为原则，对于卵巢储备功能下降、高龄（≥35岁）或反复胚胎种植失败者，建议采用促性腺激素释放激素拮抗剂、微刺激等非降调方案，先行IVF或卵母细胞胞质内单精子注射法（ICSI）积累冷冻胚胎。冷冻胚胎移植前的预处理方法，首选GnRH-a治疗2~6个月，也可选用LNG-IUS或其他药物。反复胚胎种植失败的年轻患者可从手术中获益，但≥40岁者手术获益不明显。建议保守性手术仅作为症状严重或反复辅助生殖治疗失败者的候选方案，如患者术后仍不愿意接受辅助生殖治疗，可行GnRH-a治疗后自然试孕。

2. 三维超声检查　三维超声可形成立体感的声像图，可有效评估病灶、四周组织和血管之间的关系。三维超声检查显示，子宫腺肌病的超声图像表现为无清晰的界限，也无球状感，病灶表现出扇形放射状，彩色三维血流图及多普勒能量图上的病灶无球状血管网络分布，仅分布为星点状血流。二维超声扫描联合三维超声扫描，是鉴别诊断子宫腺肌病与子宫肌瘤的高效扫描方案。

3. MRI检查　子宫弥漫增大，在T_2加权像病灶显示较清晰，为子宫肌层内边界欠清的低信号病灶，与子宫内膜毗邻，与JZ分界不清；也可以表现为JZ的增粗或扭曲。肌层内的病灶表现为多发点状高信号，这些点状高信号在组织病理学上对应增生的异位内膜，而周围的低信号区域对应子宫肌层的平滑肌增生。T_1加权像对病灶显示稍差，但有出血的灶性组织可表现为高信号（图6-7-7）。

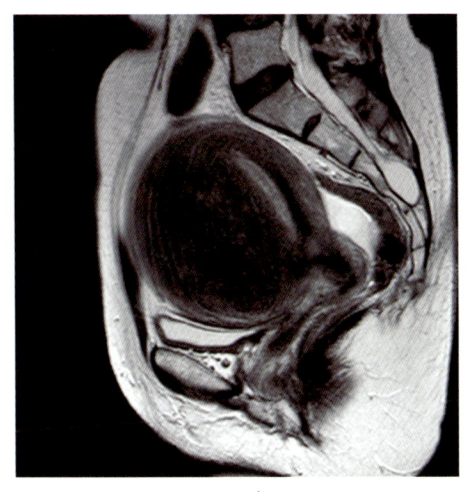
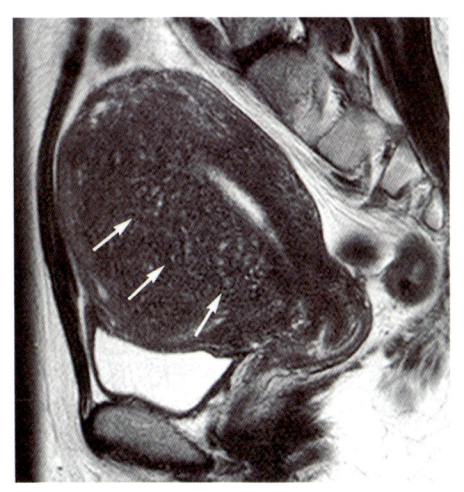

A　　　　　　　　　　B

图6-7-7　子宫腺肌病、子宫腺肌瘤磁共振图像

A.矢状位T_2加权成像。B.箭头所示点状高信号，提示存在出血。

4. 实验室检查　血清CA125水平多数会升高。

三、治疗原则及方案

子宫腺肌病的治疗原则：缓解疼痛，减少出血，促进生育。应根据患者的年龄、生育要求、子宫大小、症状严重程度等制订个体化的治疗方案。治疗方案包括药物治疗、手术治疗、物理治疗以及助孕治疗，临床上常常是多种手段的联合应用，见图6-7-8。

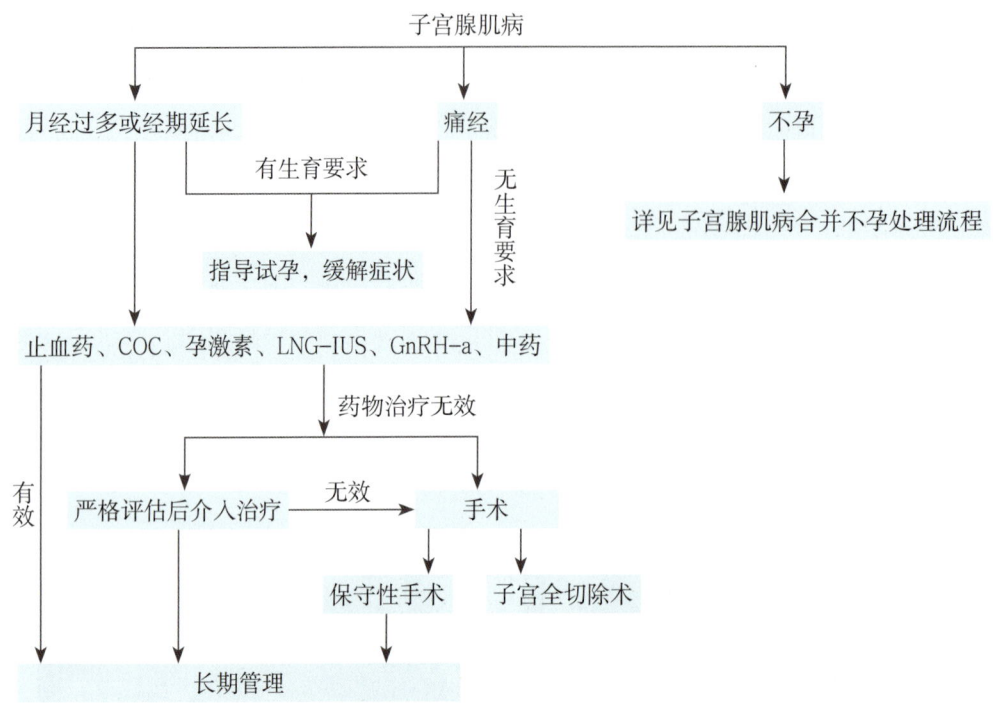

图6-7-8 子宫腺肌病诊疗流程

(一) 药物治疗

子宫腺肌病药物治疗的选择取决于患者的年龄、症状严重程度和生育要求,药物治疗时需个体化与规范化结合、长期疗效与不良反应兼顾。因药物治疗的疗效是暂时性的,停药后症状复发,用药前应告知患者用药的长期性。

1. 口服孕激素类药物 地诺孕素(dienogest,DNG)是一种新型选择性黄体激素类药物,可通过负反馈作用中度抑制促性腺激素的分泌,造成低雌激素的内环境;还有抗炎、抗血管生成、抑制瘢痕形成的作用,能够直接抑制异位病灶的发生和发展;同时还可直接抑制细胞增殖。与GnRH-a相比,DNG导致潮热、不规则阴道流血、骨质丢失等低雌激素副作用的发生概率明显降低,患者耐受性好。且DNG停药后,卵巢功能会很快恢复。相较于GnRH-a,DNG可以有效缓解慢性盆腔痛,由于其潮热发生率低,故67%的患者可服用至绝经,对于暂时无生育计划或希望保留子宫的患者,DNG是较为有效且方便的治疗手段,但DNG在缩小子宫、减少经量方面逊色于GnRH-a,因此对于子宫腺肌病伴经量过多的患者不建议使用该药物。副作用:不规则阴道出血、头痛、便秘等。

2. 非甾体抗炎药(NSAID) 作用较为微弱,对中、重度的痛经往往效果欠佳,兼具轻微地减少月经量的作用。副作用:主要为胃肠道反应,偶有肝、肾功能异常。长期应用要警惕消化道溃疡的可能。

3. 口服避孕药 通过抑制排卵、降低卵泡刺激素和促黄体素水平来缓解患者痛经以及减少

四、子宫腺肌病恶变相关问题

1. 临床表现　子宫腺肌病恶变多见于＞40岁女性。临床表现为绝经后出血，不规则阴道出血，或仅有腹痛等非典型症状，早期也可无任何症状、体征或仅表现为子宫腺肌病的相关症状、体征，CA125可以不升高或轻度升高，盆腔超声、CT及MRI等检查常常只提示子宫肌瘤或子宫腺肌病等妇科良性疾病，而宫颈及子宫内膜细胞学检查往往是阴性的，所以早期术前诊断非常困难，待病情进展至晚期时，可有肿瘤盆腔内扩散或远处转移表现，病变侵及子宫内膜时可出现类似子宫内膜癌的症状，而被误诊为子宫内膜癌。

2. 诊断标准　病理诊断是子宫腺肌病恶变的"金标准"，其基础是Sampson的标准和Scott的补充标准。①在子宫内膜及盆腔其他部位无癌灶；②确保恶性病变来源于子宫腺肌病的上皮或间叶部分，而不是来自其他部位的恶性侵袭或转移；③子宫内膜腺体或基质细胞位于肿瘤周围，或有证据表明子宫腺肌病的存在；④有证据表明腺体结构从良性转变为恶性。恶变的主要病理类型为子宫内膜样腺癌，其他病理类型有浆液性癌、苗勒腺肉瘤、透明细胞腺癌、苗勒黏液性交界性肿瘤及子宫内膜间质肉瘤，也有恶变为腺鳞癌的个例报道。

3. 治疗　治疗方式为手术+术后化疗。手术为全子宫切除、双侧输卵管卵巢切除、盆腔及腹主动脉旁淋巴结切除，对于非子宫内膜样癌，还应按照卵巢癌的手术范围增加切除大网膜及阑尾，进行肿瘤细胞减灭术。术后根据手术病理分期，辅以放、化疗。关于其预后是否与原发子宫内膜癌有所不同，目前因为病例数较少，所以尚没有统计学资料的证明。

4. 预防　加强子宫腺肌病患者的定期随访是早发现恶变，甚至阻止恶变的关键。

五、诊治注意事项

1. 术前检查包括血常规、血型、电解质、肝功能、肾功能、凝血、胸片、心电图等，有高危因素的患者，需做相关检查。

2. 子宫腺肌病保守性手术建议开腹进行。

3. 子宫腺肌病保守性手术并不能去除所有的病灶且复发率较高，因此在患者绝经前，要建立术后长期药物管理的"慢病"理念。

4. 子宫腺肌病的治疗要根据患者年龄、子宫大小、生育要求、症状严重程度等制订个体化的治疗方案。手术及各种药物的选择应注意联合、序贯等合理安排。

5. 子宫腺肌病尽管病因不明，但具有发病的一些高危因素，因此要重视对女性的健康教育。

（马颖）

参考文献

[1] 冷金花.子宫腺肌病诊治中国专家共识[J].中华妇产科杂志，2020，55（6）：376-383.

[2] LEON M G, CARRUBBA A R, DINH T A. Laparoscopic transillumination for extrapelvic superficial abdominal wall endometriosis[J]. Journal of minimally invasive gynecology, 2021, 28（11）: 1810-1811.

[3] 秦琪，徐友娣.子宫内膜异位症与产科并发症的研究进展[J].现代妇产科进展，2021，30（7）：552-553.

[4] 段利利，李志斌，张婵，等.地诺孕素在子宫内膜异位症中的治疗效果[J].中国妇幼健康研究，2021，32（6）：909-913.

[5] 焦丽娟.GnRH-a在腹腔镜卵巢囊肿剔除术后的应用效果及对血清性激素和细胞因子的影响[J].中国妇幼保健，2021，36（12）：2718-2721.

[6] 胡来花，陈艳，周颖，等.Ⅲ～Ⅳ期子宫内膜异位症术后复发相关因素的研究[J].国际妇产科学杂志，2021，48（3）：314-317.

[7] ALLEN S E, RIN N, SUKETU M. Abdominal wall endometriosis: an update in diagnosis, perioperative considerations and management[J]. Current opinion in obstetrics & gynecology, 2021, 33（4）: 288-295.

[8] 孙馥箐，段华，汪沙.深部浸润型子宫内膜异位症对妊娠及分娩结局影响的研究进展[J].中国计划生育和妇产科，2021，13（5）：20-24.

[9] 王喆，张颐.子宫内膜异位症相关性卵巢癌诊治进展[J].中华实用诊断与治疗杂志，2021，35（4）：429-432.

[10] 冯银宏，陈桂丽，茅味蓉.子宫内膜异位症腹腔镜术后应用GnRH-a对患者生殖激素水平及复发风险的影响[J].中国妇幼保健，2021，36（8）：1808-1811.

[11] 徐冰，李华军，贾婉璐，等.地诺孕素用于难治性子宫内膜异位症疼痛的临床研究[J].中华妇产科杂志，2021，56（3）：178-184.

[12] 庞海霞，孙静莉.腹腔镜手术联合戈舍瑞林缓释植入剂治疗子宫内膜异位症合并不孕症3年随访观察[J].中国计划生育学杂志，2021，29（3）：452-456.

[13] 华克勤，易晓芳.青少年子宫内膜异位症特点和治疗选择[J].中国实用妇科与产科杂志，2021，37（3）：277-281.

[14] 彭雪，洛若愚.特殊类型深部浸润型子宫内膜异位症的临床诊疗特点及相关不孕的研究进展[J].中国计划生育和妇产科，2021，13（1）：35-38.

[15] 郎景和.对子宫内膜异位症认识的历史、现状与发展[J].中国实用妇科与产科杂志，2020，36（3）：193-196.

[16] 李震，张妮娜，王铭洋，等.腹腔镜手术治疗深部浸润型子宫内膜异位症225例临床分析[J].中华腔镜外科杂志（电子版），2020，13（5）：270-273.

[17] 魏建国，张小伟，王华，等.无呼吸系统症状的肺子宫内膜异位症一例[J].中华病理学杂志，2020，49（10）：1077-1079.

[18] ASHLEY G, LAUREN S, LINDHEIM S R, et al. Adolescent Endometriosis[J]. Obstetrical & Gynecological survey, 2020, 75（8）：483-496.

[19] 戴毅，张俊吉，郎景和，等.2018年子宫内膜异位症诊治现状方便抽样调查报告[J]. 中华妇产科杂志，2020, 55（6）：402-407.

[20] 杨颖琼，黄勤瑾.曼月乐治疗妇科常见疾病的研究进展[J]. 中华生殖与避孕杂志，2020, 40（3）：255-258.

[21] 郎景和.子宫内膜异位症和肿瘤：兼论子宫内膜异位症恶变[J]. 中华妇产科杂志，2019, 54（9）：577-581.

[22] 谢幸，孔北华，段涛.妇产科学[M].9版.北京：人民卫生出版社，2018.

[23] 中国医师协会妇产科医师分会子宫内膜异位症专业委员会.子宫内膜异位症长期管理中国专家共识[J]. 中华妇产科杂志，2018, 53（12）：836-841.

[24] 何政星，王姝，冷金花，等.子宫内膜异位症恶变的临床风险分析[J]. 中华妇产科杂志，2018, 53（4）：282-284.

[25] COLLENET P, FRITEL X, REVEL-DELHOM C, et al. Management of endometriosis CNGOF/HAS clinical practice guidelines short version[J]. Journal of Gynecology Obstetrics and Human Reproduction, 2018, 47（7）：256-274.

[26] NEZHAT C, LI A, FALIK R, et al. Bowel endometriosis：diagnosis and management[J]. American Journal of Obstetrics and Gynecology, 2018, 218（6）：549-562.

[27] SAUVAN M, CHABBERT-BUFFET N, CANIS M, et al. Medical treatment for the management of painful endometriosis without infertility：CNGOF-HAS Endometriosis Guidelines[J]. Gynecologie obstetrique fertilite senologie, 2018, 46（3）：267-272.

[28] XAVIER MATIAS-GUIU, COLIN J R STEWART.Endometriosis-associated ovarian neoplasia[J]. Pathology, 2018, 50（2）：190-204.

[29] 冷金花，戴毅.子宫内膜异位症治疗新观念[J]. 中华妇产科杂志，2017, 52（7）：433-435.

[30] 周应芳.子宫内膜异位症患者长期管理的必要性[J]. 中华妇产科杂志，2017, 52（3）：145-146.

[31] GEMMELL L C, WEBSTER K E, KIRTLEY S, et al. The management of menopause in women with a history of endometriosis：a systematic review[J]. Human Reproduction Update, 2017, 23（4）：481-500.

[32] JONG-WOOK S, DONG-YUN L, BYUNG-KOOY, et al. The efficacy of postoperative cyclic oral contraceptives after gonadotropin-releasing hormone agonist therapy to prevent endometrioma recurrence in adolescents[J]. Journal of pediatric and adolescent gynecology, 2017, 30（2）：223-227.

[33] ERTAN S. Adolescent endometriosis[J]. European journal of obstetrics & gynecology and reproductive biology, 2017, 209：46-49.

[34] STUPARICH M A, DONNELLAN N M, SANFILIPPO J S. Endometriosis in the Adolescent Patient[J]. Seminars in reproductive medicine, 2017, 35（1）：102-109.

[35] ROMAN H, MOAASSIM-DRISSA S, MARTY N, et al. Rectal shaving for deep endometriosis infiltrating the

rectum：a 5-year continuous retrospective series[J]. Fertility and Sterility，2016，106（6）：1438-1445.

[36] BROSENS I，GARGETT C E，GUO S，et al. Origins and progression of adolescent endometriosis[J]. Reproductive Sciences，2016，23（10）：1282-1288.

[37] DARWISH B，ROMAN H. Surgical treatment of deep infiltrating rectal endometriosis：in favor of less aggressive surgery[J]. American Journal of Obstetrics and Gynecology，2016，215（2）：195-200.

[38] MUZIL L，DI TUCCI C，ACHILLI C，et al. Continuous versus cyclic oral contraceptives after laparoscopic excision of ovarian endometriomas：a systematic review and meta-analysis[J]. Am J Obstet Gynecol，2016，214（2）：203-211.

[39] 中华医学会妇产科学分会子宫内膜异位症协作组.子宫内膜异位症的诊治指南[J]. 中华妇产科杂志，2015，50（3）：161-169.

[40] KAORIV K，MASASHI T，TOMOYUKI F，et al. Prevention of the recurrence of symptom and lesions after conservative surgery for endometriosis[J]. Fertility and Sterility，2015，104（4）：793-801.

[41] 戴毅，冷金花，郎景和，等. 后盆腔深部浸润型子宫内膜异位症的临床病理特点及腹腔镜手术治疗效果[J]. 中华妇产科杂志，2010（2）：93-98.

[42] 冷金花，郎景和，戴毅，等. 子宫内膜异位症患者疼痛与盆腔病灶解剖分布的关系[J]. 中华妇产科杂志，2007，42（3）：165-168.

[43] 姬苗苗，袁明，王国云.患者教育在子宫内膜异位症长期管理中的重要意义[J].中国实用妇科与产科杂志，2021，37（3）：292-296.

[44] 李霞，袁航，黄文倩，等.2018年法国妇产科医师协会、法国国家卫生管理局《子宫内膜异位症管理指南》解读[J].中国实用妇科与产科杂志，2018，34（11）：1243-1246.

[45] 李卫华，朱磊.子宫内膜异位症的诊断和管理：NICE指南概要[J].英国医学杂志中文版，2018，21（3）：161-164.

[46] 张婉琳，王晓红.子宫内膜异位症相关不孕诊治指南解读[J].实用妇产科杂志，2018，34（5）：341-343.

[47] JOHNSON N P，HUMMELSHOJ L，ADAMSON G D，et al. World Endometriosis Society consensus on the classification of endometriosis[J]. Hum Reprod，2017，32（2）：315-324.

[48] 袁增，王立杰.子宫内膜异位症临床诊断和早期治疗相关问题[J].中国实用妇科与产科杂志，2021，37（3）：296-301.

[49] ZONDERVAN K T，BECKER C M，MISSMER S A，et al .Endometriosis[J]. The New England Journal of Medicine，2020，382（13）：1244-1256.

[50] OTA Y，ANDOU M，OTA I. Laparoscopic surgery with urinary tract reconstruction and bowel endometriosis resection for deep infiltrating endometriosis[J]. Asian J Endosc Surg，2018，1-8.

[51] CARRILLO L，SEIDMAN D S，CITTADINI E，et al. The role of fertility preservation in patients with endometriosis[J]. J Assist Reprod Genet，2016，33（3）：317-323.

[52] HAMDAN M, DUNSELMAN G, LI T C, et al. The impact of endometrioma on IVF/ICSI outcomes: a systematic review and meta-analysis[J]. Human Reproduction Update, 2015, 21（6）: 809-825.

[53] Practice committee of the American society for Reproductive Medicine. Endometriosis and infertility: a committee opinion[J]. Fertil Steril, 2012, 98（6）: 1400-1406.

[54] 中国医师协会妇产科医师分会.子宫内膜异位症诊治指南（第三版）[J].中华妇产科杂志，2021，56（12）: 812-824.

[55] 中华医学会妇产科学分会妇科内分泌学组.不孕症诊断指南[J].中华妇产科杂志，2019，54（8）: 505-511.

[56] DUNSEIMAN G A, VENNEUIEN N, BECHER C, et al. ESHRE guideline: Management of women with endometriosis[J]. Hum Reprod, 2014, 29（3）: 400-412.

[57] 姚书忠，梁炎春.重视子宫内膜异位症手术治疗的恰当性和彻底性[J].中国实用妇科与产科杂志，2020，36（1）: 45-49.

[58] OZKAN S, WILLIAM M, ARICI A. Endometriosis and infertility: epidemiology and evidence-based treatments[J]. Ann N Y Acad Sci, 2008, 1127: 92-100.

[59] DUFFY J M, ARAMBAGE K, CORREA F J, et al. Laparoscopic surgery for endometriosis[J]. Cochrane Database Syst Rev, 2014, 3（4）: CD011031.

[60] TOMASSETTI C, GEYSENBERGH B, MEULEMAN C, et al. External validation of the endometriosis fertility index（EFI）staging system for predicting non-ART pregnancy after endometriosis surgery[J]. Hum Reprod, 2013, 28（5）: 1280-1288.

[61] JOHNSON N P, HUMMELSHOJ L, ADAMSON G D, et al. World Endometriosis Society consensus on the classification of endometriosis[J]. Hum Reprod, 2017, 32（2）: 315-324.

[62] MUZII L, DI TUCCI C, DI FELICIANTONIO M, et al. The effect of surgery for endometrioma on ovarian reserve evaluated by antral follicle count: a systematic review and meta-analysis[J]. Hum Reprod, 2014, 29（10）: 2190-2198.

[63] ALBORZI S, KERAMATI P, YOUNESI M, et al. The impact of laparoscopic cystectomy on ovarian reserve in patients with unilateral and bilateral endometriomas[J]. Fertil Steril, 2014, 101（2）: 427-434.

[64] VANNUCCINI S, TOSTI C, CARMONA F, et al. Pathogenesis of adenomyosis: an update on molecular mechanisms[J].Reprod Biomed Online, 2017, 35（5）: 592-601.

[65] KISHI Y, SUGINAMI H, KURAMORI R, et al. Four subtypes of adenomyosis assessed by magnetic resonance imaging and their specification[J]. Am J Obstet Gynecol, 2012, 207（2）: 114.e1-e7.

[66] VAN DEN BOSCH T, VAN SCHOUBROECK D. Ultrasound diagnosis of endometriosis and adenomyosis: state of the art[J]. Best Pract Res Clin Obstet Gynaecol, 2018, 51: 16-24.

[67] SAM M, RAUBENHEIMER M, MANOLEA F, et al. Accuracy of findings in the diagnosis of uterine adenomyosis on ultrasound[J]. Abdom Radiol（NY）, 2020, 45（3）: 842-850.

[68] CUNNINGHAM R K, HORROW M M, SMITH R J, et al.Adenomyosis: a sonographic diagnosis[J]. Radiographics, 2018, 38(5): 1576-1589.

[69] VAN DEN BOSCH T, DUEHOLM M, LEONE F P, et al. Terms, definitions and measurements to describe sonographic features of myometrium and uterine masses: a consensus opinion from the Morphological Uterus Sonographic Assessment (MUSA) group[J]. Ultrasound Obstet Gynecol, 2015, 46(3): 284-298.

[70] PINZAUTI S, LAZZERI L, TOSTI C, et al. Transvaginal sonographic features of diffuse adenomyosis in 18-30-year-old nulligravid women without endometriosis: association with symptoms[J]. Ultrasound Obstet Gynecol, 2015, 46(6): 730-736. DOI: 10.1002/uog.14834.

[71] TAMAI K, TOGASHI K, ITO T, et al. MR imaging findings of adenomyosis: correlation with histopathologic features and diagnostic pitfalls[J]. Radiographics, 2005, 25(1): 21-40.

[72] BAZOT M, DARAÏ E. Role of transvaginal sonography and magnetic resonance imaging in the diagnosis of uterine adenomyosis[J].Fertil Steril, 2018, 109(3): 389-397.

[73] 李雷，冷金花，戴毅，等. LNG-IUS治疗子宫腺肌病相关重度痛经的前瞻性研究[J].中华妇产科杂志，2016，51（5）：345-351.

[74] LI L, LENG J, JIA S, et al. Treatment of symptomatic adenomyosis with the levonorgestrel-releasing intrauterine system[J]. Int J Gynaecol Obstet, 2019, 146(3): 357-363.

[75] IMAI A, MATSUNAMI K, TAKAGI H, et al.Levonorgestrel-releasing intrauterine device used for dysmenorrhea: five-year literature review[J]. Clin Exp Obstet Gynecol, 2014, 41(5): 495-498.

[76] GARCÍA-SOLARES J, DONNEZ J, DONNEZ O, et al. Pathogenesis of uterine adenomyosis: invagination or metaplasia? [J].Fertil Steril, 2018, 109(3): 371-379.

[77] GORDTS S, GRIMBIZIS G, CAMPO R. Symptoms and classification of uterine adenomyosis, including the place of hysteroscopy in diagnosis[J]. Fertil Steril, 2018, 109(3): 380-388.

[78] VAN DEN BOSCH T, DE BRUIJN A M, DE LEEUW R A, et al.Sonographic classification and reporting system for diagnosing adenomyosis[J]. Ultrasound Obstet Gynecol, 2019, 53(5): 576-582.

[79] OLIVEIRA M A P, CRISPI C P, BROLLO L C, et al. Surgery in adenomyosis[J]. Arch Gynecol Obstet, 2018, 297(3): 581-589.

[80] SUN A J, LUO M, WANG W, et al. Characteristics and efficacy of modified adenomyomectomy in the treatment of uterine adenomyoma[J]. Chin Med J (Engl), 2011, 124(9): 1322-1326.

[81] FUJISHITA A, MASUZAKI H, KHAN K N, et al. Modified reduction surgery for adenomyosis. A preliminary report of the transverse H incision technique[J]. Gynecol Obstet Invest, 2004, 57(3): 132-138.

[82] SAREMI A, BAHRAMI H, SALEHIAN P, et al. Treatment of adenomyomectomy in women with severe uterine adenomyosis using a novel technique[J]. Reprod Biomed Online, 2014, 28(6): 753-760.

[83] YOUNES G, TULANDI T. Conservative surgery for adenomyosis and results: a systematic review[J]. J Minim

Invasive Gynecol,2018,25(2):265-276.

[84] TAN J,MORIARTY S,TASKIN O,et al. Reproductive outcomes after fertility-sparing surgery for focal and diffuse adenomyosis:a systematic review[J]. J Minim Invasive Gynecol,2018,25(4):608-621.

[85] TEKIN Y B,DILBAZ B,ALTINBAS S K,et al. Postoperative medical treatment of chronic pelvic pain related to severeendometriosis:levonorgestrel-releasing intrauterine system versus gonadotropin-releasing hormone analogue [J]. Fertil Steril,2011,95(2):492-496.

[86] HELIÖVAARA-PEIPPO S,HURSKAINEN R,TEPERI J,et al. Quality of life and costs of levonorgestrel-releasing intrauterine system or hysterectomy in the treatment of menorrhagia:a 10-year randomized controlled trial[J]. Am J Obstet Gynecol,2013,209(6):535.e1-e14.

[87] KINGMAN C E,KADIR R A,LEE C A,et al. The use of levonorgestrel-releasing intrauterine system for treatment of menorrhagia in women with inherited bleeding disorders[J]. BJOG,2004,111(12):1425-1428.

[88] 中华医学会妇产科学分会妇科内分泌学组.异常子宫出血诊断与治疗指南[J].中华妇产科杂志,2014,49(11):801-806.

[89] PEPAS L,DEGUARA C,DAVIS C. Update on the surgical management of adenomyosis[J]. Curr Opin Obstet Gynecol,2012,24(4):259-264.

[90] EL SHAMY T,AMER S,MOHAMED A A,et al. The impact of uterine artery embolization on ovarian reserve:a systematic review and meta-analysis[J]. Acta Obstet Gynecol Scand,2020,99(1):16-23.

[91] ZHANG L,RAO F,SETZEN R. High intensity focused ultrasound for the treatment of adenomyosis:selection criteria,efficacy,safety and fertility[J]. Acta Obstet Gynecol Scand,2017,96(6):707-714.

[92] CHEN J,CHEN W,ZHANG L,et al. Safety of ultrasound-guided ultrasound ablation for uterine fibroids and adenomyosis:a review of 9988 cases[J]. Ultrason Sonochem,2015,27:671-676.

[93] FENG Y,HU L,CHEN W,et al. Safety of ultrasound-guided high-intensity focused ultrasound ablation for diffuse adenomyosis:a retrospective cohort study[J]. Ultrason Sonochem,2017,36:139-145.

[94] HAI N,HOU Q,DING X,et al. Ultrasound-guided transcervical radiofrequency ablation for symptomatic uterine adenomyosis[J]. Br J Radiol,2017,90(1069).

[95] SALIM R,RIRIS S,SAAB W,et al. Adenomyosis reduces pregnancy rates in infertile women undergoing IVF[J].Reprod Biomed Online,2012,25(3):273-277.

[96] VERCELLINI P,CONSONNI D,DRIDI D,et al. Uterine adenomyosis and in vitro fertilization outcome:a systematic review and meta-analysis[J]. Hum Reprod,2014,29(5):964-977.

[97] YOUNES G,TULANDI T. Effects of adenomyosis on in vitro fertilization treatment outcomes:a meta-analysis[J]. Fertil Steril,2017,108(3):483-490.

[98] KISHI Y,YABUTA M,TANIGUCHI F. Who will benefit from uterus-sparing surgery in adenomyosis-associated subfertility? [J]. Fertil Steril,2014,102(3):802-807.

第七章 妊娠滋养细胞疾病

第一节 葡萄胎

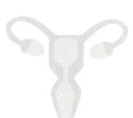

一、概述

葡萄胎因妊娠后胎盘绒毛滋养细胞增生、间质水肿，形成大小不一的水泡，通过细蒂串联，形如葡萄而命名，又称水泡状胎块（hydatidiform mole）。葡萄胎的发生与种族相关，中国近年来的发病率为每千次妊娠0.78。年龄和既往葡萄胎病史是其发病的主要高危因素。典型的病理表现为胎盘滋养细胞增生和绒毛间质水肿。可通过病理学改变、染色体分型及是否存在胚胎组织区分完全性葡萄胎（complete hydatidiform mole）和部分性葡萄胎（partial hydatidiform mole）。葡萄胎常因受精卵染色体异常导致。完全性葡萄胎染色体核型为二倍体，常为46,XX，为父系来源；部分性葡萄胎染色体核型通常为三倍体（69,XXX；69,XXY）或更为罕见的69,XYY。完全性葡萄胎和部分性葡萄胎并发症不同，清宫后发生滋养细胞肿瘤的风险也不同，因此临床上处理方法和随访也有所不同。

二、诊断要点

（一）临床表现

1. 症状

（1）停经后异常阴道流血　为最常见的症状，一般在停经8～12周后出现阴道流血，出血量由点滴出血至大量出血不等，常见的是持续数周到数月的间断阴道出血，可有水泡样组织排出。

（2）腹痛和腹部包块　当葡萄胎增长迅速、子宫急速膨大时可引起下腹胀痛；卵巢黄素化囊肿急性扭转或破裂时可出现急腹症。异常增大的子宫或卵巢黄素化囊肿可表现为腹部包块。

（3）明显的妊娠呕吐　多发生于子宫异常增大和血HCG水平异常升高者，出现时间一般较正常妊娠早，症状严重，且持续时间长。

（4）甲状腺危象　HCG有促甲状腺素作用，可使血中游离T_4升高。临床上出现甲状腺危象的病例不多。

（5）部分性葡萄胎大多没有完全性葡萄胎的典型症状，程度也常较轻。

2. 体征

（1）查体发现子宫异常增大、质软。约半数完全性葡萄胎患者的子宫大于相应停经月份的正常妊娠子宫，与停经月份相符及小于停经月份者各占约1/4。部分性葡萄胎患者大多数子宫大小与停经月份相符或小于停经月份。

（2）卵巢黄素化囊肿　大多数为双侧性，也可为单侧性。

（二）检查方法

1. HCG测定　葡萄胎血清中β-HCG滴度通常高于相应孕周的正常妊娠值。部分性葡萄胎因绒毛退行性变，血β-HCG与正常孕周相同。

2. 盆腔超声检查　超声检查是葡萄胎的主要检查手段。完全性葡萄胎的超声影像学表现为子宫明显大于停经月份，宫腔内充满多个囊性暗区，呈"落雪状"，宫腔内无妊娠囊或羊膜囊（图7-1-1A）；部分性葡萄胎常见增厚型多囊性胎盘同时伴有胎儿或胎儿组织（图7-1-1B）。文献报道，在1 000名葡萄胎妊娠的患者中，超声诊断的敏感性和特异性分别为44%和74%。

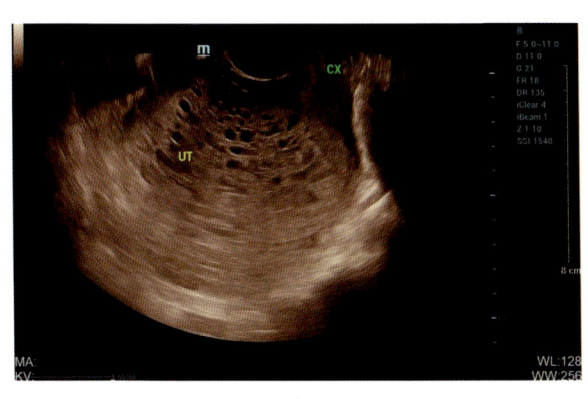 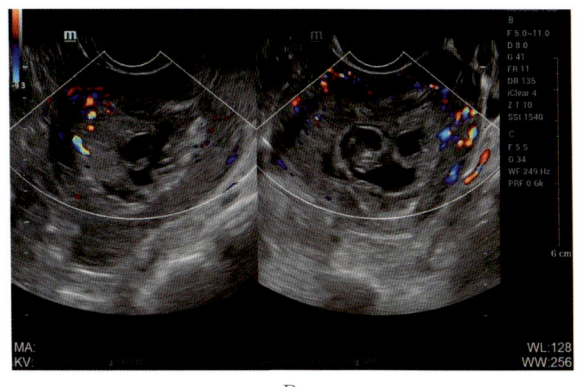

　　　　　　A　　　　　　　　　　　　　　　　B

图7-1-1　盆腔超声检查

A.完全性葡萄胎，可见落雪征。B.部分性葡萄胎，可见孕囊多发大小不等无回声区。

3. 病理学诊断（图7-1-2）　滋养细胞增生是确诊葡萄胎的诊断依据。在孕10周前，因为绒毛还无扩大，间质尚未出血水肿和血管缺失，可能还未出现典型葡萄胎表现。免疫组化母源表达的印记基因（$p57^{Kip2}$）和分子分型有助于明确病理学诊断。

4. 染色体核型的检查　染色体核型的检查有助于完全性葡萄胎和部分性葡萄胎的鉴别诊断。

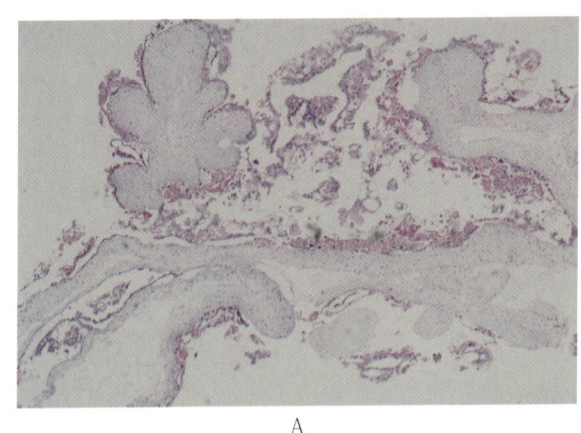 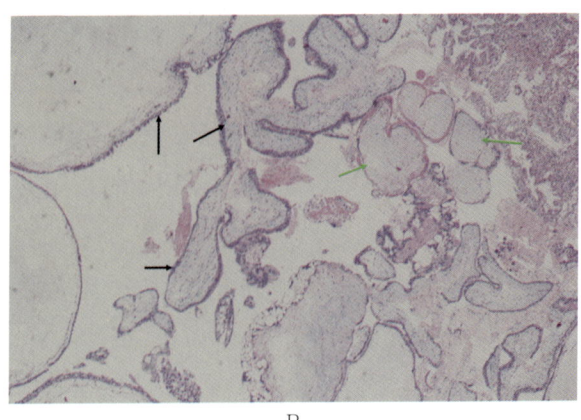

图7-1-2 病理学诊断

A.完全性葡萄胎低倍镜图像：绒毛广泛水肿及囊泡形成，绒毛周围滋养细胞增生。B.部分性葡萄胎低倍镜图像：增大的绒毛（黑色箭头）和退变的正常大小绒毛（绿色箭头）相混合，绒毛形态弯曲呈扇贝样，轻微紊乱排列的滋养叶细胞增生。

完全性葡萄胎和部分性葡萄胎的临床特点总结如表7-1-1。

表7-1-1 完全性和部分性葡萄胎的临床特点

特征	完全性葡萄胎	部分性葡萄胎
症状	阴道出血（最常见的临床表现）	流产或不全流产
排出水泡组织	常见	少见
子宫大小	比相应孕周大（28%~51%的患者）	正常或比相应孕周小
黄素化囊肿	25%~30%	少见
妊娠剧吐	8%~26%	少见
贫血	5%~54%	少见
子痫前期	1.3%~27%	少见
甲状腺功能亢进症	1%~7%	少见
染色体	二倍体（46,XX，46,XY少见）	三倍体（69,XXX，69,XXY）
胚胎/胎儿	不存在	存在，常有三倍体畸形
绒毛	弥漫性水肿	局部水肿
滋养细胞	弥漫性增生	中度局限性增生
$p57^{Kip2}$	不表达	表达
HCG	较高（>50 000）	中度升高或正常
滋养细胞肿瘤的风险	15%~20%	1%~5%，罕见转移

（三）鉴别诊断

1. 流产 葡萄胎病史与流产相似，容易相混淆，特别是部分性葡萄胎的临床经过与不全流产或稽留流产不仅临床表现相似，在病理检查时也因绒毛水肿、滋养细胞增生不明显等造成鉴别困难，需要通过DNA倍体分析和母源表达的印记基因（p57^{Kip2}）免疫组化染色等检查进行鉴别。

2. 剖宫产术后子宫瘢痕妊娠　胚囊着床于子宫瘢痕部位，表现为停经后阴道流血，容易与葡萄胎相混淆，超声检查可以确诊。

3. 多胎妊娠　子宫大于相应孕周的正常单胎妊娠，血HCG水平也略高于正常，与葡萄胎相似，超声检查可以确诊。

三、治疗原则和策略

1. 清宫　葡萄胎诊断一经成立，应及时清宫。清宫应由有经验的妇科医师操作。需注意应在开放静脉通道、麻醉以及备血的情况下进行手术。充分机械扩张宫颈，选用大号吸管吸引。根据子宫大小，常选择10～14mm吸管。为减少术中出血，可在手术开始后，宫口充分扩张后静滴缩宫素，术中推荐使用B超查看是否已经清干净。当子宫缩小后，可改用刮匙轻柔刮宫。若子宫增大明显，不追求一次清干净，可待1周后行二次清宫术。

2. 卵巢黄素化囊肿的处理　囊肿在葡萄胎清宫后会自行消退，一般不需处理。若发生急性蒂扭转，可在超声引导或腹腔镜下行穿刺吸液，囊肿也多能自然复位。若扭转时间较长发生坏死，则需行患侧附件切除术。

3. 预防性化疗　葡萄胎清宫后，预防性化疗并不能改善其远期预后，并且具有严重的化疗副反应，因此不做常规推荐。

4. 预防性子宫切除　没有生育要求的完全性葡萄胎患者可选择保留卵巢的子宫切除术。研究报道，高达30%～50%的女性（40～49岁）的葡萄胎可发展为妊娠滋养细胞肿瘤（gestational trophoblastic neoplasia，GTN），行子宫全切术可明显降低这一风险。

四、随访

1. 监测血HCG　葡萄胎患者清宫后必须定期随访，以便尽早发现滋养细胞肿瘤并及时处理。常规首次β-HCG检测应在终止妊娠48h内，这可视为基础水平，随后每1～2周检测1次β-HCG，直到其降至正常水平。对于完全性葡萄胎患者，清宫后56天内HCG恢复正常，可从清宫起随访6个月，每月1次；如HCG恢复正常超过56天，从恢复正常起随访6个月。部分性葡萄胎患者随访至恢复正常后2次，间隔4周即可。

2. 采取可靠的避孕措施　如避孕套或口服避孕药，至少1年。35岁以上有生育要求的女性可选择避孕6个月。葡萄胎患者随访期间应可靠避孕。妊娠后，应在妊娠早期行超声检查和血HCG测定，以明确是否正常妊娠，产后也需随访HCG至正常。

五、诊治注意事项

1. 术前准备　术前检查包括血常规、血型（Rh阴性者术前给予抗D免疫球蛋白）、电解质、肝功能、肾功能、血HCG、TSH、T_4、胸片；术前禁止宫腔活检，以免发生大出血。术前需备血，建议在全麻下手术。术前可使用扩宫条或吸湿性扩张器充分扩张宫颈，避免使用米索前列醇促宫颈成熟。

2. 葡萄胎清宫术后恶变的高危因素　①血HCG>100 000U/L；②子宫明显大于停经月份者（大于相应孕周4周以上）；③卵巢黄素化囊肿直径≥6cm；④有学者认为年龄>40岁或重复性葡萄胎也应视为高危因素。

3. 妊娠终止后血HCG降至正常的时限　①自然流产1~3周；②人工流产1~3周；③葡萄胎清宫术后9~12周；④足月分娩1~2周；⑤异位妊娠1~4周。

4. 静息型GTN　指HCG<200 U/L，持续时间≥3个月，无任何GTN证据。无须立即化疗。每月进行HCG监测，6%~10%的患者会出现GTN。

5. HCG假阴性　葡萄胎晚期百万级的HCG值很常见，如此高的HCG值可导致尿妊娠试验假阴性的结果，这种现象称为"HOOK效应"，这是由于极度升高的HCG过度结合抗体而导致的假阴性。在这种情况下，检测血清β-HCG可以避免这种问题。尿HCG检测可协助排除假阴性。

6. 手术时机　完成生育的完全性葡萄胎患者可行预防性子宫切除，推荐使用腹腔镜手术。建议清宫术之后行腹腔镜手术切除子宫，这样可以避免因滋养细胞负荷过大导致医源性转移与种植。另外，由于子宫切除术后并不能完全避免后续GTN的发生，故此类患者仍需要随访监测。

（石琨）

第二节　妊娠滋养细胞肿瘤

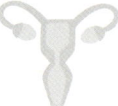

一、类型及临床特点

（一）妊娠滋养细胞肿瘤类型

1. 包括侵蚀性葡萄胎、绒毛膜癌、胎盘部位滋养细胞肿瘤（placental site trophoblastic tumor，PSTT）和上皮样滋养细胞肿瘤（epithelioid trophoblastic tumor，ETT）。

2. 常继发于妊娠时或妊娠后，50%继发于葡萄胎，25%继发于流产或输卵管妊娠，25%继发于早产或足月产。

3. 虽然这4种妊娠滋养细胞肿瘤在组织学上表现各异（图7-2-1），但是对于GTN的诊断常仅仅根据血清β-HCG持续升高，这是因为在临床上不是每个病例都可获得病理组织。

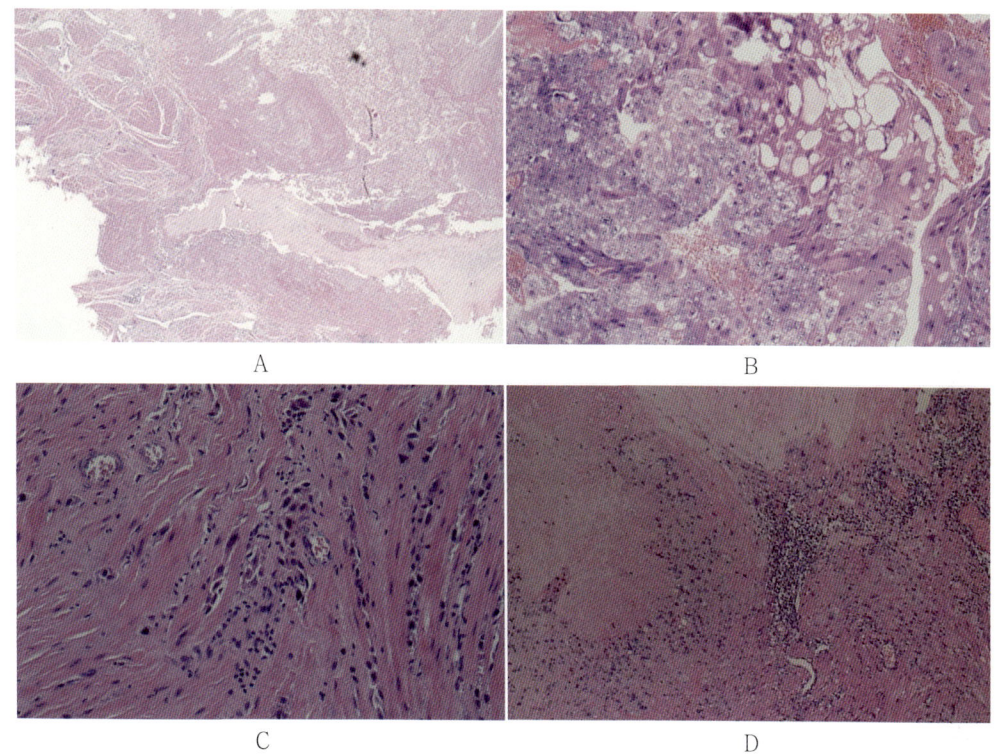

图7-2-1　GTN病理学诊断

A.侵蚀性葡萄胎，蜕变的葡萄胎绒毛侵袭子宫肌层。B.绒毛膜癌，细胞滋养叶细胞和合体滋养叶细胞双向增生。C.PSTT，中间型滋养叶细胞穿插在平滑肌之间。D.ETT，上皮样滋养叶细胞巢团状增生，未见绒毛，中央地图样坏死。

（二）临床特点

侵蚀性葡萄胎和绒毛膜癌血HCG水平高，对化疗敏感。PSTT和ETT患者的血HCG水平低，对化疗不敏感。侵蚀性葡萄胎和绒毛膜癌常见，而PSTT和ETT则很少见。

1. 侵蚀性葡萄胎

（1）指滋养细胞组织侵入子宫肌层，宫腔内可有也可无原发病灶。局部浸润多见，广泛转移较少，可转移至肺和阴道。

（2）大部分继发于完全性葡萄胎，常表现为葡萄胎清宫后不规则阴道流血，可出现子宫穿孔，引起急性腹痛和腹腔内出血。

（3）诊断和化疗均基于持续性血HCG升高。

2. 绒毛膜癌

（1）2/3的患者继发于足月妊娠或流产，1/3的患者继发于葡萄胎妊娠。

（2）发生转移早且广泛，最常出现转移的部位是肺，其次是阴道。

（3）临床表现取决于转移灶的位置。转移部位出血很常见。阴道出血是常见的临床表现，肺转移后可有咳嗽、咯血、胸痛和呼吸困难，肺转移患者需常规行头部CT或MRI检查以排除脑转移。

3. 胎盘部位滋养细胞肿瘤

（1）罕见，来源于中间型滋养细胞。继发于各种类型妊娠，仅占妊娠滋养细胞疾病的0.2%。

（2）表现为阴道流血，子宫异常增大，低水平HCG及人胎盘催乳素（human placental lactogen，HPL），晚期可转移。

（3）首选治疗方式是子宫切除术。若病变局限于子宫，卵巢外观正常可保留。有高危因素的患者术后行辅助联合化疗。

4. 上皮样滋养细胞肿瘤

（1）是PSTT的罕见变体，由中间型滋养细胞发展而来。

（2）表现为子宫出血和血HCG低水平升高。

（3）子宫切除术是主要的治疗方法。

（4）转移性疾病很常见，常需联合化疗。

二、诊断要点

（一）临床表现

1. 阴道不规则流血　在葡萄胎排空、流产或足月产后，与子宫复旧不良相关的持续不规则阴道流血。

2. 腹痛　一般并无腹痛，但当子宫病灶穿破浆膜层造成子宫穿孔，或子宫病灶坏死感染等可出现急性腹痛。

3. 查体发现子宫不均匀增大，质软。

4. 转移后症状　最常见的转移部位是肺（80%）：通常表现为胸痛、咳嗽、咯血及呼吸困难；其次是阴道（30%）：阴道前壁尿道周围，呈紫蓝色结节；盆腔（20%）；肝（10%）：上腹部肝区疼痛；脑（10%）：头痛、呕吐、不同程度的昏迷以及神经占位症状，如偏瘫、视觉障碍、失语等。转移部位症状的共同特点是局部出血。

（二）检查方法

1. 血HCG测定　血HCG水平是诊断妊娠滋养细胞肿瘤的主要依据。常用的测定方法是放射免疫测定和酶联免疫吸附试验。

2. 影像学检查

（1）盆腔超声是评估子宫和附件的首选检查方法。

（2）通过X线胸片诊断肺转移，确定转移灶的数量，用FIGO标准进行预后评分。典型表现为棉球状或团块状阴影。转移灶以右下肺及肺部的中下段较为多见。明确的X线胸片肺转移支持妊娠滋养细胞肿瘤的诊断。

（3）CT和磁共振检查　CT对发现肺部较小病灶和脑、肝等部位的转移灶有较高的价值。磁共振主要用于脑、腹腔和盆腔病灶诊断。对X线胸片阴性者，应常规检查胸部CT。对X线胸片或胸部CT阳性者，应常规做脑、肝的CT或磁共振检查。

3. 组织学诊断　侵蚀性葡萄胎和绒毛膜癌的诊断和治疗通常基于血HCG水平和临床表现，而非基于病理学诊断。但若有病理学诊断，以病理学诊断为准，侵蚀性葡萄胎在组织学上，子宫肌层、血管或其他部位有水肿的绒毛和异型性增生变性的滋养细胞。在增生的滋养细胞较为旺盛而绒毛相对较少时，可能会被误诊为绒毛膜癌；绒毛膜癌由合体滋养细胞与细胞滋养细胞或中间型滋养细胞混合构成，可有明显出血坏死或血管浸润。诊断绒毛膜癌必须见到合体滋养细胞。PSTT和ETT必须经病理学检查方可确诊。PSTT主要由中间型滋养细胞构成，细胞核大小和形状差异大，合体滋养细胞比例低，因此β-HCG产生少，不能提升肿瘤细胞负荷；ETT是PSTT的一个亚型，滋养细胞*p63*表达增加，有助于鉴别PSTT。

（三）葡萄胎后诊断妊娠滋养细胞肿瘤的标准（2018 FIGO/WHO）

诊断GTN需排除正常妊娠、流产和其他导致HCG升高的病变（如生殖细胞肿瘤和其他肿瘤）。满足下列标准之一者，可诊断GTN。

1. 血β-HCG连续测定4次呈平台状态（±10%），并持续3周或更长时间，一般在术后第1天、第7天、第14天和第21天测HCG。

2. 连续测定3次β-HCG均升高（≥10%），并至少持续2周或更长时间。

3. β-HCG水平持续异常达6个月或更长时间。

4. 组织学检查证实为侵蚀性葡萄胎或绒毛膜癌。

（四）非葡萄胎后GTN（绒毛膜癌）诊断标准

1. 流产、足月产、异位妊娠终止后4周以上，血β-HCG水平持续在高水平，或曾经一度下降后又上升，已排除妊娠物残留或排除再次妊娠。

2. 组织学检查证实为绒毛膜癌。

（五）临床分期（表7-2-1）及预后评分（表7-2-2）

表7-2-1　滋养细胞肿瘤解剖学分期（FIGO，2000年）

分期	病变部位
Ⅰ期	病变局限于子宫
Ⅱ期	病变扩散但仍局限于生殖器官（附件、阴道和阔韧带）
Ⅲ期	病变转移至肺，有或无生殖系统病变
Ⅳ期	所有其他部位转移

表7-2-2　FIGO/WHO预后评分系统修订版

项目	分值			
	0	1	2	4
年龄/岁	<40	≥40	—	—
前次妊娠	葡萄胎	流产	足月产	—
距前次妊娠时间/月	<4	4~6	7~12	>12
治疗前HCG/($U \cdot L^{-1}$)	$<10^3$	$10^3 \sim 10^4$	$10^4 \sim 10^5$	$\geq 10^5$
最大病灶大小（包括子宫）	<3cm	3~5cm	≥5cm	—
转移部位	肺	脾，肾脏	胃肠道	肝，脑
转移病灶数	—	1~4	5~8	>8
既往化疗失败史	—	—	单药	两药及以上

三、治疗原则和流程

治疗原则采用以化疗为主、手术和放疗为辅的综合治疗。FIGO/WHO预后评分系统（表7-2-2）将GTN分为低危型和高危型两类。低危型包括<7分的Ⅰ~Ⅲ期患者，高危型包括≥7分的Ⅰ~Ⅲ期和Ⅳ期患者。治疗参考NCCN指南的最新方案。

（一）低危型GTN

1. 对于低危患者，首先单药化疗，一线药物有甲氨蝶呤（methotrexate，MTX）或放线菌素-D（Act-D），常用方案见表7-2-3。MTX 5天方案初治缓解率为87%~93%，8天方案为74%~93%。使用甲氨蝶呤或放线菌素-D的单药化疗效果与两者联合使用效果相比无明显差异。普遍认为，甲氨蝶呤毒性较放线菌素-D小。见图7-2-2。

2. 在化疗前后定期检测血HCG，以监测化疗敏感性和效果。

3. 化疗耐药是指连续化疗3个疗程后血HCG水平呈平台状态，或连续化疗2个疗程后血HCG升高。对化疗耐药者需更换化疗方案。

4. 低危型GTN评估5~6分诊断为绒毛膜癌的患者发生耐药的风险高，建议采用联合方案。

5. 对于耐药或复发的低危型GTN患者使用EMA/CO方案的治愈率为100%。

6. 无生育要求者可考虑子宫切除以缩短治疗时间。有研究表明行子宫切除术治愈率可达82%，应与已生育患者讨论这一治疗方案。

表7-2-3 单药化疗方案

药物	用药方案
MTX	0.4 mg/（kg·d）（最大25 mg/d），静脉滴注（首选）或肌内注射，连续5天；每14天重复
	8天为1个疗程：MTX 1mg/（kg·d），肌内注射，第1天、第3天、第5天、第7天；亚叶酸15mg（首选）或0.1mg/kg，口服，在MTX注射24 h之后，即第2天、第4天、第6天、第8天；每14天重复
Act-D	方案1：脉冲给药1.25 mg/m²（最大2mg），静脉滴注，每14天1次
	方案2：0.5 mg/d，静脉滴注，连续5天，每14天重复

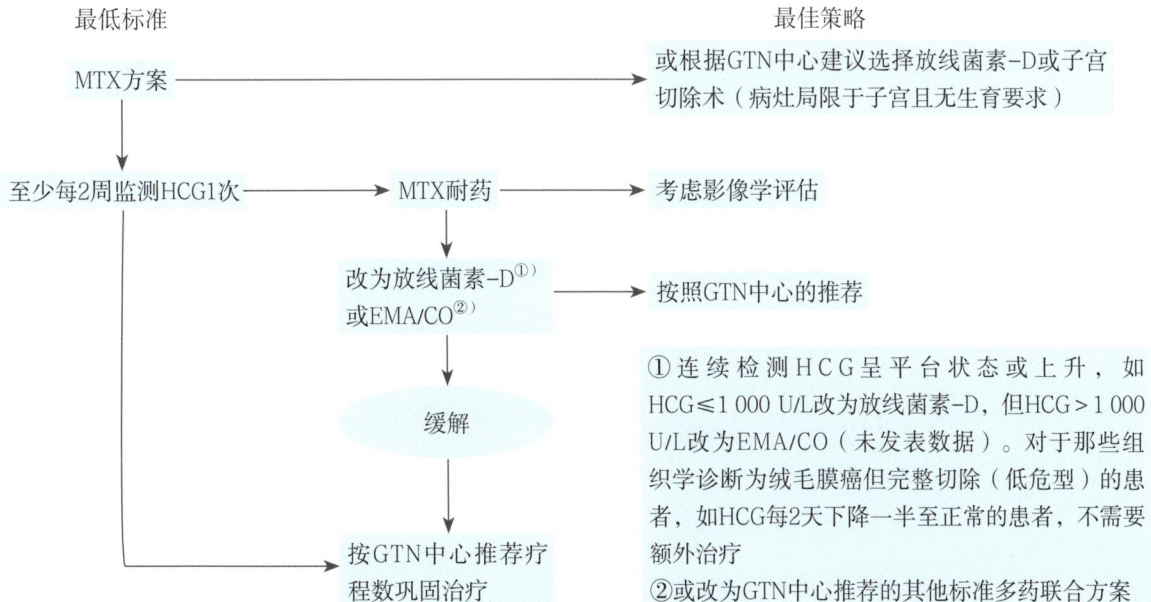

图7-2-2 低危型GTN治疗流程

（二）高危型GTN

1. 需联合化疗，首选国内外通用的EMA/CO方案（表7-2-4），EMA/EP（第8天依托泊苷和顺铂）是一种替代方案，但副反应较大。国内化疗方案还有5-FU+Act-D。见图7-2-3。方案选择应考虑对生育率的影响，某些病例转诊至生殖专家可能更合适。

2. 对于脑转移患者，需增加MTX和氟尿嘧啶的剂量，鞘内注射MTX，或立体定向放疗或全脑放疗。

3. 根据FIGO分期和分类，高危患者中评分≥12分以及肝、脑或广泛转移者归为一个亚组，称为超高危型患者。对于广泛转移者，如果开始即给予标准化疗，可能导致肿瘤突然瓦解，伴有严重出血、代谢性酸中毒、骨髓抑制、败血症和多器官功能衰竭，可能会导致早期死亡，所以初始治疗可用低剂量EP方案（依托泊苷100mg/m²和顺铂20mg/m²，2天，每周1次）诱导化疗1~3周，再转为标准EMA/CO方案。见图7-2-4。

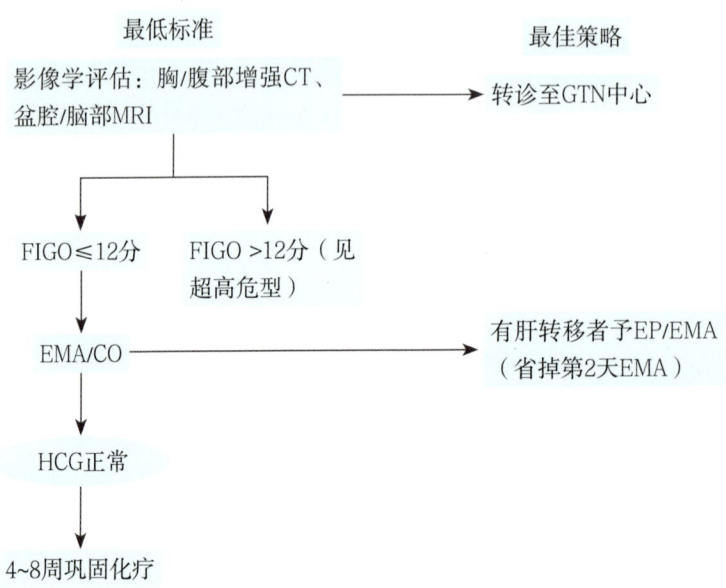

图7-2-3 高危型GTN治疗流程

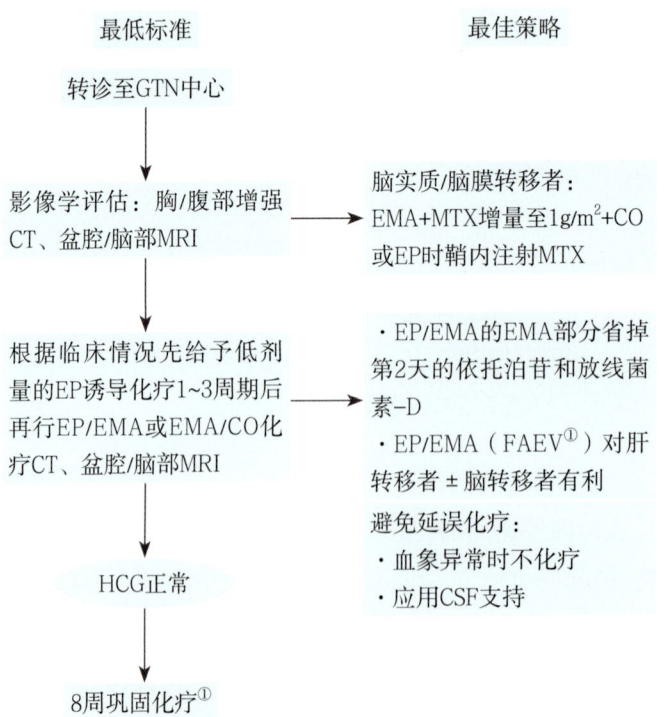

图7-2-4 超高危型GTN的治疗流程

注①：证据不确定，中国常用。

表7-2-4 EMA/CO方案

EMA部分		
第1天	依托泊苷100mg/m², 静脉滴注30min以上	
	甲氨蝶呤100mg/m²静脉给予冲击量, 继之200mg/m²静脉滴注12h以上	
	放线菌素-D 0.5mg, 静脉推注	
第2天	依托泊苷100mg/m², 静脉滴注30min以上	
	放线菌素-D 0.5mg, 静脉推注	
	亚叶酸解救, 15mg, 肌内注射或口服, 每12h 1次, 共4次 (甲氨蝶呤注射后24h开始)	
CO部分		
第8天	环磷酰胺 (Cyclophosphamide) 600mg/m², 静脉滴注30min以上	
	长春新碱 (vincristine, Oncovin) 1mg/m², 静脉推注 (最多2mg)	
7天后重复以上疗程, HCG正常后行3个周期的化疗		

4. 必要时进行手术治疗。对于无生育要求无转移的患者，初始治疗可选择子宫切除，术中给予单药单疗程化疗，耐药或子宫穿孔的有生育要求者可行病灶切除术。多次化疗耐药的肺部孤立病灶可考虑做肺叶切除。

5. 放疗主要用于肝、脑转移和肺部耐药病灶的治疗。

6. Ⅱ期、Ⅲ期GTN治愈率在95%以上，Ⅳ期治愈率可达70%。

（三）停药指征

1. **低危型GTN** 至少每1~2周监测血HCG 1次。HCG水平正常后，建议至少巩固1个疗程的化疗，通常为2~3个疗程，以最大程度降低复发风险。欧洲滋养细胞疾病治疗组织（EOTTD）指南建议至少进行为期4周的巩固治疗。

2. **高危型GTN** 血HCG水平正常后，建议继续化疗3个疗程。EOTTD指南建议进行为期4~8周的巩固治疗。

3. **超高危型GTN** HCG水平正常后，建议给予4个疗程的巩固化疗。EOTTD指南建议进行8周的巩固治疗。

四、随访

1. 1年内每月测1次血HCG及严格避孕，推荐使用口服避孕药。

2. **低危型GTN** 血HCG水平正常后，对先前已知的转移部位行影像学检查，作为后续随访的基线资料。推荐随访1年，随后的每次妊娠结束后6周行HCG检查，并考虑将胎盘送病理检查。

3. **高危型和极高危型GTN** 血HCG水平正常后，至少每周检测1次，共6周，之后每月1次，连续12个月。然后降低检测频率，建议随访5年。对有生育要求的高龄患者，1年后可以考虑尽快备孕。

4. PSTT和ETT　EOTTD指南建议血HCG水平正常后，至少每周检测1次，共6周；再改为至少每月1次，共12个月；然后降低检测频率，至少随访10年。

五、诊治注意事项

1. 明确诊断后规范治疗　当患者出现异常阴道流血、HCG升高时，要仔细询问患者病史，进行体格检查，首先考虑常见病如妊娠物残留或特殊部位妊娠，然后才考虑GTN。诊断困难时可以借助手术取得组织进行病理学检查，另外依靠基因分型等分析，与来源于生殖细胞的绒毛膜癌或具有滋养细胞分化的体细胞癌进行鉴别。明确诊断后，准确评估，按照规范进行治疗，在治疗过程中监测血HCG的变化，如出现耐药问题应根据指南提出的指征及时更改治疗方案。对于极高危型患者，建议转至当地GTN中心治疗。

2. 胸部CT检查的必要性　FIGO评分评估肺部转移使用胸片检查，如果患者没有阴道转移，且胸片检查正常，则无须进行额外的影像学检查。胸部CT可以发现更多的转移灶，但不影响化疗或预后。

3. 高危型GTN的耐药和复发标准

（1）耐药标准　一般认为化疗过程中出现如下现象应考虑为耐药：经连续2个疗程化疗后，血HCG未呈对数下降或呈平台（下降<10%）状态甚至上升，或影像学检查提示肿瘤病灶不缩小甚至增大或出现新的病灶。

（2）复发标准　治疗后血HCG连续3次阴性，3个月后出现血HCG升高（除外妊娠）或影像学检查发现新病灶。

4. 初始化疗复发后的治疗　20%的高危型GTN患者在初始化疗后复发，复发时HCG水平是预后因子。对于前次接受的是单药化疗的复发患者，一线治疗首选EMA/CO方案；对于既往EMA/CO方案治疗后的复发患者行挽救治疗，可选择EP/EMA方案，或毒性小得多的紫杉醇和依托泊苷每周交替。Clark J J使用依托泊苷500mg/m^{2}和顺铂60mg/m^{2}每2周1次的方案也有很好的效果。大剂量（high dose chemotherapy，HDC）联合外周血干细胞支持治疗可取得较好的疗效，但有较高的毒性反应。据报道帕姆单抗有效地诱导了75%~80%不可切除的、包括HDC治疗失败的化疗耐药GTN的完全应答。

5. 特殊类型ETT/PSTT诊治的要点　ETT/PSTT对化疗敏感性较低，治愈率75%~80%，明显低于其他类型，不能用单药化疗，也不能使用FIGO预后评分系统。预后不良的两个重要因素：距前次妊娠时间超过48个月以及近期发现的Ⅳ期病变。对于Ⅱ~Ⅳ期的患者和距前次妊娠时间超过48个月的Ⅰ期患者，应积极给予以铂类为基础的化疗包括试验性HDC和免疫治疗。因血清HCG对识别复发并不敏感，应在前2~3年每6个月做1次盆腔磁共振检查，随后5年每年1次。

6. PSTT的高危情况　出现下列情况之一者为高危：①核分裂象>5个/10HPF。②距前次妊娠时间>2年。③子宫外转移。④深肌层浸润、淋巴脉管间隙浸润、弥漫坏死。

7. 手术的作用　可以采用子宫动脉栓塞术避免子宫大出血，但子宫大出血难以控制时也可以考虑进行腹腔镜或开腹子宫切除术。在诸如肝、脾、肾、胃肠道等器官出血时，可能需要剖腹手术进行止血。如果有颅内出血或颅内压增高，则需要神经外科手术。手术切除孤立的耐药病灶也可能获得治愈。也不能忽视手术作为挽救治疗的作用。

8. 脑转移的治疗　甲氨蝶呤输注剂量增加至$1g/m^2$有助于药物通过血脑屏障，有些中心使用EMA/CO方案的CO时或使用EP/EMA方案的EP时可给予甲氨蝶呤12.5mg鞘内注射。有些中心在化疗时给予全脑放疗，总剂量为3 000cGy，每日给予立体放疗或伽马刀放疗来治疗化疗后残存的脑病灶。

9. 放疗适应证　放疗作为化疗的补充，主要用于GTN脑转移和胸部、盆腔残存病灶或耐药病灶。①脑转移，多发性、症状性和脑部寡转移。②阴道、宫颈等转移灶急性出血，局部介入治疗无效。③胸部、盆腔团块化疗后消退不满意或残存。④耐药病灶无法切除。⑤肿瘤产生压迫症状，可行姑息放疗。

（石琨）

参考文献

[1]KOFINAS J D, KRUCZEK A, SAMPLE J, et al. Thyroid storm-induced multi-organ failure in the setting of gestational trophoblastic disease[J]. J Emerg Med, 2015, 48（1）: 35-38.

[2]FOWLER D J, LINDSAY I, SECKL M J, et al. Routine pre-evacuation ultrasound diag nosis of hydatidiform mole: experience of more than 1000 cases from a regional referral center[J]. Ultrasound Obstet Gynecol, 2006, 27（1）: 56.

[3]BANET N, DESCIPIO C, MURPHY K M, et al. Characteristics of hydatidiform moles: analysis of a prospective series with p57 immunohistochemistry and molecular genotyping[J]. Mod Pathol, 2014, 27（2）: 238.

[4]GUEYE M, KANE-GUEYE S M, NDIAYE-GUEYE M D, et al. Gestational tropho blastic neoplasia after achieving a nondetectable serum human chorionic gonadotrophin level[J]. BJOG, 2014, 121（11）: 1415.

[5]向阳. 妊娠滋养细胞肿瘤协和2017观点[M].北京：科学技术文献出版社，2017.

[6]CORMANO J, MACKAY G, HOLSCHNEIDER C. Gestational trophoblastic disease diagnosis delayed by the hook effect[J]. Obstet Gynecol, 2015, 126（4）: 811.

[7]王丽娟，林海雪，冯凤芝，等.《EOTTD妊娠滋养细胞疾病诊治临床实践指南》解读[J]. 中国实用妇科与产科杂志，2020, 36（8）: 729-735.

[8]NGAN H Y S, SECKL M J, Berkowitz R S, et al. Diagnosis and management of gestational trophoblastic disease:

2021 update[J]. Int J Gynaecol Obstet,2021,155(Suppl 1):86-93.

[9]SEBIRE N J,BERKOWITZ R S. Gestational trophoblastic disease[J]. Lancet,2010,376(9742):717.

[10]中国抗癌协会妇科肿瘤专业委员会.妊娠滋养细胞疾病诊断与治疗指南(2021年版)[J].中国癌症杂志,2021,31(6):520-532.

[11]CLARK J J,SLATER S,SECKL M J.Treatment of gestational trophoblastic disease in the 2020s[J]. Curr Opin Obstet Gynecol,2021,33(1):7-12.

[12]王丽娟,李睿歆,林仲秋.2021 FIGO《妊娠滋养细胞疾病诊治指南》解读[J].中国实用妇科与产科杂志,2022,38(2):181-185.

第二篇

治疗篇

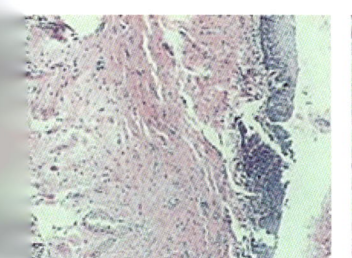
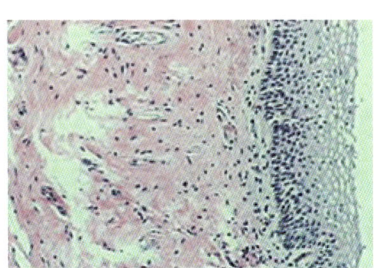
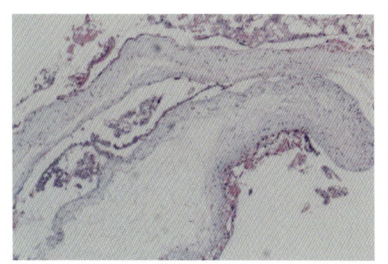
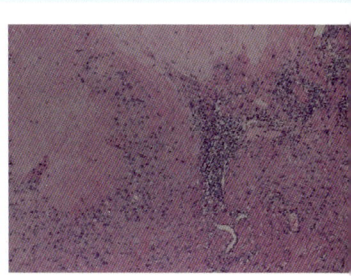

第八章 妇科肿瘤化疗

第一节 化疗原则

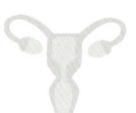

肿瘤化疗即应用化学药物治疗恶性肿瘤的方法,一般采用静脉给药,也可以通过口服、肌内注射、动脉灌注、胸腹腔以及鞘内注射等给药途径。

一、化疗药物杀灭肿瘤的原则

在肿瘤标志物恢复正常后或达到临床完全缓解仍需化疗2个疗程以消除全身潜在的肿瘤细胞。

二、化疗方案定义

1. 原始方案 最初应用于治疗肿瘤的方案。
2. 辅助化疗 手术或放疗后再给予化疗药物。
3. 新辅助化疗 采用化疗作为初始治疗后,再给予手术、放疗或联合应用。
4. 再次化疗 初始化疗后再给予任何方案的化疗。
5. 姑息化疗 为延长肿瘤终末期患者的生命而给予的化疗。
6. 巩固化疗 初次或辅助化疗后再给予化疗以减少完全缓解的癌症患者复发的概率,是短期的化疗。
7. 维持化疗 初次或辅助化疗以后再给予化疗以减少完全缓解的癌症患者复发的概率,比巩固化疗时间更长。

三、RECIST实体肿瘤疗效评定标准

根据RECIST 1.1标准，采用单径测量法，以肿瘤最大径的变化来代表体积的变化。除了仅能用于临床检查的病灶外，所有病灶必须用影像学检查评价，CT是目前用于疗效评价最好的方法。评价标准如下：

1. CR（完全缓解）　所有病灶完全消失。
2. PR（部分缓解）　所有待测肿瘤体积的最大径线减少30%。
3. SD（病情稳定）　肿瘤体积无变化，或变化未达上述任何标准。
4. PD（疾病进展）　一个或更多待测肿瘤体积的最大径线增加20%。

四、药理原则

1. 剂量和剂量强度　化疗药物的治疗剂量范围通常比较窄。因此，用药前需要准确计算药量，以获得最佳疗效和避免严重药物毒性发生。化疗药物剂量依据患者体表面积（BSA）进行计算，一般采用mg/m^2来衡量。正常的成年女性BSA大约为$1.7mg/m^2$。对于通过肾排泄的卡铂，应基于女性患者的肾小球滤过率，采用Calvert公式进行计算。

剂量强度是指单位时间内应用的药物剂量，其重要性是治愈对化疗高度敏感的肿瘤。但对化疗不敏感的肿瘤，不可能通过增加药物剂量，在不产生剂量限制性毒性的同时获得明显的疗效。但为降低药物毒副作用而减少剂量强度会降低治疗效果。

2. 给药途径　给药途径可以是经静脉或肌内注射、口服、腹腔化疗或局部用药。绝大多数化疗药为静脉全身用药。化疗药可局部用于原发肿瘤或在转移处给药。腹腔化疗即将化疗药物直接注入腹、盆腔。

局部化疗旨在将药物直接输入肿瘤所在的腔隙。许多药物在体腔中的清除速度比在全身血液循环中慢，因此，肿瘤细胞可以与高浓度的活性药物接触更长时间。这种方法在卵巢癌中研究最为广泛，因为卵巢癌通常局限于腹腔内。然而，出现以下因素通常会影响药物以被动弥散方式进入腹腔内肿瘤结节内部，如腹腔内粘连、液体循环不畅、肿瘤纤维性包裹和腹水存在。由于药物穿透过程中存在这些影响因素，故腹腔化疗多用于残留病灶小的患者。

（刘楠）

第二节 常用化疗药物及方案

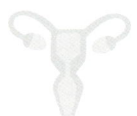

一、常用化疗药物简介

（一）异环磷酰胺

原药经肝脏代谢被激活，静脉用药常用剂量为每周第1~3天用药1.2~1.6g/m^2，3周为1个疗程。药物的73%经肾脏排泄，主要毒性反应为出血性膀胱炎、全血细胞减少、恶心、呕吐及脱发。该药代谢的副产品氯乙醛有神经毒性。用药后5~10天毒副反应最大，需同时应用美司钠以减轻出血性膀胱炎的发生，美司钠的代谢物与异环磷酰胺有尿毒性的代谢产物丙烯醛结合，可解除其毒性。

（二）顺铂

是常用的金属铂类络合物，在分子中铂原子对其抗肿瘤作用有重要意义。其可与DNA链交叉连接，显示出细胞毒作用。顺铂属于细胞周期的非特异性药物，具有细胞毒性，由于癌细胞较正常细胞的增殖和合成更为迅速，癌细胞对本药的细胞毒性作用就更为敏感，可抑制癌细胞DNA复制过程，并损伤其细胞膜上的结构，有较强的广谱抗癌作用。主要的毒副作用有肾脏毒性、神经毒性、耳毒性以及胃肠道反应和骨髓抑制。大剂量（80mg以上）使用顺铂时，必须同时进行水化和利尿，保证每天尿量在2 000mL以上，以降低肾脏毒性。

（三）卡铂

第二代铂类化合物，属于细胞周期非特异性药物。它主要作用于DNA的鸟嘌呤的N7和O6原子上，引起DNA链间及链内交联，破坏DNA分子，阻止其螺旋解链，干扰DNA合成，而产生细胞毒作用。本药为广谱抗肿瘤药，与其他抗肿瘤药无交叉耐药性，与顺铂有交叉耐药性。生化物征与顺铂相似，但肾毒性、耳毒性、神经毒性尤其是胃肠道反应明显低于顺铂，但骨髓抑制明显，偶见致死性过敏反应，发生于使用后几分钟之内。

（四）紫杉醇

紫杉醇是最常用化疗药物之一。紫杉醇可使微管蛋白和组成微管的微管蛋白二聚体失去动态平衡，诱导与促进微管蛋白聚合、微管装配，防止解聚，从而使微管稳定并抑制癌细胞的有丝分裂和触发细胞凋亡，进而有效阻止癌细胞的增殖，起到抗癌作用。紫杉醇类药物的特点是亲脂性、不溶于水，因此这类药物需要用聚氧乙烯、蓖麻油和无水乙醇作为助溶剂。这些助溶剂会引起过敏反应，一般多在首次用药后几分钟内开始出现反应。用药前需要抗过敏预处理。若在用药前6~12h，提前应用糖皮质激素，通常口服地塞米松20mg，即可将过敏反应发生率降为原来的1/10。神经毒性是主要的非血液系统剂量限制性副反应。常见的症状包括手套-袜套状分布的麻木、震颤和烧灼疼痛感。

（五）白蛋白紫杉醇

白蛋白紫杉醇是将紫杉醇类药物用纳米技术包裹在白蛋白微粒里，降低过敏反应的发生。因此用白蛋白紫杉醇前不需要用地塞米松来做预处理。

（六）博来霉素

博来霉素（bleomycin）属于抗肿瘤抗生素，可导致DNA单链和双链断裂。口服无效，需经肌内或静脉注射。肺毒性是主要的剂量限制性副作用，发生率约为10%且有1%致死率。因此，对于采用博来霉素治疗的女性患者，应每1~2个治疗周期进行胸部放射线检查及肺功能检查。最重要的肺功能检查是肺部一氧化碳弥散（DLCO），肺功能下降到15%~30%，表明发生限制性肺疾病。若发生有症状的肺纤维化，应停止博来霉素治疗。肺纤维化通常表现为肺炎、咳嗽、呼吸困难、听诊干啰音及胸片上肺部浸润等。

（七）多柔比星

又称阿霉素（adriamycin），是一种抗肿瘤抗生素，可抑制RNA和DNA的合成，对RNA的抑制作用最强，抗瘤谱较广，对多种肿瘤均有作用，属周期非特异性药物，对各种生长周期的肿瘤细胞都有杀灭作用。主要的毒性反应有心脏毒性，表现为心律失常，ST-T改变，多出现在停药后的1~6个月，及早应用维生素B_6和辅酶Q_{10}可降低其对心脏的毒性。

（八）多柔比星脂质体

本药是将多柔比星包封于脂质体中。这种工艺可以保护脂质体免受单核巨噬细胞系统（MPS）识别，从而延长其在血液循环中的时间，也降低了心血管毒性。

（九）依托泊苷

为细胞周期特异性抗肿瘤药物，作用于DNA拓扑异构酶，形成药物-酶-DNA稳定的可逆性复合物，使受损的DNA不能修复。依托泊苷在体内95%以蛋白结合形式存在，主要与白蛋白结合。因此，白蛋白降低可导致游离药物比例增加，发生毒性反应的可能性也相应增加。骨髓抑制以白细胞减少最常见,当药物总剂量超过2 000mg/m^{2}时,应用依托泊苷时可增加继发性肿瘤发生的风险,尤其是急性髓系白血病。

二、常用妇科肿瘤化疗方案

(一)上皮性卵巢/输卵管/原发性腹膜癌的化疗方案

上皮性卵巢/输卵管/原发性腹膜癌的初始化疗方案见表8-2-1、表8-2-2。

表8-2-1　Ⅰ期上皮性卵巢/输卵管/原发性腹膜癌初始全身治疗方案

Ⅰ期	首选方案	其他推荐方案	某些情况下的有效方案
高级别浆液性癌 子宫内膜样癌(G2/3) 透明细胞癌 癌肉瘤	紫杉醇/卡铂,3周疗*	卡铂/脂质体多柔比星 多烯紫杉醇/卡铂	卡铂/异环磷酰胺(癌肉瘤) 顺铂/异环磷酰胺(癌肉瘤) 紫杉醇/异环磷酰胺(癌肉瘤)
黏液性癌(ⅠC期)	氟尿嘧啶/甲酰四氢叶酸/奥沙利铂 卡培他滨/奥沙利铂 紫杉醇/卡铂,3周疗	卡铂/脂质体多柔比星 多烯紫杉醇/卡铂	无
低级别浆液性癌(ⅠC期) 子宫内膜样癌(G1,ⅠC期)	紫杉醇/卡铂,3周疗±来曲唑维持治疗(2B类)或其他内分泌治疗(2B类) 激素治疗[芳香化酶抑制剂(阿那曲唑、来曲唑、依西美坦)](2B类)	卡铂/脂质体多柔比星±来曲唑维持治疗(2B类)或其他内分泌治疗(2B类) 多烯紫杉醇/卡铂±来曲唑维持治疗(2B类)或其他内分泌治疗(2B类) 激素治疗(醋酸亮丙瑞林、他莫昔芬、氟维司群)(2B类)	无

注:*3周疗,3周1个疗程。

表8-2-2　Ⅱ~Ⅳ期上皮性卵巢/输卵管/原发性腹膜癌初始全身治疗方案

Ⅱ~Ⅳ期	首选方案	其他推荐方案	某些情况下的有效方案
高级别浆液性癌 子宫内膜样癌(G2/3) 透明细胞癌 癌肉瘤	紫杉醇/卡铂,3周疗* 紫杉醇/卡铂/贝伐珠单抗+贝伐珠单抗维持(注:为ICON-7&GOG-218方案,也可用FDA批准的同类药代替贝伐珠单抗,下同)	紫杉醇/卡铂,周疗#(注:用于一般情况较差的患者,下同) 多烯紫杉醇/卡铂 卡铂/脂质体多柔比星 紫杉醇,周疗/卡铂,3周疗 多烯紫杉醇/卡铂/贝伐珠单抗+贝伐珠单抗维持(GOG-218)	腹腔/静脉紫杉醇/卡铂(Ⅱ~Ⅲ期满意减瘤术患者) 卡铂/异环磷酰胺(癌肉瘤) 顺铂/异环磷酰胺(癌肉瘤) 紫杉醇/异环磷酰胺(癌肉瘤,2B类)

续表

Ⅱ~Ⅳ期	首选方案	其他推荐方案	某些情况下的有效方案
黏液性癌	氟尿嘧啶/甲酰四氢叶酸/奥沙利铂±贝伐珠单抗（贝伐珠单抗2B类） 卡培他滨/奥沙利铂+贝伐珠单抗（贝伐珠单抗2B类） 紫杉醇/卡铂，3周疗 紫杉醇/卡铂/贝伐珠单抗+贝伐珠单抗维持（ICON-7&GOG-218）	紫杉醇/卡铂，周疗 多烯紫杉醇/卡铂 卡铂/脂质体多柔比星 紫杉醇，周疗/卡铂，3周疗 多烯紫杉醇/卡铂/贝伐珠单抗+贝伐珠单抗维持（GOG-218）	无
低级别浆液性癌 子宫内膜样癌（G1）	紫杉醇/卡铂，3周疗±来曲唑维持（2B类）或其他内分泌治疗（2B类） 紫杉醇/卡铂/贝伐珠单抗+贝伐珠单抗维持（ICON-7&GOG-218） 激素治疗［芳香化酶抑制剂（阿那曲唑、来曲唑、依西美坦）］（2B类）	紫杉醇/卡铂，周疗 多烯紫杉醇/卡铂±来曲唑维持（2B类）或其他内分泌治疗（2B类） 卡铂/脂质体多柔比星±来曲唑维持（2B类）或其他内分泌治疗（2B类） 紫杉醇，周疗/卡铂，3周疗 多烯紫杉醇/卡铂/贝伐珠单抗+贝伐珠单抗维持（GOG-218） 激素治疗（醋酸亮丙瑞林、他莫昔芬、氟维司群）（2B类）	无

注：*3周疗，3周1个疗程；#周疗，1周1个疗程。

（二）卵巢恶性生殖细胞肿瘤的化疗

卵巢恶性生殖细胞肿瘤的初始化疗方案见表8-2-3。

表8-2-3 卵巢恶性生殖细胞肿瘤初始化疗方案

首选方案	某些情况有效
BEP（博来霉素/依托泊苷/顺铂） 博来霉素每周30U，静脉滴注 第1~5天：依托泊苷100 mg/m²，静脉滴注；顺铂20mg/m²，静脉滴注 每21天重复，低危（2B类证据）者3个疗程，高危者4个疗程	依托泊苷/卡铂（部分ⅠB~Ⅲ期无性细胞瘤，为减轻毒性） 第1天：卡铂400mg/m²，静脉滴注 第1~3天：依托泊苷120 mg/m²，静脉滴注 每28天重复，3个疗程

（三）卵巢恶性性索间质肿瘤的化疗

卵巢恶性性索间质肿瘤的初始化疗方案见表8-2-4。

表8-2-4 卵巢恶性性索间质肿瘤初始化疗方案

首选方案	其他推荐方案	某些情况有效
紫杉醇/卡铂	依托泊苷/顺铂（EP）	BEP（2B类证据）

（四）子宫恶性肿瘤的化疗

1. 子宫内膜癌的化疗方案见表8-2-5。

表8-2-5 子宫内膜癌的化疗方案

	首选方案	其他推荐方案
病灶局限于子宫的患者	卡铂/紫杉醇	
复发、转移或高危患者	卡铂/紫杉醇（用于癌肉瘤为1级证据）及卡铂/紫杉醇/曲妥珠单抗（用于Ⅲ期/Ⅳ期或复发的HER2阳性子宫浆液性腺癌）	卡铂/多西他赛 顺铂/多柔比星 顺铂/多柔比星/紫杉醇（因为毒性较大未被广泛使用） 卡铂/紫杉醇/贝伐珠单抗（仅用于晚期及复发病例） 顺铂、卡铂、多柔比星、脂质体阿霉素、紫杉醇、白蛋白紫杉醇、拓扑替康、贝伐珠单抗、替西罗莫司、多烯紫杉醇（2B类证据）、异环磷酰胺（用于癌肉瘤） 异环磷酰胺/紫杉醇（用于癌肉瘤） 顺铂/异环磷酰胺（用于癌肉瘤）

2. 子宫肉瘤的化疗方案见表8-2-6。

表8-2-6 子宫肉瘤的化疗方案

首选方案	其他推荐方案
多柔比星	多西他赛/吉西他滨、多柔比星/异环磷酰胺、多柔比星/达卡巴嗪、吉西他滨/达卡巴嗪、吉西他滨/长春瑞滨、达卡巴嗪、吉西他滨、表柔比星、异环磷酰胺、脂质体阿霉素、帕唑帕尼、替莫唑胺、曲贝替定（trabectedin）、艾日布林（eribulin）（2B类证据）

（五）子宫颈癌的化疗

子宫颈癌的化疗方案见表8-2-7。

表8-2-7 子宫颈癌的化疗方案

	首选方案	其他推荐方案
一线联合化疗	顺铂+紫杉醇+贝伐珠单抗（证据等级1） 卡铂+紫杉醇+贝伐珠单抗	顺铂+紫杉醇（证据等级1） 卡铂+紫杉醇 拓扑替康+紫杉醇+贝伐珠单抗 拓扑替康+紫杉醇 顺铂+拓扑替康
一线单药化疗	顺铂	卡铂、紫杉醇

(六)外阴癌

外阴癌的化疗方案见表8-2-8。

表8-2-8 外阴癌的化疗方案

	首选方案	其他推荐方案
同期放化疗的患者	顺铂	氟尿嘧啶+顺铂 氟尿嘧啶+丝裂霉素C
晚期、复发或转移患者	顺铂、卡铂 顺铂/紫杉醇 卡铂/紫杉醇 顺铂/紫杉醇/贝伐珠单抗	紫杉醇 顺铂/长春瑞滨 埃罗替尼(erlotin)(2B类证据) 顺铂/吉西他滨(2B类证据) 卡铂/紫杉醇/贝伐珠单抗(2B类证据)

(七)滋养细胞肿瘤

滋养细胞肿瘤的化疗方案见表8-2-9。

表8-2-9 滋养细胞肿瘤的化疗方案

	首选方案	其他推荐方案
低危型	甲氨蝶呤 放线菌素-D	
高危型	EMA(依托泊苷/甲氨蝶呤/放线菌素-D)/CO(环磷酰胺/长春新碱)	EMA/EP(依托泊苷/顺铂)

(刘楠)

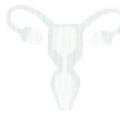

第三节 化疗不良反应及处理

化疗药物几乎都是细胞毒性药物,对生长增殖快的细胞均有杀伤作用。在杀死肿瘤细胞的同时,对人体代谢比较快的正常细胞有一定的毒副作用,如骨髓造血细胞、胃肠道黏膜上皮细胞、皮肤及其附属器等,这是化疗药物导致相应不良反应的组织学基础。化疗副作用包括骨髓抑制、胃肠道反应、脱发、肝肾功能受损以及过敏反应等。

一、骨髓毒性

(一)骨髓抑制分级

骨髓抑制通常发生在化疗后。因粒细胞平均生存时间最短,为6~8h,因此骨髓抑制最先表现为粒细胞下降;血小板平均生存时间为5~7天,其下降出现较晚、较轻;而红细胞平均生存时间为120天,受化疗影响较小,下降通常不明显。一般认为,粒细胞的减少通常开始于化疗停药后1周,至停药10~14天达到最低点,在低水平维持2~3天后缓慢回升,至第21~28天恢复正常,呈U形。血小板降低比粒细胞降低出现稍晚,也在2周左右下降到最低值,其下降迅速,在谷底停留时间较短即迅速回升,呈V形。目前化疗后骨髓抑制的程度根据WHO抗癌药物急性及亚急性毒性反应分度标准分为四度。见表8-3-1。

表8-3-1 WHO抗癌药物急性及亚急性毒性反应分度标准

	0(正常)	1度抑制	2度抑制	3度抑制	4度抑制
血红蛋白(g/L)	≥110	109~95	94~80	79~65	<65
白细胞(10^9/L)	≥4.0	3.9~3.0	2.9~2.0	1.9~1.0	<1.0
粒细胞(10^9/L)	≥2.0	1.9~1.5	1.4~1.0	0.9~0.5	<0.5
血小板(10^9/L)	≥100	99~75	74~50	49~25	<25

(二)中性粒细胞减少的处理

重组人粒细胞集落刺激因子(G-CSF)可刺激骨髓造血干细胞并促进骨髓内粒细胞向外周血的释放,可快速改善中性粒细胞的缺乏。对于1度粒细胞减少,原则上可密切随访观察;对于2度粒细胞减少,如果既往有3度以上骨髓抑制的历史,则积极给予G-CSF;3度、4度粒细胞减少,需积极使用G-CSF,若出现3度粒细胞减少伴发热或4度粒细胞减少,还需同时使用抗生素预防感染。G-CSF治疗性剂量:5~7μg/(kg·d),一般用300μg/d;应在中性粒细胞绝对值连续两次>10×10^9/L后停药。

中性粒细胞减少症的预防用药:一级预防是指在既往没有骨髓抑制的情况下,在化疗后24h预防性使用长效G-CSF预防骨髓抑制的发生;二级预防是指在前次化疗后出现骨髓抑制的前提下,再次化疗24h后为预防出现骨髓抑制而使用长效G-CSF预防骨髓抑制的发生。

(三)血小板减少

肿瘤化疗相关性血小板减少症(chemotherapy-induced thrombocytopenia,CIT)是指抗肿瘤化疗药物对骨髓巨核细胞产生抑制作用,导致外周血中血小板计数<100×10^9/L。CIT主要治疗措施包括输注血小板和给予促血小板生长因子。化疗后血小板减少,患者出血风险增加。患者应

该注意避免剧烈活动，避免外伤；进软食，避免消化道黏膜损伤；当血小板达到3度抑制时，应给予重组人促血小板生成素（rhTPO）皮下注射，连续注射1周，当患者存在出血倾向或者血小板$<10×10^9$/L时，抑制，应给予输注血小板治疗。

CIT治疗流程如图8-3-1。

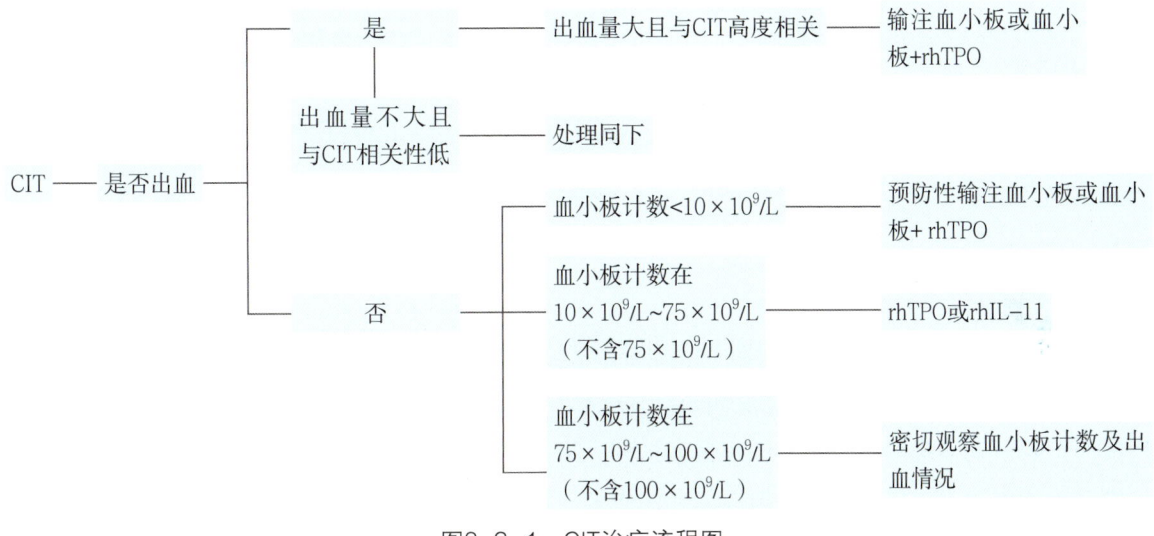

图8-3-1　CIT治疗流程图

（四）贫血

输血指征：①血红蛋白<60g/L；②血红蛋白在60~70g/L，有明显贫血相关症状。

二、胃肠道毒性

大多数抗癌药都会引起一定程度的恶心、呕吐和食欲不振。化疗相关的腹泻、口腔黏膜炎、食管炎和胃肠炎都需要支持性治疗。

（一）呕吐分类

1. 预期性呕吐　发生于曾接受化疗的患者，在下一次化疗前即出现恶心、呕吐，其发生常与既往化疗不愉快的体验相关。

2. 急性呕吐　化疗后数分钟至数小时内发生，高峰通常持续5~6h，常在24h内缓解。

3. 延迟性呕吐　在化疗24h后发生，常发生于接受顺铂、环磷酰胺和蒽环类药物治疗的患者。

4. 暴发性呕吐　指在预防性处理之后仍然出现的呕吐，并且需要给予止吐药物解救治疗的恶心、呕吐反应。

5. 难治性呕吐　指在既往的化疗周期中使用预防性和/或解救性止吐治疗失败，而在后续化疗周期中仍然出现的呕吐。

（二）止吐药物

1. 传统的止吐药物　多巴胺受体拮抗剂，如甲氧氯普胺；抗组胺类药物，如苯海拉明、异丙嗪；吩噻嗪类药物，如氯丙嗪；皮质类固醇激素类药物，如地塞米松。

2. 5-HT3受体拮抗剂　如昂丹司琼、格拉司琼、帕洛诺司琼，是预防高、中度致吐风险药物所致恶心、呕吐的有效药物。

3. NK-1受体拮抗剂　如阿瑞匹坦、福沙匹坦、奈妥匹坦帕洛诺司琼（NEPA）胶囊等，可明显控制高、中度致吐化疗药物引起的恶心、呕吐。

（三）呕吐处理策略

1. 高致吐性方案所致恶心、呕吐的预防　推荐在化疗前采用三药联合方案，首选5-HT3受体拮抗剂、地塞米松和NK-1受体拮抗剂的联用方案。奥氮平作为精神类药物，具有嗜睡、镇静等不良反应，但可明显缓解肿瘤患者的焦虑和抑郁。推荐对嗜睡、镇静等发生风险小，同时既往使用标准三联方案仍出现暴发性或难治性呕吐的患者，可考虑在三联方案基础上加用奥氮平，剂量为每天5mg。

2. 中致吐性方案所致恶心、呕吐的预防　推荐采用5-HT3受体拮抗剂联合地塞米松的标准二联方案，对于有焦虑或抑郁倾向的患者，可考虑在此方案基础上加用奥氮平。对于伴有其他风险因素或既往使用"皮质类固醇＋5-HT3受体拮抗剂"治疗失败的患者，应使用地塞米松＋5-HT3受体拮抗剂＋NK-1受体拮抗剂联合方案。

3. 低致吐性方案所致恶心、呕吐的预防　建议使用单一止吐药物，推荐5-HT3受体拮抗剂、地塞米松、多巴胺受体拮抗剂（如甲氧氯普胺）或氯丙嗪预防呕吐。

三、皮肤毒性

多数化疗药物会产生一系列皮肤或皮下组织毒性，包括色素沉着、光敏感、指甲异常、皮疹、荨麻疹、红斑和脱发，脂质体多柔比星可导致手足综合征的毒副作用。此外，应用博来霉素可引起皮肤色素改变，而指甲变色和甲剥离症可见于多烯紫杉醇治疗。盐酸苯海拉明预防性50mg静脉注射或口服，可预防或减轻轻度荨麻疹反应。

脱发一般始于化疗开始后2~3周，紫杉醇类发生更早，通常导致完全脱发。几乎所有患者的头发都能在治疗结束后再生，头发全部覆盖头部需在治疗结束后的3~6个月。再生的头发可能会有颜色和结构的改变。在某些化疗药物治疗过程中，头皮冷却法可减少头发脱落。

四、神经毒性

顺铂、紫杉醇和长春碱类常引起外周神经病变。顺铂引起的神经病变由于轴突脱髓鞘或轴突丢失，通常恢复较慢。这种毒性与累积用药剂量和药物强度有关，可应用氨磷汀进行拮抗，用卡铂替代顺铂可以避免大部分毒性。若周围神经病变严重时，应调整化疗药物的剂量。当发生急性小脑综合征、脑神经麻痹或瘫痪，以及少见的急性和慢性脑病时，都应该进行支持性治疗，而且通常要停用致病药物。目前尚无医学证实的防治化疗诱发的外周神经病变的有效药物。

五、生殖系统毒性

在接受妇科恶性肿瘤治疗的女性中，性功能障碍是个常见的问题，化疗也可导致阴道黏膜干涩、表面出血、发生真菌感染。治疗措施包括使用阴道润滑剂、激素替代治疗、阴道扩张和必要的性咨询。

化疗诱发卵巢功能早衰和不孕的风险取决于患者的年龄、药物剂量和种类。从30岁开始，这种风险逐步增加，超过40岁的妇女增加尤为明显，特别是在接受烷化剂药物化疗后。年龄＜30岁的女性，接受铂类为主的化疗后通常出现短暂的闭经，但卵巢功能多能恢复。在化疗过程中及化疗结束后至少1年患者需有效避孕，未完成生育及有不孕风险的妇女，需与医疗团队讨论生殖细胞保存的问题。

化疗对胚胎具有潜在的致突变、致畸和致肿瘤作用，其影响大小取决于化疗药物的种类、剂量和孕周。早孕期间应避免化疗。

六、心脏毒性

化疗药物的心脏毒性相对较为隐蔽，往往容易被忽视。蒽环类药物是最常见的心脏毒性化疗药物，妇科肿瘤化疗中常用的有阿霉素、表柔比星等。根据心脏毒性出现的时间，分为：①急性。心脏毒性发生在给药后数小时至数日内，表现为心内传导紊乱、心律失常。②慢性。毒性在给药后1年内发生，表现为左心室功能障碍，最终导致心力衰竭。③迟发性。毒性作用发生在数年后，可表现为心力衰竭、心肌病、心律失常等。其心脏毒性通常呈进展性和不可逆性，且初次使用就可能造成心脏损伤，具有剂量-效应关系及积累性的特点。使用时不超过每种药物的"最大累积剂量"，值得注意的是由于个体基因差异，蒽环类药物没有绝对的"安全剂量"，低剂量也可引起损伤。在使用蒽环类治疗前建议评估左室射血分数（LVEF），50%＞LVEF≥40%，推荐在用药前启动心脏保护性治疗。LVEF＜40%的患者，不推荐蒽环类化疗，除非无其他有效替代方案。脂质体蒽环类药物较传统药物，可能有助减少其心脏毒性的发生。

七、其他

某些妇科恶性肿瘤化疗药物具有潜在的肾毒性,包括顺铂、异环磷酰胺、环磷酰胺和甲氨蝶呤。每个化疗疗程前需检查肾功能,化疗前后应充分水化,以维持足够的尿量。若有指征,可用甘露醇利尿。认知功能障碍和疲劳感是化疗过程中及化疗后较常见的其他不良反应。

(刘楠)

参考文献

[1] 米歇尔·F.贝努瓦,M.伊薇特·威廉姆斯-布朗,克莱顿·L.爱德华兹.妇科肿瘤临床循证手册[M].孙蓬明,主译.天津:天津科技翻译出版有限公司,2016.

[2] 芭芭拉·L.霍夫曼,约翰·肖治,凯伦·布拉德肖,等.威廉姆斯妇科学:英文版[M].北京:科学技术文献出版社,2019.

[3] 卢淮武,许妙纯,张钰豪,等.《2021 NCCN卵巢癌包括输卵管癌及原发性腹膜癌临床实践指南(第1版)》解读[J].中国实用妇科与产科杂志,2021,37(4):457-466.

[4] 谢玲玲,林荣春,林仲秋.《2021 NCCN子宫肿瘤临床实践指南(第1版)》解读[J].中国实用妇科与产科杂志,2021,37(1):75-81.

[5] 周晖,刘昀昀,罗铭,等.《2021 NCCN子宫颈癌临床实践指南(第1版)》解读[J].中国实用妇科与产科杂志,2020,36(11):1098-1104.

[6] 谢玲玲,林荣春,林仲秋.《2021.2 NCCN外阴鳞癌临床实践指南》解读[J].中国实用妇科与产科杂志,2020,36(12):1172-1176.

[7] 王丽娟,林海雪,林仲秋.《2021 NCCN妊娠滋养细胞肿瘤临床实践指南(第2版)》解读[J].中国实用妇科与产科杂志,2021,37(5):564-569.

[8] 史艳侠,邢镨元,张俊,等.肿瘤化疗导致的中性粒细胞减少诊治专家共识(2019年版)[J].中国医学前沿杂志(电子版),2019,11(12):86-92.

[9] 徐瑞华,石远凯,冯继锋,等.中国肿瘤化疗相关性血小板减少症专家诊疗共识(2019版)[J].中国医学前沿杂志(电子版),2020,12(1):51-58.

[10] 姜文奇,巴一,冯继锋,等.肿瘤药物治疗相关恶心呕吐防治中国专家共识(2019年版)[J].中国医学前沿杂志(电子版),2019,11(11):16-26.

[11] 李晶,张丙忠.妇科恶性肿瘤化疗手册[M].北京:人民卫生出版社,2018.

第九章 妇科恶性肿瘤放疗

第一节 放疗原则

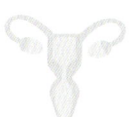

放疗是妇科恶性肿瘤重要的治疗方法之一，据统计多达60%的宫颈癌患者、45%的子宫内膜癌患者、35%的外阴癌患者、100%的阴道癌患者和5%的卵巢癌患者需要放疗。放疗可作为初始治疗，或手术前后的辅助治疗，以降低复发的风险。所有期别的宫颈癌患者都适合选择放疗，部分子宫内膜癌、外阴癌及阴道癌患者的治疗也常用到放疗，放疗还是晚期或复发的各类妇科恶性肿瘤的综合治疗手段之一。妇科放疗一般包括远距离体外照射（体外照射）和近距离腔内放射治疗（也称腔内后装治疗）。外照射的靶区针对肿瘤原发灶和盆腔蔓延及淋巴转移区域。后装治疗主要照射肿瘤的原发病灶区域。体外照射不能替代后装治疗。A点治疗剂量应根据治疗过程中患者的症状、盆腔检查及影像学检查等肿瘤变化及时调整，采用个体化放疗方案。

一、宫颈癌的放疗原则

（一）宫颈癌现代放疗新理念

追求治愈率而不是有效率；追求效价比好的治疗技术；追求保留功能的长期存活率。所有期别的宫颈癌均可选择放疗。

（二）ⅠA期

首选手术，有手术禁忌证者可行后装腔内放疗，剂量参考点选择A点剂量60~65Gy，个别专家建议A点剂量75~80Gy。

(三) ⅠB1期、ⅠB2期、ⅡA1期

首选手术，也可选择放疗。

1. 根治性放疗　有手术禁忌证者采用。内外照射联合进行，同步增敏化疗。

（1）若有阴道明显侵犯的患者，加用阴道塞或阴道膜，黏膜下0.5cm处给予20~30Gy。

（2）若有髂总淋巴结转移和/或腹主动脉旁淋巴结转移，需行延伸野外照射，在保护小肠等器官的前提下，肿大淋巴结区可局部加量10~20Gy。

2. 宫颈癌根治术后放疗

（1）高危因素（盆腔淋巴结阳性、手术切缘阳性、宫旁组织阳性）　具备以上任一高危因素均推荐补充盆腔外照射+含铂同期化疗±阴道近距离放疗。

（2）中危因素　鳞癌按照"Sedlis标准"（表9-1-1）、腺癌按照四因素模型［即腺癌合并以下任一情况即为中危因素：肿瘤直径≥3cm、淋巴血管间质浸润LVSI（+）、外1/3间质浸润］需补充盆腔外照射±含铂同期化疗±阴道近距离放疗。

（3）肿瘤距切缘≤0.5cm，即应补充近距离放疗。

3. 放疗技术　外照射选择常规放疗技术或三维适形技术，需在30~40Gy后屏蔽直肠、膀胱，阴道残端内照射10~20Gy/2~4次，参考点在黏膜下5mm处。若阴道受侵、阴道切缘阳性或近切缘等情况，采用近距离后装腔内放疗对阴道残端补量。外照射若应用调强放疗技术，临床靶区（clinical target volume，CTV）外照射45~50.4Gy/25~28次，其中宫旁阳性者需要局部增加剂量至60Gy。

表9-1-1　Sedlis标准

LVSI	间质浸润深度	肿瘤大小
+	外1/3	任何大小
+	中1/3	≥2cm
+	内1/3	≥5cm
−	中1/3及外1/3	≥4cm

（四）ⅠB3期、ⅡA2期

1. 首选同步放、化疗，即盆腔放疗+铂类为主的同步化疗+近距离放疗。

2. 近距离放疗A点总剂量≥85Gy，B点剂量40~50Gy。对于阴道侵犯明显的患者，必要时给予加用阴道塞进行后装腔内放疗，黏膜下0.5cm处给予20~30Gy，根据病情适当调整。

（五）ⅡB期~ⅣA期

1. 铂类为主的同步放、化疗。
2. 肿瘤＞3~4cm，A点总剂量≥85Gy，ⅢB期B点剂量40~50Gy。
3. 影像学评估有髂总淋巴结和/或腹主动脉旁淋巴结转移，需行延伸野外照射，肿大淋巴结区加量10~20Gy；盆壁明显受侵可高适形缩野局部盆腔加量5~10Gy；阴道明显受侵可加用阴道塞进行后装腔内放疗，黏膜下0.5cm处给予20~30Gy，根据病情个体化调整。

（六）ⅣB期

铂类为基础的化疗同时姑息性放疗，强调个体化治疗，改善生活质量。

（七）不宜行初始放化疗的宫颈癌患者

有急性或慢性盆腔炎症性疾病，放疗是其相对禁忌证；同时存在盆腔肿块提示为两种癌症的患者；存在解剖学变异使得进行理想放疗有困难的患者；放疗依从性差的患者。

二、子宫内膜癌的放疗原则

子宫内膜癌的首选治疗方法是手术。放疗是子宫内膜癌的重要辅助治疗手段。

（一）低危型及低中危型子宫内膜癌

不推荐辅助治疗。放疗虽然可降低局部复发的风险，但不能改善总生存率。

备注　低危型子宫内膜癌定义：组织学分级为1级或2级；癌灶局限于子宫内膜；或病灶侵犯子宫肌层深度不到1/2，并且未侵犯淋巴血管；癌灶的组织学类型不是高危（如透明细胞癌、浆液性癌或癌肉瘤）。

（二）高中危型子宫内膜癌

辅助治疗包括观察或放疗，建议进行阴道近距离放疗，手术后3~6周开始放疗，为降低阴道断端裂开的风险，也可等到术后9周开始。较常用的剂量分割方案是3次放疗，每周1次，每次7Gy，照射深度为从阴道黏膜表面到其下5mm。若不能进行阴道近距离放疗，可用盆腔放疗替代，采用标准四野照射规划盆腔放疗和实施照射技术，应确保阴道断端及所有局部区域引流淋巴管均在治疗野内。典型的照射剂量是45~50.4Gy，每次1.8~2.0Gy，疗程5~6周。

备注　中危型子宫内膜癌定义：非高危组织学类型（如透明细胞癌、浆液性癌或癌肉瘤）的癌症，并且组织学1级或2级且侵及子宫肌层不到一半，伴淋巴管侵犯；或者侵及子宫肌层一半以上（ⅠB期）或证实有隐匿性宫颈间质侵犯（Ⅱ期）；或者组织学3级且侵及子宫肌层不到一半。

美国妇科肿瘤学组（Gynecologic Oncology Group，GOG）定义高中危型子宫内膜癌基于年龄和下述3个危险因素：深部子宫肌层浸润；组织学2级或3级；淋巴管侵犯。≥70岁，伴1个危险因素；50~69岁，伴2个危险因素；≥18岁，伴所有3个危险因素。

（三）未分期的中危型

手术中未进行正规淋巴结分期的患者可进行盆腔放疗且无须为了完成分期而进行再次手术。

（四）高危型早期（Ⅰ期或Ⅱ期）

1. 非浸润性ⅠA期（组织学亚型为透明细胞型或浆液型）　观察或者选择辅助阴道近距离放疗。参考点目前没有统一标准，一般根据子宫壁的厚度来确定。

2. 浸润性ⅠA期、ⅠB期或Ⅱ期浆液性癌或者高级别ⅠB期子宫内膜样癌　单纯盆腔放疗或化疗联合或者不联合阴道近距离放疗。

备注　高危子宫内膜癌定义：浆液性腺癌（任何分期）；透明细胞癌（任何分期）；3级深部浸润性子宫内膜样癌；病理学分期为Ⅲ/Ⅳ期的疾病，任何组织类型。

（五）局部晚期或晚期（Ⅲ期或Ⅳ期）

1. Ⅲ期或可切除的Ⅳ期子宫内膜癌患者建议予以辅助化疗，若有局部复发的高危特征，可加用阴道近距离放疗。对于不适合化疗的患者，建议使用全盆腔放疗。

2. 不可手术的Ⅲ期或Ⅳ期患者可个体化判断是否行盆腔放疗。

（六）盆腔放疗联合化疗的时机

完成6个周期的化疗后进行放疗；在放疗之前和之后各进行3个周期化疗，或同步放化疗。通常倾向于完成所有辅助化疗周期后再放疗。盆腔外照射剂量40~50Gy，每次1.8~2Gy。

三、阴道癌的放疗原则

（一）阴道原位癌

可行阴道近距离治疗，放疗剂量为阴道黏膜达到60Gy以上。

（二）阴道癌Ⅰ期

大部分行手术切除，但是当肿瘤>2cm或发生于阴道中下段时适合放疗，推荐近距离放疗，也可先用外照射治疗阴道肿瘤阴道旁区域及引流淋巴结区域，外照射后给予近距离放疗剂量。

（三）阴道癌 II ~ IV 期

首选同步放化疗，不适合放化疗者可选择放疗，根据肿瘤厚度选择腔内放疗或间质放疗。

（四）放疗技术

照射总剂量至少为70~75Gy，其中外照射40~50Gy，腔内或间质近距离放疗给予剩余剂量取决于原发肿瘤的厚度。外照射区域包括盆腔淋巴结、有切缘的阴道肿瘤、阴道，以及当肿瘤位于阴道下半段时应照射阴道旁组织和腹股沟淋巴结。完成外照射后应立即开始近距离放疗。厚度<5mm的残余阴道肿瘤可使用阴道柱状容器或类似放置器治疗，当厚度>5mm时需行间质放疗以获得充分的放射剂量而不累及正常组织。

四、外阴癌的放疗原则

外阴癌的治疗以手术治疗为主，局部晚期或晚期外阴癌可行手术+放疗的综合治疗，无法手术者选择放疗。

（一）术后辅助放疗

接受手术的外阴癌患者，辅助治疗可降低疾病复发的风险。

1. 淋巴结阴性　原发肿瘤>4cm或切缘阳性或病灶邻近切缘（≤8mm）者给予辅助放疗。对于病灶邻近切缘的，为避免外阴受到放疗的毒性风险如急性和迟发性皮肤毒性或阴道狭窄，可选择再次切除或密切监测，而不进行外阴放疗。

2. 淋巴结阳性　单个淋巴结微转移的可采用单纯辅助放疗，若有任何肉眼可见的淋巴结病变或有微转移淋巴结病变累及2个或以上淋巴结的采取放化疗。放疗的范围包括双侧腹股沟区、髂内区、髂外区及闭孔区。无腹股沟淋巴结受累的患者可不行腹股沟区辅助放疗。对于已切除外阴原发病灶且手术切缘呈阴性的有淋巴结受累的患者，可仅对双侧盆腔和腹股沟进行放疗而不对外阴进行放疗，有助于降低并发症发病率。当存在危险因素如：病灶邻近切缘、广泛淋巴血管侵犯或卫星状、移行转移灶，可对外阴进行放疗以降低复发风险。

（二）术前新辅助放疗

外阴肿瘤大，累及尿道或肛门，估计肿瘤切除后，需要行膀胱造口或结肠造口等改道手术者，可在术前行新辅助放疗或新辅助放、化疗，缩小肿瘤后再手术，可避免盆腔脏器切除改道。

（三）不可切除的局部晚期外阴癌

首选放化疗，每周用顺铂50mg/m^2，同时进行放疗，或者放疗加氟尿嘧啶单药化疗或者放疗加氟尿嘧啶联合顺铂或丝裂霉素C。照射野包括外阴、腹股沟及淋巴结。若患者不适合化疗，可只进行初始放疗。适合放化疗的患者包括肛门、直肠、尿道或膀胱受累；病灶固定于骨骼；肉眼可见腹股沟或股淋巴结受累（不论是否进行过减瘤性淋巴结清扫术）。

（四）放疗技术

患者取仰卧蛙腿式体位，采用前后位—后前位相对的射线束，根据需要补充外阴或腹股沟淋巴结的照射剂量。原发灶区域和淋巴引流区照射总剂量为45~50.4Gy。对于较大的残留病灶或肿大淋巴结可推量至70Gy。阳性切缘或残留不可切除病灶可推量至9~14.4Gy。为确保患者接受的剂量与治疗计划相符，应在外阴表面及内部放置热释发光剂量计测定初始分割剂量。

五、卵巢癌的放疗原则

卵巢癌的治疗原则是以手术为主，辅助化疗和靶向药物等综合治疗。但卵巢恶性肿瘤中某些病理类型的肿瘤对放疗很敏感，对于手术后的残余瘤或淋巴结转移，抑或特殊部位的转移灶可行标记放疗。卵巢无性细胞瘤对放疗敏感，但是考虑到患者多较年轻，要求保留生育功能，故放疗目前较少使用。对于复发的无性细胞瘤，放疗仍能取得较好疗效。对于肿瘤体积较小的Ⅲ期卵巢癌患者，全腹腔放疗已经不再作为初始治疗或巩固治疗的选择。

六、妊娠滋养细胞疾病的放疗原则

主要用于肝、脑转移和肺部耐药病灶的治疗，根据不同转移部位选择剂量。脑转移者在全身化疗的同时，给予全脑放疗，剂量一般为25~30Gy。肝转移者全身化疗同时联合全肝放疗，剂量为20Gy。

（李从铸　黄谊红）

第二节 放疗的不良反应及处理

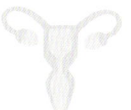

放疗的不良反应严重程度取决于部位、暴露组织体积以及治疗方案，如总放射剂量、每次放射剂量和放射类型，其他因素如先前手术史、同步化疗和共存疾病也会产生影响。急性毒性指治疗期间发生或治疗疗程后立即发生的毒性；亚急性毒性指在放疗已完成后4~12周时最初表现出的毒性；迟发性毒性为3个月后出现的毒性，常为持久且不可逆的放射性组织改变。

一、泌尿生殖系统毒性

（一）急性放射性膀胱炎

常规剂量盆腔放疗的常见并发症，主要出现刺激性排尿症状如排尿困难、尿频、尿急以及夜尿和膀胱痉挛。当此症状出现在放疗期间时，可在治疗完成后1~2周消退，应注意排除其他病因如尿路感染。治疗取决于症状性质，一般保守治疗即可。若主诉刺激性排尿症状的患者，使用非甾体抗炎药；对于膀胱炎或膀胱痉挛，使用抗胆碱能药和/或抗痉挛药（如奥昔布宁或莨菪碱）；对于排尿困难者，使用酸果蔓汁或非那吡啶。

（二）迟发性症状和体征

发生时间通常为治疗后1~3年，主要表现为尿频、尿急，膀胱容量减少和组织顺应性降低。总剂量较高与局灶性损伤有关，可导致血尿或溃疡。持续性不愈合可导致结石形成。挛缩可产生疼痛综合征。局灶性高剂量放射损伤可导致尿道阴道瘘和膀胱阴道瘘。出血性膀胱炎可在数年后出现。治疗上首先是保守治疗，其中木聚硫钠用于治疗放疗相关血尿；高压氧可用于治疗有症状的迟发性放射性膀胱炎。

二、胃肠道毒性

胃肠道毒性是盆腔放疗最常见的急性和迟发性副作用，直肠是迟发性损伤的常见部位。

（一）急性胃肠道放射性损伤

肠毒性的风险是由总剂量和照射体积共同作用的结果。可急性表现为恶心、呕吐，在放疗疗程2~3周时可出现腹泻、腹部绞痛、厌食、便急、丛集性排便和里急后重。治疗主要为对症治疗，直肠炎和直肠不适可用少量灌肠剂（氢化可的松或鳕鱼肝油）、抗炎栓剂和不含动物油脂、香辛料和不溶性纤维的低渣膳食。恶心、呕吐可用昂丹司琼。止泻药常用洛哌丁胺，症状难治时可用奥曲肽、地芬诺酯-阿托品和阿片酊。严重者暂停放疗。

（二）迟发性胃肠道毒性

出现慢性腹泻时需持续性用止泻药；吸收不良时需补充考来烯胺；肠蠕动消失或肠梗阻反复发作时最好采取保守治疗；迁延性慢性放射性肠炎导致营养不良者需注意围手术期营养治疗。增生性黏膜毛细血管扩张或溃疡导致的无痛性血便、里急后重或疼痛，是一种少见的迟发效应，影像学引导的近距离放疗有可能进一步降低其发生率，必要时需进行结肠镜检查以排除恶性肿瘤或其他病变。对于直肠病患者，可用硫糖铝灌肠剂，难治性病例如输血依赖性出血、顽固性疼痛以及瘘，可用内镜干预治疗。严重的直肠、结肠炎症，病状明显，影响生活质量者，可考虑行结肠造口。

三、阴道毒性

（一）急性阴道黏膜炎

出现于盆腔放疗期间或之后，可用温和肥皂水清洗外阴或坐浴治疗，阴道冲洗（如过氧化氢稀释液，或局部麻醉和抗炎药）和局部阴道雌激素可改善症状。

（二）阴道溃疡或坏死

常见于需要组织间近距离放射治疗的阴道癌患者，初始治疗为保守治疗，采用过氧化氢稀释液进行阴道冲洗。持久不愈合的患者可用己酮可可碱或高压氧。

（三）阴道狭窄

最常见的迟发性阴道副作用，见于盆腔放疗和/或近距离放疗后。一线治疗为应用阴道扩张器，推荐放疗后1周开始使用扩张器，保持每天使用，有规律性生活的患者可降低使用频率。另外，局部使用雌激素及丝裂霉素可能也有效。

（四）直肠阴道瘘和膀胱阴道瘘

罕见且极其严重的并发症，需考虑手术治疗。出现阴道坏死持久不愈合的患者应接受保守治疗，避免因为活检和手术治疗促使瘘的形成。

四、卵巢毒性

卵巢早衰：卵巢处于照射野时可出现。<40岁的绝经前女性，盆腔放疗前可行卵巢移位术，可将卵巢移动到距离照射野边缘至少3cm的位置，且仅对被认为肿瘤转移至卵巢风险低的患者行卵巢移位术。

五、骨和骨髓毒性

（一）骨盆不全骨折或骶骨不全骨折

骨盆不全骨折最常见于骶髂关节附近，发生的危险因素包括年龄较大、既已存在骨质减少、使用皮质类固醇、低体重和放射剂量>50Gy。

（二）血液系统并发症

放疗期间大部分急性4级并发症为血液系统并发症。IMRT可用来最小化骨盆骨髓所受的放射剂量。

六、皮肤毒性

（一）急性皮肤反应

红斑和疼痛、湿性脱屑，甚至溃疡。皮肤红斑或干性脱皮可通过保持皮肤卫生、涂抹水基质乳膏或者羊毛脂软膏治疗。表面麻醉剂及磺胺嘧啶银乳膏也可用于治疗。IMRT用于外阴癌可尽量减少靶区外如肛周区的皮肤剂量继而减少皮肤毒性。

（二）迟发性潜在软组织毒性反应

持久性色素沉着过度、毛细血管扩张和纤维化。己酮可可碱和维生素E可有效治疗放射诱导的纤维化。

（李从铸　黄谊红）

参考文献

[1]周琦.中国常见妇科恶性肿瘤诊治指南（2019）[M].重庆：重庆大学出版社，2019：10-23.

[2]中华医学会妇科肿瘤学分会.中国妇科恶性肿瘤临床实践指南[M]. 6版.北京：人民卫生出版社，2020：24-30.

[3]COHEN P A，JHINGRAN A，OAKNIN A，et al.Cervical cancer[J].Lancet.2019，393（10167）：169-182.

[4]BOKHMAN J V. Two pathogenetic types of endometrial carcinoma[J].Gynecol Oncol, 1983, 15（1）: 10-17.

[5]BENEDET J, BENDER H, JONES R D H, et al. FIGO staging classifications and clinical practice guidelines in the management of gynecologic cancers. FIGO Committee on Gynecologic Oncology[J]. Int J Gynaecol Obstet, 2000, 70（2）: 209-262.

[6]CHAPMAN B V, GILL B S, VISWANATHAN A N, et al.Adjuvant radiation therapy for margin-positive vulvar squamous cell carcinoma: defining the ideal dose-response using the national cancer data base[J].Int J Radiat Oncol Biol Phys, 2017, 97（1）: 107-117.

[7] CHARGARI C, DEUTSCH E, BLANCHARD P, et al.Brachytherapy: an overview for clinicians[J].CA Cancer J Clin, 2019, 69（5）: 386-401.

[8]EIFEL P J.Radiotherapy: intermediate-risk endometrial cancer-adjuvant treatment[J].Nat Rev Clin Oncol, 2010, 7（10）: 553-554.

[9] IGNATOV T, EGGEMANN H, BURGER E, et al. Adjuvant radiotherapy for vulvar cancer with close or positive surgical margins[J].J Cancer Res Clin Oncol, 2016, 142（2）: 489-495.

[10]GOTHARD L, CORNES P, BROOKER S, et al.Phase II study of vitamin E and pentoxifylline in patients with late side effects of pelvic radiotherapy[J].Radiother Oncol, 2005, 75（3）: 334-341.

第十章 妇科肿瘤靶向治疗与免疫治疗

第一节 妇科肿瘤靶向治疗及免疫治疗进展

一、肿瘤靶向治疗定义

靶向治疗是指利用单克隆抗体或小分子化合物对肿瘤细胞的分子靶点进行特异性干扰以达到抗肿瘤目的，主要包括抗血管生成治疗、聚腺苷二磷酸核糖聚合酶（PARP）抑制剂治疗等，主要应用于晚期、复发、转移肿瘤的治疗以及肿瘤的维持治疗。

二、肿瘤靶向治疗原理

（一）抗血管生成治疗的原理

血管生成是从现有的血管内皮细胞中生成新的血管，进而向各组织器官提供充足氧气和营养并带走代谢废物。血管生成受到多种因素的调控，其中血管内皮生长因子（vascular endothelial growth factor，VEGF）起着关键作用，VEGF可以特异地作用于血管内皮细胞，促进其有丝分裂，并诱导融合的微血管内皮细胞迁移，形成毛细血管样结构，促进新生血管形成。除VEGF外，与血管生成相关的因子还包括血小板衍生生长因子、血管生成素、成纤维细胞生长因子等。贝伐珠单抗是目前研究和应用最广的一种针对VEGF的重组单克隆抗体，其作用机制是通过与VEGF结合，从而阻止VEGF与其酪氨酸激酶受体——VEGFR结合，抑制血管内皮细胞增殖、活化和迁移，从而发挥抗血管生成和抗肿瘤作用。

（二）PARP抑制剂

1. DNA损伤及DNA损伤修复　DNA受到环境暴露和内源性活动的持续破坏，会导致各种损伤，包括单链损伤和双链损伤。这些损伤可以通过不同的DNA修复途径进行修复，以维持基因组的稳定性和完整性。

DNA单链损伤时，其完整的互补链可作为模板，通过碱基切除修复途径进行DNA损伤修复，与该途径有关的酶有PARP等。单链DNA损伤会发展为致死性更强的双链DNA断裂，DNA双链损伤如得不到及时修复，将会出现基因组不稳定和细胞死亡。DNA双链损伤则主要通过同源重组修复（homologous recombination repair，HRR）途径进行修复。HRR是一个复杂的生物学过程，众多蛋白参与HRR过程，其中*BRCA1*和*BRCA2*起到重要的作用。若*BRCA1*或*BRCA2*基因突变，将导致HRR缺陷。

2. PARP及其功能　PARP是一种催化ADP核糖基化的细胞核酶，PARP家族由18个成员组成，根据其催化ADP核糖基化的修饰程度不同，可以将其分为3类，其中PARP1是最重要的PARP酶。DNA损伤发生后，PARP1的锌指结构迅速识别并结合损伤位点，构象改变并激活ADP核糖基转移酶催化结构域，催化NAD+分解为ADP核糖和烟酰胺，然后以分解产生的ADP核糖为底物，对核受体蛋白聚ADP核糖基化。这一修饰可以使DNA损伤修复蛋白如XRCC1、DNA聚合酶和DNA连接酶等迅速聚集到损伤部位，进行修复。

ADP核糖聚合物的蓄积可以在DNA损伤位点形成空间位阻以及大量的负离子积聚，防止DNA损伤位点周围的DNA分子与DNA损伤位点发生错配重组，还可以阻止PARP1与DNA损伤位点的进一步结合，并最终使PARP1/2从DNA上解离下来。解离下来的PARP-ADP聚合物在聚腺苷二磷酸核糖水解酶作用下被裂解，裂解后的ADP核糖可重新用于合成"NAD+"，而重新形成单体的PARP1/2可被再次激活，如此循环作用于DNA损伤位点，完成DNA损伤修复。PARP2与PARP1具有69%序列同源性，其一般通过聚合态PAR招募并激活催化分支的PAR链合成参与DNA损伤修复。

3. PARP抑制剂的作用机制

（1）PARP抑制剂竞争性抑制PARP的酶活性　PARP抑制剂为NAD+类似物，其主要分子作用机制为PARP抑制剂通过与NAD+竞争性结合PARP酶的催化结构域活性位点，使之不能通过形成PAR聚合物招募DNA损伤修复相关蛋白，从而抑制PARP酶活性，使DNA损伤不能得到修复，导致肿瘤细胞死亡。

（2）PARP抑制剂增加PARP1-DNA捕获　PARP抑制剂除了与NAD+竞争性结合PARP酶活性位点外，还与PARP捕获有关。PARP抑制剂并不影响PARP酶与DNA损伤位点的结合，而是抑制PAR聚合物形成，使PARP酶不能顺利脱离DNA，一方面抑制了PARP酶的催化作用，另一方面，失活的PARP蛋白形成空间位阻，阻碍DNA修复相关蛋白发挥作用或阻碍DNA复制的进行。由此，使DNA单链修复失效，DNA损伤蓄积，进而杀伤细胞。不同的PARP抑制剂发挥这一作用的能力不同，是PARP捕获能力差异的重要来源。

（3）PARP抑制剂协同致死机制　PARP抑制剂可以选择性杀伤由*BRCA*基因缺陷导致同源重组修复功能缺陷的肿瘤细胞，而不影响*BRCA*基因功能正常细胞的存活。这一现象即为协同致死，PARP抑制剂抑制PARP1介导的碱基切除修复，导致损伤的DNA单链得不到修复，未修复单链断裂损伤累积；其与正在进行的DNA复制叉碰撞，转化为DNA双链断裂损伤。正常细胞通过同源重组机制修复DNA双链损伤，而*BRCA*缺陷（HRD）肿瘤细胞因不能及时修复损伤，将会转化为致死性双链断裂，从而杀伤肿瘤细胞。

三、肿瘤免疫治疗及原理

正常人体免疫系统具有免疫防御、免疫监视、免疫自稳三大功能，通过免疫监视，可以随时发现和清除体内异常细胞。T淋巴细胞等免疫细胞表面可以表达程序性死亡蛋白-1（programmed death protein-1，PD-1），人体正常细胞表面可以表达PD-1配体（programmed death ligand-1，PD-L1），二者的相互作用可以使T细胞识别自身成分，避免发生自身免疫，这就是免疫系统的免疫自稳功能。肿瘤细胞表面也可以表达PD-1配体（PD-L1），PD-1与PD-L1相互作用，抑制T细胞的活化，诱导肿瘤免疫抑制微环境，导致T细胞不能识别"异己"，使肿瘤细胞逃避免疫监视及免疫清除。除PD-1以外，细胞毒性T淋巴细胞相关抗原4（CTLA-4）也备受关注，CTLA-4可以在免疫反应早期阶段调节T细胞的增殖并抑制T细胞的激活。针对PD-1或PD-L1等免疫检查点设计特定的抗体，使T细胞恢复其原本的免疫活性，增强免疫应答，从而达到杀伤肿瘤细胞的免疫治疗目的。

PD-1是B7-CD28受体家族的成员，是一个55kDa的Ⅰ型表面跨膜糖蛋白，主要表达于活化的T细胞、B细胞、NK细胞等免疫细胞膜表面。PD-L1是一种40kDa的Ⅰ型跨膜蛋白，由两个并排跨膜结构域和细胞外IgV和IgC结构域组成。PD-1及其配体（PD-L1、PD-L2）结合调控T细胞的活性。PD-L1高表达与肿瘤生长和转移的关系更密切，因此PD-1/PD-L1是更理想的肿瘤免疫治疗靶点。目前有针对PD-1的单抗以及针对PD-L1的单抗，还有抗CTLA-4单克隆抗体。肿瘤免疫治疗与靶向治疗相结合用于妇科恶性肿瘤的治疗是近年来的研究热点。

四、靶向治疗及免疫治疗在妇科肿瘤领域的应用进展

（一）靶向治疗在卵巢癌中的应用

1. 卵巢癌初始维持治疗

（1）抗血管生成治疗　贝伐珠单抗是一种针对VEGF的重组单克隆抗体，通过抑制血管内皮

细胞增殖、活化和迁移，从而发挥抗血管生成和抗肿瘤作用，卵巢癌细胞的生长和存活依赖于血管生成，在卵巢癌组织中VEGF的表达高于正常卵巢，因此抑制血管生成途径对于延缓肿瘤进展具有重要意义。

鉴于贝伐珠单抗在GOG218和ICON7这两项3期临床研究的结果，NCCN指南推荐在化疗的同时加用贝伐珠单抗的患者在化疗结束后行贝伐珠单抗维持治疗（推荐等级是2B类）。不能手术的或未达到满意减瘤的Ⅲ期及Ⅳ期患者，在化疗同时加用贝伐珠单抗可使无进展生存期延长。

（2）PARP抑制剂治疗

1）尼拉帕利　尼拉帕利是一种口服的高度选择性的PARP1和PARP2抑制剂。为探究尼拉帕利对于新诊断的一线铂类化疗后的晚期卵巢癌患者维持治疗是否有效，进行了PRIMA试验。共纳入了733名符合条件的患者，纳入标准为年龄≥18岁，新诊断的高级别浆液性或子宫内膜样卵巢癌、原发性腹膜癌或输卵管癌，FIGO分期为Ⅲ期或Ⅳ期，完成了一线铂类化疗且达到完全缓解或部分缓解，对所有患者都进行HRD状态评分。在*BRCA*突变阳性且HRD阳性患者中，尼拉帕利组的中位无进展生存期为22.1个月，安慰剂组为10.9个月，风险比为0.40；在*BRCA*突变阴性但HRD阳性的患者中，尼拉帕利组和安慰剂组的中位无进展生存期分别为19.6个月和8.2个月，风险比为0.50；在HRD阴性患者中，尼拉帕利组和安慰剂组的中位无进展生存期分别为8.1个月和5.4个月，风险比为0.68；研究证明，对于新诊断的铂类化疗后达到完全或部分缓解的晚期卵巢癌患者，无论是否存在同源重组缺陷（HRD）或*BRCA1/2*突变，尼拉帕利均可使患者有不同程度的无进展生存期获益。

2）奥拉帕利　奥拉帕利是FDA批准上市的第一个应用于临床的PARP抑制剂。奥拉帕利获批作为对*BRCA*突变的晚期上皮性卵巢癌、输卵管癌或原发性腹膜癌患者的一线维持治疗。

SOLO-1研究是评估奥拉帕利对新诊断的、晚期（FIGO分期Ⅲ期或Ⅳ期）、*BRCA*突变的高级别浆液性或子宫内膜样卵巢癌或原发性腹膜癌一线含铂化疗后维持治疗的效果。主要终点是无进展生存期。共有388名患者有胚系*BRCA1/2*突变，2名患者有体系*BRCA1/2*突变。中位随访41个月后，奥拉帕利组的疾病进展或死亡风险比安慰剂组低70%，研究证实奥拉帕利可以延长新诊断的*BRCA*突变的含铂化疗后达到完全缓解或部分缓解的晚期卵巢癌患者的无进展生存期。

PAOLA-1研究对于新诊断的晚期（FIGO分期Ⅲ期或Ⅳ期）卵巢癌，手术后经铂类-紫杉醇加贝伐珠单抗一线治疗达到完全/部分缓解后，接受奥拉帕利或安慰剂治疗，贝伐珠单抗在化疗的同时静脉注射，并在随机分组后继续维持治疗。研究结果显示，在*BRCA*突变的患者中，奥拉帕利组的中位无进展生存期为37.2个月，安慰剂组为21.7个月；在HRD阳性且*BRCA*突变阴性的肿瘤患者中，奥拉帕利组的中位无进展生存期为28.1个月，安慰剂组为16.6个月；在HRD阴性或HRD状态未知的患者中，奥拉帕利组和安慰剂组的中位无进展生存期分别为16.9个月和16.0个月。

因此，对于新诊断的晚期高级别浆液性或子宫内膜样卵巢癌，在接受包括贝伐珠单抗在内的一线标准治疗后，使用奥拉帕利+贝伐珠单抗维持治疗有显著的无进展生存获益，在HRD阳性肿癌患者中更是显著，无论 *BRCA* 基因突变状态如何。

2. 复发性卵巢癌的治疗

（1）贝伐珠单抗在复发性卵巢癌中的应用

1）贝伐珠单抗在铂敏感复发卵巢癌中的应用　OCEANS研究用于比较贝伐珠单抗联合吉西他滨+卡铂（GC）治疗组与吉西他滨+卡铂治疗组对于铂敏感复发的卵巢癌、原发性腹膜癌或输卵管癌的疗效和安全性。总体而言，GC+贝伐珠单抗组的中位无进展生存期优于GC+安慰剂组，中位无进展生存期分别为12.4个月及8.4个月，风险比HR为0.484；随着贝伐珠单抗的加入，客观缓解率和反应持续时间显著提高。该研究表明，对于铂敏感复发的卵巢癌、原发性腹膜癌或输卵管癌患者，贝伐珠单抗联合吉西他滨+卡铂治疗并用贝伐珠单抗维持治疗可延长患者的中位无进展生存期。

2）贝伐珠单抗在铂耐药复发卵巢癌中的应用　AURELIA研究是第一个将贝伐珠单抗与化疗联合用于铂耐药复发卵巢癌的Ⅲ期随机对照试验。结果显示在化疗中单纯化疗组中位无进展生存期为3.4个月，化疗+贝伐珠单抗组为6.7个月，加入贝伐珠单抗显著改善了中位无进展生存期。该研究证实，对于铂耐药复发卵巢癌患者，化疗加贝伐珠单抗可以显著改善中位无进展生存期和客观缓解率，但总生存期改善不显著。

（2）西地尼布在铂敏感复发性卵巢癌中的应用　西地尼布是一种口服的针对血管内皮生长因子受体1-3（VEGFR1-3）的强效酪氨酸激酶抑制剂，在复发性卵巢癌中显示出抗肿瘤活性。ICON6研究是一项评估西地尼布治疗铂敏感复发性卵巢癌的随机、双盲、安慰剂对照3期试验。在为期19.5个月的中位随访时间中，研究表明，西地尼布与化疗一起使用并继续维持治疗，可以改善铂敏感复发卵巢癌患者的无进展生存期，但因为毒副作用比较大，患者依从性较差。

（3）PARP抑制剂在复发性卵巢癌中的应用　STUDY19是一项随机、双盲、安慰剂对照的2期临床试验，首次证实了PARP抑制剂奥拉帕利可以改善对铂敏感的复发性卵巢癌患者的无进展生存期。SOLO-2研究也是探究奥拉帕利用于*BRCA1/2*突变阳性的对铂敏感的复发性卵巢癌患者维持治疗的一项双盲、随机、安慰剂对照的3期临床试验。奥拉帕利组的中位无进展生存期为19.1个月，安慰剂组的中位无进展生存期为5.5个月，奥拉帕利组的中位无进展生存期明显优于安慰剂组，风险比HR为0.30。SOLO-2研究证实奥拉帕利维持治疗可以显著改善*BRCA1/2*突变的对铂敏感的复发性卵巢癌患者中位无进展生存期。

NOVA研究是关于尼拉帕利在铂敏感复发性卵巢癌患者维持治疗中效果的临床研究，无论是否有*BRCA*突变及HRD状态如何。结果显示，对于铂敏感复发性卵巢癌患者，尼拉帕利维持治疗可以显著延长患者的中位无进展生存期，并且在*BRCA*突变患者中效果更显著。

3. 卵巢癌的后线治疗　目前，对经多线治疗后复发的卵巢癌患者的治疗方案有限。对于细胞毒性化疗药物治疗≥4线复发性卵巢癌患者，无论既往铂敏感性状况如何，治疗疗效都是有限的。基于尼拉帕利在维持治疗中广泛的疗效，QUADRA研究试图评估尼拉帕利单药用于≥3线化疗后复发性卵巢癌的疗效和安全性，无论患者的铂敏感状态、HRD状态和 *BRCA* 突变情况。研究结果表明，对于后线卵巢癌患者，PARP抑制剂尼拉帕利可考虑作为一种治疗选择，特别是对HRD阳性、铂敏感患者。

4. PARP抑制剂联合免疫检查点抑制剂在复发性、难治性卵巢癌中的应用　复发性卵巢癌患者经常对铂类化疗产生耐药性，这类患者的治疗变得有限。随着对PD-1研究的深入，PARP抑制剂联合PD-1抑制剂治疗晚期、复发、难治性卵巢癌成了一种新的选择。

TOPACIO研究探求尼拉帕利联合PD-1抑制剂帕博利珠单抗治疗复发性卵巢癌患者的疗效。在总卵巢癌人群中，客观缓解率为18%，疾病控制率为65%，其中3例确认完全缓解，8例确认部分缓解，28例疾病稳定，20例疾病进展。基于对铂类化疗的敏感性、既往是否接受过贝伐珠单抗治疗或肿瘤 *BRCA* 状态或同源重组缺陷（HRD）生物标志物状态进行亚组分析，各亚组的客观缓解率一致。结果表明尼拉帕利联合帕博利珠单抗对于治疗选择有限的卵巢癌患者具有良好的抗肿瘤活性，并且可以耐受，无论对铂类化疗的反应如何、*BRCA* 状态如何、既往是否接受过贝伐珠单抗治疗。

在一项有关奥拉帕利与PD-L1抑制剂Durvalumab联合治疗复发性卵巢癌的概念验证2期研究中，招募了35名18岁以上的复发性卵巢癌患者，每4周接受1次Durvalumab 1 500mg，奥拉帕利300mg，每天2次，直至疾病进展或出现不可接受的毒性。主要终点是客观反应率。35名患者中有86%是铂耐药复发，客观反应率为14%，疾病控制率为71%。结果提示，奥拉帕利和PD-L1抑制剂联合应用在复发性卵巢癌中显示出适度的临床活性。

5. 其他靶向治疗药物在卵巢癌中的探索性应用

（1）PI3K/AKT/mTOR通路抑制剂　PI3K和RAS信号通路的激活在高级别浆液性卵巢癌的癌变和转移中发挥重要作用，70%的卵巢癌中存在PI3K和RAS信号通路的激活。*PIK3CA* 基因扩增也与基因组不稳定、*p53* 突变和对化疗缺乏反应有关，PI3K/AKT通路的激活可能导致化疗耐药，而PI3K抑制剂如wortmannin和ly294002可逆转化疗耐药。PI3K抑制剂和PARP抑制剂联合使用的基本原理是：PI3K信号通路抑制可使 *BRCA1/2* 蛋白下调，增加同源重组修复缺陷的程度。在缺乏有效修复途径的情况下，可增加PARP抑制剂作用。针对PI3K通路的新型药物有mTOR抑制剂vistusertib（AZD2014）、AKT抑制剂capivasertib（AZD5363）、泛PI3K抑制剂buparlisib（BKM120）、特异性PI3K抑制剂alpelisib。

在一项奥拉帕利和特异性PI3K抑制剂alpelisib用于复发性上皮性卵巢癌患者的多中心、开放标签、1b期试验中，证明alpelisib和奥拉帕利联合使用是可行的，没有意外的毒性作用，为奥拉帕利和alpelisib之间协同作用的初步临床证据，特别是在上皮性卵巢癌中，其应用值得进一步研究。

（2）WEE1抑制剂　肿瘤抑制因子 *p53* 在细胞周期G1/S和G2/M之间发挥检查点效应来应对DNA损伤，从而使正常细胞和肿瘤细胞在进入S和M周期之前修复DNA损伤。然而，*p53* 缺失或突变的肿瘤细胞能够激活另一条替代通路来维持G2/M的检查点效应，使细胞有丝分裂进入下一周期，这对于此类肿瘤细胞的存活尤为关键。当抑制替代通路中G2/M检查点效应时，DNA损伤得不到修复，使$p53$缺陷的肿瘤细胞对DNA损伤剂敏感，而对具有完整$p53$的正常细胞没有影响。酪氨酸激酶WEE1可以调节G2/M检查点中的CDC2酶活性，从而修复DNA损伤，使细胞进入有丝分裂。AZD1775是一种WEE1抑制剂，抑制G2/M检查点效应，使DNA损伤得不到修复，DNA损伤累积使细胞死亡。

之前的一项研究评估了AZD1775作为单一药物或与奥拉帕利或吉西他滨联合使用对子宫内膜癌和卵巢癌细胞的影响。研究表明，单独使用AZD1775治疗某些$p53$突变细胞模型是有效的；AZD1775与奥拉帕利或吉西他滨的联合应用在具有突变$p53$的细胞中具有协同作用，为晚期和复发性妇科肿瘤的治疗提供了新思路。

6. 对于卵巢癌患者PARP抑制剂相关生物标志物检测的建议　PARP是参与DNA损伤的同源重组修复（HRR）的关键酶之一，抑制PARP酶活性可以抑制DNA单链损伤修复，导致未修复或修复不良的肿瘤细胞发生合成致死。卵巢癌中常见的与同源重组修复有关的突变基因有 *BRCA1*、*BRCA2*、*ATM*、*BARD1*、*BRIP1*、*CHEK1*、*CHEK2*、*FAM175A*、*MRE11A*、*NBN*、*PALB2*、*RAD51C*、*RAD51D* 等，其中 *BRCA1* 和 *BRCA2* 突变较为常见。基于上述临床研究数据，建议在使用PARP抑制剂之前先进行基因检测，以指导临床用药、评估预后并评估遗传风险。目前，与PARP抑制剂治疗相关的生物标志物主要有 *BRCA1/2* 基因突变、*HRR* 基因突变、*BRCA1/RAD51C* 启动子甲基化、HRD状态等。

基于国内外各项指南和临床研究，中国抗癌协会妇科肿瘤专业委员会和中华医学会病理学分会联合制定了《上皮性卵巢癌PARP抑制剂相关生物标志物检测的中国专家共识》。该共识中对于样本检测的推荐如下：对于FIGO分期Ⅱ期及以上、非黏液性卵巢癌，推荐首先进行体系突变和胚系突变BRCA基因检测。当体系或胚系 *BRCA1/2* 基因检测结果为阳性时可不加做HRD检测，当体系或胚系 *BRCA1/2* 基因检测均为野生型时，需要进一步做HRD检测，以指导临床用药。对于Ⅰ期卵巢癌患者，进行胚系突变的检测就已满足临床需求，可以帮助患者进行遗传风险的评估。

（二）靶向治疗及免疫治疗在宫颈癌中的应用

1. 抗血管生成治疗

（1）贝伐珠单抗　GOG240研究结果表明，化疗联合贝伐珠单抗可显著提升复发或转移性宫颈癌患者的总生存期和无进展生存期。与单独化疗相比，化疗联合贝伐珠单抗可显著提升患者的总生存期。但需注意，贝伐珠单抗组中有6%的患者发生3级瘘，所有出现瘘管并发症的患者均曾接受过盆腔放射治疗。NCCN指南也将顺铂+紫杉醇+贝伐珠单抗以及拓扑替康+紫杉醇+贝伐珠单抗的三联疗法列为复发性、转移性宫颈癌的一线疗法。

（2）西地尼布（cediranib）　西地尼布是一种血管内皮生长因子受体1-3（VEGFR1-3）的强效酪氨酸激酶抑制剂。在一项临床试验中，西地尼布联合卡铂和紫杉醇用于治疗复发性或转移性宫颈癌，结果显示，西地尼布治疗组的无进展生存期更长，随之而来的3级及以上治疗相关不良事件的发生率也在增加，因此，仍需进一步的临床试验验证西地尼布用于治疗晚期或复发性宫颈癌的临床获益。

（3）帕唑帕尼（pazopanib） 帕唑帕尼是一种靶向VEGFR、血小板源性生长因子受体（PDGFR）以及c-KIT的酪氨酸激酶抑制剂。在一项单用帕唑帕尼或联合拉帕替尼治疗ⅣB期、持续或复发性宫颈癌患者的2期临床试验中，纳入的230名患者以1∶1∶1的比例随机分配至帕唑帕尼组、拉帕替尼组、拉帕替尼加帕唑帕尼联合治疗组。研究表明，帕唑帕尼治疗效果更佳，可显著改善患者无进展生存期及总生存期。最常见的药物不良反应为腹泻。该试验证明了帕唑帕尼对于改善晚期、复发性宫颈癌患者生存期有一定疗效。

2. 磷脂酰肌醇-3激酶（PI3K）抑制剂　在侵袭性宫颈癌中，HPV感染与PI3K/AKT/mTOR通路失调有关。西罗莫司（temsirolimus）可通过抑制mTOR-C1而靶向作用于mTOR信号通路，已在多种肿瘤中验证了其安全性及有效性。

一项旨在探究西罗莫司对晚期复发性宫颈癌疗效的2期临床试验中，纳入研究的38例患者都接受西罗莫司25mg静脉注射治疗。37名患者可评估毒性，33名可评估反应。结果显示，1例患者在接受西罗莫司4个疗程治疗后达到部分缓解，19例病情稳定，中位无进展生存期为3.52个月。西罗莫司单药治疗在晚期复发性宫颈癌中表现出适度的活性，约2/3的患者表现出稳定的疾病进展，但治疗获益的分子标志物仍有待确定。

3. 免疫治疗——帕博利珠单抗　KEYNOTE-158是一项研究帕博利珠单抗在多种肿瘤中的抗瘤活性及安全性的2期临床试验。根据其中期报告，在接受帕博利珠单抗治疗的98例宫颈癌患者中，82名患者具有程序性死亡配体1（PD-L1）阳性，77人曾因复发或转移性疾病接受过一种或多种化疗。患者每3周接受1次200mg帕博利珠单抗治疗，持续2年或直到病情进展、出现不能耐受的毒性或患者决定退出，中位随访时间为10.2个月。全部98名患者的客观缓解率为12.2%，3例完全缓解，9例部分缓解，完全或部分缓解的12名患者均具有PD-L1阳性。82名PD-L1阳性患者中客观缓解率为14.6%。在此研究的基础上，帕博利珠单抗已被批准用于PD-L1阳性的宫颈癌治疗。

4. 免疫治疗与酪氨酸激酶抑制剂联合治疗　卡瑞利珠单抗（camrelizumab）是一种针对程序性死亡蛋白1（PD-1）的抗体。阿帕替尼（apatinib）是一种靶向血管内皮生长因子受体-2（VEGFR-2）的酪氨酸激酶抑制剂。在一项多中心、开放标签、单臂、2期临床研究中，招募了45名至少接受过一种全身治疗后进展的晚期宫颈癌患者。患者接受卡瑞利珠单抗200mg/2周和阿帕替尼250mg/d，客观缓解率为55.6%，有2例完全缓解和23例部分缓解，中位无进展生存期为8.8个月。该研究证明卡瑞利珠单抗联合阿帕替尼在晚期宫颈癌患者中具有良好的抗肿瘤活性和可控制的毒性。但仍需更大规模的随机对照试验进一步验证这一结论。

总而言之，靶向治疗为复发或转移性宫颈癌的治疗提供了新方向，但大部分靶向药物仍处于1期或2期临床试验中，有待于评估其临床疗效及不良反应率。单一的治疗方式可能无法取得令人满意的治疗效果，多种治疗策略的联合治疗可能成为宫颈癌的治疗新方向。

（三）靶向治疗在子宫内膜癌中的应用

1. 抗血管生成治疗

（1）贝伐珠单抗　GOG-86P试验是一项2期临床试验，将纳入研究的349例晚期或复发性子宫内膜癌患者随机分配至紫杉醇、顺铂+贝伐珠单抗组（组1），紫杉醇、顺铂+替西罗莫司（组2）或伊沙匹隆、卡铂+贝伐珠单抗（组3）3个治疗组，同时以GOG209试验中的紫杉醇+顺铂治疗组作为历史对照组。与历史对照组相比，任何一个实验组的无进展生存期都没有显著增加；相对于对照组，第1组、第2组和第3组的治疗HR分别为0.81、1.22和0.87。各组的反应率相似，分别为60%、55%和53%。但是，组1患者有统计学意义上的总体生存获益。

（2）舒尼替尼（sunitinib）　舒尼替尼是一种小分子多靶点的酪氨酸激酶抑制剂，能有效抑制VEGF受体。在一项多中心、单臂、两阶段2期研究中，予舒尼替尼每天50mg治疗，主要终点是客观反应率。该研究评估了舒尼替尼治疗复发性子宫内膜癌的疗效和安全性，共纳入33例复发性子宫内膜癌患者，6名女性有部分反应，另外6名女性病情稳定。总共有10名患者的疾病控制至少6个月，其中7名患者控制了1年以上。中位无进展生存期和中位总生存期分别为3.0个月和19.4个月，常见毒副反应包括高血压、掌跖痛及血液病等，均可耐受，这一方案取得了一定疗效，值得进一步深入研究，以确定哪些患者将获得最大益处。

2. 曲妥珠单抗　曲妥珠单抗是一种针对HER2/NEU的人源化单克隆抗体，在HER2阳性的乳腺癌治疗中有着广泛应用。在30%的子宫内膜浆液性癌中存在HER2的过表达、扩增和突变。在一项针对晚期（Ⅲ~Ⅳ期）或复发性子宫内膜浆液性癌的2期随机临床研究中，61例参与者按1∶1随机分至紫杉醇+卡铂（对照组）或紫杉醇+卡铂+曲妥珠单抗治疗组，直到疾病进展或出现毒性反应。无进展生存期是主要研究终点，总生存期和毒性事件是次要应急终点。中位随访时间为25.9个月，58例可评估患者中有43例进展，38例死亡。而对照组和曲妥珠单抗组的中位无进展生存期分别为8.0个月和12.9个月，其中41例Ⅲ~Ⅳ期患者的中位无进展生存期分别为9.3个月和17.7个月，17例复发患者的中位无进展生存期分别为7.0个月和9.2个月。与对照组相比，曲妥珠单抗组的总生存期更高。曲妥珠单抗联合治疗在晚期患者中获益最为显著，曲妥珠单抗组尚未达到生存中位数，对照组生存中位数为24.4个月，两组的毒性没有差别。推荐卡铂+紫杉醇+曲妥珠单抗用于治疗Ⅲ期/Ⅳ期或复发的HER2阳性子宫浆液性腺癌。

3. PI3K/AKT/mTOR抑制剂　PI3K/AKT是肿瘤的重要调控通路，可促进肿瘤生长，其中哺乳动物雷帕霉素靶蛋白（mammalian target of rapamycin，mTOR）是这一调控通路下游效应器的关键检查点。mTOR能调控细胞的生长周期，所以抑制mTOR可使细胞生长停滞，mTOR也因此成为肿瘤治疗的重要靶点。PI3K/AKt/mTOR通路常在子宫内膜癌中被异常激活，从而促进肿瘤新陈代谢、细胞生长、侵袭迁移和血管生成等。mTOR抑制剂有雷帕霉素及其类似物替西罗莫司、依维莫司和利达福莫司等。一项2期试验评估口服利达福莫司用于复发性和转移性子宫内膜癌的活性，共纳入34例患者，其中31例可评估疗效，结果显示3例患者获部分缓解并持续7.9~26.5个月，另外18例患者病情稳定，中位持续时间为6.6个月，不良反应主要包括疲劳、腹泻、厌食症及皮疹等。该试验验证了口服利达福莫司对复发性和转移性子宫内膜癌的安全性及有效性，值得进一步研究。

4. 帕博利珠单抗和乐伐替尼联合治疗　一项2期单臂临床研究将帕博利珠单抗和乐伐替尼（lenvatinib，一种靶向VEGFR1-3以及其他受体酪氨酸激酶的多激酶抑制剂）联合用于治疗晚期或复发的子宫内膜癌患者，结果在治疗的第24周，纳入的53例患者中有21例获得临床缓解，反应率为40%，中位无进展生存期为7.4个月。主要不良反应包括高血压、疲劳、腹泻和甲状腺功能减退等，该研究证实了帕博利珠单抗和乐伐替尼联合治疗在晚期或复发子宫内膜癌患者中有良好的抗肿瘤活性及安全性。

基于这项研究，开展了一项针对复发性或转移性子宫内膜癌的多中心、开放标签、随机3期临床试验即KEYNOTE-775研究。该研究将一线铂基化疗后病情进展的患者随机分至帕博利珠单抗和乐伐替尼联合治疗组或医生选择的化疗方案组，结果表明，帕博利珠单抗和乐伐替尼联合治疗在无进展生存期方面优于化疗，总缓解率分别为31.9%和14.7%，总生存率分别为18.3个月和11.4个月，中位缓解持续时间也有所延长。

在另一项帕博利珠单抗联合乐伐替尼治疗Ⅰb/Ⅱ期子宫内膜癌的研究中，联合治疗也显示出较好的抗肿瘤活性和可控的不良反应，客观缓解率达52.2%，且在调整药物剂量后未见3级不良反应发生。基于帕博利珠单抗和乐伐替尼的抗肿瘤活性，指南推荐该组合用于既往全身治疗后进展、无法进行根治性手术或放疗，且非微卫星不稳定性或错配修复缺陷的晚期或复发患者。

（四）靶向治疗在外阴癌中的应用

1. 帕博利珠单抗用于TMB-H、PD-L1阳性或MSI-H/dMMR外阴癌的二线治疗中

（1）PD-L1　目前尚无外阴癌PD-L1的数据报告，但推测帕博利珠单抗可用于PD-L1阳性进展/复发/转移外阴癌的二线治疗。

（2）高肿瘤突变负荷（tumor mutation burden-high，TMB-H）　KEYNOTE-158临床研究中，纳入了71例晚期外阴癌患者，tTMB高状态的预设定义是每兆碱基至少10个突变。其中12例为TMB-H。客观缓解率：TMB-H为17%；非TMB-H为3.4%，因此，NCCN推荐帕博利珠单抗用于TMB-H进展/复发/转移的外阴癌患者的二线治疗。

（3）微卫星高度不稳定（microsatellite instability-high）/错配修复缺陷（mismatch repair deficient）[MSI-H/dMMR]　KEYNOTE-158临床试验纳入了233例非结直肠癌MSI-H/dMMR患者（包含外阴癌），结果显示客观缓解率为34.3%。因此，NCCN推荐帕博利珠单抗用于MSI-H/dMMR进展/复发/转移的二线治疗。

2. 纳武单抗（nivolumab）用于HPV相关的晚期或复发/转移外阴癌　在CheckMate-358临床试验中，纳入HPV相关的5例复发/转移外阴癌或阴道癌，给药方案为纳武单抗单药，240mg，1次/2周。主要终点为客观反应率。12个月总生存期为40%；18个月总生存期为20%。据此结果，NCCN推荐纳武单抗可选择用于HPV相关的进展/复发/转移外阴癌的二线治疗。

3. *NTRK*基因靶向药物　*NTRK*基因融合会导致原肌球蛋白受体激酶（TRKs）的持续性激活，从而促进肿瘤的发生、发展。大约0.3%的实体瘤存在*NTRK*基因的融合，但各瘤种之间存在的差异较大。Larotrectinib是激活TRK的抑制剂，对多种*NTRK*基因融合的晚期/复发实体瘤有效。无论肿瘤组织学如何，使用第一代TRK抑制剂（例如larotrectinib或entrectinib）治疗*NTRK*融合阳性癌症患者都具有高反应率（＞75%）。2018年，FDA批准larotrectinib治疗携带*NTRK*基因融合的成年/儿童局部晚期或转移性实体瘤患者。Larotrectinib是第一个获批的不分癌种、只看突变的广谱抗癌靶向药。

尽管NTRK临床试验并未纳入外阴癌患者，但是NCCN指南推荐可用于*NTRK*基因融合的晚期外阴癌的二线治疗中。

（五）靶向治疗在阴道癌中的应用

1. 阴道鳞癌　目前尚无足够的临床试验证据证明靶向治疗及免疫治疗对外阴癌有效。帕博利珠单抗已被用于难治性的PD-L1阳性宫颈癌患者，其对阴道癌患者是否有效，仍需临床试验结果加以证实。

2. 黑色素瘤　对于阴道黑色素瘤，目前尚无标准的治疗方式，多参考皮肤黑色素瘤。在黏膜黑色素瘤中，*BRAF*、*NRAS*、*KIT*基因突变较为常见。因此，建议所有患者在治疗前进行基因检测，其检测结果可指导预后、分子分型和晚期治疗。

（六）滋养细胞肿瘤

治疗原则以化疗为主，辅以手术和放疗等其他治疗手段。Ghorani E等人报道的3例复发化疗耐药的患者的肿瘤样本中，均可检测到PD-L1表达，应用帕博利珠单抗治疗后，均取得了较长的缓解期。因此对于多药耐药的患者，可考虑选择PD-1/PD-L1抗体单独使用或联合化疗。

（姚婷婷　梁金晓　张丙忠）

第二节 靶向治疗的不良反应

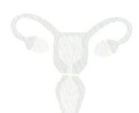

一、抗血管生成药物常见的不良反应

根据已有的临床研究，VEGF抗体贝伐珠单抗常见的不良反应包括高血压、蛋白尿、血栓栓塞风险增加和胃肠道毒性。酪氨酸激酶抑制剂，如西地尼布、舒尼替尼、索拉非尼等，也可出现高血压、心血管系统损害、蛋白尿、出血及栓塞事件、腹泻、乏力、手足皮肤反应等不良反应。

1. 高血压 高血压是VEGF/VEGFR单克隆抗体最常见的不良反应，其发生率在贝伐珠单抗中多见，且以轻中度为主。高血压的发生主要与VEGF信号通路受到抑制有关，一氧化氮具有扩张血管的作用，而VEGF可诱导一氧化氮的释放，同时阻断VEGF信号通路，还可引起毛细血管密度下降，导致外周阻力增加，引起高血压。对于高血压患者，要进行健康教育，例如加强饮食管理、改善生活方式、增强心理干预等。高血压治疗的主要目标是避免相关并发症的发生，开始降压治疗的时机一直存在争议。目前，推荐血压≥140/90mmHg且靶器官功能损害时，应考虑降压治疗；血压≥160/100mmHg，即使不存在靶器官的损害，也应考虑开始降压治疗；血压<160/100mmHg且没有靶器官功能损害时，应避免应用降压治疗。同时需要注意的是，出现一过性高血压时不需要长期应用降压药物治疗，应多次连续监测血压，明确诊断后再行干预。血管靶向药物相关性高血压的治疗目标一般是将血压控制在<140/90mmHg，如果血压<120/80mmHg，可以暂时停用降压药物。降压药物可选择血管紧张素转换酶抑制剂、利尿剂或β受体阻滞剂等。一般不推荐使用钙离子通道阻滞剂，因为钙离子通道阻滞剂如维拉帕米和地尔硫䓬等药物是细胞色素P450（cytochrome P450 proteins，CYP）氧化酶CYP3A4抑制剂，会抑制肝脏CYP3A4的活性，而抗血管生成靶向药物多为CYP3A4的底物，主要通过CYP3A4介导的氧化作用进行分解、代谢，两者同时服用易导致抗血管生成靶向药物血药浓度升高，增加其不良反应发生率。应用多种降压药物治疗血压仍未达标时，考虑将抗血管生成靶向药物减量或停用；血压≥180/110mmHg或出现不可耐受的高血压相关症状时，应立即停止应用抗血管生成靶向药物。

2. 蛋白尿 在使用贝伐珠单抗的患者中较常见，且老年人更易出现严重蛋白尿。VEGF在保持肾小球内皮完整方面发挥重要作用，蛋白尿的产生与药物抑制VEGF通路而导致肾小球滤过屏障损伤以及血栓性微血管病有关。对于24h尿蛋白定量<2g的患者无须停药，但应定期检测24h尿蛋白量，而24h尿蛋白定量>2g，则应暂停贝伐珠单抗治疗并在下一次治疗周期前复查，对于出现肾病综合征的患者应终止贝伐珠单抗治疗。

3. **出血及栓塞事件**　贝伐珠单抗引起出血的发生率为30%左右，最常见的是轻度鼻出血，较严重的出血少见。抗VEGF治疗导致内皮功能障碍和血管内膜缺损，暴露内皮下胶原蛋白，诱导组织因子激活，导致血栓事件发生。VEGF与VEGFR在内皮细胞上的相互作用诱导NO和PGI2的产生，这两种物质对内皮细胞的存活、增殖和迁移以及血管舒张和防止血细胞黏附均很重要。因此，抑制VEGF通路可能损害血管生成，破坏血管完整性，并干扰内皮细胞与血小板和周围组织的正常相互作用。而化疗药物可以抑制骨髓生长，进而减少血小板生成，增加出血风险。建议在整个治疗期间监测患者大便常规、凝血指标及相关临床表现，年龄>65岁，既往有动脉栓塞史及高血压的患者动脉栓塞风险高，而一旦发生动脉栓塞事件要立即停药，而对于无症状或轻度症状的出血，不需干预治疗。

4. **心脏毒性**　常见的心脏损伤表现为充血性心力衰竭及冠状动脉事件等，部分使用舒尼替尼的患者可见长QT间期，但发生率较低。对于患有临床明显的心血管疾病或曾患有充血性心力衰竭的患者，使用贝伐珠单抗治疗时应慎重，Ⅲ~Ⅳ级充血性心力衰竭的患者需要终止贝伐珠单抗治疗，此外应密切关注患者的临床表现及监测心血管功能指标，如心电图变化、心脏彩超检查射血分数等。舒尼替尼、帕唑帕尼可延长QT间期，增加了致命性心律失常的风险，在有QT间期延长或伴有其他心律失常、电解质异常的情况下需谨慎使用。

5. **胃肠道穿孔**　胃肠道穿孔是使用贝伐珠单抗的患者少见但严重的并发症，占1.3%~1.6%，也有其他抗血管生成药物导致胃肠穿孔的病例报道。VEGF参与胃肠道黏膜细胞的修复，其参与信号通路的抑制可导致胃肠道管壁缺血及穿孔，而VEGFR酪氨酸激酶抑制剂则与胃肠道穿孔关联较小。应注意观察患者有无穿孔的症状与体征，发现胃肠道穿孔或者4级瘘管的患者应终止治疗。

6. **切口愈合综合征**　血管生成参与切口愈合，抑制VEGF可导致切口愈合不良，多见于应用贝伐珠单抗的患者中。建议于手术28天或手术切口完全愈合后再开始应用贝伐珠单抗治疗，若发生瘘管、腹腔内脓肿或切口裂开等情况，则应终止贝伐珠单抗治疗。

7. **可逆性后部白质脑病综合征**（reversible posterior leukoencephalopathy syndrome，RPLS）　这是一种罕见的神经系统疾病，表现为昏迷、癫痫发作、头痛、视觉障碍、精神状态改变等，可伴有血压升高，多见于使用贝伐珠单抗的患者，但发生率低，也有使用舒尼替尼的患者发生RPLS的报道。RPLS的发生多认为与药物导致脑血管痉挛同时合并高血压有关，诊断多需脑核磁共振检查。发生了RPLS的患者，建议采用包括控制血压在内的对症治疗，同时停用贝伐珠单抗。

8. **手足皮肤反应**　手足皮肤反应在酪氨酸激酶抑制剂治疗中极为常见，通常出现于服药后3~6周，典型表现为手足皮肤（以掌面为主）出现的感觉减退、针刺感、红斑，可发展为皮肤爆裂、溃疡、脱屑等，受力区症状往往更严重。对患者进行耐心教育和指导，对皮肤的护理和保护可以有效预防或减轻手足皮肤反应相关症状，对已经出现此类不良反应的患者，建议着丝袜、软垫等保护足部，涂抹尿素软膏和芦荟汁等可减轻皮疹、瘙痒等症状。

9. 血液系统反应　主要包括贫血，白细胞、血小板减少等，其发生可能与骨髓抑制有关，可通过降低剂量、暂停用药及应用集落刺激因子等治疗。

10. 腹泻　腹泻是酪氨酸激酶抑制剂在治疗中的常见不良反应，发生率可达25%~39%，轻度腹泻多见。引起腹泻的病因目前尚不明确，可能与药物引起的胰腺外分泌功能障碍有关，应清淡饮食、少食多餐，避免摄入生冷、辛辣、油腻等加重腹泻的食物，对于严重的腹泻，可使用止泻药（盐酸洛哌丁胺、蒙脱石散），调节肠道菌群，同时维持电解质平衡。

11. 乏力　这是癌症患者最常见的症状。酪氨酸激酶抑制剂引起的乏力主要与内分泌功能紊乱有关，如肾上腺功能不全、甲状腺功能减退、性腺功能不全等，还可能与贫血及矿物质代谢紊乱有关。在治疗中需定期检测激素相关指标，必要时采用激素替代治疗，糖尿病患者应密切监测血糖水平。

12. 肝功能异常　酪氨酸激酶抑制剂可导致转氨酶升高，其具体机制尚不十分清楚，肝功能异常可口服保肝药物治疗。

二、PARP抑制剂的不良反应

根据已有的临床研究，PARP抑制剂常见的不良反应有疲劳、恶心、呕吐、贫血、中性粒细胞减少、血小板减少。

1. 贫血　所有的PARP抑制剂在使用过程中都可能出现贫血，贫血可早期发生或缓慢进展，常见的症状有疲劳、气促、运动耐力下降，症状的严重程度取决于患者的耐受性。干预措施包括治疗减量、输血、使用生长因子（红细胞生成素）、中断治疗。对于Hb<8g/dL的患者可以考虑输血，但是要密切监测，如反复发生贫血，应考虑减少PARP抑制剂的药物剂量以避免多次输血。对于减量后仍出现不能耐受的毒性反应的患者，应考虑停药。生长因子在临床中的使用并不常见，可根据ASCO指南、医生建议及患者意愿综合决策。

2. 中性粒细胞减少症　所有的PARP抑制剂在使用过程中都有潜在的骨髓三系抑制的可能，不同的PARP抑制剂及不同个体，发生中性粒细胞减少的程度不同。干预措施包括治疗减量、使用生长因子（粒细胞集落刺激因子）、中断治疗。不建议在PARP抑制剂日常口服治疗期间预防性使用生长因子。4级中性粒细胞减少持续5~7天或伴有发热的患者应中断治疗，直到感染和中性粒细胞恢复正常，再次应用PARP抑制剂时可考虑减量，中断治疗期间可以使用短效粒细胞集落刺激因子支持治疗。中性粒细胞减少伴发热风险高的患者可以预防性应用生长因子。

3. 血小板减少　所有上市的PARP抑制剂均有报道过血小板减少，其中尼拉帕利引起血小板减少最常见。用药初期血小板减少的风险最高，因此使用尼拉帕利要根据体重和血小板计数从200mg开始调整起始剂量，PRIMA研究中，体重>77kg且血小板≥150×10^9/L，起始剂量为300mg，体重<77kg且血小板<150×10^9/L，起始剂量为200mg。当血小板计数<100×10^9/L时考

虑停药，予以相应的干预措施，并每周检查1次血细胞计数，直到血小板计数>$100×10^9$/L，且稳定后可考虑减量后继续治疗。干预措施包括治疗减量、使用生长因子（血小板生成素）、输注血小板、中断治疗。减量后仍出现持续性血小板减少或严重出血的患者应该停止使用PARP抑制剂。

4. 持续性血细胞减少　中断治疗以后仍出现持续性血细胞减少的患者，应排除治疗相关的骨髓增生异常综合征或急性髓系白血病，必要时建议尽早咨询血液学专家。

5. 恶心、呕吐　多数患者一般在治疗完成第一个周期后恶心呕吐的症状会快速缓解，一般可通过清淡饮食来缓解症状，必要时予止呕药物干预。对于持续性恶心伴呕吐、体重减轻>5%或体能降低的患者，要注意排查其他原因引起的恶心、呕吐，在排除其他原因后可减量或中断治疗来缓解症状。

另外，奥拉帕利主要通过CYP3A4酶代谢，抑制CYP3A4酶活性，可能使奥拉帕利血浆浓度升高，因此，在服用奥拉帕利时，不推荐合并使用CYP3A4抑制剂（如伊曲康唑、克拉霉素、阿瑞匹坦、环丙沙星、克唑替尼、伊马替尼、维拉帕米等）。另外，奥拉帕利治疗期间避免服用西柚及橙汁，这些食物含有CYP3A4抑制剂。一些CYP3A4诱导剂，如利福平、苯妥英钠、卡马西平、依非韦伦、萘夫西林，可降低奥拉帕利的血浆浓度，使其疗效降低。尼拉帕利主要通过羧酸酯酶代谢，形成无活性的代谢产物，随后这些代谢产物发生葡萄糖苷酸化，尚无关于尼拉帕利的药物相互作用研究。

PARP抑制剂的减量方案：对于奥拉帕利，初始剂量为300mg/12h，初次减量可改为200mg/12h，再次减量可改为150mg/12h，如还不能耐受则停药。对于卢卡帕利，初始剂量为600mg/12h，每次减量时减少100mg，最低量为300mg/12h，如还不能耐受则停药。对于尼拉帕利如初始剂量为200mg/d，则初次减量为100mg/d，如还不能耐受则停药，若初始剂量为300mg/d，则初次减量为200mg/d，再次减量为100mg/d，如还不能耐受则停药。一般停药不超过28天，在不良反应缓解后可考虑减量进行治疗，如果减量后仍不能耐受，则考虑永久中断治疗。

（姚婷婷　梁金晓　张丙忠）

第三节　免疫治疗的不良事件及处理

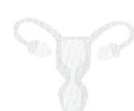

近年来，越来越多的妇科肿瘤患者从免疫治疗中受益，这种全新的治疗方式为一些患者带来了显著和持久的治疗效果，但免疫治疗相关的不良事件（immune-related adverse events，irAE）也不容忽视，虽然大多数患者的irAE为轻至中度，给予类固醇等治疗后多可缓解，少数患者的irAE

却可能危及生命，必须引起患者和医生的足够重视。

免疫治疗的方法多样，免疫检查点抑制剂（immune checkpoint inhibitors，ICI）的应用是最主要的治疗方法。ICI主要包括抗PD-1、PD-L1和CTLA-4抑制剂，其中抗PD-1/PD-L1是目前妇科肿瘤领域内最主要的免疫治疗方法，本节主要针对抗PD-1/PD-L1相关的不良事件进行讨论。irAE会累及全身的各个部位，最常见于皮肤、结直肠、肝脏、肺、心脏以及内分泌系统、肌肉骨骼系统和中枢神经系统。报道的irAE发生率在15%~90%（可能被低估），ICI单药治疗时，有0.5%~13%的患者因为严重的irAE需要应用免疫抑制剂并停止免疫治疗，而其中胃肠道相关的irAE是最为常见的原因。近年来，美国国家综合癌症网络（NCCN）定期发布并更新临床医生管理ICI相关副作用的指南，最近一次更新为2023年第1版。本节写作主要参考NCCN临床指南以及妇科肿瘤相关的最新临床研究，将不良事件分为G1~G5共5个等级，随着分级的增加，不良事件的严重性不断增加。因G5为毒性相关的死亡，本节只涉及G1~G4共4个等级的临床表现、评估、诊断及处理。

一、ICI相关不良事件及常规处理

（一）治疗前评估

每次就诊时，需注意以下评估。

1. **临床评估** 体格检查；完整的病史采集，包括自身免疫/特定器官相关的疾病，内分泌疾病或感染性疾病；神经系统检查；排便习惯；感染性疾病的筛查。

2. **影像学评估** 断层CT成像，以及有异常提示时的头颅MRI检查。

3. **常见血液学检查** 检查内容为血细胞计数及代谢相关指标，于每次免疫治疗前或者治疗过程中进行，每4周1次，治疗结束后每6~12周随访1次，糖化血红蛋白（HbA1c）可用于评估血糖情况。

4. **皮肤相关检查** 如有皮肤相关的免疫治疗不良事件病史，应检查皮肤和黏膜，包括病损面积、病损类型，必要时做病理活检。

5. **胰腺相关检查** 不需要常规进行，但如怀疑有胰腺炎，应给予淀粉酶、脂肪酶以及腹部增强CT或者磁共振胰胆管成像（MRCP）检查。

6. **甲状腺相关检查** 免疫治疗过程中每4~6周检查1次TSH和FT_4，随访期间每12周检查1次，如果怀疑甲状腺功能异常，应监测总T_3和FT_4。

7. **垂体/肾上腺检查** 血清皮质醇（建议晨起检查）和上述的甲状腺功能指标，每次免疫治疗前或者每4周检查1次，随访期间每6~12周检查1次，检查内容还包括LH、FSH、雌激素以及ACTH。

8. **肺部相关检查** 血氧饱和度（静息以及活动时）。对高危患者（如影像学提示间质性肺炎、COPD、既往肺部毒副作用病史）进行包括弥散功能在内的肺功能检查，根据症状复查血氧饱和度，行增强CT检查评估肺炎，必要时行活检和肺泡灌洗术以排除其他疾病。

9. 肌肉骨骼系统检查　对既往有相关病史的患者进行关节检查及功能评估，无症状者则无须检查，如有异常可转诊风湿科，根据临床情况进行C-反应蛋白（CRP）、血沉或者磷酸肌酸激酶等检查。

（二）不良事件临床症状

1. 心肌炎　胸痛、呼吸急促、乏力、心律不齐、晕厥等。

2. 大疱性皮炎　皮肤发炎，可见大疱，其内充满液体。最常见的irAE是类大疱性天疱疮，可能严重或者累及范围广，皮肤表现跟搔抓相关（水肿、丘疹形成、脱皮、苔藓样变、渗液结痂），日常生活能力受限。

3. 斑丘疹/麻疹样红斑　色素斑（扁平）以及丘疹（突起）。

4. 瘙痒症　瘙痒，可伴有皮疹。

5. Stevens-Johnson 综合征（SJS）、中毒性表皮坏死松解症（TEN）是一种严重的皮肤-黏膜反应，以水疱及泛发性表皮松解为特征，可伴有多系统受累。根据严重程度区分，SJS为轻型（表皮松解面积<10%体表面积），TEN为重型（表皮松解面积>30%体表面积），介于两者之间为重叠型 SJS-TEN（表皮松解面积达 10%~30%体表面积）。

6. 高血糖相关的糖尿病酮症酸中毒　烦渴、尿频、乏力、呕吐、意识模糊、腹痛、皮肤干燥、口干、心率快以及呼气时的水果味。

7. 亚临床型甲状腺功能减退症　TSH升高，FT_4正常，通常无症状，可有疲劳感增加。

8. 原发性甲状腺功能减退症　疲劳、冷漠、易冷，可能伴发便秘。

9. 甲状腺炎导致的甲状腺功能亢进　心动过速、震颤、焦虑，甲状腺炎引起的绝大多数甲亢患者仅有轻微的症状。

10. 垂体炎　急性头痛发作、畏光、恶心/呕吐、疲劳，可能有低血压。

11. 原发性肾上腺功能不足　ACTH升高，晨起血清皮质醇降低，促肾上腺皮质激素刺激性试验异常。该病罕见。

12. 结肠炎　水样便、痉挛、急便、腹痛、大便带血和黏液、发热、夜便，大便带血/发热应该排除感染性或其他的胃肠道疾病，包括胃十二指肠溃疡性疾病和肿瘤引起的出血。

13. 胰腺炎　急性胰腺炎时，上腹部疼痛、恶心，可能伴呕吐。慢性胰腺炎时，慢性腹痛、胰酶缺乏以及可能的吸收障碍。

14. 转氨酶升高　ALT和AST升高。

15. 炎症性关节炎　关节疼痛、水肿；炎症相关症状：静息后僵硬，保暖后改善。

16. 肌肉酸痛、肌炎　肌肉酸痛的特点是从一块肌肉或一组肌肉开始的不适感；肌炎的特点是骨骼肌受累的炎症和/或乏力。

17. 风湿性多肌痛和巨细胞动脉炎　前者症状包括疲劳和/或肌肉关节疼痛；后者症状包括视力障碍、头痛、头皮压痛、咀嚼暂停。

18. 无菌性脑膜炎　头痛、畏光和颈部僵硬，偶伴发热，可伴有恶心/呕吐，意识状态可以正常（与脑炎相鉴别）。

19. 脑炎　意识模糊，行为改变，头痛，癫痫，短期记忆丧失，意识下降，局部肌无力，语言障碍。

20. 格林巴利综合征　渐进性发展，常有对称性的肌无力，深部肌腱反射消失或减弱。可能累及肢端、面部、呼吸道、延髓和动眼神经。常以腰股部疼痛为起始症状。

21. 重症肌无力　渐进性或波动性的肌无力，常由近心端向远心端延伸。可有延髓受累，如上睑下垂、眼外肌运动异常导致的复视、吞咽障碍、面部肌肉无力，伴或不伴呼吸肌无力。可出现肌炎或者心肌炎。出现呼吸道症状时，需要排除肺炎。格林巴利综合征的Miller Fisher亚型可能有类似症状，如眼肌麻痹和抬升无力。

22. 周围神经病变　非对称性或对称性的感觉-运动缺乏。感觉缺乏可以是疼痛或无痛性的感觉异常，或者有生命危险的自主神经功能（如肌间神经丛）障碍。反射减弱或消失。单纯的感觉缺乏或者合并下运动神经元感觉缺乏。肌间丛神经炎所致的胃肠道不全性麻痹是一种ICI治疗相关的罕见毒性反应，可表现为暴发性的严重性肠梗阻。

23. 横贯性脊髓炎　双侧性的急性或亚急性疲劳或感觉改变，常伴有深部肌腱反射过强。

24. 视野改变　视物模糊或变形，盲点，色觉改变，畏光，压痛，眼睑水肿，眼球突出。巩膜外层炎可呈现为眼睛的红色变，葡萄膜炎可表现为眼睛发红。

25. 肺炎　干咳、气促、发热、胸痛。

26. 急性肾损伤　肌酐/尿素氮升高、酸碱或电解质失衡、尿量改变（常减少）。

（三）临床管理

1. 输液反应相关的不良事件　症状可包括发热、寒战、荨麻疹、瘙痒、血管神经性水肿、头痛、高血压、低血压、气促、咳嗽、低氧血症、头晕、晕厥、出汗、关节疼痛、肌痛等。评估包括体格检查、生命体征、脉搏血氧饱和度、心电图（出现胸痛或持续性心动过速时，需进行检查）。根据以上评估分为3类，处理如下：①G1/G2。症状缓解前暂停免疫治疗，根据症状可选用抗组胺药、对乙酰氨基酚、非甾体抗炎药、麻醉药物等，用药时间不超过24h；可忍受时重新给予免疫治疗；下次输注前可考虑预防性给予对乙酰氨基酚、法莫替丁和苯海拉明。②G3/G4。可能需要住院治疗，永久停用免疫治疗，考虑其他治疗方案，如患者对PD-L1抗体产生严重的输液反应，可以考虑更换为PD-1抗体，但目前无指导用药的数据。

2. 心血管系统相关不良事件　可疑心肌炎、心包炎：症状体征可能包括室性心律失常、心动过速、心力衰竭、心源性休克、传导异常、肌炎、重症肌无力、心包积液，需要与心肌梗死、急性冠脉综合征、脉管炎、COVID-19相鉴别。评估：立即请心脏内科会诊，行心电图、超声心动图检查、检测心肌标志物（如肌钙蛋白I、肌钙蛋白T、肌酸激酶、BNP或氨基末端BNP、血脂），可检查其他炎症指标如ESR、CRP，必要时做心脏MRI，可疑心肌炎时可考虑心导管或心肌活检，监测病毒滴度。处理如下：①考虑为心肌炎时，永久性停用免疫治疗，予以甲基泼尼松龙冲击疗法，1g/d，用药3~5天，随后根据临床反应和生化指标的改善情况，改为泼尼松口服，并逐渐减量，用药超过4~6周；如果甲基泼尼松龙用药24h内症状无改善，考虑添加其他强效免疫抑制剂，如阿巴西普、霉酚酸酯、静脉应用免疫球蛋白、阿仑珠单抗、英夫利昔单抗、抗胸腺细胞球蛋白，其他治疗包括ICU监测、暂时性或永久性心脏起搏。②考虑为心包炎或心包积液时，可能为心肌炎引起，常规对症处理。

3. 皮肤相关不良事件

（1）斑丘疹　评估包括全身皮肤、黏膜检查，既往炎症性皮肤病史，特殊情况可活检。根据评估分为3类，处理如下：①轻度（G1）。继续免疫治疗，外用润肤剂，瘙痒时口服抗组胺药物，受累皮肤黏膜外用效果缓和的类固醇类药物。②中度（G2）。继续免疫治疗，外用润肤剂，瘙痒时口服抗组胺药物，受累皮肤黏膜外用效果缓和至中等强度的类固醇类药物，如外用药物无效，可考虑口服泼尼松0.5mg/（kg·d）。③重度（G3/G4）。暂停免疫治疗，受累皮肤黏膜外用强效类固醇类药物，口服泼尼松0.5~1mg/（kg·d）［剂量最高可达2mg/（kg·d）］，请皮肤科急会诊，可考虑活检及住院治疗。

（2）瘙痒　评估包括全身皮肤、黏膜检查，了解有无炎症性皮肤病史。根据评估分为3类，处理如下：①轻度（G1）。免疫治疗继续，口服抗组胺药物，受累皮肤黏膜外用效果缓和的类固醇类药物或者瘙痒区域应用利多卡因贴片。②中度（G2）。继续免疫治疗并加强抗瘙痒治疗，口服抗组胺药物，加巴喷丁类药物，受累皮肤黏膜外用强效类固醇类药物，请皮肤科会诊。③重度（G3）。暂停免疫治疗，口服抗组胺药物，泼尼松/甲基泼尼松龙0.5~1mg/（kg·d）（用药直至症状缓解≤G1，随后逐渐减量，用药超过4~6周），可考虑加巴喷丁类药物，对难治病例可考虑阿瑞匹坦或者奥马珠单抗，请皮肤科急会诊。

（3）大疱性皮肤病　请皮肤科急会诊，可考虑皮肤活检（也可在大疱周围对较正常处皮肤活检，应做两份，其中一份放于生理盐水中做免疫荧光检查），行血清学检查（大疱性类天疱疮抗体、桥粒芯糖蛋白1、天疱疮抗体等）。根据以上评估分为3类，处理如下：①轻度（G1）。暂停免疫治疗，受累皮肤黏膜外用强效类固醇类药物。②中度（G2）。免疫治疗停用至症状缓解＜G1；泼尼松/甲基泼尼松龙0.5~1mg/（kg·d）（用药直至症状缓解≤G1，随后逐渐减量，用药超过4~6周）；如用药3天无改善，可加用利妥昔单抗。③重度（G3）或危及生命（G4），永久性停用免疫治疗；泼尼松/甲基泼尼松龙1~2mg/（kg·d）（用药直至症状缓解≤G1，随后逐渐减量，用药超过4~6周）；如用药3天无改善，可加用利妥昔单抗，或者静脉应用免疫球蛋白［1g/（kg·d），用药3~4天］；住院治疗。

（4）Stevens-Johnson综合征或者中毒性表皮坏死松解症（影响皮肤和黏膜的超敏反应复合物）　请皮肤科急会诊，可考虑皮肤活检。永久性停用免疫治疗；泼尼松/甲基泼尼松龙1~2mg/(kg·d)（用药直至症状缓解≤G1，随后逐渐减量，用药超过4~6周）；可考虑静脉应用免疫球蛋白[1g/(kg·d)，用药3~4天]；住院治疗。

4. 内分泌相关不良事件

（1）高血糖（首选空腹血糖检查，<200mg/dL即应处理，此外可考虑检查HbA1c）　根据评估分为2类，处理如下：①新发高血糖<200mg/dL和/或有酮症酸中毒（DKA）低风险的2型糖尿病（DM）病史，考虑为类固醇性高血糖或者有2型糖尿病病史的患者，则免疫治疗可继续；每次治疗时监测血糖；如有需要，则进行饮食及生活方式的调整；如果患者有症状和/或血糖控制不良，则建议请内分泌科会诊。②新发高血糖>200mg/dL（如患者症状明显，建议立即评估DKA，症状可能包括极度口渴、尿频、乏力、呕吐、意识模糊、腹痛、皮肤干燥、口唇干燥、心率过快以及呼吸有水果气味），或随机血糖>250mg/dL，或2型糖尿病病史伴空腹/随机血糖>250mg/dL，则考虑为新发的1型DM（罕见，但如果未进行胰岛素治疗，则危及生命）；适时评估DKA；检查血pH值、基础代谢、尿或血酮体、β-羟基丁酸；如果尿或血酮体阳性，则检查C肽；可检查抗GAD及抗胰岛细胞抗体。如检测DKA阴性，治疗同第一种情况；如检测DKA阳性，则在DKA控制之前停用免疫治疗；住院治疗；请内分泌科会诊；治疗DKA，包括但不限于静脉输液（补或不补钾），静脉应用胰岛素；监测指标包括每小时血糖、酮体、pH值和阴离子间隙。

（2）无症状/亚临床甲状腺功能减退（TSH升高，FT_4正常）　每4~6周监测血TSH、FT_4（如基线甲状腺功能正常或无症状，监测间期可延长至12~18周1次）；根据以上评估，分为以下3种情况：①TSH升高，可根据TSH水平治疗或者4~6周后复测血TSH、FT_4。如血TSH为≥4，且<10，患者无症状，且FT_4正常，则可继续免疫治疗，并监测甲状腺功能。②TSH>10，FT_4正常，则可继续免疫治疗，可给予左旋甲状腺素治疗。③TSH正常或降低，FT_4降低，在排除甲亢恢复期外，参照甲状腺功能减退处理。

（3）临床原发性甲状腺功能减退　通常表现为TSH>10，FT_4降低，且有临床症状。每4~6周监测血TSH水平。处理包括：可继续给予免疫治疗，请内分泌科会诊；补充左旋甲状腺素，每天口服1.6μg/kg，目标是将TSH降为正常水平内，随后可根据评估情况减量；每4~6周检测TSH，以调整药物剂量；需排除有无伴发的肾上腺功能不全，可检测晨起的皮质醇水平。

（4）甲状腺功能亢进（简称甲亢）　根据TSH降低的情况，诊断可分为2类，一是FT_4正常的亚临床甲亢；二是FT_4升高，此时TSH常<0.01，为临床型甲亢。常见症状包括心悸、怕热、烦躁、频细震颤和/或体重降低。检查发现TSH降低、FT_4和TT_3升高，如有症状，则请内分泌科会诊。处理如下：①如无症状则免疫治疗继续。②如有相应症状，可给予美托洛尔10~20mg，每4~5h1次，阿替洛尔或美托洛尔应用至甲亢缓解。③每4~6周检测1次甲状腺功能，如结果正常，则无须对甲亢进一步治疗，如甲亢持续，需评估Graves病（ICI相关的甲亢通常只持续4~6周）；

50%～90%的甲亢会变为甲减，此时需要左旋甲状腺素替代治疗。

（5）垂体炎　症状可表现为头痛、头晕、恶心、呕吐、厌食、严重的疲劳感，此外，可能出现低血压、冷漠或意识模糊。实验室检查常为ACTH、皮质醇降低，有时可有低钠血症或其他垂体激素的异常。在急性继发性肾上腺功能不全时，促皮质激素刺激试验结果可正常，但此时不能排除垂体炎。症状可为急性或者亚急性。如果患者表现为多尿/烦渴，并伴有血Na^+升高，需除外尿崩症，但更常见于肿瘤转移引起的继发症状。评估包括：抽血查晨起皮质醇、ACTH、TSH、FT_4、LH、FSH和雌激素（绝经前女性）；如有症状，可行头颅、垂体的MRI±增强检查（抗CTLA-4相关的垂体炎在MRI检查时常表现为典型的垂体增大和增强，但是抗PD-L1相关的垂体炎可能无此表现）。治疗方面包括：请内分泌科会诊；在急性症状缓解之前和给予激素替代治疗之前暂停免疫治疗；如果急性严重症状考虑是由肿瘤引起的，则慎重选用大剂量类固醇类药物；激素替代治疗，垂体功能受损的激素替代治疗应该包括生理性激素，自主行走的患者常用起始剂量是氢化可的松20mg（每晨1次），10mg（每晚1次）；建议内分泌科医生会诊，继发性肾上腺功能不足（低ACTH、低皮质醇），给予皮质醇，推荐佩戴预警环；中枢性甲状腺功能减退症（低TSH、低FT_4），给予甲状腺功能替代治疗，并根据FT_4水平决定剂量。对于中枢性性腺功能减退的绝经前患者（低LH、低FSH、低雌激素），如无禁忌证，可同时给予补充雌激素。

（6）原发性肾上腺功能减退（高ACTH、低晨起皮质醇、促皮质激素刺激试验异常）　罕见，不常由ICI制剂引起，如考虑此病，请内分泌科会诊。

5. 胃肠道相关不良事件

腹泻、胃肠炎：症状包括水样便、痉挛、里急后重感、腹痛、大便带血和黏液、发热、夜便，大便带血和/或发热应该除外更常见的感染和其他原因导致的消化道出血，如消化道溃疡、肿瘤性出血。评估包括：粪便检查以排除感染性疾病，但不必等待检查结果，即可给予irAE的治疗。检查消化道病原体的核酸扩增试验和细菌培养、难辨梭菌、寄生虫、病毒检测，可考虑检查乳铁蛋白和钙卫蛋白（如乳铁蛋白阳性，强烈建议在出现症状的2周内进行乙状结肠镜检查并活检）；如有临床需要，则筛查感染性疾病，如艾滋病和肝炎；如果结肠炎为中度至重度，则给予盆腹腔增强CT检查，请消化科会诊，并行结肠镜±胃镜检查及活检。根据以上评估分为3类，处理如下：①轻度（G1）。每天大便次数少于4次且无结肠炎症状，考虑暂停免疫治疗，给予洛哌丁胺或地芬诺酯/阿托品2～3天，如无改善，则行感染相关的实验室检查；密切监测；如果症状持续或者进展，检测乳铁蛋白和钙卫蛋白，如为阳性，按照中度处理（如下），如为阴性且无感染，继续按照轻度处理，并给予美沙拉嗪和考来烯胺。②中度（G2）。每天大便4～6次，有结肠炎症状，但不影响ADLs。暂停免疫治疗，泼尼松/甲基泼尼松龙［1～2mg/（kg·d），直至症状改善为≤G1，然后4～6周内减量；如果同时应用英夫利昔单抗/维多珠单抗，则为了预防感染，激素应在2～4周内减量］；如2～3天症状无缓解，则继续给予激素治疗，考虑在2周内增加英夫利昔单抗或维多珠单抗治疗（首剂前进行肺结核的检查，等待结果时不必停药）。③重度（G3/

G4）。每天大便次数超过6次，有结肠炎症状，影响了ADLs，血流动力学不稳定，需住院治疗，出现其他严重并发症如缺血性肠炎、肠穿孔、中毒性巨结肠。分级为G3时，停止抗CTLA-4治疗，但可以在毒性反应缓解后恢复抗PD-L1治疗；分级为G4时，永久性停止免疫治疗，收入院予对症支持治疗，静脉给予甲基泼尼松龙1~2mg/（kg·d），如果1~2天内无缓解，则同时应用英夫利昔单抗/维多珠单抗（首剂前进行肺结核的检查，等待结果时不必停药）。

6. 肝脏相关不良事件

（1）转氨酶升高　谷丙转氨酶（ALT）和谷草转氨酶（AST）升高。评估包括：需除外病毒性肝炎、肿瘤相关的肝功能损伤和其他药物引起的转氨酶升高；胃肠道评估；腹部超声检查；限制/停止使用具有肝脏毒性的药物。根据以上评估分为4类，处理如下：①轻度（G1，转氨酶升高<3倍正常上限）。可考虑暂停免疫治疗，评估实验室指标变化情况，密切关注转氨酶和胆红素的变化。②中度（G2，转氨酶升高，达到3~5倍的正常上限）。暂停免疫治疗；每3~5天评估转氨酶/肝功能；可给予泼尼松1~2mg/（kg·d）。③重度（G3，转氨酶升高，达到5~20倍的正常上限）。暂停免疫治疗；给予泼尼松1~2mg/（kg·d）；收住院治疗；每1~5天检测1次转氨酶；请肝病专科会诊。④危及生命时（G4，转氨酶升高超过20倍的正常上限）。永久性停用免疫治疗；给予泼尼松/甲基泼尼松龙1~2mg/（kg·d）；收住院治疗；每天检测1次转氨酶；请肝病专科会诊；如无禁忌，行肝脏活检；肝炎时不能给予英夫利昔单抗。

（2）轻度以上的转氨酶升高伴胆红素升高（除外Gilbert综合征时）　评估时需排除病毒性肝炎、肿瘤相关的肝功能损伤、其他药物引起的转氨酶升高；请消化/肝脏病科会诊；限制/停止使用具有肝脏毒性的药物；对有症状的患者进行腹部影像学检查，以排除相关并发症。根据以上评估分为2类，处理如下：①胆红素升高，达到正常上限的1~2倍，暂停免疫治疗；给予泼尼松1~2mg/（kg·d）；考虑收住院治疗；每2~3天评估转氨酶/肝功能；如激素无效/3天症状无改善时，给予霉酚酸，如患者应用了大剂量的皮质醇仍然为持续性重症肝炎，则给予霉酚酸酯0.5~1g，每12h1次，当肝功能改善为≤G1且激素减量完成后，可以停药。②胆红素升高，达到正常上限的3~4倍，永久性停止免疫治疗；给予泼尼松/甲基泼尼松龙1~2mg/（kg·d）；收住院治疗；每天监测转氨酶；如激素无效或3天症状无改善时，给予霉酚酸，如患者应用了大剂量的皮质醇仍然为持续性重症肝炎，则给予霉酚酸酯0.5~1g，每12h1次，当肝功能改善为≤G1且激素减量完成后，可以停药。

7. 胰腺相关不良事件

（1）淀粉酶/脂肪酶升高（无症状）　需对胰腺炎的症状/体征进行评估，轻度胰腺炎的症状包括恶心、腹胀、嗳气、腹痛或背部疼痛。根据评估分为2类，处理如下：①轻度（淀粉酶升高≤3倍正常上限，和/或脂肪酶≤3倍正常上限）。如果仅为血酶升高而无胰腺炎证据，可以继续免疫治疗；评估胰腺炎，如有证据，则按照胰腺炎治疗。②中度（淀粉酶升高>3~5倍正常上限，和/或脂肪酶升高>3~5倍正常上限），或重度（淀粉酶升高>5倍正常上限，和/或脂肪酶升高>5倍正常上限）。如果仅为血酶升高而无胰腺炎证据，可以继续免疫治疗；评估胰腺炎，如为持续的中度到重度淀粉酶和/或脂肪酶升高，则行腹部CT+增强或MRCP；需要注意是否为其他原因引起的淀粉酶/脂肪酶升高。

（2）急性胰腺炎　对胰腺炎的症状/体征进行评估；腹部CT+增强；如果临床可疑胰腺炎而没有CT证据，可行MRCP。处理包括住院治疗、积极液体复苏及止痛治疗，治疗及随访需由消化内科/胰腺专科医生进行。治疗分为3类，处理如下：①轻度（G2）。无症状的淀粉酶/脂肪酶升高，或者CT/临床发现提示为胰腺炎，如果淀粉酶/脂肪酶＞3倍正常值上限或者CT提示明显，则建议暂停免疫治疗。建议转诊消化内科；静脉水化治疗。②中度（G3）。出现症状如疼痛、呕吐，并且淀粉酶/脂肪酶升高或者CT提示为胰腺炎，暂停免疫治疗；转诊消化内科；静脉水化治疗；给予泼尼松/甲基泼尼松龙0.5～1mg/（kg·d）。③重度（G4）。升高的血酶/CT检查提示有可能危及生命，或血流动力学不稳定，或需要紧急处理。永久性停止免疫治疗；转诊消化内科；静脉水化治疗；给予泼尼松/甲基泼尼松龙1～2mg/（kg·d）。

8. 肌肉骨骼系统相关不良事件

（1）炎症性关节炎　症状包括关节疼痛、关节肿胀，静息后僵硬、保暖后缓解。评估包括：请风湿科会诊；受累关节计数；功能评估；X线、关节超声或关节MRI；血抗核抗体、抗CCP抗体、CRP、ESR、RF。根据以上评估，治疗分为3类，处理如下：①轻度（严重程度较轻或者仅有一个关节受累）。继续免疫治疗；应用NSAIDs，如NSAIDs无效，考虑低剂量泼尼松10～20mg/d，共2～4周，如无好转，按照中度治疗（如下）；考虑受累关节内应用激素治疗。②中度。考虑暂停免疫治疗；给予泼尼松0.5mg/（kg·d），2～3周（给药至症状缓解≤G1，随后减量，时间超过4～6周），如无缓解则按照重度治疗。③重度（ADLs受限，出现关节受损）。暂停或永久性停用免疫治疗；给予泼尼松/甲基泼尼松龙1mg/（kg·d），如1周内无缓解或2周内不能减量，请风湿科会诊，可能需要添加药物，如英夫利昔单抗、甲氨蝶呤、曲妥珠单抗、柳氮磺吡啶、硫唑嘌呤、阿达木单抗、依那西普、羟氯喹。

（2）肌肉疼痛或肌炎（肌无力）　需检查：CMP；ESR、CRP、抗CCP抗体；检查肌酸激酶/醛醇酶和肌钙蛋白水平；肌力检测；评估脑神经麻痹的症状；评估伴发的重症肌无力和心肌炎。根据以上评估，治疗分为2类，处理如下：①轻度疼痛。考虑暂停免疫治疗；考虑风湿性多肌痛/巨细胞动脉炎［治疗参见下述（3）］；止痛，如给药NSAIDs。②中度［乏力，CK或醛醇酶升高，日常生活活动能力（ADLs）受限］或重度（肌肉疼痛与乏力和疼痛性ADLs受限相关，肌炎时乏力伴或不伴疼痛，ADLs受限）或危及生命（仅与肌炎相关，需要紧急干预）。暂停免疫治疗；考虑受累肌肉的MRI和EMG检查；给予泼尼松1～2mg/（kg·d）（给药至症状缓解≤G1，随后减量，用药时间超过4～6周）；考虑肌肉活检（特别在重症或耐药患者）；系统性检测醛醇酶/CK直至症状缓解或停用类固醇；止痛治疗；肌炎时请风湿科或神经科会诊；考虑静脉应用免疫球蛋白（2g/kg，分次使用）；如果对皮质醇耐药，可采用血浆置换法、英夫利昔单抗、利妥昔单抗或霉酚酸进行治疗。

（3）风湿性多肌痛（PMR）和/或巨细胞动脉炎（GCA） GCA症状包括视觉障碍、疼痛、头皮触痛、咀嚼暂停。需查ESR、CRP、RF和抗CCP抗体；考虑进行颞动脉超声检查，如有视觉障碍/头痛，则予以活检；如疑诊PMR，则行肩部和/或臀部超声检查。根据以上评估，治疗分为3类，处理如下：①轻度PMR（症状包括疼痛和/或僵硬，ADLs不受影响）。继续免疫治疗；给予泼尼松，起始剂量为5~20mg/d，用药6周，随后减量，用药超过4~6周。②中/重度PMR（疼痛和/或僵硬限制了患者使用工具，或ADLs受限）。暂停免疫治疗；给予泼尼松10~30mg/d，减量时间超过6~12周或者更长，如无缓解，请风湿科会诊。③GCA。暂停免疫治疗；给予泼尼松1mg/（kg·d），减量时间超过8~12周或者更长；如有视觉障碍，考虑甲基泼尼松龙500~1 000mg脉冲式给药；考虑甲氨蝶呤或曲妥珠单抗；眼科会诊。

9. 神经系统相关不良事件

（1）重症肌无力 症状包括进展性或波动性的肌肉乏力，常自远心端向近心端波及；可能累及延髓（如上睑下垂、眼球运动障碍导致的复视、吞咽困难、面部肌无力），也可能累及呼吸肌；可伴发肌炎和心肌炎；呼吸系统相关症状需要除外肺炎；格林巴利综合征的Miller Fisher亚型可有类似症状（眼外肌麻痹和进行性乏力）。需要进行专科详细评估。治疗分为2类，处理如下：①轻度（G2）。永久性停用免疫治疗；住院治疗；给予吡斯的明30mg，每天3次，并根据症状和耐受性逐渐增加到最大剂量120mg，口服，每天4次；考虑低剂量泼尼松20mg，口服，每天1次，大剂量[≥2mg/（kg·d）]可能加重症状，每3~5天剂量增加5mg至1mg/（kg·d），但日剂量不能超过100mg，并根据症状改善情况减量。②重度（G3/G4）。永久性停用免疫治疗；住院治疗，需要入住ICU；给予甲基泼尼松龙1~2mg/（kg·d）[剂量≥2mg/（kg·d）可能加重症状]，根据症状改善情况减量；血浆置换术或静脉输注免疫球蛋白[总剂量应≥2mg/（kg·d），分次给予]，如果血浆置换术或静脉输注免疫球蛋白无效，可加用利妥昔单抗375mg/m²，每周1次，共4次，或者500mg/m²，每2周1次，共2次；加强肺功能检测；每天进行神经系统评估；避免使用加重重症肌无力的药物（如大剂量皮质醇、β受体阻滞剂、环丙沙星和静脉镁制剂）。

（2）格林巴利综合征（GBS） 症状常进行性加重，常表现为对称性肌无力，深部腱反射消失或减弱，可能累及肢端、面部、呼吸系统、延髓和动眼神经，可能有自主神经功能障碍，初始表现常为下背部和股部的疼痛。需住院治疗甚至ICU治疗；专科详细评估。治疗分为2类，但处理类似。轻度（G2，某些会影响ADLs），重度（G3/G4），永久性停用免疫治疗；入住具有快速转运ICU能力的医院；静脉应用免疫球蛋白[总剂量应≥2mg/（kg·d），分次给予]，同时给予甲基泼尼松龙1g/d，脉冲式给药，共5天，随后逐渐减量，用药超过4周；加强神经系统评估和肺功能检测；监测伴发的自主神经功能障碍。

（3）周围神经病变 可表现为对称性或者非对称性感觉-运动障碍，感觉障碍可为疼痛性或无痛性感觉异常，或危及生命的自主神经功能（如肌间神经丛）障碍，反射减弱或消失，伴或不伴有下运动神经元功能异常的感觉障碍。肌间神经炎导致的胃肠麻痹是ICI相关的罕见毒副作用，但可暴发性地表现为明显的肠梗阻，此时应该请多学科会诊，并早期给予大剂量激素治疗。根据以上评估，治疗分为3类，处理如下：①轻度（G1，症状不明显，但出现任何脑神经问题时需要按照中度处理）。处理上可考虑暂停免疫治疗；监测患者的症状1周。②中度（G2，可影响ADLs，出现某些症状如疼痛，但无乏力或行走受限）。处理上暂停免疫治疗；暂观察，或者在症状有轻度进展时，给予泼尼松0.5~1mg/（kg·d）（用药直至症状缓解≤G1，随后逐渐减量，用药超过4~6周）；如进展，给予甲基泼尼松龙2~4mg/（kg·d）（用药直至症状缓解≤G1，随后逐渐减量，用药超过4~6周），并参照格林巴利综合征处理；加巴喷丁、普瑞巴林或者度洛西汀控制疼痛。③重度（G3/G4）。严重的周围神经病变不一定是格林巴利综合征，但处理类似，参照格林巴利综合征。

（4）无菌性脑膜炎 可表现为头痛、畏光及颈项强直，常无发热（但可伴发热），此外，可出现恶心、呕吐；精神状态一般正常（与脑炎相鉴别）；需要除外感染引起的脑膜炎。检查包括：应行头颅MRI±增强，并评估垂体；可进行腰椎穿刺；请神经科会诊。处理上可考虑，如为轻度/中度，暂停免疫治疗；如严重则永久性停用免疫治疗；如为重度（G3/G4，自我照顾能力受限）则住院治疗；PCR结果出来之前可先静脉给予阿昔洛韦（10mg/kg，静脉注射，8h 1次）；需排除细菌性和病毒性病因，随后监测激素治疗；如症状为中度/重度，可给予泼尼松0.5~1mg/（kg·d）或甲基泼尼松龙1~2mg/（kg·d）（症状缓解后，激素减量，用药时间超过4周）。

（5）脑炎 需要除外感染引起的脑膜炎，症状表现为意识模糊、行为改变、头痛、癫痫、短时记忆丧失、意识下降、局部肌无力、语言障碍。头颅MRI±增强；腰椎穿刺；脑电图（EEG）评估亚临床型癫痫；可疑血管炎时，行CMP、CBC、ESR、CRP、抗嗜中性粒细胞胞浆抗体（ANCA）检测；包括TPO和甲状腺球蛋白在内的甲状腺功能检查；检测CSF，行血浆的自身免疫性脑炎及肿瘤相关检查。处理上，如果为轻度暂停免疫治疗；如为中/重度则永久性停用免疫治疗；如为重度（G3/G4，自我照顾能力受限）则住院治疗；PCR结果出来之前可先静脉给予阿昔洛韦（10mg/kg，静脉注射，8h 1次）；试验性给予甲基泼尼松龙1~2mg/（kg·d）（症状缓解后，激素减量，用药时间超过4周）；如严重或症状进展或出现寡克隆区带，可考虑给予甲基泼尼松龙1g/d，静脉注射，脉冲式给药，3~5天，同时静脉滴注免疫球蛋白（总剂量应为2g/kg，分次给予），或血浆置换术；如自身免疫性脑炎抗体阳性，或用药7~14天后效果欠佳或无效，可考虑给予利妥昔单抗。

（6）横贯性脊髓炎 请神经科会诊；脊柱及头颅MRI检查；腰椎穿刺（检查细胞计数、蛋白质、葡萄糖、寡克隆区带、病毒相关的PCR检测、细胞学和肿瘤相关抗体）；维生素B_{12}、HIV、快速血浆反应素（RPR）、抗核抗体（ANA）、抗Ro/La抗体、TSH、水通道蛋白-4IgG抗体、肿瘤相关的抗Hu和抗CRMP5/CV2抗体检查；评估便秘及尿潴留。需要住院治疗，并永久性停止免疫治疗；甲基泼尼松龙1g/d，静脉注射，脉冲式给药，用药3~5天；强烈建议静脉滴注免疫球蛋白

（总剂量应为2g/kg，分次给予），或行血浆置换术。

10. 眼科相关不良事件　视力改变：症状可包括视力模糊/斜视、盲点、颜色视觉改变、畏光、触痛/疼痛、眼睑水肿、眼球突出，巩膜外层炎与眼睛红色变相关，葡萄膜炎则与眼睛发红相关。眼科的评估和处理取决于视力检查，如单眼视力，色觉，瞳孔大小、形状及反应能力，红光反射，眼底镜检查。根据以上评估，治疗分为4类，处理如下：①轻度（G1）葡萄膜炎。继续免疫治疗，或当葡萄膜炎症状恶化时，暂停免疫治疗，观察病情。②前葡萄膜炎（G2），后葡萄膜炎或全葡萄膜炎（G3），20/200的裸眼视力（G4）。暂停免疫治疗；治疗由眼科指导，包括眼睛外用药及全身用泼尼松/甲基泼尼松龙。③轻度（G1）巩膜外层炎。可继续免疫治疗；给予人工泪液外用。④巩膜外层炎时，20/40的裸眼视力（G2）、差于20/40的裸眼视力（G3）、20/200的裸眼视力（G4）。暂停免疫治疗；治疗由眼科指导，包括眼睛外用药及全身用泼尼松/甲基泼尼松龙。

11. 肺部相关不良事件　肺炎：中心性或弥散性肺部炎症（CT提示典型改变），症状可包括干咳、气促、发热、胸痛和需氧量增加；肺炎的影像学特征多样，可为毛玻璃样病变、机化性肺炎、超敏样改变、网目斑点状改变或所有这些改变的混合性表现。评估分为3级，处理如下：①轻度（G1，无症状，局限于一个肺叶，或小于肺实质的25%）。考虑暂停免疫治疗；1~2周评估1次。②中度（G2，新的症状出现或原有症状加重）。暂停免疫治疗；请胸科会诊；微创性评估，进行鼻腔拭子检查以排除病毒性病因。此外，考虑行胸部CT+增强以除外其他病因，每3~4周1次；有创性评估，行支气管镜检和支气管肺泡灌洗术，如临床情况允许，可行经支气管镜肺活检；如感染不能排除，可考虑使用广谱抗生素（需要覆盖特殊病原菌）；给予泼尼松/甲基泼尼松龙1~2mg/（kg·d）；每3~7天检测1次，包括心率、脉搏、静息和运动时的脉搏血氧检测；如应用肾上腺皮质激素48~72h后无缓解，按照G3处理。③重度（G3/G4）。G3症状严重，病变累及所有肺叶或>50%的肺实质，ADLs受限，需要给氧；G4出现危及生命的并发症。处理上永久性停用免疫治疗；住院治疗；请胸科和感染科会诊；微创性评估，如临床情况允许，可行经支气管镜肺活检；如感染不能排除，可考虑使用广谱抗生素（需要覆盖特殊病原菌）；给予甲基泼尼松龙1~2mg/（kg·d）（48h内评估效果，减量时间≥6周）；如48h后无缓解，可添加以下药物，英夫利昔单抗5mg/kg，静脉注射，14天后可谨慎重复使用，静脉用免疫球蛋白（总剂量应为2g/kg，每天分次给予，用药超过2~5天），吗替麦考酚酯1~1.5g，每天2次，随后请胸科指导减量。

12. 肾脏相关不良事件　血肌酐升高/急性肾损伤：评估包括限制/停止肾毒性药物和根据肌酐清除率调整药物剂量；评估有无其他潜在病因；尿蛋白/肌酐值（尿蛋白>3g/24h和/或肉眼或镜下血尿时，需检查ANA、RF、ANCA、抗双链脱氧核糖核酸抗体，和血补体C3、C4、CH50、B/C型肝炎病毒、SPEP和UPEP）。根据以上评估，分为3类，处理如下：①轻度（G1，肌酐为正常值上限的1.5~2倍，增加≥0.3mg/dL），此时考虑暂停免疫治疗；每3~7天测1次尿蛋白/肌酐值；如肌酐超过2周无改善，请肾病科会诊。②中度（G2，肌酐为正常值上限的2~3倍），暂停免疫治疗；每3~7天测1次尿蛋白/肌酐值；请肾病科会诊；应用激素前尽量行肾脏穿刺活检；如排除了其他病因，则给予泼尼松0.5~1mg/（kg·d）；如G2持续超过1周，给予泼尼松/甲基泼尼松龙1~2mg/（kg·d）。③重度（G3）或危及生命（G4）（肌酐超过正常值上限的3倍，或者>4mg/dL）。需要透析。此时暂停免疫治疗；考虑住院治疗；每3~7天测1次尿蛋白/肌酐值；请肾病科会诊；应用激素前尽量行肾脏穿刺活检；给予泼尼松/甲基泼尼松龙1~2mg/（kg·d）；如给予4~6周激素治疗后，肾损伤>G2仍然持续，可考虑添加下列药物：硫唑嘌呤、环磷酰胺（每月1次）、英夫利昔单抗、霉酚酸。

13. 其他不良事件　疲劳：需进行体格检查，包括生命体征（体重、体温、心率、呼吸、血压、静息及活动时的血氧饱和度）；实验室检查包括全血细胞计数，全套代谢功能检测，TSH、FT_4、晨起皮质醇（如晨起皮质醇异常，则检查晨起ACTH）；用药史。根据以上评估分为3类，处理如下：①轻度（G1，休息后可缓解），继续免疫治疗；根据情况请会诊；需要注意症状是否恶化，并记录生命体征及实验室检查结果的变化情况。②中度（G2，休息后不能缓解，ADLs受限），如积极处理后ADLs影响不大，可以继续免疫治疗；根据异常情况会诊；可尝试低剂量类固醇激素应用；可考虑每5~7天随访1次，需要注意症状是否恶化，严密监测生命体征、实验室检查及相关症状的变化情况。③重度（G3/G4，休息后不能缓解，不能自我照顾），停止免疫治疗，根据异常情况会诊，并给予相应治疗。

二、免疫治疗不良事件的特点

（一）不良事件难以预测

因为免疫治疗的药物种类、剂量、患者自身的耐受程度、肿瘤类型及疾病进程不同，免疫治疗相关的不良事件也不同。与恶性肿瘤的其他治疗相比，免疫治疗相关不良事件出现的时间难以预测，可能在第一次治疗或者在治疗结束后很长时间才突然出现。由于免疫治疗相对较新，目前有关如何控制治疗相关副作用的方法有限，需要对医生和患者进行更多的指导，让其意识到潜在的副作用及如何处理。

（二）不良事件与药物种类相关

PD-1/PD-L1通路的阻断剂可以分为抗PD-1和抗PD-L1，前者更为多见，如pembrolizumab、nivolumab和cemiplimab，后者如atezolizumab、avelumab和durvalumab。除了PD-L1，PD-1还有其他受体如PD-L2，理论上，抗PD-L1因为不与其他的PD-1受体如PD-L2结合，比抗PD-1的免疫相关性毒性更小，但是目前没有抗PD-1和抗PD-L1头对头的比较结果。

(三)不良事件与联合用药相关

虽然联合用药可能产生更好的治疗效果,但其irAE也较抗PD-1单药更为明显。如抗PD-1与抗CTLA-4、西地尼布、PARP抑制剂等的联合用药增加了3/4级治疗相关的不良事件,患者可能需要调整用药剂量,甚至提前终止治疗。

(梁金晓 姚婷婷 张丙忠)

参考文献

[1]马小鸿,姜洁.卵巢癌靶向治疗进展[J].中国医刊,2021,56(4):352-356.

[2]PRADEEP C R,SUNILA E S,KUTTAN G.Expression of vascular endothelial growth factor(VEGF)and VEGF receptors in tumor angiogenesis and malignancies[J].Integrative cancer therapies,2005,4(4):315-321.

[3]VIALLARD C,LARRIV E B.Tumor angiogenesis and vascular normalization:alternative therapeutic targets[J].Angiogenesis,2017,20(4):409-426.

[4]ASHWORTH A.A synthetic lethal therapeutic approach:poly(ADP)ribose polymerase inhibitors for the treatment of cancers deficient in DNA double-strand break repair[J].Journal of clinical oncology:official journal of the American Society of Clinical Oncology,2008,26(22):3785-3790.

[5]KONSTANTINOPOULOS P A,CECCALDI R,SHAPIRO G I,et al.Homologous recombination deficiency:exploiting the fundamental vulnerability of ovarian cancer[J].Cancer Discovery,2015,5(11):1137-1154.

[6]陈华东.PARP抑制剂抗肿瘤机制和耐药机制研究[D].上海:中国科学院大学(中国科学院上海药物研究所),2019.

[7]YAN Y,ZHANG L,ZUO Y,et al.Immune checkpoint blockade in cancer immunotherapy:mechanisms,clinical outcomes,and safety profiles of PD-1/PD-L1 inhibitors[J].Archivum Immunologiae et Therapiae Experimentalis,2020,68(6):36.

[8]周振兴,宋军民,陈姬华,等.贝伐珠单抗在肿瘤治疗中的应用研究进展[J].药学进展,2015,39(7):525-532.

[9]BURGER R A,BRADY M F,BOOKMAN M A,et al.Incorporation of bevacizumab in the primary treatment of ovarian cancer[J].The New England Journal of Medicine,2011,365(26):2473-2483.

[10]TEWARI K S.Final overall survival of a randomized trial of bevacizumab for primary treatment of ovarian cancer[J].American Society of Clinical Oncology,2019,37(26):2317-2328.

[11]PERREN T J,SWART A M,PFISTERER J,et al.A phase 3 trial of bevacizumab in ovarian cancer[J].The New England Journal of Medicine,2011,365(26):2484-2496.

[12]OZA A M,COOK A D,PFISTERER J,et al.Standard chemotherapy with or without bevacizumab for women with newly diagnosed ovarian cancer(ICON7):overall survival results of a phase 3 randomised trial[J].The Lancet

Oncology, 2015, 16 (8): 928-936.

[13]周琦, 吴小华, 刘继红, 等. 中国卵巢上皮性癌维持治疗专家共识（2020）[J]. 中国实用妇科与产科杂志, 2020, 36 (3): 234-238.

[14]GONZ LEZ-MART N A, POTHURI B, VERGOTE I, et al. Niraparib in patients with newly diagnosed advanced ovarian cancer [J]. The New England Journal of Medicine, 2019, 381 (25): 2391-2402.

[15]MOORE K, COLOMBO N, SCAMBIA G, et al. Maintenance olaparib in patients with newly diagnosed advanced ovarian cancer [J]. The New England Journal of Medicine, 2018, 379 (26): 2495-2505.

[16] Daly M B, Pal T, Berry M P, et al.Genetic/familial high-risk assessment: breast, ovarian, and pancreatic, version 2.2021, NCCN clinical practice guidelines in oncology[J].J Natl Compr Canc Netw, 2021, 19 (1): 77-102.

[17]RAY-COQUARD I, PAUTIER P, PIGNATA S, et al. Olaparib plus bevacizumab as first-line maintenance in ovarian cancer [J]. The New England Journal of Medicine, 2019, 381 (25): 2416-2428.

[18]AGHAJANIAN C, BLANK S V, GOFF B A, et al. OCEANS: a randomized, double-blind, placebo-controlled phase III trial of chemotherapy with or without bevacizumab in patients with platinum-sensitive recurrent epithelial ovarian, primary peritoneal, or fallopian tube cancer [J]. Journal of Clinical Oncology, 2012, 30 (17): 2039-2045.

[19]COLEMAN R L, BRADY M F, HERZOG T J, et al. Bevacizumab and paclitaxel-carboplatin chemotherapy and secondary cytoreduction in recurrent, platinum-sensitive ovarian cancer (NRG Oncology/Gynecologic Oncology Group study GOG-0213): a multicentre, open-label, randomised, phase 3 trial [J]. The Lancet Oncology, 2017, 18 (6): 779-791.

[20]PUJADE-LAURAINE E, HILPERT F, WEBER B, et al. Bevacizumab combined with chemotherapy for platinum-resistant recurrent ovarian cancer: The AURELIA open-label randomized phase III trial [J]. Journal of Clinical Oncology, 2014, 32 (13): 1302-1308.

[21]ELYASHIV O, LEDERMANN J. ICON 9-an international phase III randomized study to evaluate the efficacy of maintenance therapy with olaparib and cediranib or olaparib alone in patients with relapsed platinum-sensitive ovarian cancer following a response to platinum-based chemotherapy [J]. International Journal of Gynecological Cancer, 2021, 31 (1): 134-138.

[22]LEDERMANN J A, EMBLETON A C, RAJA F, et al. Cediranib in patients with relapsed platinum-sensitive ovarian cancer (ICON6): a randomised, double-blind, placebo-controlled phase 3 trial [J]. Lancet (London, England), 2016, 387 (10023): 1066-1074.

[23]LEDERMANN J, HARTER P, GOURLEY C, et al. Olaparib maintenance therapy in platinum-sensitive relapsed ovarian cancer [J]. The New England Journal of Medicine, 2012, 366 (15): 1382-1392.

[24]POVEDA A, FLOQUET A, LEDERMANN J A, et al. Olaparib tablets as maintenance therapy in patients with platinum-sensitive relapsed ovarian cancer and a BRCA1/2 mutation (SOLO2/ENGOT-Ov21): a final analysis of a double-blind, randomised, placebo-controlled, phase 3 trial [J]. The Lancet Oncology, 2021, 22 (5): 620-631.

[25] MIRZA M R, MONK B J, HERRSTEDT J, et al. Niraparib maintenance therapy in platinum-sensitive, recurrent ovarian cancer [J]. The New England Journal of Medicine, 2016, 375（22）: 2154-2164.

[26] COLEMAN R L, OZA A M, LORUSSO D, et al. Rucaparib maintenance treatment for recurrent ovarian carcinoma after response to platinum therapy（ARIEL3）: a randomised, double-blind, placebo-controlled, phase 3 trial [J]. Lancet（London, England）, 2017, 390（10106）: 1949-1961.

[27] MOORE K N, SECORD A A, GELLER M A, et al. Niraparib monotherapy for late-line treatment of ovarian cancer（QUADRA）: a multicentre, open-label, single-arm, phase 2 trial [J]. The Lancet Oncology, 2019, 20（5）: 636-648.

[28] KONSTANTINOPOULOS P A, WAGGONER S, VIDAL G A, et al. Single-arm phases 1 and 2 trial of niraparib in combination with pembrolizumab in patients with recurrent platinum-resistant ovarian carcinoma [J]. JAMA oncology, 2019, 5（8）: 1141-1149.

[29] LAMPERT E J, ZIMMER A. Combination of PARP inhibitor olaparib, and PD-L1 inhibitor durvalumab, in recurrent ovarian cancer: a proof-of-concept phase II study [J]. Clinical Cancer Research, 2020, 26（16）: 4268-4279.

[30] BOUSSIOS S, KARIHTALA P, MOSCHETTA M, et al. Combined strategies with poly（ADP-ribose）polymerase（PARP）inhibitors for the treatment of ovarian cancer: a literature review [J]. Diagnostics（Basel, Switzerland）, 2019, 9（3）: 87.

[31] MENG X, BI J, LI Y, et al. AZD1775 increases sensitivity to olaparib and gemcitabine in cancer cells with p53 mutations [J]. Cancers, 2018, 10（5）: 149.

[32] SATO S, ITAMOCHI H. Profile of farletuzumab and its potential in the treatment of solid tumors [J]. Onco Targets and Therapy, 2016, 9: 1181-1188.

[33] ARMSTRONG D K, WHITE A J, WEIL S C, et al. Farletuzumab（a monoclonal antibody against folate receptor alpha）in relapsed platinum-sensitive ovarian cancer [J]. Gynecologic Oncology, 2013, 129（3）: 452-458.

[34] VERGOTE I, ARMSTRONG D, SCAMBIA G, et al. A randomized, double-blind, placebo-controlled, phase III study to assess efficacy and safety of weekly farletuzumab in combination with carboplatin and taxane in patients with ovarian cancer in first platinum-sensitive relapse [J]. Journal of Clinical Oncology, 2016, 34（19）: 2271-2278.

[35] WU X, WU L, KONG B, et al. The First Nationwide Multicenter Prevalence Study of Germline BRCA1 and BRCA2 Mutations in Chinese Ovarian Cancer Patients [J]. International Journal of Gynecological Cancer, 2017, 27（8）: 1650-1657.

[36] 中国抗癌协会妇科肿瘤专业委员会, 中华医学会病理学分会. 上皮性卵巢癌PARP抑制剂相关生物标志物检测的中国专家共识 [J]. 中国癌症杂志, 2020, 30（10）: 841-848.

[37] TEWARI K S, SILL M W, PENSON R T, et al. Bevacizumab for advanced cervical cancer: final overall survival and adverse event analysis of a randomised, controlled, open-label, phase 3 trial（Gynecologic Oncology Group 240）[J]. Lancet（London, England）, 2017, 390（10103）: 1654-1663.

[38]Abu-Rustum N R, Yashar C M, Bean S, et al.NCCN Guidelines Insights: Cervical Cancer, Version 1.2020[J]. J Natl Compr Canc Netw, 2020, 18 (6): 660-666.

[39]SYMONDS R P, GOURLEY C, DAVIDSON S, et al. Cediranib combined with carboplatin and paclitaxel in patients with metastatic or recurrent cervical cancer (CIRCCa): a randomised, double-blind, placebo-controlled phase 2 trial [J]. The Lancet Oncology, 2015, 16 (15): 1515-1524.

[40]MONK B J, MAS LOPEZ L, ZARBA J J, et al. Phase II, open-label study of pazopanib or lapatinib monotherapy compared with pazopanib plus lapatinib combination therapy in patients with advanced and recurrent cervical cancer [J]. Journal of Clinical Oncology, 2010, 28 (22): 3562-3569.

[41]TINKER A V, ELLARD S, WELCH S, et al. Phase II study of temsirolimus (CCI-779) in women with recurrent, unresectable, locally advanced or metastatic carcinoma of the cervix. A trial of the NCIC Clinical Trials Group (NCIC CTG IND 199) [J]. Gynecologic oncology, 2013, 130 (2): 269-274.

[42]CHUNG H C, ROS W, DELORD J P, et al. Efficacy and safety of pembrolizumab in previously treated advanced cervical cancer: results from the phase II KEYNOTE-158 study [J]. Journal of Clinical Oncology, 2019, 37 (17): 1470-1478.

[43]LAN C, SHEN J, WANG Y, et al. Camrelizumab plus apatinib in patients with advanced cervical cancer (CLAP): a multicenter, open-label, single-arm, phase II trial [J]. Journal of Clinical Oncology, 2020, 38 (34): 4095-4106.

[44]AGHAJANIAN C, FILIACI V, DIZON D S, et al. A phase II study of frontline paclitaxel/carboplatin/bevacizumab, paclitaxel/carboplatin/temsirolimus, orixabepilone/carboplatin/bevacizumab in advanced/recurrent endometrial cancer [J]. Gynecologic Oncology, 2018, 150 (2): 274-281.

[45]CASTONGUAY V, LHEUREUX S, WELCH S, et al. A phase II trial of sunitinib in women with metastatic or recurrent endometrial carcinoma: a study of the Princess Margaret, Chicago and California Consortia [J]. Gynecologic Oncology, 2014, 134 (2): 274-280.

[46]FADER A N, ROQUE D M. Randomized phase II trial of carboplatin-paclitaxel compared with carboplatin-paclitaxel-trastuzumab in advanced (stage III-IV) or recurrent uterine serous carcinomas that overexpress Her2/Neu (NCT01367002): updated overall survival analysis [J]. Clinical Cancer Research, 2020, 26 (15): 3928-3935.

[47]LIMA J, ALI Z, BANERJEE S. Immunotherapy and systemic therapy in metastatic/recurrent endometrial and cervical cancers [J]. Clinical Oncology (Royal College of Radiologists (Great Britain)), 2021, 33 (9): 608-615.

[48]ABU-RUSTUM N R, YASHAR C M, BRADLEY K, et al.NCCN guidelines insights: uterine neoplasms, version 3.2021[J].J Natl Compr Canc Netw, 2021, 19 (8): 888-895.

[49]刘绍颖, 范典, 郑博豪, 等. 子宫内膜癌靶向治疗新进展与前沿展望 [J]. 中国癌症防治杂志, 2021, 13 (2): 5. DOI: 10.396q/j.issn.1674-5671.2021.02.02.

[50]TSOREF D, WELCH S, LAU S, et al. Phase II study of oral ridaforolimus in women with recurrent or metastatic

endometrial cancer [J]. Gynecologic oncology, 2014, 135（2）: 184-189.

[51]MAKKER V, RASCO D, VOGELZANG N J, et al. Lenvatinib plus pembrolizumab in patients with advanced endometrial cancer: an interim analysis of a multicentre, open-label, single-arm, phase 2 trial [J]. The Lancet Oncology, 2019, 20（5）: 711-718.

[52]TAYLOR M H, LEE C H, MAKKER V, et al. Phase IB/II trial of lenvatinib plus pembrolizumab in patients with advanced renal cell carcinoma, endometrial cancer, and other selected advanced solid tumors [J]. Journal of Clinical Oncology, 2020, 38（11）: 1154-1163.

[53] KOH W J, GREER B E, ABU-RUSTUM N R, et al.Vulvar cancer, version 1.2017, NCCN clinical practice guidelines in oncology [J].J Natl Compr Canc Netw, 2017, 15（1）: 92-120.

[54] CHUNG HC, ROS W, DELORD JP, et al . Efficacy and safety of pembrolizumab in previously treated advanced cervical cancer: results from the phase II KEYNOTE-158 study[J]. J Clin Oncol, 2019, 37（17）: 1470-1478.

[55] MARABELLE A, FAKIH M, LOPEZ J, et al.Association of tumour mutational burden with outcomes in patients with advanced solid tumours treated with pembrolizumab: prospective biomarker analysis of the multicohort, open-label, phase 2 KEYNOTE-158 study[J]. Lancet Oncol, 2020, 21（10）: 1353-1365.

[56] NAUMANN R W, HOLLEBECQUE A, MEYER T, et al.Safety and efficacy of nivolumab monotherapy in recurrent or metastatic cervical, vaginal, or vulvar carcinoma: results from the phase I/II checkmate 358 trial[J]. J Clin Oncol, 2019, 37（31）: 2825-2834.

[57] COCCO E, SCALTRITI M, DRILON A. NTRK fusion-positive cancers and TRK inhibitor therapy[J]. Nat Rev Clin Oncol, 2018, 15（12）: 731-747.

[58] 中国抗癌协会妇科肿瘤专业委员会.阴道恶性肿瘤诊断与治疗指南（2021年版）[J].中国癌症杂志, 2021, 31（06）: 546-560.

[59] BASU P, MUKHOPADHYAY A, KONISHI I. Targeted therapy for gynecologic cancers: Toward the era of precision medicine[J]. Int J Gynaecol Obstet, 2018, 143（suppl 2）: 131-136.

[60]朱笕青，杨莉.阴道恶性黑色素瘤的诊治[J].中国实用妇科与产科杂志, 2017, 33（04）: 333-337.

[61] 中国抗癌协会妇科肿瘤专业委员会.妊娠滋养细胞疾病诊断与治疗指南（2021年版）[J].中国癌症杂志, 2021, 31（6）: 520-532.

[62] GHORANI E, KAUR B, FISHER R A, et al.Pembrolizumab is effective for drug-resistant gestational trophoblastic neoplasia[J]. Lancet, 2017, 390（10110）: 2343-2345.

[63] POST C C B, WESTERMANN A M, BOSSE T, et al. PARP and PD-1/PD-L1 checkpoint inhibition in recurrent or metastatic endometrial cancer[J]. Critical Reviews in Oncology Hematology, 2020, 152: 102973.

[64] WENDEL N R, LEATH C A.Advances in immunotherapy for cervical cancer[J]. Current Opinion in Oncology, 2020, 32（5）: 481-487.

[65] MATULONIS U A, SHAPIRA-FROMMER R, SANTIN A D, et al. Antitumor activity and safety of

pembrolizumab in patients with advanced recurrent ovarian cancer: results from the phase II KEYNOTE-100 study[J]. Annals of Oncology, 2019, 30（7）: 1080-1087.

[66] NAUMANN R W, OAKNIN A, MEYER T, et al. Efficacy and safety of nivolumab + ipilimumab in patients with recurrent/metastatic cervical cancer: results from CheckMate 358[J]. Annals of Oncology, 2019, 30（suppl 5）: 898-899.

[67] LEE J M, CIMINO-MATHEWS A, PEER C J, et al. Safety and clinical activity of the programmed death-ligand 1 inhibitor durvalumab in combination with poly（ADP-Ribose）polymerase inhibitor olaparib or vascular endothelial growth factor receptor 1-3 inhibitor cediranib in women's cancers: a dose-escalation, phase I study[J]. J Clin Oncol, 2017, 35（19）: 2193-2202.

[68] MAKKER V, TAYLOR M H, AGHAJANIAN, et al. Lenvatinib plus pembrolizumab in patients with advanced endometrial cancer[J]. Journal of Clinical Oncology, 38（26）: 2981-2992.

第三篇
手 术 篇

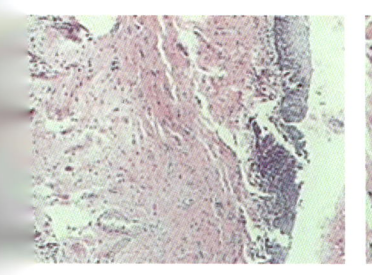
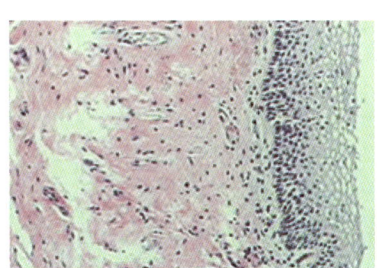
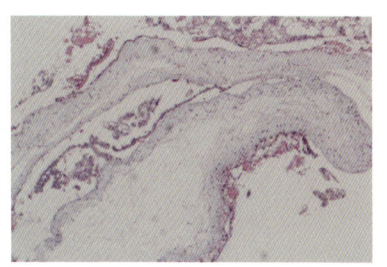
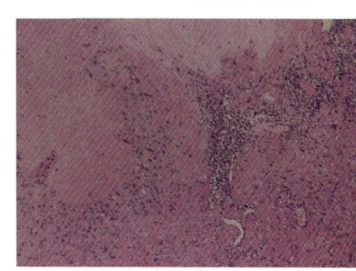

LEEP宫颈锥切术

宫颈锐扶冷刀锥切术

经阴道子宫肌瘤剔除术

经阴道全子宫+双侧输卵管切除术

阴式广泛子宫切除术

腹式子宫广泛性切除术

腹腔镜下子宫切除术

腹腔镜下免举宫保留神经子宫颈癌根治术

腹腔镜下盆腔淋巴结清扫术

腹腔镜下腹主动脉旁淋巴结清扫术

（扫二维码，看手术视频）

第十一章 妇科肿瘤患者术前及术后管理

在治疗妇科肿瘤方面,尤其是恶性肿瘤,手术是临床上采用的主要治疗手段之一。做好术前准备是保证手术顺利进行和术后愈合,减少术中、术后并发症的重要环节;手术路径的选择因患者具体情况而定;手术后的处理是保证手术成功和患者早日康复的重要环节。因此,须重视妇科肿瘤的围术期管理,为患者的疾病治疗和康复提供良好的前提条件。

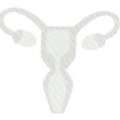

第一节 术前检查项目及术前准备

一、概述

充分的术前评估和术前准备是保障手术安全进行、术后良好恢复的前提。术者应在术前回顾患者的病史、体格检查,搜集手术相关信息,针对手术过程、术后恢复及后续随访向患者做详细的知情告知。全面的术前检查以排除手术禁忌证,有助于及时发现处理合并症、并发症,将手术风险降到最低。充分的术前准备应综合评估患者的身体及心理情况,制订个体化方案,提前预估手术中、手术后可能出现的各种问题,当出现突发情况时才能从容应对,掌握主动权。

二、术前检查项目

手术前应该做好病史询问,详细了解患者疾病发展过程,并做好体格检查、各种辅助检查检验,尽量在术前做出准确诊断。体格检查包括全身检查、腹部检查和妇科检查,通过妇科检查可以让主诊医师形成初步印象，很大程度上有利于疾病的诊断及治疗方案的选择。辅助检查包括一般情况的检查和特异性的检查。见图11-1-1。

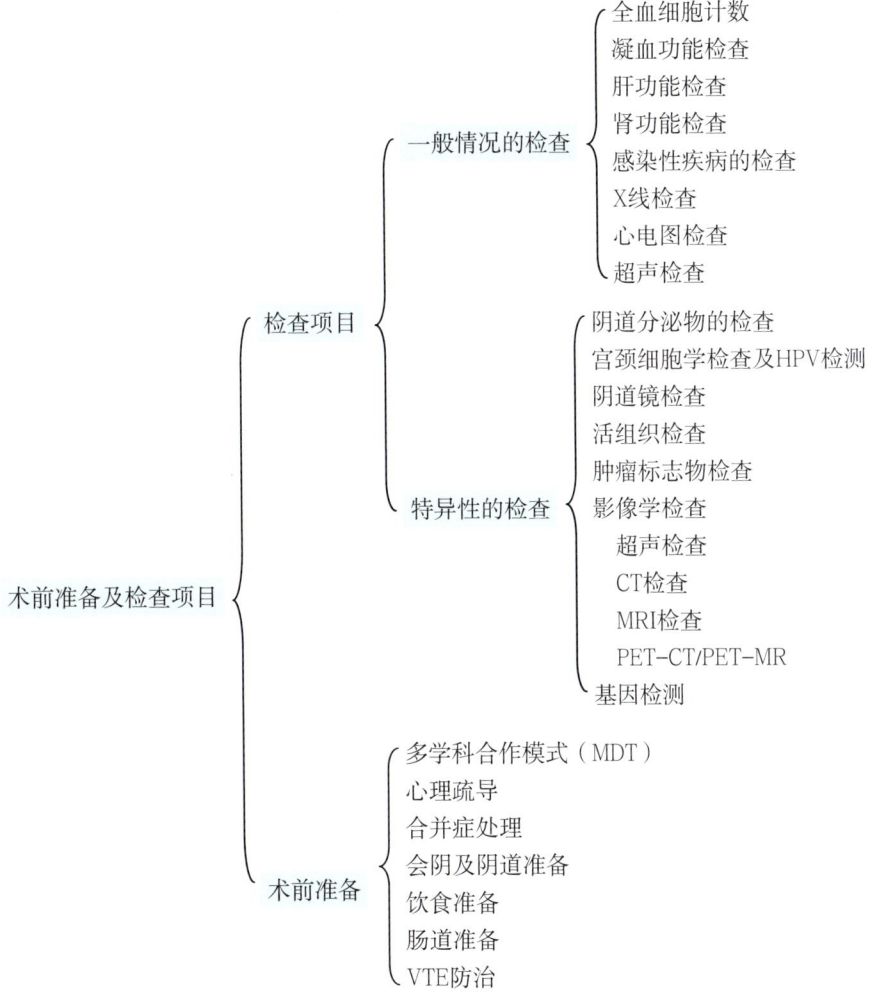

图11-1-1　妇科肿瘤术前准备及检查项目

（一）一般情况的检查

外科手术的常规检查，评估患者的基本状况，初步排除手术禁忌证。

1. 全血细胞计数　妇科肿瘤的患者常伴有阴道流血等症状，检查可确定有无贫血。

2. 凝血功能检查　出血、凝血时间，部分促凝血酶原激酶时间等，排除凝血和出血功能障碍性疾病。

3. 肝功能检查　谷丙转氨酶、谷草转氨酶等，确定有无肝细胞损伤。

4. 肾功能检查　肌酐、尿酸等，确定有无肾功能不全。

5. 感染性疾病的检查　"乙肝两对半"、丙肝抗体测定、非梅毒螺旋体试验、HIV抗体检测等，确定有无可以通过血液传播的疾病。

6. X线检查　全胸正侧位X线检查主要进行肺部疾病的筛查，此外，少数患者如怀疑有节育器异位等需行骨盆X线检查。

7. 心电图检查　围术期妇科肿瘤患者容易出现心律失常，其出现的原因可能为环境改变、过度焦虑、妇科操作中牵拉扩张宫颈等引起迷走神经反射性兴奋等，心电图检查可以初步筛查有无心律失常，必要时需完善24h动态心电图以进一步明确。

8. 超声检查　肝胆胰脾及泌尿系的B超可初步了解腹腔内脏器的情况，考虑卵巢肿瘤的患者应注意乳腺彩超检查，心脏彩超可评估患者心脏功能。此外，妇科肿瘤手术盆腔解剖的特点及多采用截石位，加上肿瘤因素、手术创伤的影响以及肥胖、高龄等个体原因，导致下肢深静脉血栓在妇科肿瘤患者中高发，这也是妇科手术的近期并发症之一，故应针对个体完善下肢血管彩超检查。

（二）特异性的检查

1. 阴道分泌物的检查　明确有无阴道炎症。细菌性阴道病等阴道炎症是子宫切除术后手术部位感染（surgical site infections，SSI）的风险因素，术前筛查和针对阳性患者治疗是切实可行的预防SSI手段。建议术前至少4天和术后给予甲硝唑治疗细菌性阴道病，可显著降低阴道残端感染率。此外，常规预防性应用抗菌药物对所有患者预防SSI并无获益。

2. 宫颈细胞学检查及HPV检测　明确有无宫颈上皮内病变及早期宫颈癌。宫颈细胞学检查是宫颈上皮内病变及早期宫颈癌筛查的基本方法；中华医学会妇产科指南建议30岁以上女性（已婚或未婚但有性生活）可行高危型人乳头瘤病毒（HPV）检测，建议有条件者行细胞学和HPV联合检测。

3. 阴道镜检查　若细胞学检查为无明确诊断意义的非典型鳞状细胞（atypical squamous cells of undetermined significance，ASC-US），且高危型HPV检测阳性或低级别鳞状上皮内病变（low-grade squamous intraepithelial lesion，LSIL）及以上者应做阴道镜检查，若HPV16/18型阳性者，无论细胞学结果如何均建议行阴道镜检查。

4. 活组织检查　对有月经异常、异常阴道流血的患者，术前应常规行分段诊断性刮宫，建议有条件者可在宫腔镜辅助下完成，明确有无子宫内膜病变。对临床检查发现外阴、阴道、宫颈可疑病灶或新生物，应联合阴道镜行活组织检查明确性质。卵巢肿瘤患者若有胸腔积液，需穿刺抽取积液做细胞学检查；对不适合直接行减瘤手术的患者，则行肿物穿刺活检或腹腔镜探查取活组织进行病理学检查（注意囊性肿瘤不宜穿刺）。

5. 肿瘤标志物检查　针对不同的患者选择对应的肿瘤标志物检测，如糖类抗原125（CA125）、人附睾蛋白4（human epididymal protein 4，HE4）、糖类抗原15-3（carbohydrate antigen 15-3，CA15-3）、糖类抗原19-9（carbohydrate antigen 19-9，CA19-9）、甲胎蛋白（alpha-fetoprotein，AFP）、β-人绒毛膜促性腺激素（β-human chorionic gonadotropin，

β-HCG)、雌二醇（estradiol，E2）、孕酮、鳞状细胞癌抗原（squamous cell carcinoma antigen，SCCA）、神经元特异性烯醇化酶（neuron-specific enolase，NSE）、癌胚抗原（carcinoembryonic antigen，CEA）等。

6. 影像学检查　妇科肿瘤的影像学诊断手段主要包括超声、CT、MRI、PET-CT等，各种影像学手段在妇科肿瘤治疗前准确分期、治疗过程中监测疗效、发现肿瘤残余及复发等方面发挥着重要的作用。

（1）超声检查　因其价廉、简便、迅速、无创、无辐射、可连续动态及重复检查的优势，是妇科肿瘤首选的影像学检查方法，此外三维彩色多普勒能量超声和超声造影的使用，提高了超声检查对宫旁组织和淋巴结浸润诊断的灵敏度。然而，超声检查也存在着以下不足：检查组织分辨率低，不能很好地显示肿瘤和周边正常组织的分界，无法鉴别宫旁浸润与炎症反应；超声检查易受肥胖及肠道气体等因素的干扰；与CT、MR相比，超声检查范围小，无法对整个盆腔做全面评估。

（2）CT检查　因CT对盆腔软组织的分辨率不如MRI，妇科肿瘤术前检查中CT检查主要应用于对远处转移病灶的评估，建议妇科恶性肿瘤尤其是卵巢恶性肿瘤的患者常规行胸部CT平扫及增强。

（3）MRI检查　MRI最大的优点是其对软组织的高分辨率，与超声、CT相比，其对肿瘤的性质、大小、数目、位置，对肿瘤宫旁浸润的评估、宫体肌层浸润的评估以及淋巴结有无转移、数目、大小、位置均能做出更精准的判断。妇科良性肿瘤建议行盆腔MRI平扫及增强，对于部分大小超出盆腔的妇科良性肿瘤应根据其大小一并行下腹甚至全腹MRI平扫及增强。妇科恶性肿瘤建议行盆腔至中腹部MRI平扫及增强，对于中晚期患者必要时应一并行上腹部MRI平扫及增强。

（4）PET-CT或PET-MRI　PET-CT显像能够反映肿瘤细胞的代谢变化，能够在早期准确地发现恶性肿瘤的复发和转移，特别是对CT、MRI不易发现的部位或不易定性的软组织，如腹膜、腹腔。但因炎性病变、肉芽肿等同样可以摄取^{18}F-FDG，使炎症与肿瘤之间的鉴别有时很困难；另外腹部肠道、盆腔膀胱中的本底过高，也不利于病灶的显示；且费用昂贵，应根据患者的病情及需求选择。

7. 基因检测　目前运用比较多的是卵巢恶性肿瘤中*BRCA*基因分析等，对指导维持治疗有重要意义。

三、术前准备

术前准备内容见图11-1-2。

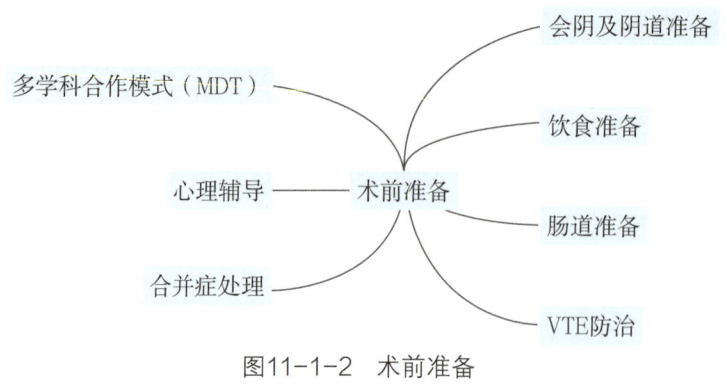

图11-1-2　术前准备

（一）充分利用多学科合作模式制订术前方案

完善术前检查后，为患者制订详细的诊疗方案，对于疑难复杂病例及恶性肿瘤病例应积极采用多学科合作模式（multidisciplinary team，MDT）。MDT在妇科疾病包括恶性肿瘤中的应用，横向跨越肿瘤内科、妇科、盆腔放疗科、中医科、相关医技科室（磁共振科、CT科、超声科、核医学科等）以及邻近脏器相关科室（胃肠外科、泌尿外科、肝胆外科等），多学科的综合治疗能达到最佳疗效，从而达到准确诊断、科学施治，避免过度诊疗和误诊误治。最新研究定义多学科综合治疗恶性肿瘤：讨论中应涉及患者的身心状况，肿瘤的具体部位，病理类型，侵及范围和是否有远处转移，结合细胞分子生物学的改变，有计划、合理地应用现有的多学科各种有效治疗手段，以最适当的费用取得最好的疗效，同时最大限度地改善患者的生活质量。

（二）患方心理辅导

肿瘤手术的患者往往会有恐惧心理，同时伴有消极、悲观心理，情绪低沉。通过与患者及其亲属的充分沟通，使其了解病情及下一步诊疗计划，明确手术的目的和意义，从而积极支持和配合手术，树立信心，争取早日康复。

（三）围术期合并症的控制

围术期合并症的控制可以有效地降低老年患者的并发症发生率及死亡率，因此，对有合并症的患者需联合相关专科及麻醉科共同制订围术期处理方案。

1. 糖尿病　推荐糖尿病患者或术后有应激性高血糖风险患者围术期应控制血糖，餐后和随机血糖控制目标为7.8～10mmol/L。

2. 高血压　围术期高血压控制目的：平稳降压，保证重要脏器的灌注，维护心脏功能。围术期高血压控制目标：①60岁以上的老年患者血压＜150/90mmHg，若能耐受可降低至＜140/90mmHg；80岁以上的高血压患者，为避免出现重要脏器灌注不足，血压不宜＜130/60mmHg。②合并有心力衰竭、冠心病、糖尿病或肾功能不全的老年患者，血压需＜

140/90mmHg。常用药物推荐长效钙通道阻滞剂（硝苯地平控释片等）及ARB类（氯沙坦等）。广东省药学会发布的《围手术期血压管理医-药专家共识》对高血压术前常用降压药应用提出了推荐意见及阐明了推荐理由（表11-1-1）。

表11-1-1　高血压患者常用降压药应用推荐意见

降压药物	围术期用药建议	理由
β受体阻滞药	继续用药	可降低术后房颤发生率、非心脏手术心血管并发症的发生率及病死率，适用于术前血压控制。术前要避免突然停用β受体阻滞剂，防止术中心率的反跳。围术期要维持此类药物的使用剂量，无法口服药物的高血压患者可经肠道外给药
RASS抑制剂	术前停药	包括ACEI和ARB，增加围术期低血压和血管性休克的风险，ACEI术前停用或减量；ARB则建议手术当天停用，待体液容量恢复后再服用
钙离子通道阻滞剂	继续用药	可改善心肌氧供需平衡，治疗剂量对血流动力学无明显影响。同时，能增加静脉麻醉药、吸入麻醉药、肌松药和镇痛药的作用
利尿剂	术前停用	可降低血管平滑肌对缩血管物质的反应性，增加术中血压控制的难度，同时利尿剂可能会加重与手术相关的体液缺失

3. 心血管疾病　主要是冠心病及心律失常的患者，对可疑冠心病的老年患者，术前可考虑先行冠状动脉CTA检查以评估冠状动脉狭窄程度。

（四）术前备皮与阴道准备

术前沐浴有助于降低SSI的发生率，推荐术前沐浴清洁，不推荐常规剃除会阴部毛发，如手术需要，可使用剪短毛发的方法进行备皮。

（五）术前禁食禁饮

术前碳水化合物治疗与术后胰岛素抵抗减少、肠道功能恢复加速以及住院时间缩短有关，且对术后并发症的发生率没有影响，鼓励患者在麻醉开始前8h进食淀粉类固体食物，牛奶、肉汤等乳制品也可，胃排空时间与固体食物相当；但油炸、脂肪及肉类食物则需要更长的禁食时间；麻醉开始前2h饮用包括碳水化合物在内的清流食，包括清水、糖水、无渣果汁、碳酸类饮料、清茶及黑咖啡，不包括含酒精类饮品。

（六）肠道准备

在妇科良性疾病手术中，推荐取消术前肠道准备；若手术范围涉及肠道，如深部浸润型子宫内膜异位症及晚期卵巢恶性肿瘤，可遵医嘱给予短程肠道准备，同时口服覆盖肠道菌群的抗生素。

（七）VTE防治

详见本章第六节静脉血栓栓塞症的预防和处理。

（杨海坤　刘浩昌）

第二节　手术路径的选择

（腹式/阴式/腹腔镜/单孔腹腔镜/机器人手术）

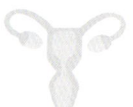

随着科技的进步，妇科肿瘤手术路径呈现多元化，主要包括开腹手术、经阴道传统手术（阴式手术）、传统腹腔镜手术、经脐/经阴道单孔腹腔镜手术以及机器人手术。

一、开腹手术

开腹手术是妇科肿瘤手术的经典入路。妇科肿瘤手术切口部位、大小的选择主要根据病变的手术需要，以手术术野暴露清楚、保证安全、做好手术为前提。手术者术前需要对病情有足够的了解，结合患者的体质、肥胖程度、既往的手术情况、手术瘢痕及位置，患者的需求等，确定手术切口部位的大小。

妇科肿瘤手术腹壁切口可分为纵行、横行及斜行3种类型。应根据病情需要，充分考虑手术野暴露程度、切口的可变性、安全性及手术者的技术水平。纵切口操作方便，手术野暴露较好，手术中可以根据手术需求延长切口。横切口手术野暴露较差，切口延长受限，对需要做中腹甚至上腹部位的手术要慎重选择，但具有伤口愈合快和美容效果好的优点，尤其是对肥胖妇女，腹部横切口较纵切口更容易进入和暴露腹腔，减少伤口愈合中的并发症。斜行切口主要用于恶性肿瘤术后腹腔化疗。

腹壁切口并发症的发生，与手术类型、患者病情和一般状况及术者的手术技巧和判断能力有关。目前由于预防措施的普及、重视与完善，严重的切口并发症已很少见，主要并发症有：切口血肿、积液；切口感染；腹壁窦道；切口裂开及内脏脱出；切口疝；切口炎性假瘤；切口肿瘤种植、播散等。

二、阴式手术

阴式手术是妇产科特有的手术方式。阴式手术无腹部刀口瘢痕，兼有美容效果，对盆腔脏器刺激小，术后恢复较快。但因手术野较狭小，操作不方便，对术者技术要求高，故其适应证受一定限制。手术前要对盆腔情况进行详细评估，了解子宫大小、活动度、附件有无肿物和/或粘连、有无盆腔子宫内膜异位症、有无盆腔手术史等。对阴道狭窄明显者，术中手术野暴露困难，操作困难，不宜选择阴式手术；术前详细询问既往有无腹部手术史及盆腔炎症史，内诊检查子宫活动好，盆腔无粘连者方可实施。如盆腔有严重粘连，术前未能发现，术中分离粘连困难，应立即更改手术方式，若强行继续操作，有损伤器官和盆腔血管的危险。并发症有：膀胱损伤、输尿管损伤、直肠损伤、阴道残端愈合不良等。

三、传统腹腔镜手术

一个世纪以前，腹腔镜技术诞生，成为了微创手术的重要组成部分。腹腔镜手术于20世纪80年代末由法国外科医师Philipe Mouret首先完成。近年来，科学技术的日新月异，使得腹腔镜技术在妇科领域得到了飞速发展和广泛普及。妇科恶性肿瘤的腹腔镜手术探索一直在进行中，越来越多的临床研究也证实了腹腔镜技术在妇科恶性肿瘤手术中的安全性和有效性。腹腔镜电子光学系统具有放大、多角度的优势，可以把手术视野暴露更充分、解剖结构暴露更细致。与传统手术不同，腹腔镜手术的进步与发展不仅与医生技术进步相关，更与腹腔镜设备器械的发展密切相关。设备和器械的进步极大地推动了腹腔镜手术的发展，但同时，能量设备的使用也随之带来了传统手术所没有的手术并发症，这些损伤多与能量器械的不当使用有关。因此，腹腔镜手术医生要全面深入地了解与掌握手术中使用的腹腔镜设备和器械的各种性能。

妇科的腹腔镜手术，主刀多站在患者左侧，进镜孔一般在脐部或脐上，操作孔常为左侧2孔，右侧1孔或2孔。同一侧的操作孔之间要有一定的距离，保持一定的落差。

四、经脐/经阴道单孔腹腔镜手术

目前妇科常见的单孔入路为经脐单孔及经阴道单孔，其中经阴道单孔属于经自然腔道内镜手术（natrual orifice transluminal endoscopic surgery，NOTES）。

1. 其特点是利用人体脐部的天然瘢痕或阴道自然腔道进行手术。
2. 优点　①体表无明显手术瘢痕，可满足未婚无性生活人群、年轻、有美容要求人群。②降低了多个切口导致的潜在并发症的风险，如在子宫肿物剔除中的应用，严格执行无瘤原则下肿物经脐切口从标本袋中取出，较旋切器取出减少了盆腹腔播散的发生概率，尤其对术前检查提示良性病变，而意外发现为肉瘤或卵巢恶性肿瘤的病例。③缩短术后住院时间。

3. 局限及难点　①镜头与器械相互干扰，影响操作及手术视野，影响术者对深度和距离的判断，画面立体感差，画面稳定性差。②同轴操纵，缺乏操作三角，导致"筷子效应"。③操作通道的数量使可用的手有限，牵引暴露术野困难。④患者限制：体型肥胖、腹壁较厚者，限制了操作孔的活动度；身高较高者，脐部与盆腔的距离相对较远，手术器械需更深入腹腔，不利于器械的展开。

五、机器人手术

手术机器人是集临床医学、生物力学、机械学、计算机科学、微电子学等诸多学科为一体的新型医疗器械。手术机器人通过清晰的成像系统和灵活的机械臂，以微创的手术形式，协助医生实施复杂的外科手术，完成术中定位、切断、穿刺、止血、缝合等操作。

（一）目前的机器人手术的组成部件

1. 外科医生控制台　位于手术室无菌区之外，医生使用双手（通过操作两个主控制器）及脚（通过脚踏板）来控制器械和一个三维高清内镜。正如在立体目镜中看到的那样，手术器械尖端与外科医生的双手同步运动。

2. 床旁机械臂系统　床旁机械臂系统是外科手术机器人的操作部件，其主要功能是为器械臂和摄像臂提供支撑。助手医生在无菌区内的床旁机械臂系统边工作，负责更换器械和内镜，协助主刀医生完成手术。为了确保患者安全，助手医生比主刀医生对于床旁机械臂系统的运动具有更高优先控制权。

3. 成像系统　成像系统内装有外科手术机器人的核心处理器以及图像处理设备，在手术过程中位于无菌区外，可由巡回护士操作，并可放置各类辅助手术设备。外科手术机器人的内镜为高分辨率三维（3D）镜头，对手术视野具有10倍以上的放大倍数，能为主刀医生带来患者体腔内三维立体高清影像，使主刀医生较普通腹腔镜手术更能把握操作距离，更能辨认解剖结构，提升了手术精确度。

（二）操作方法

外科医生坐在控制台边，离手术台几米远，透过探视镜向里看，来观察患者体内的照相机发送的3D图像。图像显示的是手术点以及两个固定在上述两根杆端点上的手术仪器。像操纵杆一样的控制手柄，位于屏幕的正下方，外科医生用来操作手术仪器。每次操纵杆移动时，计算机就向仪器发送电子信号，仪器就和外科医生的手同步移动。

总之，无论选择何种术式，无瘤原则都是一直必须遵守的，适应证选择是相对的、有限的。

妇产科前辈郎景和院士这样教导大家：一位医生面对各种技术，一种技术也面对各位医生，看我们如何面对、如何选择、如何应用。我们推崇微创观念，推行微创手术，但是并不刻意追求"零开腹"的"勇士俱乐部"，我们不能也不应该用一种方式完成所有的妇科手术；不能也不应该要求所有的妇科医生都能用腹腔镜施行任何手术。一位成熟的外科医生既应掌握各种手术方式，又善于形成自己的特长和风格。

（杨海坤　刘浩昌）

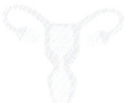

第三节　术后管理及术后并发症处理

一、概述

成功的手术取决于正确的决策、充分的术前准备、精准的手术操作和细致的术后管理，环环相扣、缺一不可，术后的管理是最容易掉以轻心的环节，如处理不善也可能导致"满盘皆输"。妇科患者术后管理主要包括鼓励患者早进食、早活动，进行液体及营养支持，处理疼痛、出血、感染、血栓、切口愈合问题等，其中感染、淋巴囊肿、静脉血栓的处理详见本章第四节至第六节。

二、术后疼痛管理

术后疼痛管理是加速康复外科（enhanced recovery after surgery，ERAS）的重要内容。理想的术后镇痛目标包括：良好的镇痛效果；减少止痛药物使用的相关不良反应；促进患者术后肠道功能恢复，促进术后早期经口进食及离床活动。推荐动态评估患者的疼痛感受，遵医嘱进行多模式镇痛，减少阿片类药物的使用。

三、导管护理

（一）引流管护理

留置引流管的患者，注意观察引流液的颜色、量、性质等，准确记录24h引流量，术后应尽早拔除引流管。

（二）导尿管护理

除根治性子宫切除术外，应避免使用导尿管，或在术后24h内拔除导尿管。对于广泛根治性子宫切除的患者，应注意避免尿潴留的发生，可适当延长留置导尿管时间（2~4周）。

四、饮食与补液

术后早期进食能够保护肠黏膜功能，防止菌群失调和异位，促进肠道功能恢复，减少围术期并发症，同时不会增加肠瘘、肺部感染发生率以及影响切口愈合，因此应对患者进行恰当的饮食指导。

1. 建议常规妇科术后待患者麻醉清醒后无恶心、呕吐即可饮温开水，10~15mL/h至可进食，4~6h开始进流质饮食或半流质饮食。对于妇科恶性肿瘤患者，也应在术后24h内开始进食流质饮食逐渐过渡到普食。

2. 建议术后患者清醒后咀嚼口香糖，以促进肠蠕动功能恢复，缩短首次排气排便时间，预防肠梗阻。

3. 经口能量摄入不足（少于推荐摄入量的60%）时，应添加口服肠内营养制剂，缩短术后恢复正常饮食的时间，必要时静脉补液。

五、体位与活动

（一）体位

患者返回病房后，无须去枕平卧，可根据患者病情及实际情况平卧或适当抬高床头，鼓励患者进行床上活动。

（二）活动

术后早期下床活动有助于减少呼吸系统并发症，减轻胰岛素抵抗，促进胃肠道功能恢复，减少肌肉萎缩，降低静脉血栓风险，预防腹胀以及缩短住院时间。推荐鼓励患者在术后24h内尽早离床活动，逐渐增加活动量，同时注意保障患者安全。

六、术后肿瘤治疗的延续

术后根据患者病理诊断结果对其告知术后治疗及随诊方案，指导患者及亲属进行后续治疗及定期随诊。

七、术后并发症的处理

妇科肿瘤手术相关并发症主要包括：泌尿系统损伤、肠管损伤、出血、皮下气肿、下肢静脉栓塞、盆腔感染、切口愈合不良、阴道残端愈合不良等。

（一）输尿管损伤

1. 输尿管损伤的特点　妇科肿瘤手术导致的输尿管损伤并发症，主要发生于子宫颈峡部、子宫主韧带、子宫动脉跨越输尿管处、子宫骶骨韧带、输尿管膀胱入口附近。输尿管损伤分为直接损伤和间接损伤。①直接损伤：手术器械对输尿管剪断、误扎、电灼伤等造成的直接物理性伤害，在分离子宫颈下端输尿管及处理骨盆漏斗韧带时最易发生。②间接损伤：常见原因为输尿管营养血管损伤引起输尿管缺血坏死及能量器械的热传导作用间接灼伤输尿管，多表现为在术后3~20天发生输尿管瘘。

2. 输尿管损伤的治疗时机　对于妇科腹腔镜手术后1~10天发现的输尿管损伤，一旦发现，应予以及时处理。对于妇科腹腔镜手术中未发现而术后数天才发现的输尿管瘘者，可先进行静脉肾盂造影和膀胱逆行插管，插管不成功者，再考虑手术治疗。但是，对于术后超过2周才发现的输尿管瘘，手术治疗需慎重。文献报道，长时间输尿管瘘可造成周围组织粘连、炎症严重，而导致修补术治疗失败率高。对于长时间输尿管瘘，可先进行局部引流，炎症得到控制3个月后，再进行修补术治疗，以提高手术成功率。对于妇科腹腔镜手术后3个月以上才发现的输尿管损伤，并且损伤侧伴肾积水、感染，肾功能完全丧失者，可进行输尿管损伤侧肾切除术。

3. 输尿管损伤的治疗措施　对于妇科腹腔镜手术导致的输尿管损伤并发症的治疗方法，主要分为非手术治疗和手术治疗。非手术治疗适用于较小范围的输尿管损伤，输尿管蠕动差，妇科腹腔镜手术中发现的输尿管解剖结构变异，以及预防隐匿性输尿管损伤，或者术中发现的输尿管表面小范围缺血等情况。对于此类患者可采用输尿管插管术，经输尿管镜逆行插管留置双J管引流即可，术后留置导尿管1~3个月，输尿管损伤即可自行修复。手术治疗输尿管损伤并发症的关键是及时发现、及时治疗。输尿管损伤的手术治疗方法，主要包括输尿管修补或吻合术、输尿管膀胱植入术等，适用于妇科腹腔镜手术中发现的输尿管断离，输尿管插管术失败，以及输尿管大范围缺血性坏死导致输尿管瘘等情况。

4. 预防措施　为预防妇科腹腔镜手术导致的输尿管损伤并发症，要求施术者术中操作仔细，熟悉盆腔解剖结构，熟练掌握各种手术器械的使用。另外，对于合并输尿管损伤高危因素的患者和妇科恶性肿瘤患者，应于妇科腹腔镜手术前或术后，采取输尿管插管术，降低输尿管损伤的发生率。

（二）膀胱损伤

1. 膀胱损伤的特点　妇科腹腔镜手术导致的膀胱损伤并发症，主要发生于膀胱顶部、底部及膀胱三角区，主要原因有以下几点：①多次手术史的患者存在瘢痕性粘连，在切开腹膜或下推膀胱时可因分离界限错误而导致膀胱损伤。②晚期侵犯膀胱区域腹膜的卵巢癌，因膀胱变位或肿瘤浸润，在切除病灶或分离子宫膀胱间隙时易损伤膀胱顶部及底部。③曾经行子宫下段剖宫产手术的患者，由于瘢痕粘连和结构不清楚，容易在分离膀胱阴道间隙时致膀胱三角区损伤。④曾经行术前放疗的晚期宫颈癌患者，由于放疗的作用致膀胱阴道间隙组织致密粘连，分离困难，且易出血，处理时易致膀胱损伤。⑤对于既往行全子宫或次全子宫切除术的患者，因为局部组织、结构发生改变，不易找准膀胱与阴道间的间隙，加上前次手术后的瘢痕致密，同样在分离膀胱阴道间隙时易发生膀胱损伤。⑥在行腹腔镜手术时，由于采用电刀，如果使用不当或发生意外也可以导致膀胱顶部的灼伤。⑦在行阴式操作时，由于分离阴道和膀胱间隙层次不清，也易导致膀胱损伤。⑧导尿管引流不畅致膀胱充盈、扩张，壁变薄容易发生膀胱损伤。此外，局部解剖不熟悉、经验不足、手术操作不熟练、发生大出血时慌乱钳夹止血，易损伤膀胱。在缝合残端组织与膀胱接近时，缝针刺破膀胱或缝扎膀胱壁也可导致膀胱损伤。

2. 膀胱损伤的处理方法　膀胱损伤的处理原则主要有：①留置导尿管，充分引流；②修复膀胱壁缺损；③对膀胱周围及其他尿外渗部位进行充分引流。对于手术中发现的膀胱不慎撕破或切开者，可以在术中行修补术，一般用3-0的Vicryl线分两层缝合。损伤部位难以查找时，可以通过膀胱充盈试验，即通过导尿管注入亚甲蓝液查找，找到后予以修补。根据损伤区域的不同采用不同的手术方式，如损伤区域位于输尿管周围则需要在行膀胱修补的同时，预防输尿管狭窄，必要时行输尿管膀胱植入术，并放置输尿管支架。对于手术后发现的膀胱损伤，应及早适当应用抗生素以减少并发症的发生。确定为膀胱损伤但造影时仅有少量尿外渗、症状较轻者，可采用非手术治疗。导尿管持续引流7~10天，并保持通畅，破裂一般可自愈。膀胱损伤伴有尿外渗，病情严重者，应尽早施行手术。

3. 膀胱损伤的预防　在锐性分离膀胱子宫颈及阴道间隙以及切断膀胱子宫颈韧带时最容易发生损伤。在游离膀胱时，必须找准膀胱子宫颈之间的间隙，在此间隙内分离一般不会损伤膀胱，如分离不在此间隙则容易导致膀胱的损伤，特别是有剖宫产史的患者。另外，除了在间隙内进行分离外，还要分清膀胱后壁的解剖，切断膀胱子宫颈及膀胱阴道之间的组织时，应小心进行，特别遇到有粘连致密时，不得强行剥离，否则将撕破膀胱。为预防膀胱损伤于妇科腹腔镜手术中发现不及时，术中可采取亚甲蓝试验或膀胱镜检查瘘，明确术中是否发生膀胱损伤，及其损伤部位和损伤程度，从而减少非计划再次手术可能。

（三）肠管损伤

肠管损伤是妇科恶性肿瘤手术少见但严重的并发症之一，特别是肠管的电损伤和小裂口的损伤由于很难在术中及时发现，因而具有较高的病死率。因此，应时刻警惕并发症的发生。既往盆腹部手术史、盆腹腔粘连、晚期卵巢癌和子宫体癌等均为高危因素。

1. 损伤的特点及主要原因

（1）严重的盆腔粘连破坏了盆腔脏器正常解剖结构，使得暴露困难，易增加套管针穿刺及器械操作所致的损伤。

（2）腹部向心性肥胖者使手术视野暴露困难而造成器械性损伤。

（3）使用电刀的方法不当可以导致电热性肠道损伤，主要以热损伤及电损伤为主。

2. 处理方法及策略　对于妇科腹腔镜手术导致的机械性肠管损伤，多数可于术中被及时发现，同时于腹腔镜下进行修补术和/或造瘘术治疗，术后禁食、加强抗感染治疗后可治愈。对于妇科腹腔镜手术中切口肠管嵌顿所致肠管损伤，需进行还纳，若术中发现肠管坏死，尚需将坏死部分切除后进行肠管吻合术。对于妇科腹腔镜手术中电凝所致肠管热损伤，以症状延迟性出现，损伤部位边界不确定及临床症状不确定为主要特征，术中较难被发现，一般于术后48h患者出现急腹症、引流管引流出肠管内容物时，才被发现。对于此类肠管损伤，由于发现较晚，多较严重，给患者带来的伤害也较大，临床一旦发现，须尽早进行开腹探查术，术中根据损伤部位及严重程度决定采取修补术还是造瘘术治疗。

3. 肠管损伤的预防　为预防妇科腹腔镜手术导致的肠管损伤并发症，术中所有操作器械，特别是带电器械，均不能离开施术者视线。对于术中发现盆腔粘连严重、手术视野暴露困难者，可适当放宽开腹手术指征。为预防切口疝肠管嵌顿所致肠管损伤，较大的脐切口穿刺可呈"Z"形穿刺，术后缝合需关闭腹膜。

（四）胃损伤

妇科腹腔镜手术导致的胃损伤并发症发生率极低，主要由于套管穿刺针、第一个盲穿的穿刺器械操作不当所致，多发生于体形消瘦、胃部下垂、胃部过度充气者。该并发症主要发生于由初学者操作的妇科腹腔镜手术中，随着施术者技术的成熟，该并发症发生率可逐渐降低。对于妇科腹腔镜手术中发现的胃损伤并发症，可于腹腔镜下进行修补术治疗，术后留置胃管进行胃肠减压，多数可愈合。为预防该并发症的发生，妇科腹腔镜手术穿刺前可先进行胃肠减压，第一个穿刺孔可适当下移。

（五）皮下气肿

国外文献报道，妇科腹腔镜手术导致的皮下气肿发生率为2.7%。患者年龄大（>65岁），皮下脂肪少，手术时间长（>200min），手术切口多（>6个），呼气末CO_2分压高，均是导致该并发症发生的高危因素。气肿出现的部位主要在腹壁、外阴及颈胸部。对于腹腔镜手术导致的皮下气肿，多数情况下不需特殊处理，给予低至中流量吸氧后，在术后1周内能自行吸收。少数有明显、大面积的皮下气肿患者，可能导致高碳酸血症，甚至危及患者生命。所以妇科腹腔镜手术中发现重度皮下气肿时，应暂停手术，排放腹腔气体，调整麻醉机参数，增加呼吸频率，加大通气量，纠正高碳酸血症，密切监测患者呼吸末CO_2分压、经皮脉搏血氧饱和度、动脉血二氧化碳分压。待上述指标恢复正常后，在低气腹压下尽快完成手术，必要时改行开腹手术。术后监测血气分析，及时发现酸碱失衡并进行纠正。部分患者出现会阴肿胀明显，有明显不适的患者，可局部湿敷。同时，对于妇科腹腔镜手术中发现的重度皮下气肿，需排除气胸可能。

（六）术后出血

妇科肿瘤尤其是恶性肿瘤手术过程中，如果由于肿瘤病程晚且累及范围广泛，后腹膜肿瘤、术野广泛粘连等均是导致手术时盆腔血管损伤的因素。腹腔镜下大血管损伤包括腹主动脉、髂血管、肠系膜血管损伤及结扎血管缝线脱落造成的出血等。腹腔内大血管损伤，在初学者操作的妇科腹腔镜手术中发生率较高，主要与穿刺时进针方式不当，穿刺器穿刺过斜、过深，穿刺技术差有关。随着施术者技术水平的提高，穿刺引起的大血管损伤呈逐渐下降趋势。对于盆腔、腹腔内大血管损伤，导致的出血量大、腹腔镜下止血困难者，建议立即进行开腹手术，同时做好输血准备，降低手术并发症及患者死亡率。对于腹腔镜下较小血管损伤，出血量小者，可根据施术者的临床经验，在腹腔镜下予以电凝止血或血管缝扎。在实际临床工作中，还存在血管结扎不牢固造成术后出血，此并发症可造成患者失血性休克，使得非计划再次手术率增高。为预防此类并发症的发生，妇科腹腔镜手术中对于大血管的处理，均应严格缝合止血。

（七）切口愈合不良

切口愈合不良也是妇科手术的主要并发症之一。造成该并发症的原因，主要包括术中腹壁血管损伤、电灼伤、手术器械消毒不严格，以及手术时间过长，手术器械压迫周围组织致缺血性坏死等。妇科腹腔镜手术切口愈合不良发生率低，多与电灼伤有关，一旦出现，给予切口换药，多可愈合，极个别患者需再次缝合切口。

（八）阴道残端愈合不良

导致阴道残端愈合不良的因素主要包括：患者合并阴道炎病史，术后阴道残端缝合过密、过紧造成组织缺血性坏死，术中应用高频电刀造成手术周围组织热损伤，术中于组织水肿时缝合阴道残端，水肿消退后缝线滑脱等。一旦发生该并发症，可给予局部压迫、换药或再次缝合处理。为减少阴道残端愈合不良的发生风险，妇科腹腔镜手术前可进行阴道消毒，减少感染概率，术中减少带电器械的使用，代之以热损伤低的器械，对施术者加强临床手术操作技能培训。

（九）神经损伤

妇科腹腔镜手术导致的神经损伤，主要分为手术体位改变所致神经损伤和术中器械所致神经损伤两类。妇科腹腔镜手术体位特殊，如膀胱截石位，若体位摆放不当，未使用硅胶垫减少肢体受压，手臂外展过度，手术时间过长等，则均可造成臂丛神经、坐骨神经、腓总神经损伤。此外，术中器械使用不当，亦可损伤闭孔神经、坐骨神经等。妇科腹腔镜手术难度高，手术时间长，均可导致神经损伤增加。因此，妇科腹腔镜手术中，应充分考虑患者体位舒适度，术前采取使用硅胶垫减少肢体受压等保护性措施，缩短手术时间，有助于降低妇科腹腔镜手术导致的神经损伤发生率。对于妇科腹腔镜手术中发现的神经损伤，或术后出现神经损伤相应临床症状，均可给予营养神经药物治疗，治疗3个月后多可恢复。

（十）切口疝的形成

1. 形成原因　形成切口疝的主要原因是缝合切口时缝不严，尤其是皮下脂肪厚者，腹肌鞘膜缝合不紧密或未缝合；术后患者肠功能恢复时间长，出现呕吐、剧烈咳嗽等使腹压急剧增加的情况致使切口缝合裂开及腹腔内肠管、网膜挤压入切口内。因切口小，腹腔内肠管或网膜嵌顿在腹壁肌肉或鞘膜间，自然状态下不易回纳，多形成嵌顿。

2. 肠嵌顿　若穿刺孔切口皮下出现包块，有疼痛症状并伴发肠道完全或不全梗阻的症状，首先要考虑肠管切口嵌顿。B超检查往往提示腹壁切口包块。临床上有时易与腹壁血肿混淆。只要伴有消化道症状，尽量不行穿刺抽吸，以免对肠管造成再次损伤。可在局部麻醉下，拆开缝合线，检查嵌顿肠管有无缺血坏死，若肠管无缺血坏死，直接还纳回腹腔，逐层严密缝合穿刺口。若观察嵌顿肠管有缺血坏死，需扩大手术切口行坏死部位切除吻合，必要时改变麻醉方式。大网膜嵌顿如无组织坏死，一般无明显临床表现，主要表现为体位改变时出现牵涉性疼痛，症状的严重程度差异较大，轻微者无须特殊处理，严重者需行嵌顿网膜带切断。若嵌顿网膜有坏死需将坏死组织清除后将网膜还纳回腹腔。

（十一）体位性低血压

妇科腹腔镜手术后体位性低血压，主要考虑由于患者术中取膀胱截石位，术后改为平卧位后，下肢静脉血流量重新分布，有效循环血容量减少，血压下降所致。因此，妇科腹腔镜手术后患者体位恢复时，需缓慢放平双下肢。

总之，在行妇科肿瘤手术时，必须严格按照各种操作规程进行，首先恢复正常的解剖结构，同时在使用电设备时，注意不要损伤邻近器官，以最大限度减少并发症的发生。

（杨海坤　刘浩昌）

第四节 术后感染的预防和处理

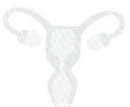

手术部位感染是指围术期发生在切口或手术深部器官或腔隙的感染，通常为术后30天内（有植入物者手术后1年以内）发生的累及深部软组织（如筋膜和肌层）的感染。

一、流行病学和危险因素

妇科SSI的发生率因地域、手术路径及手术方式而异。国内大宗数据显示，妇产科SSI的发生率为4.62%，妇科腹腔镜SSI的发生率为4.3%。虽然数据存在差异，但总体而言腹腔镜手术感染率相对较低。

危险因素包括：①手术部位病原微生物污染程度（见手术切口分类）。②手术类别和持续时间。③患者因素，如围术期血糖控制欠佳、吸烟、全身应用类固醇药物、营养不良、肥胖、阴道微生态环境失衡、手术部位放疗、免疫缺陷以及存在远离手术部位的感染等。另外研究显示，年龄、备皮至手术时间、主刀医师年资、急诊手术、手术者的临床经验、夏季手术、手术室及病房环境等细节也可增加SSI风险。

二、妇科常见手术切口分类

（一）Ⅰ类切口的手术

1. 腹腔镜或开腹途径，卵巢、输卵管相关手术。
2. 腹腔镜或开腹途径，子宫肌瘤剔除术、阔韧带肌瘤切除术、阔韧带囊肿切除术（注：使用举宫器的腹腔镜子宫肌瘤剔除术，应纳入Ⅱ类切口）。

（二）Ⅱ类切口的手术

1. 经腹或腹腔镜各类子宫切除术，包括含子宫切除的各类妇科恶性肿瘤手术。
2. 宫颈手术。
3. 各种阴式手术。
4. 各类人工阴道成形术。
5. 尿瘘修补术。
6. 外阴手术　外阴良性肿物切除术、外阴癌根治术等。

（三）Ⅲ类切口的手术

1. 乙状结肠人工阴道成形术。
2. 盆腔脏器脓肿，包括宫腔积脓、卵巢脓肿或输卵管积脓手术。
3. 合并急性盆腔炎或合并消化道破裂、穿孔的各类妇科手术。
4. 前庭大腺脓肿、小阴唇脓肿切开术。
5. 会阴Ⅲ度裂伤修补术。

（四）0类切口的手术

是指体表无切口或经人体自然腔道进行的操作。各种经阴道的宫腔手术可归入此类。

三、手术部位感染的分类

手术部位感染分为切口浅部组织感染、切口深部组织感染、器官/腔隙感染。

（一）切口浅部组织感染

1. 手术后30天以内发生的仅累及切口皮肤或皮下组织的感染，并符合下列条件之一：
（1）切口浅部组织有化脓性液体。
（2）从切口浅部组织的液体或组织中培养出病原体。
（3）具有感染的症状或体征，包括局部发红、肿胀、发热、疼痛和触痛。
2. 下列情形不属于切口浅部组织感染：
（1）针眼处脓点（仅限于缝线通过处的轻微炎症和少许分泌物）。
（2）外阴切开术部位或肛门周围手术部位感染。

（二）切口深部组织感染

无植入物者术后30天以内、有植入物者术后1年以内发生的累及深部软组织（如筋膜和肌层）的感染，并符合下列条件之一：
（1）从切口深部引流或穿刺出脓液，但脓液不是来自器官/腔隙部分。
（2）切口深部组织自行裂开或由外科医师开放的切口，同时，患者具有感染的症状或体征，包括局部发热、肿胀及疼痛。
（3）经直接检查、再次手术探查、病理学或影像学检查，发现切口深部组织脓肿或其他感染证据。同时累及切口浅部组织和深部组织的感染归为切口深部组织感染；经切口引流所致器官/腔隙感染，无须再次手术则归为深部组织感染。

（三）器官/腔隙感染

无植入物者术后30天以内、有植入物者术后1年以内发生的累及术中解剖部位（如器官/腔隙）的感染，并符合下列条件之一：

（1）器官/腔隙穿刺引流或穿刺出脓液。

（2）从器官/腔隙的分泌物或组织中培养分离出致病菌。

（3）经直接检查、再次手术、病理学检查或影像学检查，发现器官/腔隙脓肿或其他器官或腔隙感染的证据。

四、术后感染的微生物学特点

大部分SSI的病原体来源于患者皮肤或阴道的内源性菌群。皮肤内源性菌群通常为需氧性革兰阳性球菌（如葡萄球菌），当切口靠近会阴或腹股沟时，也可能包括粪便菌丛（如厌氧菌和革兰阴性需氧菌）。腹部感染切口分离到的最常见微生物包括金黄色葡萄球菌、肠球菌和大肠埃希菌。阴道和会阴的切口感染多由革兰阴性杆菌、肠球菌、B族链球菌和厌氧菌引起。术后盆腔脓肿多与厌氧菌感染相关。

五、手术部位感染的预防

（一）术前

1. 控制合并感染　择期手术前应认真甄别远离手术部位的感染，如皮肤或尿路感染，并给予合理规范的治疗。手术应推迟到感染控制后实施。

2. 控制围术期血糖　对于糖尿病患者或术后有应激性高血糖风险患者，围术期餐后血糖和随机血糖目标值应控制在<11.1mmol/L。

3. 术前淋浴　选用含氯己定洗剂、抗菌皂、普通香皂或沐浴露等用品。

4. 术前备皮　无须常规备皮，确需去除手术部位毛发时应剪除毛发，避免使用刀片刮除毛发。

5. 术野皮肤与阴道准备　推荐葡萄糖酸氯己定醇溶液（2%葡萄糖酸氯己定溶液和70%异丙醇）或碘伏（0.5%）用于手术野皮肤准备。经阴道手术或涉及阴道的手术，术前可以选择低乙醇浓度的葡萄糖酸氯己定溶液（葡萄糖酸氯己定与4%低浓度乙醇配伍）或低浓度碘伏（0.1%）冲洗阴道。皮肤消毒范围应当符合手术要求，如需延长切口、做新切口或放置引流管时，应当扩大消毒范围。

6. 规范管理细菌性阴道病　对于合并细菌性阴道病患者，术前及术后需应用甲硝唑治疗至少4天（术后可经直肠用药），以降低阴道残端感染的发生率。

7. 重视术前患者的抵抗力，纠正水电解质失衡、贫血、低蛋白血症等。

8. 有明显皮肤感染或者上呼吸道感染、流感等呼吸道疾病，以及携带或感染多重耐药菌的医务人员，在未治愈前不应当参加手术。

（二）术中

1. 手术人员要严格进行外科手消毒。

2. 尽量保持手术室正压通气，环境表面清洁，减少手术间内的人员数量及流动，减少手术室开启次数。

3. 切口位置选择　腹腔镜手术中选择脐部切口时建议选择脐上缘横弧形切口，直接套管穿刺器穿刺进入腹腔。

4. 切口止血与冲洗　完成常规手术操作后，在保持切口部位组织血液供应的基础上，应严格止血，彻底清除失活组织，去除创面的血凝块。应用聚维酮碘溶液或生理盐水冲洗切口深层或皮下组织，有利于降低SSI。

5. 术中更换手套　由于大部分SSI的病原体来源于患者皮肤或阴道的内源性菌群，在子宫切除术等接触到阴道断端的手术或盆腔脓肿等污染性手术中，适时更换手套可减少SSI的发生。

6. 使用抗菌缝线　抗菌薇乔可吸收性外科缝线具有三氯生涂层，可在缝线周围产生抑菌区，保护缝线不受细菌定植，杀灭金黄色葡萄球菌、表皮葡萄球菌、耐药金黄色葡萄球菌、大肠杆菌等外科感染的常见细菌。三氯生是广谱抗菌剂，不是抗生素，不会导致耐药菌株的产生，不会产生细胞毒性和生殖毒性，用于阴道残端和皮肤缝合更为安全，可减少SSI的发生。但普通皮下缝合线和缝合钉之间的SSI率结果相似。

7. 缝合方式与引流管　对于合并糖尿病的肥胖患者，可预防性放置皮下引流管，密闭负压引流。缝合时可采用减张缝合，闭合死腔避免切口分离和积液形成。

8. 术中避免低体温　维持围术期正常体温是预防SSI的重要因素。推荐手术室和手术过程中应用加温装置降低SSI的发生。

9. 保障氧供给　建议通过维持正常体温和正常血容量来优化妇科手术患者的氧合指数，以减少SSI的发生。WHO建议接受气管插管全身麻醉的患者手术过程中应吸入FiO_2为80%的氧气，术后即刻继续应用至2~6h，以降低SSI，但强调需进一步的随机对照试验评估不良反应。

（三）围术期预防性应用抗菌药物

1. 围术期Ⅰ类切口一般不给予预防性应用抗菌药物，但子宫切除术以外的其他妇科良性疾病的开腹手术，虽归为清洁手术，荟萃分析的有限证据支持该类开腹手术应预防性应用抗菌药物。腹腔镜中转开腹概率高的手术，也应预防性应用抗菌药物。

2. Ⅱ类及以上切口可予抗菌药物预防性应用。

（1）最常用的抗菌药物为头孢类抗生素，首选头孢唑啉，替代药物包括：头孢替坦、头孢西丁或头孢呋辛。如果对青霉素或头孢菌素过敏，推荐甲硝唑或克林霉素联合庆大霉素或氨曲南。有耐甲氧西林金黄色葡萄球菌（methicillin-resistant staphylococcus aureus，MRSA）定植或感染病史或已知定植、感染者，并且需要经皮手术的患者，可沿用MRSA预防性抗菌药物用药方案或术前预防使用万古霉素。

（2）给药方案

1）头孢唑啉（2g，静脉给药，肥胖患者增至3g），在切皮前1h内使用。

2）克林霉素600mg联合庆大霉素1.5mg/kg，或甲硝唑500mg联合庆大霉素1.5mg/kg，在切皮前1h内使用。

3）万古霉素（2g，静脉给药）或喹诺酮类药物，可放宽至切皮前2h内使用。

依据药代动力学，为维持有效的血药浓度，肥胖、手术时间＞3h或失血过多者（＞1 500mL）可调整剂量和追加给药。抗菌药物有效覆盖微生物的时间应包括整个手术过程和手术结束后4h，总预防用药时间为24h，必要时延长至48h，污染手术可依据患者情况酌量延长。

3. 0类切口的预防性应用抗菌药物方案。

（1）宫腔镜检查、子宫内膜消融术、宫内节育器放置术、子宫内膜活检术、宫颈锥切术及胚胎移植术　不推荐预防性应用抗菌药物。

（2）子宫输卵管造影与输卵管通液术　无盆腔炎病史的患者，子宫输卵管造影、输卵管通液时无须预防性应用抗菌药物。有盆腔炎性疾病病史的患者，建议行子宫输卵管造影及输卵管通液时预防性使用抗菌药物，最常用的药物为多西环素；手术时意外发现合并输卵管异常，推荐术后口服多西环素降低盆腔炎性疾病的发生率。

（3）人工流产术　建议预防性应用抗菌药物。多西环素过敏概率低，不良反应小，可作为一线用药选择。

六、手术部位感染的治疗

1. 在伤口红肿处拆除伤口缝线，使脓液流出，同时行细菌培养，伤口清创换药。

2. 清洁手术切口感染的常见病原菌为葡萄球菌和链球菌，会阴部或肠道手术切口感染的病原菌可能为肠道菌丛或厌氧菌丛，在细菌培养结果未回报前，应经验性选用相应的抗菌药物治疗。部分学者建议在妇科肿瘤切除等较长时间手术中，在缝合腹壁伤口阶段，先取皮下组织进行细菌培养，再行伤口冲洗缝合，术后如出现SSI，可根据细菌培养药敏结果迅速调整用药。

3. 累及筋膜和肌肉的严重感染，需要急诊切开清创、防治休克和静脉应用广谱抗生素（含抗厌氧菌）。

七、负压封闭引流术治疗SSI的临床经验

负压封闭引流（vacuum sealing drain，VSD）原理是将含有多个侧孔引流管的医用泡沫敷料覆盖在伤口表面或填充创口腔隙后覆盖生物半渗透膜，使感染伤口形成一个封闭的环境，通过引流管或中心负压连接，将创面的渗血、渗液充分引流，从而促进伤口的愈合。VSD具有清除多余液体和细菌负荷、促进局部灌注的能力，有助于加速伤口边缘组织的再生修复。

VSD常规负压材料主要包括敷料、半透膜和引流管。负压装置有NWPTi、PICO负压装置、智能负压伤口护理系统（SNaP）等。VSD使用的敷料由单向半透膜的聚氨酯膜制成，具有良好的透气性、透氧性和透湿性，并能防止水和细菌的侵入。临床上，也可以使用现有材料制作简易负压封闭引流装置，包括引流管、医用消毒海绵刷、透明敷贴和一次性聚丙烯医用负压吸引瓶。

VSD具体操作步骤：①拆除感染切口皮肤缝线，给予彻底清创（必要时应用过氧化氢溶液和0.9%NaCl溶液冲洗切口）（图11-4-1）。②在伤口底部放置直径0.5～1cm硅胶引流管，自切口一端旁开2cm自皮肤戳孔引出，管道周围用医用海绵包裹，并完全填塞伤口，避免管道与创面直接接触（图11-4-2）。③皮下引流管接负压持续引流，并间断挤压引流管保持引流通畅。④每3～4天行切口清洁换药，至引流量减少至2mL以下且引流液为清亮时拔除引流管。⑤换药时检查伤口。评估伤口肉芽组织的健康和数量，评估和记录伤口收缩程度。健康肉芽组织接近长满伤口时停止引流（图11-4-3）。

VSD终止负压的情况如下：①创面周围出现严重的过敏反应；②负压引流后伤口周围浸渍严重，无法达到充分引流的目的；③出现严重的疼痛，经调整负压值后仍不能缓解者；④引流出新鲜的血液，调整负压值后出血不能停止的情况；⑤半透膜固定不牢固，多次覆盖后仍漏气；⑥经VSD治疗后，局部症状不能缓解，局部感染加重者。

VSD禁忌证：①创面周围发生的肿瘤病变；②伴有活动性出血或凝血功能障碍；③未探查或探查不明的瘘道；④明确的缺血创面；⑤未彻底进行清创术的感染创面。

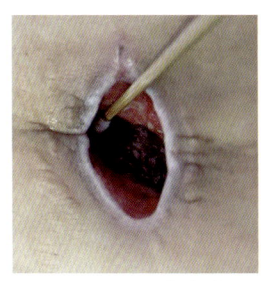

图11-4-1 感染伤口彻底清创，排除瘘道

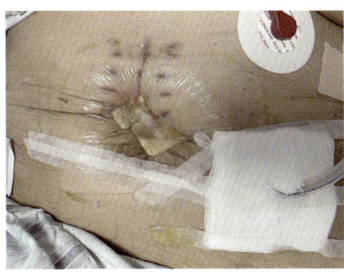

图11-4-2 简易负压封闭引流装置

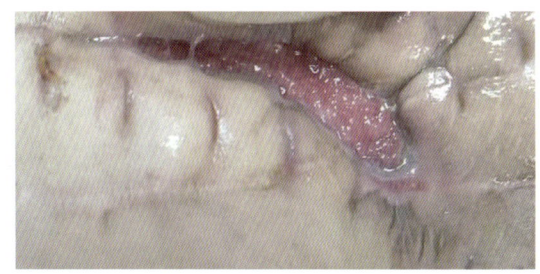

图11-4-3 健康肉芽组织接近长满伤口时停止引流

（房昭）

第五节 淋巴囊肿的预防与处理

盆腔淋巴囊肿是妇科恶性肿瘤手术后常见的并发症之一。它是由于盆腔淋巴结清扫术后腹膜后血管间隙留有无效腔，回流的淋巴液滞留在腹膜后形成缺乏上皮结构的假性囊肿。

一、流行病学和危险因素

盆腔淋巴囊肿的发生率为23%~65%，其中80%发生于术后2周内，96%发生于术后6周内。其形成机制尚不明确，可能跟淋巴系统自身特性相关，包括：①淋巴液富含蛋白质。②淋巴管管壁缺乏平滑肌细胞，收缩力差，损伤后无法自行闭合。③淋巴液几乎不含血小板，不能像血液一样凝固，无法形成纤维化闭合。当术中切除盆腔淋巴结（及腹主动脉旁淋巴结）后，如淋巴管断端未能有效闭合，回流的淋巴液及创伤后组织渗出液潴留在腹膜后血管间隙内，形成类似包裹积液的淋巴囊肿。

盆腔淋巴囊肿形成的高危因素有：淋巴结切除数目多、后腹膜未有效开放、盆腔引流不充分、引流时间过长、术后辅助放化疗、术中大量失血（≥600mL）、低蛋白血症及BMI较高等，其中淋巴结切除数目多是淋巴囊肿形成的最重要因素。

二、盆腔淋巴囊肿的临床表现

淋巴囊肿可分为无症状型和有症状型。大多数淋巴囊肿无明显临床症状，无须特殊处理即可自行逐渐吸收。少数为有症状型淋巴囊肿，其直径多>5cm，患者症状主要与囊肿大小及有无感染有关。

（一）症状

患侧腹股沟区或下腹部不适、疼痛；下肢水肿；会阴水肿；如压迫输尿管可能导致肾积水，输尿管扩张；如压迫血管可能导致下肢静脉血栓形成。淋巴囊肿感染常表现为发热、下腹部疼痛加重，囊肿体积短期内明显增大，进一步波及周围肠管，引发肠梗阻，甚至可引起腰部肌肉感染，导致继发性下肢活动障碍，感染加重还可能继发菌血症、败血症乃至感染性休克。

（二）体征

多在下腹部或腹股沟区触及囊性固定性包块，伴有局部压痛，部分患者同时表现为囊肿侧的下肢水肿。感染后腹部包块压痛明显，随着感染加重出现腹膜炎体征。

三、淋巴囊肿的诊断

根据临床表现及体征，结合影像学检查做出诊断。影像学检查包括：①首选超声检查。表现为沿侧盆壁分布、与髂外血管密切伴行，圆形或椭圆形无回声液性暗区，部分囊内可见絮状回声，亦可伴有分隔。继发感染时表现为囊壁增厚伴囊内液回声增强。②CT或MRI检查均能清楚显示盆腔淋巴囊肿的部位、分布特点、与邻近血管的关系、形态学特征，利于评估合并囊肿压迫症状的患者是否适宜囊肿穿刺引流，亦可作为疗效评估、随访和鉴别诊断的重要依据。

淋巴囊肿继发感染的诊断标准：在明确诊断淋巴囊肿的基础上，具有以下特征可确诊。①明显发热、下腹部疼痛加剧、局部压痛明显、下肢或外阴水肿等症状或体征。②血白细胞 > 9.5×10^9/L，中性粒细胞百分比 > 0.75，排除其他部位感染。③淋巴囊肿穿刺液细菌培养阳性。④抗感染治疗有效。⑤超声或CT、MRI提示淋巴囊肿较前明显增大。符合第3条即可确诊，如无细菌培养结果，符合上述条件中的任意2条也可明确诊断。

四、盆腔淋巴囊肿的预防

1. 在淋巴结切除术中，需小心操作，避免过度损伤脂肪组织及周围的淋巴管，尽量闭合较大的淋巴管，建议将周围的结缔组织与主要的淋巴管一起进行充分的结扎或闭合。

2. 尽量选用双极电凝、超声刀、百克钳等能量器械，可贴近动、静脉血管进行切割，能有效止血和充分阻断淋巴管通路，起到预防术后淋巴囊肿的作用。

3. 开放后腹膜与引流　开放后腹膜可促使淋巴液直接被腹膜、大网膜吸收，降低术后淋巴液聚集和感染的风险，缩短放置盆腔引流管的时间。也有学者采用涂有人凝血因子的胶原贴片或防粘连膜覆盖淋巴清扫区域来减少淋巴囊肿的形成。

4. 阴道残端开放或半开放缝合　阴道残端半开放缝合既可防止盆腔脏器脱出，又有利于阴道逐渐与腹膜生长融合，同时达到延长阴道、充分引流排出盆腔渗出液的双重目的，能够降低术后淋巴囊肿的发生。需要注意的是，为避免肿瘤的阴道种植，盆腹腔广泛肿瘤转移者不适合阴道的开放或半开放缝合。

5. 网膜成形术　网膜成形术是在术中游离结肠脾曲，锐性分离横结肠和网膜之间的无血管区，打开小腹膜囊，使网膜能填充盆腔，形成一个带蒂的活瓣，由胃左动脉提供血供。由于大网膜富含毛细血管，允许液体和大分子的运输和吸收，其对淋巴囊肿的形成具有预防作用。

6. 奥曲肽的应用　奥曲肽可抑制内脏分泌血管舒张素，减少脂肪吸收，减缓淋巴液在淋巴管的流速，降低淋巴管张力，减少淋巴液的生成。术后引流管拔除前，酌情应用奥曲肽有助于预防淋巴囊肿的形成。

7. 改进手术方式　如在子宫内膜癌及宫颈癌根治手术中采用前哨淋巴结导航诊断方式来尽量避免大范围清扫淋巴结。多数学者认为腹腔镜手术较腹式手术淋巴囊肿发生率更低。

五、盆腔淋巴囊肿的治疗

无症状型一般不需特殊治疗，定期随访观察即可。

有症状型淋巴囊肿如仅有轻微压迫，囊肿体积较小，症状不影响生活，可选用外敷大黄与芒硝，研末后按1∶1比例配比，温水调成糊状外敷于腹部。

大多数有症状型淋巴囊肿会影响生活质量，需采取积极的个体化治疗措施。治疗原则为排出囊液、解除压迫、闭合囊腔，治疗手段包括介入治疗、手术治疗等，合并感染者应使用抗生素，酌情辅助应用中医药治疗。

（一）介入治疗

包括穿刺抽吸术、穿刺置管引流术、腔内硬化治疗及介入淋巴管栓塞术。超声是最常用的引导手段，对于超声无法准确引导及定位者可采用CT引导。分为经腹、经阴道或经臀部穿刺入路。

1. 适应证

（1）直径>5cm，影像学提示包膜完整，囊壁无明显实性突起及明显血流信号。

（2）淋巴囊肿合并感染，压迫导致严重疼痛，并发输尿管扩张或肾积水及血栓形成等。

（3）复发囊肿的二次介入治疗。

2. 禁忌证

（1）严重凝血功能障碍者。

（2）严重肝、肾功能损伤者。

（3）淋巴囊肿呈密集多房性、液体浓稠不易抽吸者。

（4）无适宜的进针途径，穿刺针无法避开肠道、大血管及重要脏器者。

（5）硬化剂过敏史者禁行腔内硬化治疗。

3. 介入治疗的管理

（1）穿刺后囊液应常规送检肿瘤标志物、液基细胞学检查、细菌培养、蛋白定性试验等。感染囊肿应根据细菌培养药敏结果调整抗生素的应用。

（2）穿刺置管引流量如<10mL/d，但影像学检查提示囊肿仍然存在，考虑引流管梗阻，应

在无菌条件下经引流管加压注入生理盐水疏通。若反复疏通失败，而患者的压迫症状持续存在或加重，应考虑在导丝引导下更换引流管，必要时进行二次介入治疗。

（3）囊肿伴感染者，先穿刺引流排出感染囊液，也可置管引流导入甲硝唑等抗生素溶液冲洗囊腔，待感染控制后再予以硬化治疗。

（4）盆腔淋巴囊肿经阴道穿刺前需进行充分的阴道准备，穿刺术后加强会阴部位护理，合理使用抗生素预防感染，口服益生菌制剂调节肠道菌群预防肠道菌群移位导致感染。

由于穿刺抽吸术、穿刺置管引流术复发率较高，推荐超声引导下腔内硬化治疗为盆腔淋巴囊肿的首选治疗方法。硬化剂常用无水乙醇或聚桂醇。医用无水乙醇刺激性较大，囊肿凝固后可出现疼痛、过敏等副反应，聚桂醇相对温和，可多次注射，安全性良好。硬化剂注入量一般为囊液的1/3~2/3，一次最大量一般不超过100mL，保留10~30min。囊肿体积较大者也可置管引流后重复硬化治疗。

对复发性盆腔淋巴囊肿可尝试应用淋巴管栓塞术，术前常规超声或CT检查明确淋巴囊肿同侧腹股沟区是否存在合适的淋巴结。患者取平卧位，按预设淋巴结，应用22G微穿针穿刺，微穿针远端置于淋巴结皮质与髓质之间，经微穿针以0.2~0.4mL/min速度持续泵入超液化碘油，数字减影血管造影（digital subtraction angiography，DSA）密切监测淋巴管显影情况，必要时锥形束CT（cone-beam computed tomography，CBCT）监测淋巴管显影。当实时显影出现与淋巴囊肿相连接的淋巴管时即可进行栓塞治疗。推荐栓塞剂常规选择生物胶+碘化油（按1∶3~1∶4的比例混合）泵入式给药，直至混悬液进入淋巴囊肿内。术中需注意碘化油经淋巴循环进入肺循环导致肺栓塞的可能。一般来说，碘化油20mL以下的泵入量发生严重肺动脉栓塞的可能性较低。淋巴管造影不宜选择水溶性造影剂。淋巴管栓塞治疗术后，需同时密切观察淋巴囊肿引流量。

4. 介入治疗的疗效评价　介入治疗后1个月及3个月各复诊1次，疗效判定标准如下。

（1）治愈　囊肿及症状完全消失，3个月后无复发。

（2）好转　囊肿明显缩小，最大直径小于原囊肿的1/2，相关症状明显缓解。

（3）无效　囊肿无缩小或最大直径超过原囊肿，相关症状无缓解或缓解不明显，需再次治疗。

（二）手术治疗

多次介入治疗无效或不除外恶性肿瘤复发者需手术治疗。手术入路分为腹式和腹腔镜两类。经腹手术的优点在于直视下有触感，可将囊肿壁较彻底切除，缺点是创伤大、术后恢复慢和住院时间长。腹腔镜手术成功率达90%，但需要训练有素的腹腔镜医师实施，手术损伤周围脏器的风险不亚于开腹手术。

（三）盆腔淋巴囊肿合并感染的治疗

淋巴囊肿感染的最主要病原微生物是革兰阴性杆菌（以大肠埃希菌为主），其次为革兰阳性球菌，血液或囊内液送细菌培养等可明确致病菌，药敏试验结果可作为抗生素选择的依据。

当感染较轻或病原微生物不明确时，首选广谱抗生素抗炎治疗，尽可能选择兼顾对革兰阴性菌及革兰阳性菌均较敏感的二、三代头孢类抗菌药，配合抗厌氧菌的硝唑类抗生素。

当感染较重，抗炎保守治疗无效的情况下，选择超声引导下抽吸囊液并注入混有抗生素的生理盐水反复冲洗至清澈透明，抽吸完全、感染得以控制后进行硬化治疗。

附：腹腔乳糜漏的预防和治疗

妇科肿瘤腹主动脉旁淋巴结清扫水平多数达肾血管水平，可能损伤位于左肾静脉下缘、下腔静脉与腹主动脉之间的乳糜池淋巴干（盆腔、腹腔和下肢淋巴汇总），产生术后乳糜漏。

一、流行病学和危险因素

腹腔淋巴结清扫术后乳糜漏的发生率为1.2%~3.0%。危险因素包括：腹主动脉旁淋巴结清扫、先天性淋巴管畸形及扩张、恶性肿瘤导致的腹腔淋巴管破坏及阻塞、低蛋白血症、高龄、门静脉高压等。

二、临床表现

术后腹腔引流量逐渐增多，由最初的淡红色液体转变为乳白色或淡黄色混浊液体，进食后更加明显。乳糜漏量较大时，由于水、电解质、脂肪、蛋白质等营养物质的丢失，患者可能会出现腹胀、乏力、腰痛、消瘦等症状，严重者可压迫膈肌出现呼吸障碍、呕吐等，甚至发生电解质紊乱、营养障碍、低蛋白血症、血容量减少、淋巴细胞减少等。由于淋巴细胞的大量丢失，易感染而出现腹痛、发热等急腹症症状，但一般不会危及生命。

三、乳糜漏的诊断

乳糜漏的确诊应结合临床表现和实验室诊断进行综合评定。术后第1天、第3天引流液甘油三酯浓度>2.6 mmol/L，或超过血清中甘油三酯的含量可作为乳糜漏的诊断依据。

四、乳糜漏的预防

1. 清除腹主动脉旁淋巴结尤其是肾血管水平淋巴结时，充分暴露腹膜后术区，完整切除淋巴脂肪组织，避免横断肿大淋巴结，避免损伤肠干等主干淋巴管。腹腔镜手术可以在术中降低气腹压力，观察有无白色液体渗出。可用钛夹或hemolock夹夹闭损伤的主要淋巴管及不明的非血管性管道。

2. 手术结束时，在腹膜后创面喷洒生物蛋白胶或其他有封堵作用的材料来封闭小的淋巴管。

3. 术后常规放置引流管，以便及时发现乳糜漏并处理。对行腹主动脉旁淋巴结高位清扫者，应适当延长引流管放置时间至术后1周后，便于观察有无乳糜漏。

4. 术后预防性控制饮食，避免过早进食脂肪餐。

五、乳糜漏的治疗

1. 卧床休息，使用大便软化剂，以减小胸腔内和腹腔内的压力。持续负压引流。

2. 饮食　须采用无脂饮食，患者可进食鸡蛋白、米饭或粥、盐水青菜。若乳糜液量在7~10天内没有减少，可启动全胃肠外营养治疗。

3. 药物治疗　①奥利司他：一种胰脂肪酶抑制剂，可干扰十二指肠中的脂质代谢，防止脂质吸收，能作为降低淋巴液产生的辅助用药。②生长抑素：抑制肠源性血管舒张素，如血管活性肠肽、P物质、降钙素基因相关肽，尤其是胰高血糖素，从而减少淋巴液的生成。③奥曲肽：生长抑素的长效类似物，常用量为8~12h皮下注射100~200μg，持续时间为1~2周。对于既往存在心血管和肝脏疾病的患者，应慎用奥曲肽。

4. 手术治疗　经严格饮食控制后，一般3~5天乳糜漏会停止，无须手术处理。关键是要及时发现、早干预。关于何时进行外科手术干预尚未达成共识。有学者建议，乳糜液丢失>1 500mL/d，持续5~7天以上，应行手术干预，而大多数学者认为应在手术探查前等待4~8周。对于漏出量>1 500mL/d，或者经过禁食、胃肠外营养治疗，引流量仍持续在较高的水平（>1 000mL/d）1周以上，或者淋巴造影见有淋巴液自较大淋巴管破口漏出，则应手术处理。手术的关键是准确地找到淋巴管漏口位置，可于术前1天口服芝麻油50mL，术前30min静脉滴注脂肪乳，术中仔细查找淋巴漏口并行缝扎。其他手术方法包括：①切除含有淋巴管外溢的病变肠段及肠系膜；②如患者有手术禁忌证，或无法找到乳糜漏的位置，则做Denver腹腔静脉转流术。

5. 其他特殊治疗　包括治疗性淋巴管造影和栓塞（如OK-432/四环素，纤维蛋白胶/氰基丙烯酸酯胶）及低剂量放射疗法等，前者的治疗成功率与渗漏部位的识别显著相关，后者的有效性尚未得到证实。

分享：一例乳糜漏患者的诊治

一、病情介绍

患者徐××，57岁，因"绝经5年，阴道排液1年"入住我院。术前诊刮确诊子宫内膜癌，遂行腹腔镜全子宫+双侧附件切除+肠系膜下动脉水平腹主动脉旁淋巴结+盆腔淋巴结清扫术，术程顺利，术中出血50mL。患者术后腹腔引流管引流通畅，引流液少，术后3天拔除引流管，恢复良好，术后7天出院。术后10天因原腹腔引流管口渗液回院，当时见渗液清，行伤口缝合，术后无再渗液。

手术病理诊断为子宫内膜样腺癌ⅢC期，术后21天回院补充化疗。入院查腹部彩超示：子宫切除术后，盆腔内未见明显异常包块。腹腔见液性暗区：肝周约32mm，脾窝约11mm，左侧腹约15mm，右侧腹约21mm；盆腔见液性暗区深约42mm。考虑淋巴液漏出可能，未做特殊处理，化疗过程顺利，出院后正常饮食，无腹胀。

术后42天入院，拟行第二程化疗。患者诉有腹胀，入院复查彩超示：子宫切除术后，盆腔内未见明显异常包块。腹腔见液性暗区：肝周约26mm，脾窝17mm，盆腔见液性暗区深约76mm。超声引导下行腹腔积液置管引流术，引流出奶白色乳糜样液体1 070mL，见图11-5-1。

引流液送检：甘油三酯3.6mmol/L；乳糜试验阳性（做法：取适量目标体液，在显微镜下观察，如果发现有脂肪颗粒，为乳糜阳性。如果没有发现脂肪颗粒，向其中加入苏丹红进行染色，再加入乙醚，目标体液变清亮者，也为阳性）。细菌、真菌、结核菌等培养均为阴性。

二、诊断：乳糜漏b级

乳糜漏分级：a级，自限性，不需特殊处理或仅需限制饮食，不延长住院时间。b级，通常需要以下治疗之一。限制肠内营养或全肠外营养，需长时间保留外引流管或经皮穿刺引流，药物治疗（生长抑素类似物）。c级，症状严重，需要介入、手术等侵入性治疗，或需转入重症监护室治疗，甚至导致死亡。若b级乳糜漏再入院需介入、手术等侵入性治疗，也划为c级。

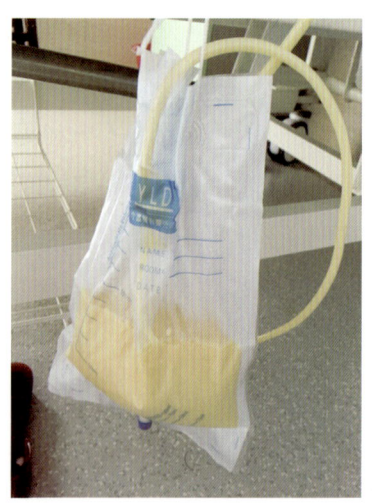

图11-5-1　乳糜样引流液

三、患者病情分析

术后初期已经有发生乳糜漏的可能。初期漏出淋巴液较清，估计与进食量少，进食的食物油脂少有关，此后进食逐步正常，含脂类食物较多，故漏出液逐步显示典型的白色乳糜样液体。乳糜漏发生的主要原因是高位淋巴结清扫时局部淋巴管未能完全有效闭合。患者症状不严重，一般情况尚可，未达c级程度，可尝试保守治疗。

四、治疗措施

记录24h出入量，持续置管接引流袋引流，低脂中链脂肪酸饮食（以椰子油替代日常用油），奥曲肽，适当静脉补充白蛋白，维持水、电解质平衡。

穿刺后引流量：第1天引流液1 000mL，乳白色；第2天引流液500mL，乳白色；第3天引流液400mL，淡黄色；第4天引流液400mL，淡黄色；第5天引流液200mL，淡黄色；第6天至第14天，引流液50~100mL，淡黄色；第15天至第21天，引流清亮液体30~60mL不等；第22天，复查彩超提示腹腔积液少，予以拔除引流管。保守治疗成功。

（房昭）

第六节　静脉血栓栓塞症的预防和处理

静脉血栓栓塞症（venous thromboembolism，VTE）是妇科盆腔手术后常见的并发症，根据临床表现形式，可分为深静脉血栓形成和肺栓塞。深静脉血栓形成（deep vein thrombosis，DVT）

是血液在深静脉内不正常凝结引起的病症，多发生在下肢。血栓脱落可引起肺栓塞（pulmonary embolism，PE），严重者可导致死亡和显著影响生活质量。

一、流行病学和危险因素

我国妇科手术后无预防措施的患者中DVT的发生率高达9.2%~15.6%。DVT者中PE的发生率高达46%。静脉壁损伤、血流缓慢和血液高凝状态是导致VTE的重要原因。易发生术后DVT的6个危险因素是：年龄≥50岁、高血压、静脉曲张、手术时间≥3h、术后卧床时间≥48h、开腹手术。据此建立VTE风险分级的G-Caprini（Gynecological Caprini）模型，见表11-6-1、表11-6-2。

表11-6-1 妇科手术后DVT的风险分级（G-Caprini模型）

风险分级	分值	术后DVT发生率/%
低危	0	0.43
中危	1	3.31
高危	2	5.36
极高危	≥3	28.31

表11-6-2 美国Caprini评分（供参考）

评分	危险因素
1分	年龄41~60岁；小手术；BMI>25kg/m^2；下肢肿胀；静脉曲张 妊娠或产后状态；不明原因或反复流产史（超过3次） 口服避孕药、激素替代品或选择性雌激素受体调节剂（如他莫昔芬等） 败血症（近1个月内）；严重的肺部疾病，包括肺炎（近1个月内）、肺功能异常 急性心肌梗死；充血性心力衰竭（近1个月内） 炎症性肠病史；卧床休息的患者
2分	年龄61~74岁；大型开放手术（45min以上）；腹腔镜手术（45min以上）；恶性肿瘤；卧床（>72h）；中心静脉通路
3分	75岁以上；VTE病史；VTE家族史；凝血因子V Leiden基因突变；凝血酶原基因*G20210A*突变 狼疮抗凝物阳性；抗心磷脂抗体阳性 血清同型半胱氨酸升高；肝素诱导的血小板减少症 其他先天性或获得性血栓形成倾向
5分	卒中（近1个月内）；选择性关节置换术；髋部、骨盆或下肢骨折；急性脊髓损伤（近1个月内）

二、静脉血栓栓塞症（VTE）的临床表现

（一）深静脉血栓形成（DVT）

1. 症状　患肢肿胀、疼痛，活动后加重，抬高患肢可好转。伴或不伴一侧腰部、下腹部、一侧臀部或背部疼痛。偶有发热、心率加快。如血栓脱落可引起肺动脉栓塞的表现。但72.5%的妇科盆腔手术后的DVT患者无典型的临床表现。

2. 体征　血栓远端肢体或全肢体肿胀是主要特点，皮肤多正常或轻度淤血，皮温高于正常肢体。重症可呈青紫色，皮温降低。如影响动脉，可出现远端动脉搏动减弱或消失。血栓发生在小腿肌肉静脉丛时，可出现血栓部位压痛（Homans征阳性、Neuhof征阳性）。后期血栓机化，常遗留静脉功能不全，出现浅静脉曲张、色素沉着、溃疡、肿胀等，称为DVT后综合征（post thrombosis syndrome，PTS）。

（二）肺栓塞（PE）

PE的重要特点是临床表现多样且无特异性，发病隐袭，甚至猝死，极易被漏诊。国外的资料显示，PE患者中1/4的临床表现为猝死。以下症状应考虑PE：低氧血症、呼吸困难、晕厥、心动过速、胸痛。

三、静脉血栓栓塞症（VTE）的围术期筛查

1. 具有危险因素的患者，妇科手术前应该常规筛查排除DVT后方可实施手术。手术后2~7天内再次进行DVT筛查。DVT筛查首选下肢血管加压超声检查（compression ultrasound，CUS）

2. 对于疑诊DVT或PE的患者推荐D-二聚体检测，如结果正常，可排除急性DVT或PE的诊断。在急性VTE患者中D-二聚体水平升高，通常采用的界值为500μg/L，抗凝治疗后逐渐降至正常。

3. 妇科手术后罹患DVT者需要进行相关检查以除外PE。妇科手术后出现低氧血症、呼吸困难、晕厥、心动过速、胸痛等可疑PE症状者，建议进行PE相关检查。PE筛查首选CT肺血管造影（computed tomographic pulmonary angiography，CTPA）。

4. 可选择性采用螺旋CT静脉造影（computed tomo-venography，CTV），可同时检查腹部、盆腔和下肢深静脉情况。此外，磁共振肺动脉造影（magnetic resonance pulmonary angiography，MRPA）、放射性核素血管扫描检查及核素肺通气/灌注（V/Q）显像、超声心动图等亦有辅助诊断价值。

四、静脉血栓栓塞症（VTE）的围术期预防

（一）基本预防措施

1. 改善生活方式 如戒烟、戒酒，控制体重、血糖和血压等。
2. 加强静脉血栓知识教育 鼓励患者勤翻身、早期功能锻炼、下床活动以及做深呼吸及咳嗽动作，避免长期卧床。

（二）手术患者快速康复

1. 手术操作避免损伤静脉内膜。
2. 规范使用止血带及术中其他止血器械。
3. 术后抬高肢体，防止深静脉回流障碍。
4. 术中和术后适度补液，尽量避免通过深静脉和下肢静脉滴注液体。多饮水，避免脱水。
5. 术后尽早下床活动，尽可能不用止血药。

（三）基于风险分级选用机械性预防和/或药物预防措施

见表11-6-3。

1. 低危患者 术后尽早下床活动。
2. 中危患者 术后采取低分子肝素（LMWH）/低剂量肝素（LDUH）药物预防或机械性预防[梯度压力袜（graduated compression stockings, GCS）/间歇性气囊加压法（intermittent pneumatic compression method, IPC）]。
3. 高危患者 术后无大出血风险者，采取药物预防（LMWH或LDUH）；术后有大出血风险者，采取机械性、药物序贯预防，先机械性预防（IPC为佳），待出血风险降低后改为药物预防。
4. 极高危患者 术后无大出血风险者，采取机械性与药物联合预防；术后大出血风险较高者，建议采取机械性、药物序贯预防，先机械性预防（IPC为佳），待出血风险降低后改为机械性与药物联合预防。

（1）机械性预防 包括间歇性气囊加压（IPC）和梯度压力袜（GCS），应在手术前开始应用，至患者术后自由活动，每天至少使用18h。GCS按照测量的患者腿围长度选择合适型号；脚踝的压力建议在18~23mmHg；尽量选择过膝GCS；弹性良好、无破损。建议5~6h穿脱1次，间歇30min。存在严重下肢动脉硬化性缺血、充血性心力衰竭、肺水肿、下肢DVT（GCS除外）、血栓性静脉炎、下肢局部严重病变（皮炎、坏疽、近期手术及严重畸形）的患者不能使用机械性预防。

（2）药物预防 药物预防措施主要包括低分子肝素（LMWH）、低剂量肝素（LDUH）和口

服抗凝剂华法林等。建议药物预防于术后6～12h开始。良性疾病患者术后药物预防的使用时限推荐为7～10天或至可以自由下床活动时；恶性肿瘤患者推荐药物预防至术后4周。具体剂量需参考各药物说明书，不宜减量。

表11-6-3 基于风险分级选用机械性预防和/或药物预防措施

风险分级	分值	术后有无严重出血并发症风险	推荐的预防措施
低危	0	—	无须特殊预防措施，术后尽早恢复活动
中危	1	无	LMWH/LDUH或GCS/IPC LMWH（达肝素2 500U或依诺肝素钠40mg，术前12h皮下注射，术后皮下注射，每天1次，直至出院） LDUH（5 000U，术前2h皮下注射，术后皮下注射，12h 1次，直至出院）
		有	GCS/IPC
高危	2	无	LMWH/LDUH或GCS/IPC LMWH（达肝素2 500U或依诺肝素钠40mg，术前12h皮下注射，术后皮下注射，每天1次，直至出院） LDUH（5 000U，术前2h皮下注射，术后皮下注射，8h 1次，直至出院）
		有	先机械性预防（IPC为佳），待出血风险降低后改为药物预防同上
极高危	≥3	无	机械性预防与药物预防联合（药物用量同高危组）
		有	先机械性预防（IPC为佳），待出血风险降低后改为机械性预防与药物预防联合 药物用量同高危组，可考虑出院后继续应用2～4周

应用低剂量肝素、低分子肝素时需注意：①监测出血并发症和严重出血危险。②监测APTT以调整剂量。③监测血小板计数，警惕肝素诱导的血小板减少症（heparin-induced thrombocytopenia，HIT），如出现血小板下降50%以上，且除外其他因素造成，应立即停用。

有下列情况者推荐使用机械性预防，不推荐使用药物预防：①患者合并活动性出血或凝血功能障碍。②合并活动性消化道溃疡。③存在严重的肝、肾功能异常。④存在未控制的高血压。⑤采用腰椎穿刺或椎管内麻醉者，术前4h至术后12h。⑥抗凝药物过敏者。⑦既往曾有肝素诱导的血小板减少症（HIT）。另外，对于恶性肿瘤和术前贫血的患者谨慎选择药物预防，根据手术具体情况，一旦度过出血高峰期即可启动药物预防。

（3）不推荐将下腔静脉滤器作为围术期PE的预防措施。

五、围术期VTE的治疗

1. 妇科疾患确诊DVT早期的患者，是否需要卧床以防止肺栓塞，目前仍有争议，一般不建议严格卧床。

2. 确诊DVT或PE后应及时请呼吸科及血管外科会诊，协助制订治疗方案，对需要溶栓或手术取栓的患者，建议转入呼吸科或血管外科治疗。非威胁生命状态的VTE可以在本科室内进行抗凝治疗。

3. VTE的抗凝治疗　抗凝治疗是基本治疗，常用的抗凝药物及治疗方法见表11-6-4。

表11-6-4　常用的抗凝药物及治疗方法

药物种类及名称	初始治疗	长期治疗
低剂量肝素 LDUH	静脉给药负荷剂量80~100U/kg，继以10~20U/(kg·h)静脉泵入，以后每4~6h根据APTT调整剂量，使其延长至正常对照值的1.5~2.5倍	7 500U，皮下注射，8h 1次
低分子肝素 LMWH	80~100U/kg，皮下注射，12h1次（1个月）	75U/kg，皮下注射，12h 1次
磺达肝癸钠	体重<50kg，5mg，皮下注射，每天1次 体重50~100kg，7.5mg，皮下注射，每天1次 体重>100kg，10mg，皮下注射，每天1次	5mg，皮下注射，每天1次
非维生素K拮抗剂（NOAC）利伐沙班	15mg，口服，每天2次，21天后改为20mg，口服，每天1次	20mg，口服，每天1次
维生素K拮抗剂（VKA）华法林	与LMWH/LDUH重叠使用至少5天，初始剂量建议2.5~6.0mg/d，2~3天后开始测INR，INR稳定在2.0~3.0并持续24h后停LMWH/LDUH，继续华法林治疗	桥接治疗期间，每周至少测量2次INR；单用华法林后，每周至少测量1次INR；华法林剂量稳定，INR为2~3时，每月至少监测1次INR

抗凝治疗疗程：

（1）对于近端DVT形成或PE患者，推荐长期抗凝治疗（3个月）。

（2）腿部DVT或PE且无恶性肿瘤的患者，采用长期抗凝治疗，药物推荐顺序为：NOAC（如利伐沙班、依度沙班等），优于VKA（华法林），优于LMWH（达肝素或依诺肝素）。

（3）腿部DVT或PE且合并恶性肿瘤的患者，长期抗凝治疗推荐LMWH（达肝素或依诺肝素），优于VKA、NOAC。

（4）腿部DVT或PE患者如果需要接受延长治疗，可继续应用原有抗凝药物。

（5）对于有PTS症状的患者可以试用逐级增压GCS。

4. 下腔静脉滤器（inferior vena cava filters，IVCF）　对于大多数DVT患者，不推荐常规应用IVCF；对于抗凝治疗有禁忌或有并发症，或者充分抗凝治疗的情况下反复发作血栓栓塞症的患者，建议经血管外科会诊放置IVCF。IVCF可以预防和减少肺栓塞的发生，但不能提高初患VTE患者的早期和晚期生存率，且随着时间的延长，放置滤器患者有更高的深静脉血栓复发的趋势。

IVCF临床应用的关键在于严格把握其植入适应证。

目前指南推荐的绝对适应证为：抗凝治疗有禁忌或有并发症，或在充分抗凝治疗的情况下仍发生PE者。相对适应证为：①髂静脉、股静脉或下腔静脉内有漂浮血栓；②急性DVT拟行导管接触性溶栓、经皮机械性血栓清除术或手术取栓等血栓清除术者；③具有急性DVT、PE高危因素的行腹部、盆腔或下肢手术的患者。

5. 导管溶栓及手术取栓　应限定于某些患者，如较严重的髂静脉、股静脉血栓患者。

六、围术期药物相关VTE的预防

（一）复方口服避孕药（COC）

部分患者在围术期为治疗异常子宫出血临时使用COC。VTE是与COC相关的不可避免的不良事件，含有高剂量雌激素或新型孕激素（包括去氧孕烯、孕二烯酮和屈螺酮）的制剂，VTE风险更高。辅助检查常发现凝血酶原水平升高。50%的VTE发生在使用COC的前3个月内，对于在围术期短期临时大量使用COC的患者需要特别重视预防VTE。

（二）氨甲环酸

氨甲环酸常用于治疗月经过多、预防和治疗术后出血，效果良好。对于氨甲环酸是否诱发VTE尚无定论，一项国际、多中心、随机、安慰剂对照试验表明氨甲环酸组的静脉血栓栓塞事件（深静脉血栓形成或肺栓塞）高于安慰剂组。荷兰的一项前瞻性研究认为使用口服氨甲环酸与静脉血栓栓塞呈正相关。但也有研究表明，氨甲环酸的局部应用可有效降低输血风险和失血量，而不会增加血栓栓塞风险。

附：妇科围术期VTE管理流程

VTE通常发病隐匿，动态评估和规范管理是预防其发生的重要手段。而对妇科医生而言，如何早期识别VTE的风险因素并进行有效干预是临床难点。以下图11-6-1至图11-6-3和表11-6-5、表11-6-6可用于指导对围术期患者VTE及早诊断，并进行有效的预防和治疗，旨在降低发生PE的风险，降低患者死亡率，还可有效地减少医疗费用。

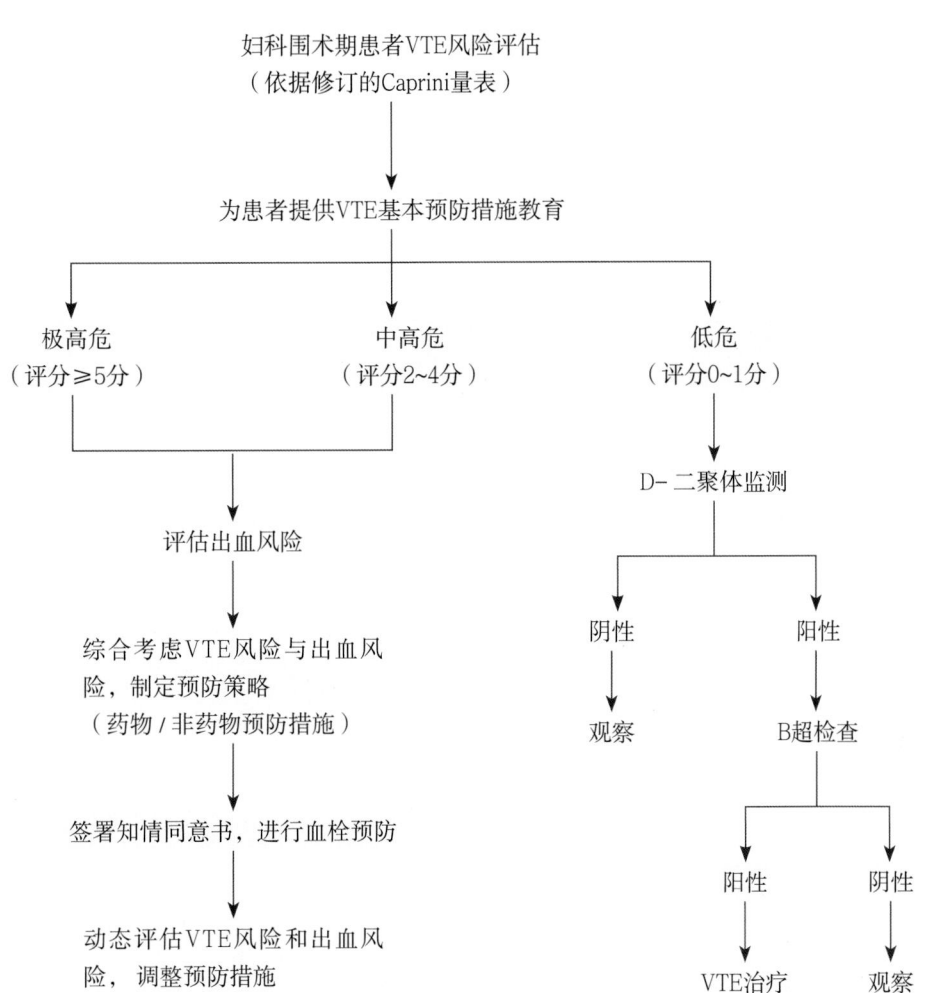

图11-6-1 妇科围术期患者VTE风险评估流程

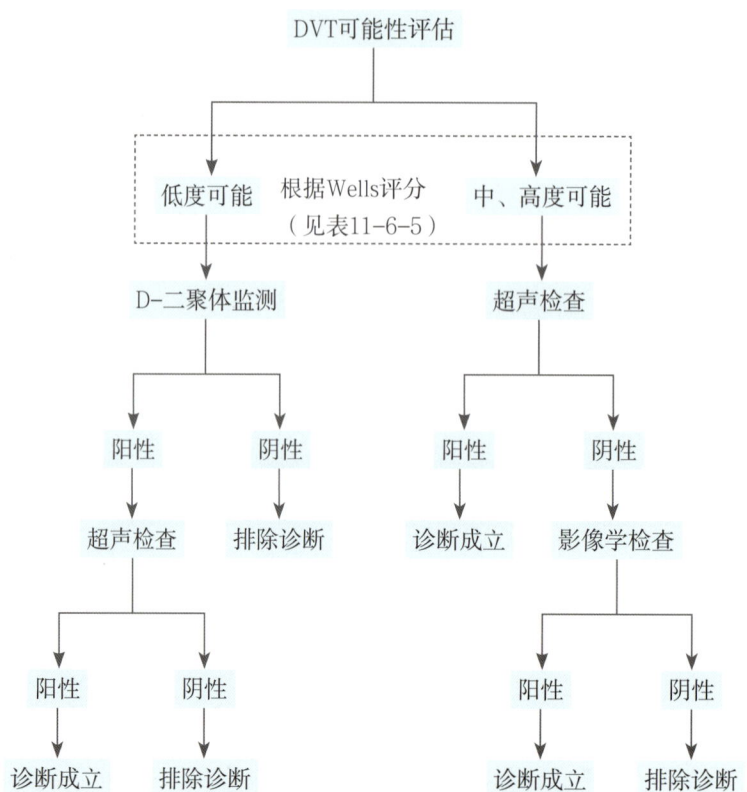

图11-6-2　DVT可能性评估流程

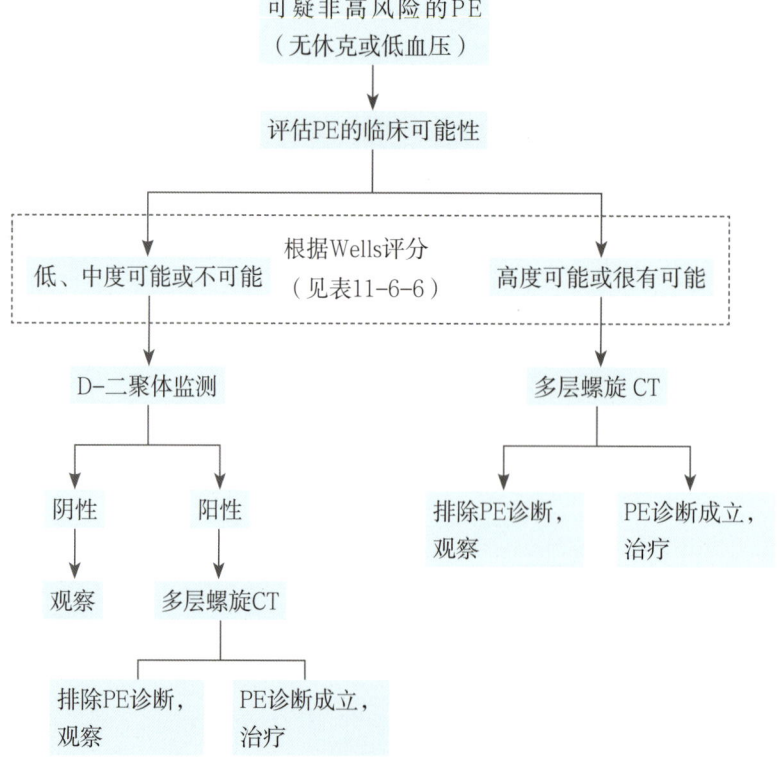

图11-6-3　可疑非高风险的PE评估流程

表11-6-5 DVT风险评估表（Wells评分表）

危险因素	评分
肿瘤（治疗中或治疗后前6个月内或姑息治疗）	1
瘫痪或近期下肢石膏固定史	1
近期卧床＞3天或术后4周内	1
沿深静脉走行的局限性压痛	1
全下肢水肿	1
小腿周径肿胀侧较正常侧＞3cm（胫骨结节下10cm处测量）	1
限于症状侧的凹陷性水肿	1
浅静脉显现（除外静脉曲张）	1
下肢静脉血栓病史	1
有可替换的其他诊断，或可能性大于DVT的诊断	−2

注：对双下肢均有症状者以症状重的一侧肢体为准；评估DVT发生的可能性应计总分：≥3分，高度可能；1分或2分，中度可能；≤0分，低度可能。

表11-6-6 PE风险评估表（Wells评分表）

病史及临床表现	评分
DVT症状或体征	3
PE较其他诊断可能性大	3
心率＞100次/min	1.5
4周内制动或接受外科手术	1.5
既往有DVT或PE病史	1.5
咯血	1
活动期肿瘤（6个月内接受抗肿瘤治疗或肿瘤转移）	1

注：≤4分为低度可疑，＞4分为高度可疑。

（房昭）

参考文献

[1] ALKATOUT，IBRAHIM. Complications of laparoscopy in connection with entry techniques[J]. Journal of Gynecologic Surgery，2017：81-91.

[2] 刘淑霞，宋秀云，王毅峰. 妇科患者腹腔镜术后感染的临床分析[J]. 中华医院感染学杂志，2015，25（13）：3102-3104.

[3] NIGEL P，HUTCHINSON A P，LEKOVICH J P，et al. Antibiotic prophylaxis for gynecologic procedures prior to and during the utilization of assisted reproductive technologies：a systematic review[J]. Journal of Pathogens，2016，（7）：1-8.

[4]BATES S M, JAESCHKE R, STEVENS S M, et al. Diagnosis of DVT: antithrombotic therapy and prevention of thrombosis, 9th ed: American College of Chest Physicians Evidence-Based Clinical Practice Guidelines[J]. Chest, 2012, 141（2 Suppl）: e44S.

[5]LI S H, DENG J, HUANG F T, et al. Impact of gasless laparoscopy on circulation, respiration, stress response, and other complications in gynecological geriatrics[J]. Shanghai Medical Journal, 2012, 7（9）: 2877.

[6]李璐瑶, 刘照红. 妇科腹腔镜手术中泌尿系损伤的临床特点及处理[J]. 腹腔镜外科杂志, 2012, 17（4）: 245-247.

[7]李丹, 刘辉. 妇科腹腔镜手术并发症的特点及预防治疗措施[J]. 中华妇幼临床医学杂志（电子版）, 2017, 13（5）: 596-600.

[8]梁志清. 妇科恶性肿瘤手术脏器损伤的预防与处理[J]. 中国实用妇科与产科杂志, 2009, 25（7）: 483-485.

[9]陈凛, 陈亚进, 董海龙等. 加速康复外科中国专家共识及路径管理指南（2018版）[J]. 中国实用外科杂志, 2018, 38（1）: 1-20.

[10] ERTAS I E, GUNGORDUK K, OZDEMIR A, et al. Influence of gum chewing on postoperative bowel activity after complete staging surgery for gynecological malignancies: a randomized controlled trial[J]. Gynecologic Oncology, 2013, 131（1）: 118-122.

[11] NELSON G, ALTMAN A D, NICK A, et al. Guidelines for postoperative care in gynecologic/oncology surgery: enhanced recovery after surgery（ERAS）society recommendations — part II[J]. Gynecologic Oncology, 2016, 140（2）: 323-332.

[12] GRIFFITHS R, FERNEZ R. Policies for the removal of short-term indwelling urethral catheters[J]. Cochrane Database Syst Rev, 2005, 5（1）: CD004011.

[13]CHOU R, GORDON D B, DE LEON-CASASOLA O A, et al. Management of postoperative pain: a clinical practice guideline（vol 17, pg 131, 2016）[J]. The journal of pain: official journal of the American Pain Society, 2016（4）: 17.

[14]NELSON G, DOWDY S C, LASALA J, et al. Enhanced recovery after surgery（ERAS）in gynecologic oncology-practical considerations for program development[J]. Gynecologic Oncology, 2017, 147（3）: 617-620.

[15] 薄海欣, 葛莉娜, 刘霞, 等. 加速康复妇科围手术期护理中国专家共识[J]. 中华现代护理杂志, 2019, 25（6）: 661-668.

[16]WEBER M A, SCHIFFRIN E L, WHITE W B, et al. Clinical practice guidelines for the management of hypertension in the community: a statement by the American Society of Hypertension and the International Society of Hypertension[J]. Journal of Clinical Hypertension, 2014, 16（1）: 14-26.

[17] 彭卫军, 蒋朝霞. 影像学诊断方法在妇科肿瘤中的应用[J]. 中国癌症杂志, 2012, 22（6）: 441-446.

[18] PHALIWONG P, LUANGDANSAKUL W, BHAMARAPRAVATANA K K, et al. Effect of obesity in persistent or remission in postmenopausal women with atypical cervical cytology[J]. Asian Pacific Journal of Cancer Prevention, 2019,

20（12）：3783-3787.

[19] 山东省疼痛医学会，刘玉光，张师前，等. 妇科手术部位感染防控的专家共识（2020年版）[J]. 北京医学，2020，42（12）：8.DOI：10.15932/j.0253-9713.2020.12.037.

[20] 李霞，黄文倩，陈婷婷，等. 2018年ACOG《妇科手术感染预防》指南解读[J]. 中国实用妇科与产科杂志，2018，34（9）：1016-1018.

[21] 山东省疼痛医学会. 妇科手术部位感染防控的专家共识（2020年版）[J]. 北京医学杂志，2020，42（12）：1223-1230.

[22] 张岩，廖秦平. 妇科手术术前感染因素评估及围手术期预防性抗生素应用规范[J]. 中国实用妇科与产科杂志，2014，30（11）：840-843.

[23] 赵斌，褚庆玉，安玉章，等. 封闭式负压引流技术的临床应用进展[J]. 河北医药，2020，（9）：1402-1407.

[24] 刘连弟，杨碧丽，邹有娣，等. 封闭负压引流联合局部氧疗对术后感染伤口愈合的影响[J]. 现代诊断与治疗，2019（12）：2113-2115.

[25] 韦瑞丽，马辉，余芳，等. 自制简易负压引流装置联合普朗特液体伤口敷料治疗腹部感染性伤口的效果分析[J]. 结直肠肛门外科，2021（3）：280-283.

[26] 朱伟艳，杨杨，刘永珠，等. 改良负压引流应用于妇科开腹手术切口缝合对患者切口愈合及炎性因子的影响[J]. 现代医学与健康研究电子杂志，2020（7）：32-34.

[27] 谢丽君，王姗娜，梁伟峰，等. 妇科患者手术后医院感染的调查分析[J]. 中华医院感染学杂志，2012，22（21）：4793-4794.

[28] ACOG.Practice Bulletin No.195：prevention of infection after gynecologic procedures[J]. Obstet Gynecol，2018，131（6）：e172-e189.

[29] AKKOUR K M，ARAFAH M A，ALHULWAH M M，et al. Surgical site infections in gynecology：a comparative study between a single-dose and 24-hour multiple-dose antibiotic prophylaxis for elective hysterectomy[J]. Obstet Gynecol Surv，2014，69（8）：501-510.

[30] BURGESS A，FISH M，GOLDBERG S，et al.Surgical-site infection prevention after hysterectomy：use of a consensus bundle to guide improvement[J].J Healthc Qual，2020，42（4）：188-194.

[31] BUSTAMANTE MONTALVO M，CAINZOS M，PRIETO CARREIRAS L，et al.Evaluation of the effect of triclosan coated sutures in the prevention of surgical site infections in a Spanish hospital setting：a prospective, observational study[J].Infect Prev Pract，2021，3（3）：100154.

[32] CHAMBERS LM，MORTON M，LAMPERT E，et al.Use of prophylactic closed incision negative pressure therapy is associated with reduced surgical site infections in gynecologic oncology patients undergoing laparotomy[J].Am J Obstet Gynecol，2020，223（5）：731.e1-e9.

[33] DIOR U P，KATHURUSINGHE S，CHENG C，et al. Effect of surgical skin antisepsis on surgical site infections

in patients undergoing gynecological laparoscopic surgery: a double-blind randomized clinical trial[J]. JAMA Surg, 2020, 155(9): 807-815.

[34]FENG J, JIANG X, ZHI Z.Subcuticular sutures versus staples for skin closure in patients undergoing abdominal surgery: a meta-analysis of randomized controlled trials[J].PLoS One, 2021, 16(5): e0251022.

[35]FRANCO-BUENAVENTURA D, GARCÍA-PERDOMO HA.Vacuum-assisted closure device in the postoperative wound care for Fournier's gangrene: a systematic review[J].Int Urol Nephrol, 2021, 53(4): 641-653.

[36]GEZER S, YALVAÇ HM, GÜNGÖR K, et al. Povidone-iodine vs chlorhexidine alcohol for skin preparation in malignant and premalignant gynaecologic diseases: a randomized controlled study[J].Eur J Obstet Gynecol Reprod Biol, 2020, 244: 45-50.

[37]GILLISPIE-BELL V.Prevention of surgical site infections in gynecologic surgery: a review of risk factors and recommendations[J].Ochsner J, 2020, 20(4): 434-438.

[38]HAWN M T, RICHMAN J S, VICK C C, et al.Timing of surgical antibiotic prophylaxis and the risk of surgical site infection[J]. JAMA Surg, 2013, 148(7): 649-657.

[39]KOBAYASHI T, JENN K E, BOWDLER N, et al.Reduction in abdominal hysterectomy surgical site infection rates after the addition of anaerobic antimicrobial prophylaxis.Infect Control Hosp Epidemiol[J]. 2020, 41(12): 1469-1471.

[40]KUZNICKI M, MALLEN A, MCCLUNG E C, et al.Dual antibiotic prevention bundle is associated with decreased surgical site infections[J].Int J Gynecol Cancer, 2020, 30(9): 1411-1417.

[41]LEITAO M M J R, ZHOU Q C, SCHIAVONE M B, et al.Prophylactic negative pressure wound therapy after laparotomy for gynecologic surgery: a randomized controlled trial[J].Obstet Gynecol, 2021, 137(2): 334-341.

[42]LIPPITT M H, FAIRBAIRN M G, MATSUNO R, et al.Outcomes associated with a five-point surgical site infection prevention bundle in women undergoing surgery for ovarian cancer[J]. Obstet Gynecol, 2017, 130(4): 756-764.

[43]LOFTUS R W, DEXTER F, GOODHEART M J, et al.The effect of improving basic preventive measures in the perioperative arena on staphylococcus aureus transmission and surgical site infections: a randomized clinical trial[J].JAMA Netw Open, 2020, 3(3): e201934.

[44]LUWANG A L, SAHA P K, ROHILLA M, et al.Chlorhexidine-alcohol versus povidone-iodine as preoperative skin antisepsis for prevention of surgical site infection in cesarean delivery-a pilot randomized control trial[J]. Trials, 2021, 22(1): 540.

[45]MÁRQUEZ E M L, PIÑA-CANCINO S, CARRANZA-LIRA S, et al. Clinical and laboratory characteristics in gynecologic and obstetric patients with surgical site infection[J].Rev Med Inst Mex Seguro Soc, 2020, 58(2): 137-144.

[46]MARTÍ M T C, FERNANDEZ-GONZALEZ S, MARTÍ M D, et al. Prophylactic incisional negative pressure wound therapy for gynaecologic malignancies[J]. Int Wound J, 2021, 19(2): 272-277.

[47]MOHAMED A H, MOHAMUD H A, ARSLAN E. Epidemiological characteristics and predisposing factors for surgical site infections caused by bacterial pathogens exhibiting multidrug-resistant patterns[J]. Antibiotics (Basel), 2021, 10 (6): 622.

[48]RAFIQ A, ZAFAR A F, JAVED M, et al.Comparison of operative complications of direct trocar access versus veress needle insertion technique for initial peritoneal entry in patients undergoing gynecological laparoscopic surgery[J]. J Ayub Med Coll Abbottabad, 2021, 33 (2): 311-314.

[49]RASHID N, BEGIER E, LIN K J, et al.Culture-confirmed staphylococcus aureus infection after elective hysterectomy: burden of disease and risk factors[J]. Surg Infect (Larchmt), 2020, 21 (2): 169-178.

[50]RATTANAKANOKCHAI S, EAMUDOMKARN N, JAMPATHONG N, et al.Changing gloves during cesarean section for prevention of postoperative infections: a systematic review and meta-analysis[J].Sci Rep, 2021, 11 (1): 4592.

[51]SAINZ DE LA CUESTA R, MOHEDANO R, SAINZ DE LA CUESTA S, et al.Intraoperative subcutaneous culture as a predictor of surgical site infection in open gynecological surgery[J].PLoS One, 2021, 16 (1): e0244551.

[52]SHI L, GU Q, ZHANG F, et al.Predictive factors of surgical site infection after hysterectomy for endometrial carcinoma: a retrospective analysis[J].BMC Surg, 2021, 21 (1): 292.

[53]STEINER H L, STRAND E A. Surgical-site infection in gynecologic surgery: pathophysiology and prevention[J]. Am J Obstet Gynecol, 2017, 217 (2): 121-128.

[54]STONE R, CAREY E, FADER A N, et al. Enhanced recovery and surgical optimization protocol for minimally invasive gynecologic surgery: an AAGL white paper[J]. Journal of minimally invasive gynecology, 2021, 28 (2): 179-203.

[55]杜敏, 方小玲, 夏晓梦.妇科恶性肿瘤术后淋巴漏的诊治[J].现代妇产科进展, 2019, 28 (12): 952-953, 956.

[56]李培全, 刘青, 刘开江, 等.妇科恶性肿瘤腹腔镜淋巴结清扫术后淋巴漏的影响因素及治疗方法[J].中国内镜杂志, 2018, 24 (12): 43-49.

[57]王延洲, 梁志清.妇科恶性肿瘤盆腔淋巴清扫后淋巴囊肿处理[J].中国实用妇科与产科杂志, 2016, 32 (11): 1052-1057.

[58]许沙沙, 王玲, 靖丽娟, 等.女性盆腔恶性肿瘤患者术中及术后淋巴囊肿预防和治疗的研究进展[J].吉林大学学报 (医学版), 2020, 46 (4): 888-893.

[59]中国医师协会微无创医学专业委员会, 中国妇幼保健协会放射介入专业委员会.妇科恶性肿瘤盆腔淋巴结切除术后淋巴囊肿诊治专家共识 (2020年版) [J].中国实用妇科与产科杂志, 2020, 36 (10): 959-964.

[60]李竹, 毛熙光.宫颈癌根治术后乳糜瘘的防治进展[J]. 中国现代医生, 2016, 35: 161-163, 168.

[61]魏彩平, 王健理, 杨岚, 等. 妇科恶性肿瘤患者行腹主动脉旁淋巴结切除术术后发生乳糜漏的影响因素分析[J].广西医学, 2019 (4): 447-449, 459.

[62]DEAN S M, VALENTI E, HOCK K, et al.The clinical characteristics of lower extremity lymphedema in 440 patients[J].J Vasc Surg Venous Lymphat Disord, 2020, 8(5): 851-859.

[63]DESSOURCES K, AVIKI E, LEITAO M M J R.Lower extremity lymphedema in patients with gynecologic malignancies[J].Int J Gynecol Cancer, 2020, 30(2): 252-260.

[64]GASPARRI M L, KUEHN T, RUSCITO I, et al. Fibrin sealants and axillary lymphatic morbidity: a systematic review and meta-analysis of 23 clinical randomized trials[J]. Cancers (Basel), 2021, 13(9): 2056.

[65]GHEZZI F, UCCELLA S, CROMI A, et al. Lymphoceles, lymphorrhea, and lymphedema after laparoscopic and open endometrial cancer staging[J].Ann Surg Oncol, 2012, 19(1): 259-267.

[66]KERBAGE Y, KAKKOS A, KRIDELKA F, et al.Lomboaortic lymphadenectomy in gynecological oncology: laparotomy, laparoscopy or robot-assisted laparoscopy? [J].Ann Surg Oncol, 2020, 27(10): 3891-3897.

[67]KLODE J, KLOTGEN K, KORBER A, et al.Polidocanol foam sclerotherapy is a new and effective treatment for post-operative lymphorrhea and lymphocele[J]. J Eur Acad Dermatol Venereol, 2010, 24(8): 904-909.

[68]KONG T W, CHANG S J, KIM J, et al. Risk factor analysis for massive lymphatic ascites after laparoscopic retroperitonal lymphadenectomy in gynecologic cancers and treatment using intranodal lymphangiography with glue embolization[J]. J Gynecol Oncol, 2016, 27(4): e44.

[69]LUZARRAGA AZNAR A, ESPAÑOLLLORET P, SOLER MORENO C, et al.Laparoscopic approach for symptomatic pelvic and para-aortic lymphoceles[J].J Turk Ger Gynecol Assoc, 2022, 23(1): 60-62.

[70]LV S, WANG Q, ZHAO W, et al. A review of the postoperative lymphatic leakage[J]. Oncotarget, 2017, 8(40): 69062-69075.

[71]MA X, WANG Y, FAN A, et al. Risk factors, microbiology and management of infected lymphocyst after lymphadenectomy for gynecologic malignancies[J]. Archives of gynecology and obstetrics, 2018, 298(6): 1195-1203.

[72]NICKSIC P J, CONDIT K M, NAYAR H S, et al.Algorithmic approach to the lymphatic leak after vascular reconstruction: a systematic review[J]. Arch Plast Surg, 2021, 48(4): 404-409.

[73]ONISHI Y, MORIBATA Y, SHIMIZU H, et al.Intranodal lymphangiography during surgical repair of pelvic lymphorrhea after radical gystectomy[J].Case Rep Urol, 2021, 2021: 7822422.

[74]SHIMONO A, SAKUMA H, WATANABE S, et al.Effective combination of lymphatico-venous anastomosis and negative pressure wound therapy for lymphocyst: a Case Study[J].J Obstet Gynaecol Res, 2020, 46(7): 1224-1228.

[75]SONG S Y, PARK M, KANG B H, et al.Distribution of lymphocele following lymphadenectomy in patients with gynecological malignancies.Obstet Gynecol Sci[J]. 2020, 63(6): 700-708.

[76]TEN HOVE A S, TJIONG M Y, ZIJLSTRA I A J.Treatment of symptomatic postoperative pelvic lymphoceles: a systematic review[J].Eur J Radiol, 2021, 134: 109459.

[77]TOGAMI S, KUBO R, KAWAMURA T, et al.Risk factors for lymphatic complications following lymphadenectomy in patients with endometrial cancer[J].Taiwan J Obstet Gynecol, 2020, 59(3): 420-424.

[78]TSUDA N, USHIJIMA K, KAWANO K, et al. Prevention of lymphocele development in gynecologic cancers by the electrothermal bipolar vessel sealing device[J]. J Gynecol Oncol, 2014, 25（3）：229-235.

[79]WEDIN M, STÅLBERG K, MARCICKIEWICZ J, et al.Incidence of lymphedema in the lower limbs and lymphocyst formation within one year of surgery for endometrial cancer：a prospective longitudinal multicenter study[J]. Gynecol Oncol, 2020, 159（1）：201-208.

[80]WROBEL A, WINKLER I, RECHBERGER T, et al.Does intraoperative application of TachoSil reduce the number of lymphoceles after pelvic lymphadenectomy？[J].Ginekol Pol, 2022, 93（4）：278-283.

[81]YAMAMOTO T, YAMAMOTO N, KAGEYAMA T, Supermicrosurgery for oncologic reconstructions[J].Glob Health Med, 2020, 2（1）：18-23.

[82]郎景和，王辰，瞿红，等. 妇科手术后深静脉血栓形成及肺栓塞预防专家共识[J]. 中华妇产科杂志，2017，52（10）：649-653.

[83]中国临床肿瘤学会肿瘤与血栓专家委员会.肿瘤相关静脉血栓栓塞症预防与治疗指南（2019版）[J].中国肿瘤临床杂志，2019，46（13）：653-660.

[84]中国心胸血管麻醉学会非心脏麻醉分会，中国医师协会心血管内科医师分会，中国心血管健康联盟.抗血栓药物围手术期管理多学科专家共识[J].中华医学杂志，2020，100（39）：3058-3074.

[85]中华医学会外科学分会血管外科学组.深静脉血栓形成的诊断和治疗指南（第三版）[J].中国血管外科杂志（电子版），2017，9（4）：250-257.

[86]刘琦芳，王丹波.妇科手术中静脉血栓栓塞症的围手术期评估与预防[J].中国实用妇科与产科杂志，2014，30（11）：850-854.

[87]屈睿升，周晏仪，张耀明，等.下腔静脉滤器的应用与研究进展[J]. 中国普通外科杂志，2021（6）：715-722.

[88]车焱. 我国妇产科静脉血栓栓塞症发生率研究现状[J]. 中国实用妇科与产科杂志，2018，34（7）：709-713.

[89]丁永艳，范植蓉，李高莲，等. 妇科围手术期静脉血栓栓塞症分层预防清单的应用评价[J]. 中国妇产科临床杂志，2020（4）：358-361.

[90]高红，王建东，佟彤. 妇科相关静脉血栓栓塞症的风险评估流程和临床实践管理[J]. 中国全科医学，2019（12）：1385-1391.

[91]BARBER E L, CLARKE-PEARSON D L. Prevention of venous thromboembolism in gynecologic oncology surgery[J]. Gynecol Oncol, 2017, 144（2）：420-427.

[92]CHO H, KANG J, KIM H S, et al.Ethnic differences in oral antithrombotic therapy[J].Korean Circ J, 2020, 50（8）：645-657.

[93]CHONG W, BUI A H, MENHAJI K. Incidence and risk factors for venous thromboembolism events after different routes of pelvic organ prolapse repairs[J]. Am J Obstet Gynecol, 2020, 223（2）：268 e261-e226.

[94]DANIEL M WITT, ROBBY NIEUWLAAT, NATHAN P CLARK, et al.American Society of Hematology 2018 guidelines for management of venous thromboembolism: optimal management of anticoagulation therapy[J]. Blood Adv, 2018, 2(22): 3257-3291.

[95]DAVIS J D.Prevention, diagnosis, and treatment of venous thromboembolic complications of gynecologic surgery[J]. Am J Obstet Gynecol, 2001, 184(4): 759-775.

[96]GALANAUD J P, SEVESTRE M A, PERNOD G, et al.Epidemiology and 3-year outcomes of combined oral contraceptive-associated distal deep vein thrombosis[J]. Res Pract Thromb Haemost, 2020, 4(7): 1216-1223.

[97]HALT-IT Trial Collaborators.Effects of a high-dose 24h infusion of tranexamic acid on death and thromboembolic events in patients with acute gastrointestinal bleeding (HALT-IT): an international randomised, double-blind, placebo-controlled trial. [J]. lancet. 2020, 395(10241): 1927-1936.

[98]HOLBROOK A, SCHULMAN S, WITT D M, et al.Evidence-based management of anticoagulant therapy: antithrombotic therapy and prevention of thrombosis, 9th ed: American College of Chest Physicians Evidence-Based Clinical Practice Guidelines[J]. Chest, 2012, 141(2 Suppl): e152S-e184S.

[99]INSIN P, VITOOPINYOPARB K, THADANIPON K, et al.Prevention of venous thromboembolism in gynecological cancer patients undergoing major abdominopelvic surgery: a systematic review and network meta-analysis[J]. Gynecol Oncol, 2021, 61(1): 304-313.

[100]JANG Y S, LEE E S, KIM Y K.Venous thromboembolism associated with combined oral contraceptive use: a single-institution experience[J].Obstet Gynecol Sci, 2021, 64(4): 337-344.

[101]JORGENSEN E M, HUR H C.Venous Thromboembolism in minimally invasive gynecologic surgery: a systematic review[J]. Journal of Minimally Invasive Gynecology. 2019, 26(2): 186-196.

[102]KEARON C, KAHN S R.Long-term treatment of venous thromboembolism[J]. Blood, 2020, 135(5): 317-325.

[103]KENMOTSU H, NOTSU A, MORI K, et al.Cumulative incidence of venous thromboembolism in patients with advanced cancer in prospective observational study[J].Cancer Med, 2021, 10(3): 895-904.

[104]MEAIDI A, MØRCH L, TORP-PEDERSEN C, et al. Oral tranexamic acid and thrombosis risk in women[J]. EClinical Medicine, 2021, 35: 100882.

[105]MONTROY J, HUTTON B, MOODLEY P, et al. The efficacy and safety of topical tranexamic acid: a systematic review and meta-analysis[J]. Transfus Med Rev, 2018, (19): 165-178.

[106]MUROFUSHI K N, TOMITA T, OHNISHI K, et al.Risk factors for venous thromboembolism induced by prolonged bed rest during interstitial brachytherapy for gynecological cancer: a retrospective study[J].Radiat Oncol, 2021, 16(1): 121.

[107]ORTEL T L, NEUMANN I, AGENO W, et al.American Society of Hematology 2020 guidelines for management of venous thromboembolism: treatment of deep vein thrombosis and pulmonary embolism[J].Blood Adv, 2020, 4(19):

4693-4738.

[108]RAHN D D, MAMIK M M, SANSES T V D, et al. Venous thromboembolism prophylaxis in gynecologic surgery: a systematic review[J]. Obstet Gynecol, 2011, 118(5): 1111-1125.

[109]TAENGSAKUL N, SAIWONGSE T, SAKORNWATTANANON O, et al.Incidence and risk factors for venous thromboembolism following 2462 major abdomino-pelvic surgeries in tertiary hospital[J].Vasc Health Risk Manag, 2021, 17: 135-143.

[110]VAN UDEN RCAE, HOUTENBOS I, GRIFFIOEN-KEIJZER A, et al.Guidelines for mono, double and triple antithrombotic therapy[J].Postgrad Med J, 2021, 97(1153): 730-737.

[111]WANG L, WEI S, ZHOU B, et al.A nomogram model to predict the venous thromboembolism risk after surgery in patients with gynecological tumors[J].Thromb Res, 2021, 202: 52-58.

[112]WORLEY MJ J R, RAUH-HAIN J A, SANDBERG E M, et al. Venous thromboembolism prophylaxis for laparoscopic surgery: a survey of members of the Society of Gynecologic Oncology[J]. International Journal of Gynecological Cancer, 2013, 23(1): 208-215.

[113]YUK J S, LEE B, KIM K, et al.Incidence and risk of venous thromboembolism according to primary treatment in women with ovarian cancer: a retrospective cohort study[J].PLoS One, 2021, 16(4): e0250723.

[114]ZHANG G Q, CHEN J L, LUO Y, et al.Menopausal hormone therapy and women's health: an umbrella review[J].PLoS Med, 2021, 8(8): e1003731.

第十二章 妇科肿瘤基本术式

第一节 腹腔镜下子宫全切术

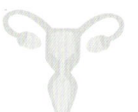

一、概述

子宫全切术是妇科最基本、最常见的手术之一,可采用腹式、阴式及腹腔镜或机器人辅助的手术方式。腹腔镜下子宫全切术(total laparoscopic hysterectomy,TLH)是指完全在腹腔镜下切断子宫周围的韧带、血管及阴道壁组织,使子宫完全游离后自阴道取出,并在腹腔镜下缝合阴道断端,包括或不包括双侧输卵管及卵巢切除。TLH具有微创手术创伤小、腹部切口小、术后胃肠道恢复时间快、术后疼痛少、住院时间短等优点。

二、手术适应证和禁忌证

(一)适应证

1. 子宫良性疾病 子宫肌瘤、子宫内膜异位症、子宫腺肌病、子宫脱垂、异常子宫出血等。
2. 癌前病变 子宫内膜非典型增生、高级别宫颈上皮内病变等。
3. 恶性病变 早期宫颈癌、内膜癌、卵巢癌等。

(二)禁忌证

1. 子宫体积过大。腹腔镜切除子宫的最大尺寸取决于手术者的经验和水平以及患者阴道狭窄程度、子宫活动度等条件。一般认为若子宫体积超过孕16周大小,腹腔镜手术操作会比较困难，手术时间会明显延长。

2. 严重盆腔粘连或其他复杂的腹盆腔病变。

3. 其他腹腔镜手术禁忌证，如严重的心脑血管疾病及肺功能不全；严重凝血功能障碍，血液病；膈疝等。

三、手术步骤

（一）术前准备

1. 术前应行妇科检查，完成血常规、尿常规、血型、凝血功能、肝肾功能等常规实验室检查，行阴道分泌物检查，如存在急性感染，应治愈后再考虑手术。

2. 术前常规行宫颈细胞学和HPV检查，必要时行宫颈活检、分段诊刮和宫腔镜检查，排除宫颈、子宫内膜恶性病变和癌前病变，避免因术前漏诊而导致手术切除范围不足等问题。

3. 阴道清洁和准备　术前用0.1%的碘伏溶液行阴道抹洗。

4. 肠道准备　妇科良性疾病肠道准备非必须。对于可疑或确定恶性肿瘤累及肠道、深部子宫内膜异位症、便秘者，需做好肠道准备。术前一天开始半流质饮食，术前晚全流质饮食，术前一天下午4点左右服用肠道清洁液（常用复方聚乙二醇电解质散2袋溶于2 000mL温水中，2h内饮完），必要时予以灌肠。

5. 术前皮肤准备　包括全身淋浴、备皮，建议使用剪刀剪掉毛发，避免使用剃须刀。

6. 手术野消毒前，在麻醉生效后再进行一次阴道检查，全面了解子宫大小、位置、活动度及盆腔情况。

7. 用0.5%聚维酮碘溶液严格消毒腹部、会阴部和阴道，消毒范围腹部上至剑突水平，两侧至腋中线，下至两大腿上1/3。用0.1%的碘伏溶液抹洗或冲洗阴道。

（二）麻醉

一般采用气管插管静脉—吸入复合全身麻醉。

（三）手术操作要点

1. 离断圆韧带　在距离子宫2~3cm处电凝离断（图12-1-1）。要点：垂直圆韧带离断，断面最小。使用超声刀离断圆韧带时超声刀头注意勿伸入输卵管系膜区域，易造成出血。

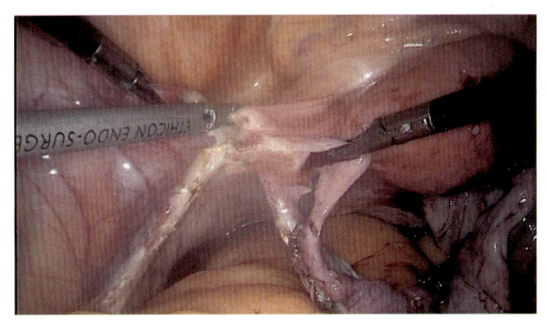

图12-1-1　离断圆韧带（左侧）

2. 附件的处理

（1）切除附件　需切断骨盆漏斗韧带，骨盆漏斗韧带是阔韧带向盆壁方向的延续，内含有卵巢动、静脉。将骨盆漏斗韧带提起，紧靠卵巢门凝切（图12-1-2）。如需高位切断时，应打开骨盆漏斗韧带腹膜，显露输尿管走行，裸化血管，双极做一电凝带，确定凝闭后靠电凝带近端切断，避免远端凝闭不全并出现血管回缩，此时再去寻找断端止血很容易伤及输尿管（图12-1-3）。

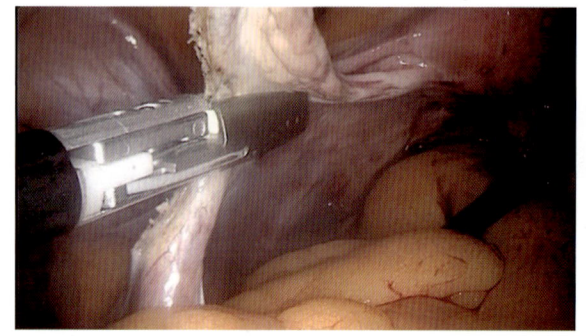

图12-1-2　离断骨盆漏斗韧带（左侧）

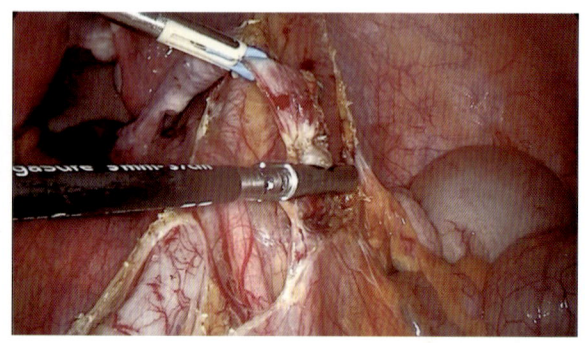

图12-1-3　高位离断骨盆漏斗韧带（右侧）

（2）切除输卵管保留卵巢　此时需切断卵巢固有韧带及输卵管。

切除输卵管：紧贴输卵管系膜，从伞端开始逐步向近端凝切，电凝时尽量贴近输卵管壁，注意凝闭输卵管系膜内的血管。

切断卵巢固有韧带：卵巢固有韧带中有子宫动脉上行支分出的卵巢支，因此离断时要注意完全凝闭血管，应在中部断离，既不宜过于靠近卵巢，减少热损伤，也不紧贴子宫，避免血管回缩至子宫内导致出血。

3. 处理阔韧带及下推膀胱　凝固切断输卵管系膜及卵巢固有韧带后，宫角已游离。此时顺势从旁侧寻找间隙，打开阔韧带前叶（图12-1-4），紧贴圆韧带下方打开前叶，弧形打开膀胱腹膜反折。找到正确的层次，即膀胱与阴道壁的间隙，一手钳夹提起膀胱腹膜，另一手沿间隙推离膀胱，可采用钝性或锐性分离，将膀胱下推至距离举宫杯杯缘以下1～2cm（图12-1-5）。阔韧带后叶的处

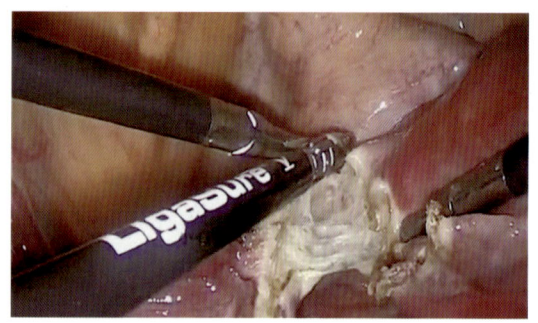

图12-1-4　打开阔韧带前叶

理：提起阔韧带后叶，紧贴腹膜分离腹膜与血管间隙，靠近腹膜侧用力，小心勿伤及子宫血管。分离下推阔韧带前、后叶，使输尿管远离术野（图12-1-6）。

4. 子宫血管的处理　主要电凝切断子宫动、静脉的上行支。离断血管前先小心分离宫旁周围的疏松结缔组织，裸化子宫血管，上举举宫杯使子宫远离输尿管，在杯缘的上方，垂直子宫纵轴方向凝闭子宫动脉上行支，完全闭合血管并形成一电凝带后切断，可使用双极电凝配合超声刀

或剪刀完成，也可直接使用凝切系统完成（图12-1-7、图12-1-8）。

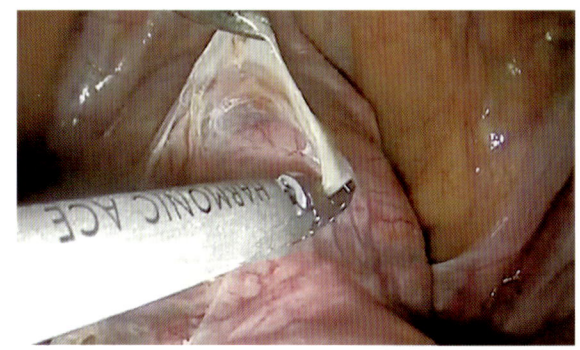

图12-1-5　打开膀胱腹膜反折，下推膀胱

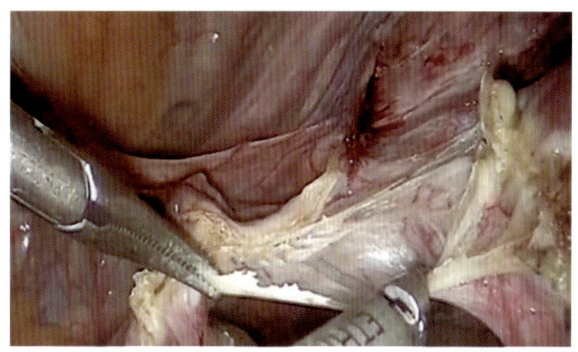

图12-1-6　打开阔韧带后叶

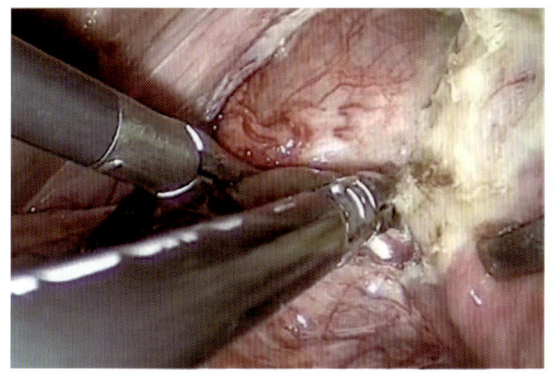

图12-1-7　凝切左侧子宫血管

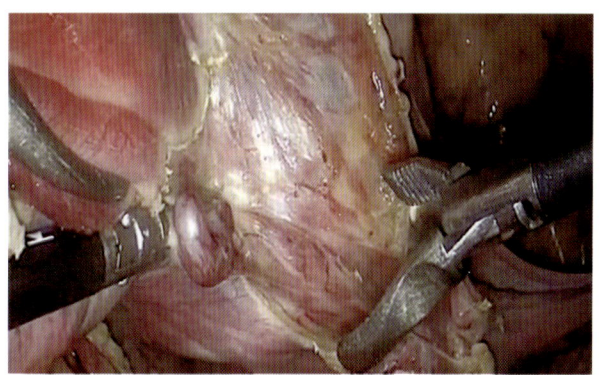

图12-1-8　凝切右侧子宫血管

5. 离断子宫主、骶韧带　处理主韧带前必须已经离断子宫血管，顺势向下凝切离断主韧带，向后切断骶韧带。切断主、骶韧带时可使用超声刀或双极电凝加剪刀方式，使用双极电凝时需注意周围热辐射作用。

6. 切开阴道取出子宫　切断主、骶韧带后便已经处理完毕所有子宫韧带及血管，到达阴道部。切断阴道壁时采用单极电钩，沿举宫杯的上缘直视下切断阴道壁（图12-1-9）。过大的子宫不能完整从阴道取出时需切碎分次取出。可采用"削苹果皮"的方法逐步旋切子宫，旋切时注意保护阴道壁以免受损伤。

7. 缝合阴道残端，缝合关闭盆腔后腹膜　缝合阴道前冲洗创面，必要时电凝止血，缝合时注意必须缝合其黏膜层。连续锁边缝合阴道残端，缝线不要过松或过密，否则影响愈合。最后缝合前后腹膜，恢复盆腔的光滑。

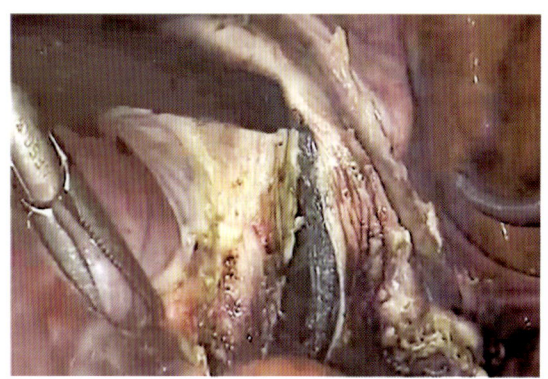

图12-1-9　切开阴道

四、手术注意事项

全子宫的切除关键在于韧带和血管的离断,同时要注意减少手术出血,避免周围组织器官损伤。

1. 减少术中出血　离断输卵管峡部、卵巢固有韧带及圆韧带时应远离子宫,处理子宫动、静脉上行支时最好裸化血管,垂直血管离断。

2. 避免损伤膀胱及输尿管　打开膀胱腹膜反折要找准间隙不要下推过低,至宫颈外口1~2cm为宜,缝合阴道时留有余地不易缝到膀胱。充分利用举宫杯,使子宫远离输尿管,必要时游离输尿管。

（黎璞　生秀杰）

第二节　经阴道子宫全切术

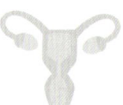

一、概述

1813年,在德国的哥廷根,Langenbeck对一位宫颈癌合并子宫脱垂的患者施行经阴道子宫全切术,这是世界上第一例经阴道子宫全切术。经阴道子宫切除术在19世纪主要处于探索阶段,20世纪前后,经阴道子宫切除手术在临床上得到广泛应用,许多关于经阴道子宫手术的论著得以出版。1910年,Henrotin在*Gynecolog and Abdomnal Surgery*一书中记载了4种阴式手术方法。1934年,Heaney报告了565例实施经阴道子宫全切术的病例。此后又将经阴道子宫全切术的术式进行了改良,还发明了各种阴式手术器械,奠定了经阴道子宫切除术在美国的权威。

20世纪50年代起,欧洲地区以及美国、日本等国家出版了大量的经阴道子宫切除改良术式的论文。日本明石胜英从医40年间,实施了1万例经阴道手术,手术还发展到腹膜外淋巴结清扫+经阴道广泛性全子宫切除。

20世纪90年代起,国内佛山市妇幼保健院谢庆煌、柳晓春等学者对经阴道子宫手术进行了研究和改良,创立了"新式非脱垂子宫经阴道切除术",拓展经阴道子宫手术的适应证,经阴道子宫切除的比例达到90%以上。目前,经阴道途径的子宫切除术已成为成熟的术式。

二、手术适应证和禁忌证

是否选择经阴道子宫全切术的依据主要有以下3点。①手术医生的手术经验：包括是否有经验丰富的得力助手，如果术者和助手都经过正规的训练，并均有丰富的经验，则适应证可适当放宽，反之适应证应严格控制。②子宫的大小和活动度：这是相对的指标，大子宫可以将其碎解，如采用分块取出、对半切开、肌瘤剔除、去除术等方法，将子宫体积缩小后，再继续将子宫切除。以往的报道和教科书大多认为子宫大于12周妊娠子宫者不宜做经阴道子宫全切术。但近年来随着手术操作经验的积累，一些专用器械的应用和手术步骤的改进，国内外大子宫经阴道全切术的报道越来越多，国外报道，经阴道全切除的子宫大如孕24周，重1 290g。只要子宫周围无粘连，术者有较丰富的阴道手术经验，阴道较松弛，子宫的大小已不成为能否经阴道做全切除术的决定因素。③阴道的松紧度：这也是相对指标，经产妇阴道的容量和弹性，完全可适应经阴道子宫全切除术的操作，以往多数学者将未经阴道分娩者列为经阴道手术的禁忌证，但如果患者阴道弹性好，子宫的大小不超过12周妊娠，即使无阴道分娩史也能顺利完成经阴道子宫全切术。对于既往有手术史者，能否进行经阴道子宫全切术，不能一概而论，术前应进行详细妇科查体判断子宫活动度，如果活动度尚可，也可以考虑经阴道手术，如果活动度欠佳，可以考虑腹腔镜辅助。

（一）适应证

1. 功能性子宫出血，药物治疗无效，无生育要求者。
2. 子宫肌瘤，子宫腺肌病，子宫≤16孕周；有手术切除指征，如子宫>16孕周，可选择腹腔镜与经阴道联合手术。
3. 宫颈病变　慢性宫颈炎经物理治疗疗效欠佳，反复发作或高级别宫颈上皮内病变。
4. 宫颈浸润癌ⅠA1期。
5. 子宫内膜增生症，子宫内膜癌Ⅰ期。

（二）禁忌证

1. 阴道及生殖系统炎症性疾病急性期。
2. 严重的子宫内膜异位症，或慢性炎症致盆腔广泛致密粘连，子宫活动度差。
3. 生殖系统恶性病变需广泛切除和探查者。
4. 合并全身出血性疾病。
5. 重要脏器（心、肺、肝、肾）疾病，难以耐受麻醉及手术。

三、手术步骤

（一）术前准备

1. 术前应行阴道分泌物检查，排除感染性疾病，如存在感染性疾病，应治愈后再考虑手术。

2. 术前常规行宫颈脱落细胞学和病毒学检查或选做宫颈活检、分段诊刮和宫腔镜检查，排除宫颈、子宫内膜恶性病变和癌前病变，防止术前未发现而在术后病理报告才发现子宫存在恶性病变或癌前病变。

3. 阴道清洁和准备　术前3天常规用0.5%的碘伏溶液行阴道灌洗，操作时应特别注意清洁阴道深处、前后穹隆部的分泌物。

4. 肠道准备　术前一天开始半流质饮食，术前晚全流质饮食，术前一天下午4点左右服用肠道清洁液（常用复方聚乙二醇电解质散2袋溶于2 000mL温水中，2h内饮完）。

5. 术前备皮，手术野消毒前，在麻醉生效后再进行一次阴道检查，全面了解子宫大小、位置、活动度及膀胱情况，让术者做到心中有数。

6. 用Ⅲ型碘伏原液严格消毒会阴部和阴道，消毒范围腹部至脐水平，两腿至大腿上1/3，使用黏附性塑料薄膜可将皮肤和肛门与阴道手术野隔离，起到增强消毒效果的作用。

（二）麻醉

可选择以下3种麻醉方法之一：两点连续硬膜外麻醉；蛛网膜下腔-硬膜外联合阻滞麻醉；气管插管静脉-吸入复合全身麻醉。

（三）手术操作要点

1. 取膀胱截石位　头低臀高倾斜15°，特别注意使臀部超出手术台边缘至少约5cm，这样便于放置阴道后壁拉钩。将两侧小阴唇缝固于外侧皮肤，以便暴露，并用纱布或手术巾遮盖肛门，减少污染的机会。

2. 手术开始前消毒尿道后用金属导尿管导尿，排空膀胱。

3. 用单叶阴道前、后壁拉钩，牵开阴道前后壁，用两把宫颈钳同时钳夹宫颈前后唇，用阴道压板牵开阴道侧壁，充分暴露宫颈。

4. 打"水垫"　于宫颈、阴道交界处的膀胱沟水平的阴道黏膜下3点、9点、6点、12点处注入1∶2 000（0.1mg/200mL）的肾上腺素生理盐水溶液100mL（图12-2-1），如合并有高血压的患者则改用缩宫素，100mL生理盐水含缩宫素10U。打"水垫"的作用有两个，一是借助水压帮助分离扩大阴道黏膜与膀胱直肠之间的组织间隙，可将膀胱下缘上推，减少切开阴道黏膜时损伤膀胱的危险性；二是减少出血，肾上腺素有收缩局部小血管的作用，能减少切开阴道黏膜时切口的渗血。打"水垫"时，最好用9号注射针头，进针不可太深或太浅，以刺入黏膜下层为宜，如推注药液时阻力不大，一边注药一边见到注射部位的黏膜鼓起，说明注射层次准确，如推注药液时感到阻力很大，则表示刺入的层次不准，应重新调整针头刺入的深度。

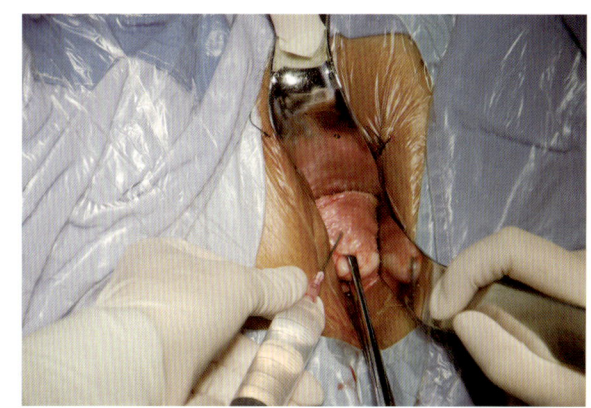

图12-2-1　阴道黏膜下注射生理盐水

5. 环形切开宫颈阴道交界处黏膜　正确地切开阴道黏膜的部位很重要，初学者担心损伤膀胱，常常使切口靠近子宫颈（太低），此处组织致密、坚韧，难以分离进入膀胱宫颈间隙（图12-2-2），但切口太高太深则易伤及膀胱。

正确的切开部位，前壁应在膀胱沟水平。膀胱沟是覆盖于膀胱的松弛活动的黏膜与覆盖于宫颈平滑的黏膜的交界处，也就是膀胱最低部分的接近处。辨认膀胱沟的方法：在打"水垫"之前，先将宫颈向下牵拉，此时黏膜被拉紧，辨认不出膀胱沟的位置，然后将宫颈轻轻往上推，此时就能看到膀胱沟的位置，距离宫颈外口约1.5cm。

环形切开阴道黏膜最好用稍弯曲的电刀，尽量使电刀头在与宫颈垂直的方向切开（图12-2-3）黏膜全层，宫颈两侧（3点和9点处）的切口稍向上扬约5mm（约距宫颈外口2cm），阴道后壁切口可较前壁切口高0.5~1.0cm（即距宫颈外口2.0~2.5cm），这样的切口环较宽大，利于下一步的操作，如前后左右的切口都距宫颈太近，则阴道的切口环太小，将给后续的操作带来很大的困难。

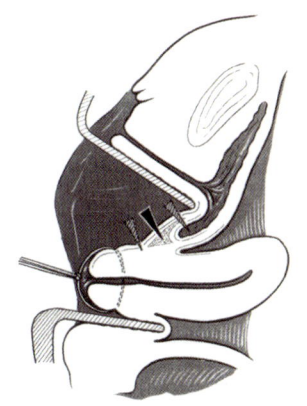

图12-2-2　膀胱宫颈间隙

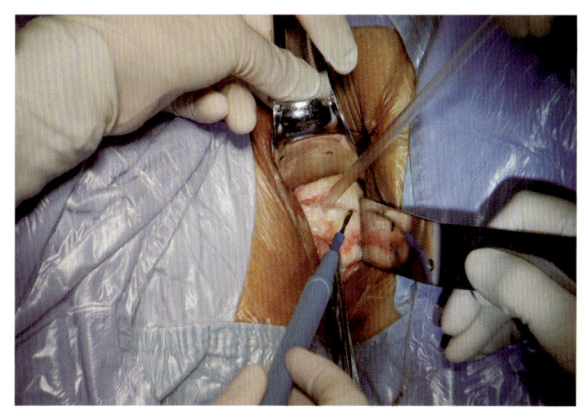

图12-2-3　环形切开阴道黏膜

切开阴道黏膜的深度要适当，切开太浅（未切开全层黏膜）或太深（切破宫颈筋膜深入宫颈肌层）均给下一步分离膀胱或直肠间隙带来困难。正确的深度是刚刚切开阴道黏膜全层达疏松的黏膜下层（约5mm），不要切破致密白色的宫颈筋膜层。

如子宫较大，也可在前壁做倒"T"形切口（图12-2-4），扩大术野，这样更有利于大子宫的取出，也便于操作。倒"T"形切口做在横行切口中点之前壁阴道黏膜，长2~3cm，深度为仅切开黏膜层，然后用锐性加钝性的方法，将其下方的膀胱推开，这样能有效地扩大切口。

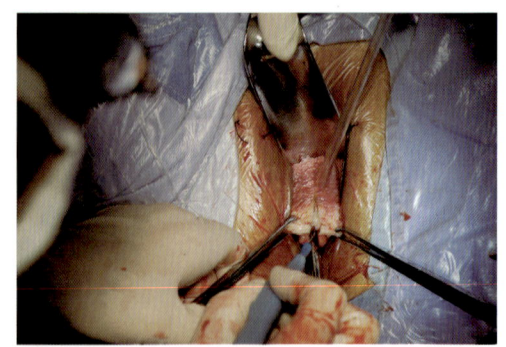

图12-2-4　阴道前壁加做倒"T"形切口

6. 分离膀胱宫颈间隙和直肠宫颈间隙　分离这两个间隙是手术的关键步骤，如果无粘连，这两个间隙是比较容易分离的。

分离膀胱宫颈间隙：用组织钳提起前壁阴道黏膜切缘中点及其下方的膀胱壁，向后下方牵拉宫颈，用弯组织剪剪开阴道上隔（即位于膀胱与宫颈间的纤维结缔组织），剪刀尖朝向下紧贴宫颈前筋膜推进，在推进的同时将剪刀撑开，此动作可重复2~3次，再用示指进入，扩大分离间隙（图12-2-5），此时示指可摸及光滑可滑动的膀胱腹膜反折。位于膀胱与宫颈前壁之间切口裂隙两侧的纤维结缔组织就是所谓的膀胱柱（即膀胱宫颈韧带），内有小动脉，尽量不要伤及，如果感到进入膀胱宫颈间隙的入口太窄，可用手指将膀胱柱向两侧推开，也可剪断部分膀胱宫颈韧带，如见小动脉出血，则必须缝扎或电凝止血。

分离直肠宫颈间隙：用同样的方法分离该间隙，向上牵拉宫颈，组织钳将阴道后壁边缘中点提起，弯组织剪尖端向上，紧贴宫颈后壁推进，边进入边撑开，重复2~3次，然后用示指扩大间隙，即可触及可滑动的直肠腹膜反折（图12-2-6）。阴道后壁切缘近两侧角部处往往有较活跃出血，可用电凝或缝合止血。打开直肠腹膜反折后如出血明显，电凝无效的情况下，将腹膜切缘与阴道缝合在一起。

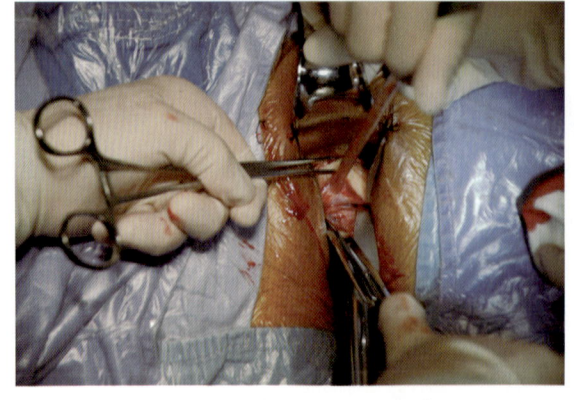

图12-2-5　分离膀胱宫颈间隙

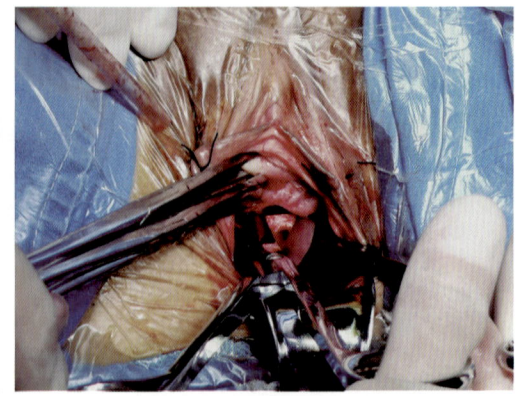

图12-2-6　用弯剪分离直肠宫颈间隙

7. 剪断结扎主、骶韧带和膀胱宫颈韧带　分别在膀胱宫颈间隙和直肠宫颈间隙置阴道前、后壁拉钩，并将宫颈向对侧牵拉，即可暴露主、骶韧带和膀胱宫颈韧带于宫颈的附着处，用一把中弯血管钳紧靠宫颈与宫颈平行钳夹这3条韧带，电刀或刀片切断后用7号丝线缝扎，缝扎一道即若前壁肌瘤较大，可行阴道前壁黏膜的倒"T"形切口（图12-3-9），在横行切口中点阴道前壁，向上做2~3cm的纵行切口，用锐性加钝性的方法，分离切口下方的膀胱（图12-3-10）。若子宫前、后壁均有肌瘤，则可一并打开子宫膀胱间隙或子宫直肠间隙。

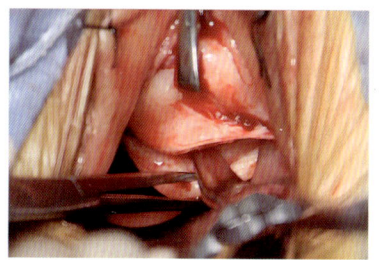
图12-3-8 锐性分离子宫直肠间隙

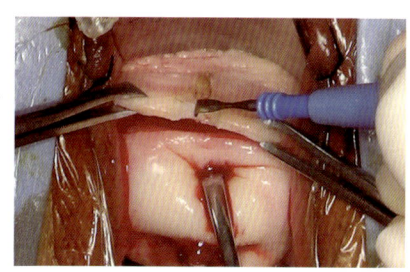
图12-3-9 阴道前壁黏膜倒"T"形切口

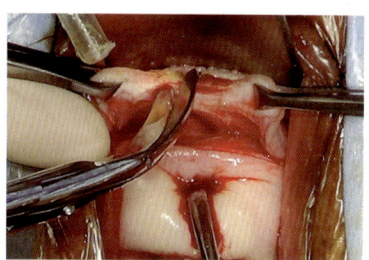
图12-3-10 分离倒"T"形切口下膀胱

5. 剪开子宫膀胱反折腹膜和/或子宫直肠反折腹膜　若为前壁肌瘤，打开膀胱反折腹膜，分离出子宫膀胱间隙后，将宫颈向外下方牵引，手指钝性分离扩大子宫膀胱间隙，可感觉到间隙比较宽松，腹膜反折较薄，光滑，触摸时有滑动感，用血管钳提起时有松动感，必须仔细辨认确认为腹膜时才剪开，用4号丝线缝一针牵引腹膜（图12-3-11）。

若为后壁肌瘤，打开子宫直肠腹膜反折，分离出子宫直肠间隙后，将宫颈向外上方牵引，手指钝性分离扩大子宫直肠间隙，置阴道拉钩暴露，剪开子宫直肠腹膜反折（图12-3-12），于腹膜切缘中点缝线作为标志。

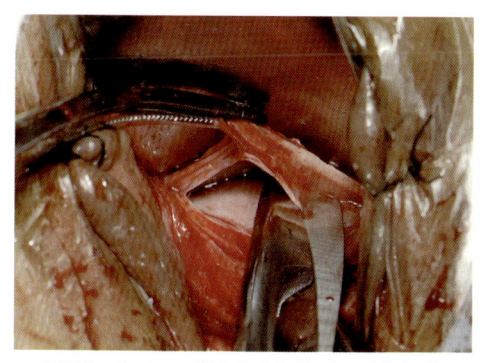
图12-3-11 剪开子宫膀胱反折腹膜

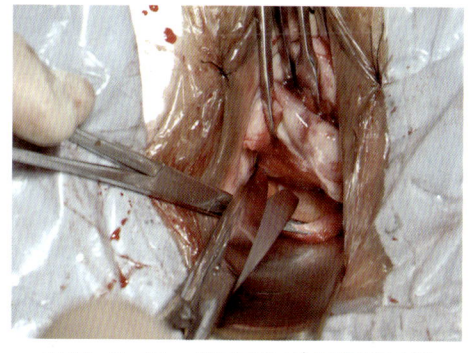
图12-3-12 剪开子宫直肠腹膜反折

6. 暴露肌瘤，剥除肌瘤　通过阴道黏膜及腹膜切口，用阴道拉钩拉开并暴露子宫前壁或后壁肌瘤，在子宫肌层内注入垂体后叶激素6U，然后纵行切开子宫肌壁至肌瘤假包膜，用组织剪或肌瘤剥离器沿四周进行钝性剥离，暴露部分瘤体后，用单爪钳钳住瘤体向外牵拉，并继续剥离至挖出肌瘤。若肌瘤较大，难以完整一次性经阴道剔除，则可一边剥离，一边将肌瘤楔形切除，将瘤体分块经阴道取出（图12-3-13至图12-3-16）。

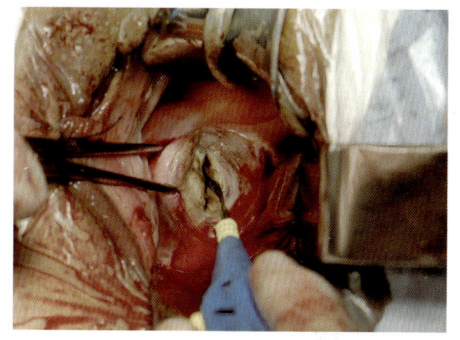
图12-3-13 切开肌瘤包膜

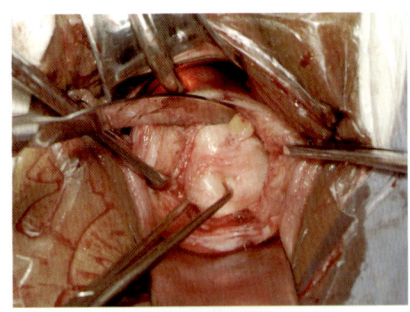 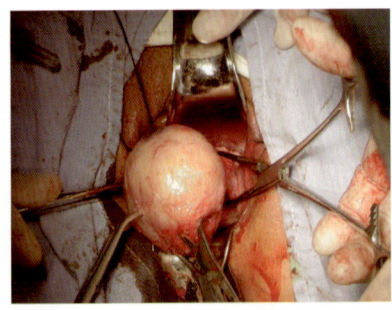 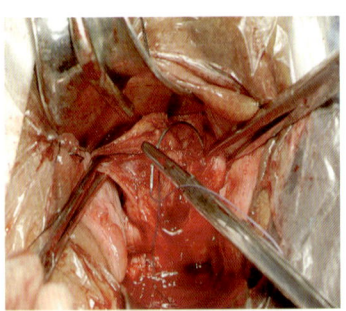

图12-3-14　钳住肌瘤实体逐渐剥除肌瘤　　图12-3-15　钳夹并切断肌瘤蒂部　　图12-3-16　缝合肌瘤蒂部

7. 关闭瘤腔　阴式肌瘤剔除术，感染机会较经腹途径大，缝合瘤腔前用生理盐水稀释安尔碘冲洗瘤腔（图12-3-17）。如肌瘤残腔太大可适当修剪肌瘤包膜后以1-0可吸收缝线自基底部进行"8"字形缝合止血，以闭合瘤腔，再连续缝合子宫浆肌层切口，缝合层次依瘤腔深度而定，一般为1~3层。瘤腔闭合一定要紧密，避免血肿形成（图12-3-18至图12-3-21）。

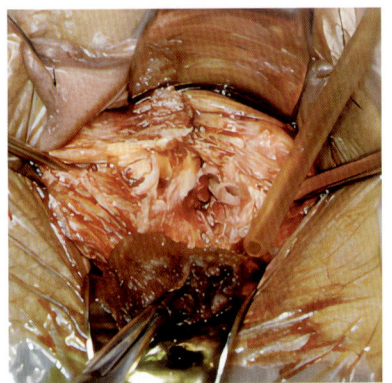

图12-3-17　消毒肌瘤腔

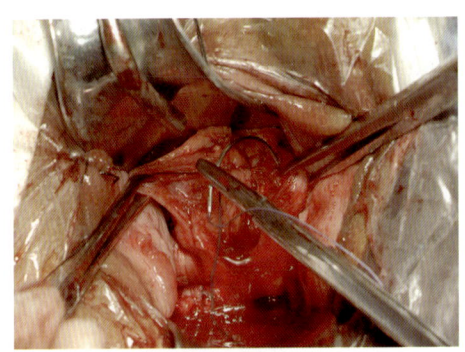 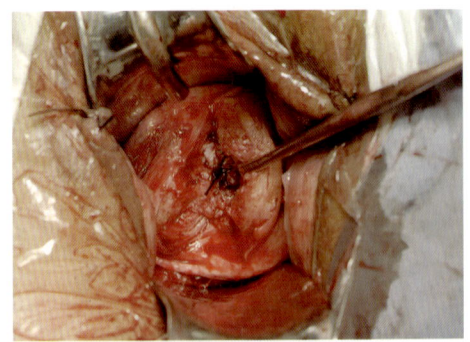

图12-3-18　间断缝合肌瘤腔　　　　　　图12-3-19　关闭肌瘤腔

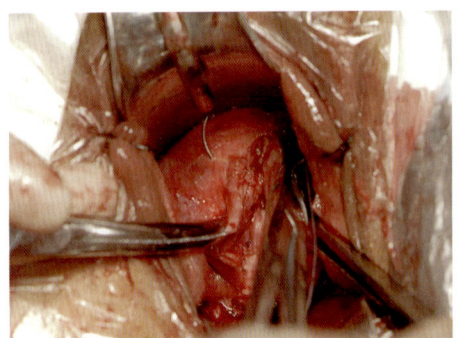 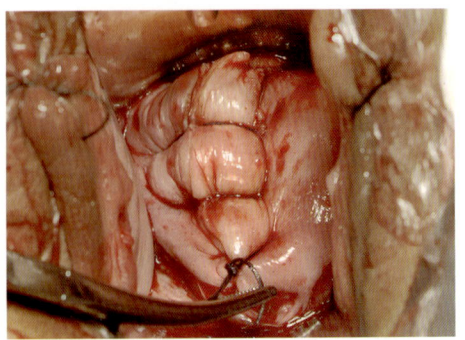

图12-3-20　连续缝合浆肌层切口　　　　图12-3-21　浆肌层切口缝合完毕

8. 用手指触摸检查子宫　剔除较大的肌瘤后，宫体可全部翻出至阴道，用手指仔细触摸检查宫体肌层内是否还有小肌瘤（图12-3-22），一并剔除。术中发现的肌瘤数目有时多于术前B超报告的肌瘤数目。

9. 消毒宫体后送回盆腔　仔细检查宫壁切口和针眼无活动性出血后，用无菌生理盐水冲洗、碘伏液消毒术野，将宫体送回盆腔。

缝合宫颈筋膜创面或倒"T"形切口（图12-3-23）。打开膀胱宫颈间隙处宫颈筋膜创面容易渗血，建议单独缝合，1-0可吸收线连续或间断缝合宫颈筋膜创面以利止血，特别注意两角部的缝合。

如有倒"T"形切口，先用1-0可吸收线缝合倒"T"形切口（图12-3-24）。

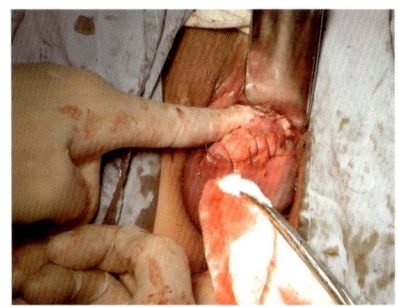
图12-3-22　用手指仔细触摸检查宫体肌层

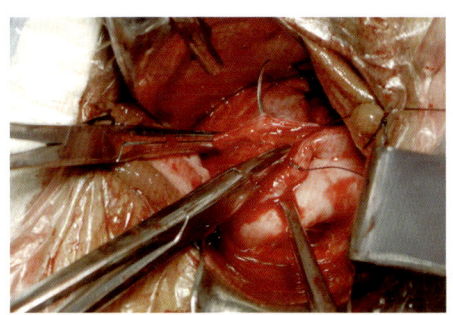
图12-3-23　缝合宫颈筋膜

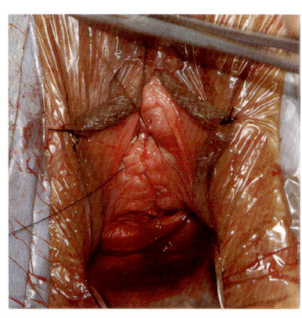
图12-3-24　缝合阴道前壁黏膜倒"T"形切口

10. 缝合腹膜及阴道黏膜切口用1-0可吸收线从阴道黏膜切口两角开始向中间全层连续缝合子宫腹膜及阴道穹隆黏膜切口（图12-3-25，图12-3-26），并放置引流管（图12-3-27，图12-3-28），阴道放置碘伏纱卷，留置导尿24h。

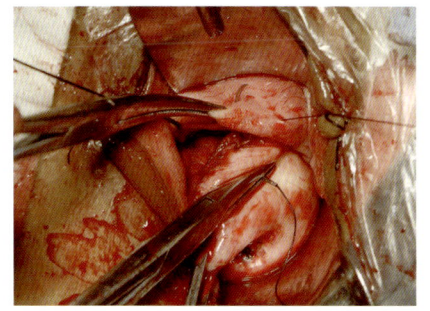
图12-3-25　缝合腹膜及阴道黏膜（前穹隆）

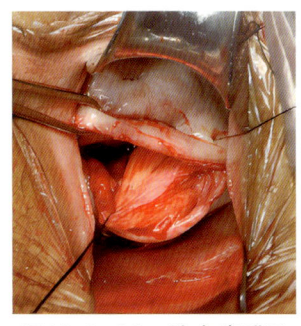
图12-3-26　缝合腹膜及阴道黏膜（后穹隆）

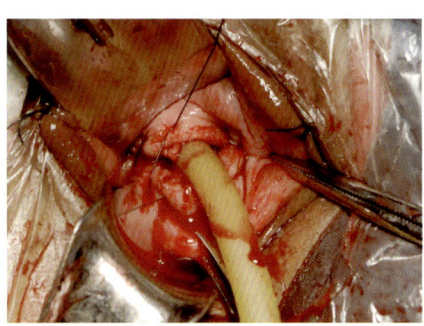
图12-3-27　放置引流管（前穹隆）

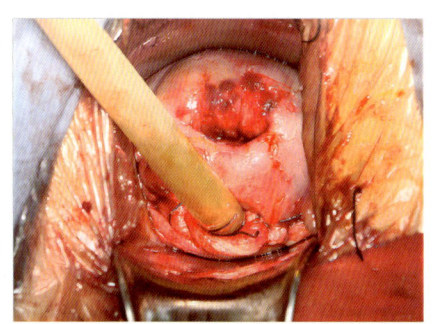
图12-3-28　放置引流管（后穹隆）

四、手术注意事项

1. 水压分离阴道黏膜时，注射器斜面45°向上，于膀胱沟上0.5cm穿刺突破阴道壁有落空感后打水，做至鼓而不白。如果阴道壁发白，没有鼓起来，表明水打浅了，如果不鼓也不白，则表明水打深了，需及时调整穿刺深度。

2. 对于有剖宫产手术史的患者，为避免损伤，可在导尿后留置尿管指引膀胱位置，并在膀胱内注射亚甲蓝溶液100mL，可在膀胱被损伤时及时发现，避免剪开扩大膀胱切口至双侧输尿管开口，造成修补困难。

3. 多发性子宫肌瘤，先找到最大的子宫肌瘤，剔除后子宫体积缩小，翻出子宫后再触摸子宫，剔除剩余子宫肌瘤。经阴道剔除子宫肌瘤与开腹不同，一个切口剔除多个肌瘤较困难，我们一般是剔除一个肌瘤，缝合一个肌瘤腔，以减少出血。

4. 缝合肌瘤腔的技巧　若肌瘤腔较深，需要缝合两层才能关闭肌瘤腔。如果子宫能外翻出阴道，瘤腔的缝合比较容易；如果子宫不能完全翻出阴道，较深瘤腔的缝合会比较困难。此时缝合瘤腔的方法有：①用"钉鞋底"的方法，从瘤腔底的左侧进针，到右侧穿出，再从瘤腔底的右侧进针，从左侧出针后打结。②放掉提住瘤腔边缘的组织钳，钳夹并提起瘤腔底部的肌层组织，先间断缝合瘤腔底部肌层，再连续缝合瘤腔的浆肌层并关闭瘤腔。

附：宫颈肌瘤经阴道剔除术

一、概述

宫颈肌瘤是子宫肌瘤的特殊类型，发生率占子宫肌瘤的2.2%~8%。宫颈肌瘤按其生长部位可以分为4种类型：前壁、后壁、侧壁及悬垂型（黏膜下宫颈肌瘤）。宫颈肌瘤多无症状，部分有白带增多或膀胱、直肠压迫症状。大部分患者是体检时妇检或行B超检查时发现。妇检时的特征有：宫颈管膨大、后唇伸展、宫颈口呈鱼口状、宫颈口难以暴露。黏膜下宫颈肌瘤可行宫腔镜电切。宫颈肌瘤在大部分单位仍采用开腹或腹腔镜手术方式剔除，其实宫颈位于腹膜外，经阴道手术暴露清楚，缝合容易，是宫颈肌瘤剔除的最佳途径。

二、手术适应证和禁忌证

（一）适应证

1. 阴道条件好，子宫活动，无盆腔粘连。
2. 宫颈肌瘤位于宫颈的前壁或者后壁，直径<8cm。
3. 突向宫颈两侧的<5cm的宫颈肌瘤。

（二）禁忌证

1. 阴道炎症、阴道狭窄、阴道畸形无法暴露手术野者。
2. 宫颈肌瘤位于宫颈的前壁或者后壁，直径>8cm。

3. 突向宫颈两侧的>5cm的宫颈肌瘤。

三、手术准备及手术步骤

（一）术前准备

1. 阴道分泌物常规检查，排除阴道炎症。

2. 阴道分泌物细菌培养加药敏试验，支原体、衣原体培养，以指导术后用药。

3. 常规阴道擦洗3天，必要时阴道上药。

4. 手术时机为月经后3~7天。

（二）麻醉

方法：先开放静脉，快速滴注乳酸林格液500mL。患者取侧卧位，轻度头高脚低位，于$L_{3~4}$穿刺，穿刺成功后于蛛网膜下腔注入罗哌卡因复合液3mL（含1%罗哌卡因2mL+3%麻黄素0.5mL+50%葡萄糖0.5mL），随即硬膜外腔迅速置入硬膜外导管，固定导管。患者仰卧位，维持手术床轻度头高位不小于10min，保持腰麻平面在T_8以下。术中根据手术情况追加硬膜外用药。

（三）手术步骤及操作要点

1. 按常规阴道消毒及铺巾。

2. 阴道拉钩拉开阴道，钳夹宫颈，暴露穹隆。

3. 黏膜下注入含0.25mg/500mL肾上腺素的生理盐水溶液，若为前壁宫颈肌瘤，则打开膀胱宫颈间隙，若为后壁宫颈肌瘤，则打开宫颈直肠间隙。

4. 暴露肌瘤，向宫颈注射垂体后叶激素6U，于宫颈前唇或后唇中间纵行切开肌瘤包膜（图12-3-29），注意解剖层次，在肌瘤包膜内剥除肌瘤，边剥离，边止血，肌瘤蒂部予钳夹、切断、缝扎，避免脱落回缩后止血困难。如瘤体较大可将瘤体分块碎解，使体积缩小后从阴道取出（图12-3-30，图12-3-31）。

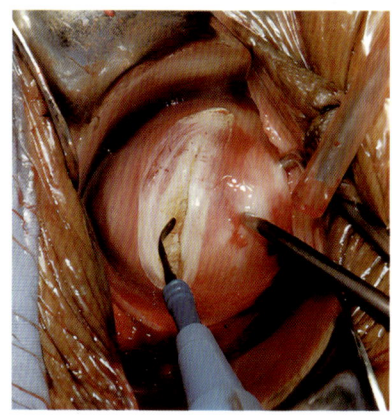 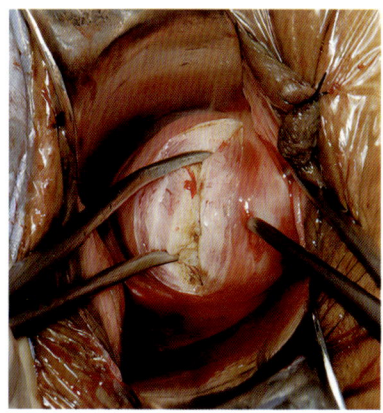 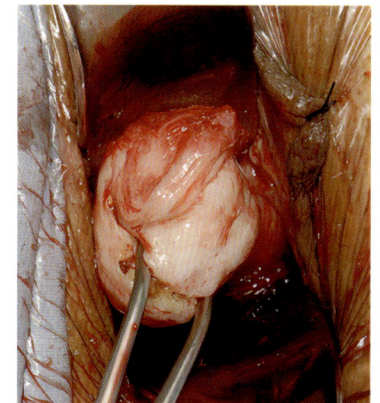

图12-3-29 切开宫颈肌瘤最饱满处　　图12-3-30 钳夹肌瘤实体　　图12-3-31 剥除肌瘤

5. 冲洗消毒瘤腔，用2-0可吸收线分2层连续缝合或间断缝合瘤腔，如果穿透宫颈管黏膜，放置扩宫棒，行宫颈成形术，避免术后宫颈管狭窄。

6. 最后关闭穹隆阴道黏膜切口。

四、术中注意点

1. 如果肌瘤位于宫颈的前壁或者后壁，直径＞8cm，或肌瘤突向宫颈两侧，直径＞5cm，术中建议行膀胱镜检查及双J管置入，以便术中识别输尿管，减少损伤。术中联合腹腔镜手术，先行腹腔镜探查，了解输尿管与肌瘤的位置关系，经阴道剔除肌瘤及缝合肌瘤腔后，检查输尿管走行有无异常，必要时游离输尿管避免损伤输尿管。

2. 剥离肌瘤时注意在假包膜内操作，边剥除边止血，减小缝合肌瘤腔的压力，缝合肌瘤腔时辨认输尿管走行，避免损伤输尿管。

（张汝坚　柳晓春）

第四节　腹式广泛子宫全切术

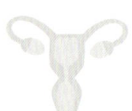

一、概述

宫颈癌是一种发生于子宫颈上皮的恶性肿瘤，由于世界范围内许多地区的筛查资源匮乏，宫颈癌仍是全球第4常见的女性恶性肿瘤。

早期宫颈癌以手术为主，放化疗为辅。根据NCCN和FIGO指南，对于无生育要求的FIGO 2018分期ⅠA2～ⅠB2期和ⅡA1期，可以优先考虑手术治疗，行广泛全子宫切除+盆腔淋巴结切除±腹主动脉旁淋巴结活检（宫颈癌根治术），再根据术后病理制订后续治疗方案。宫颈癌的腹式子宫广泛性切除术首先由Wertheim提出，Takayama和Okabayashi先后提出宫旁组织切除范围更为广泛的手术方法。后来，Meigs在对大量病例的病理研究中发现，不少患者宫旁淋巴系统中存在癌细胞的浸润，因此，在子宫广泛性切除术的基础上增加了盆腔淋巴清扫术。

根治性子宫切除术有两种主要的分型方法，Piver Rutledge分型是经典的分类方法，目前较多采用，其优点是简单明了，容易掌握。Q-M分型则结合了近年来的手术进展，如保留神经的根治性子宫切除术等，但该分型较复杂，实用性较差。

（一）Piver Rutledge分型

根治性子宫切除术的手术范围，目前国际上普遍采用1974年Piver Rutledge提出的根治性子宫切除术5型分类法（图12-4-1至图12-4-3）。

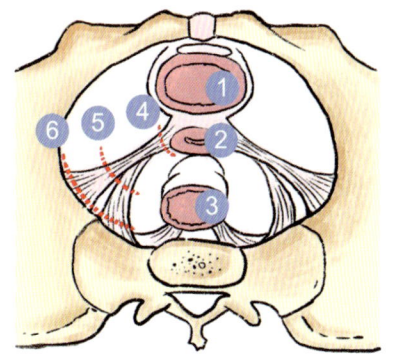 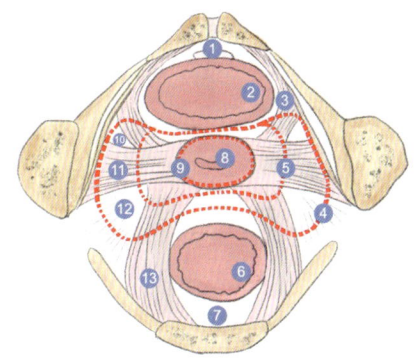 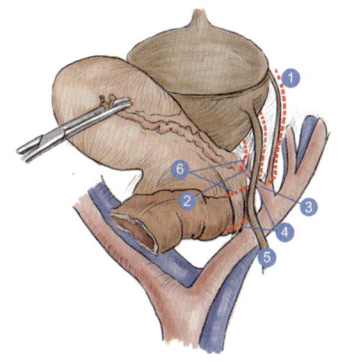

图12-4-1　Piver Rutledge子宫切除术分型示意图1

1.膀胱；2.子宫颈；3.直肠；4.筋膜外子宫切除术；5.改良根治性子宫切除术；6.根治性子宫切除术。

图12-4-2　Piver Rutledge子宫切除术分型示意图2

1.耻骨后间隙；2.膀胱；3.膀胱子宫韧带；4.Ⅲ型（根治性）子宫切除术范围；5.Ⅱ型（改良根治性）子宫切除术范围；6.直肠；7.直肠后间隙；8.子宫颈；9.Ⅰ型（筋膜外）子宫切除术范围；10.膀胱旁间隙；11.子宫主韧带；12.直肠侧间隙；13.宫骶韧带。

图12-4-3　Piver Rutledge子宫切除术分型示意图3

1.膀胱上动脉；2.结扎子宫动脉；3.髂内动脉；4.Ⅲ型（根治性）子宫切除术范围；5.输尿管；6.Ⅱ型（改良根治性）子宫切除术范围。

Piver Rutledge将根治性子宫切除术分为5种类型。

Ⅰ型：筋膜外子宫切除术（extrafascial hysterectomy），即一般的子宫全切术，紧贴宫旁切断主韧带和宫骶韧带，紧贴宫颈切开阴道穹隆部。Ⅰ型子宫切除术可经腹、经阴道或经腹腔镜切除子宫（图12-4-4）。

Ⅱ型：改良根治性子宫切除术（modified radical hysterectomy，相当于传统的Wertheim手术），其切除范围与俗称的"次广泛全宫切除术"相近。Ⅱ型子宫切除术比Ⅰ型子宫切除术切除更多的宫旁组织，保留远端输尿管及膀胱的血供。输尿管从输尿管隧道分离，保留完整的膀胱子宫韧带，切除1/2宫骶韧带及主韧带，一般同时切除盆腔淋巴结（图12-4-5）。

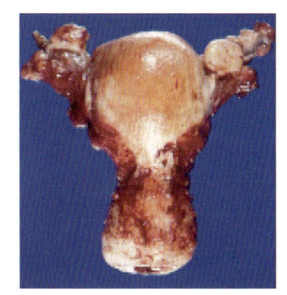

图12-4-4　Ⅰ型筋膜外子宫切除术

Ⅲ型：根治性子宫切除术（radical hysterectomy，即Meigs手术），其切除范围与俗称的"广泛全宫切除术"相近。该型手术切除广泛的阴道旁、宫旁组织及盆腔淋巴结，子宫动脉在髂内动脉处结扎，输尿管完全从输尿管隧道游离，膀胱子宫韧带完全切除，仅保留远端输尿管与膀胱上动脉之间小部分的侧部组织，以减少输尿管阴道瘘的发生。宫骶韧带在靠近骶骨处切除，主韧带在靠近骨盆侧壁处切除，切除阴道上1/3及盆腔淋巴结（图12-4-5）。

Ⅳ型：扩大根治性子宫切除术（extended radical hysterectomy），切除更广泛的阴道旁组织和宫旁组织，必要时切除髂内动脉和输尿管壁上的所有组织。与Ⅲ型广泛子宫切除术的区别在于：输尿管从膀胱子宫韧带完全游离，切除膀胱上动脉周围的组织，切除3/4的阴道。适用于放疗后中央型复发的病例（图12-4-5）。

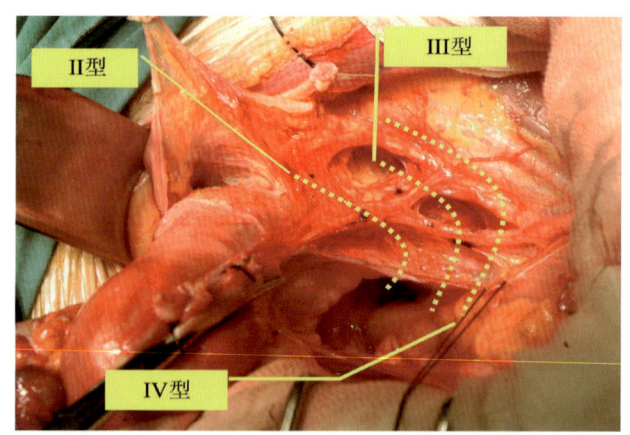

图12-4-5　Ⅱ~Ⅳ型根治性子宫切除术范围

Ⅴ型：盆腔脏器去除术（pelvic exenteration），包括前盆去除术、后盆去除术和全盆去除术（图12-4-6）。前盆去除术包括切除子宫、宫颈、阴道、膀胱和尿道。后盆去除术包括切除子宫、宫颈、阴道、直肠。全盆去除术包括切除子宫、宫颈、阴道、尿道、直肠、膀胱。有些病例还需切除远端输尿管并进行输尿管改道和结肠造瘘等。Ⅴ型手术适用于中央型复发或肿瘤包绕输尿管远端或合并膀胱阴道瘘或直肠阴道瘘病例，现在一般以放疗来代替。

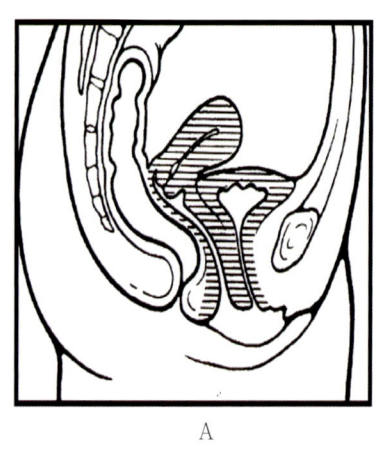
A

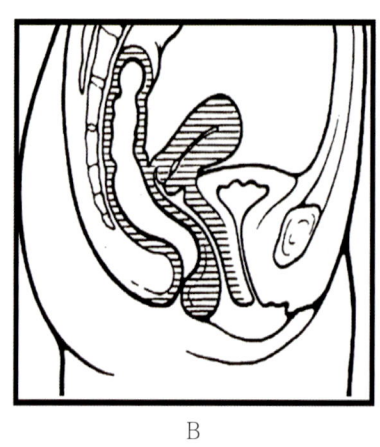
B

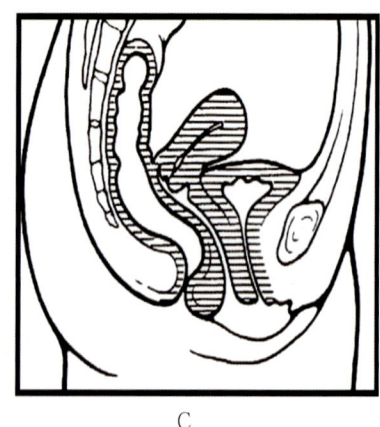
C

图12-4-6　盆腔脏器去除术
A.前盆去除术。B.后盆去除术。C.全盆去除术。

不管是哪一类型的子宫切除术，手术的基本要求是切除标本的正常组织边缘距离肿瘤病灶最少达1cm。

表12-4-1总结了Piver Rutledge分型的筋膜内和Ⅰ~Ⅲ型子宫切除术的切除范围。

表12-4-1　Piver Rutledge分型的筋膜内和Ⅰ～Ⅲ型子宫切除术的切除范围

	筋膜内	Ⅰ型	Ⅱ型	Ⅲ型
宫颈筋膜	部分切除	完全切除		
阴道切除长度	无	少量环形切除	1～2cm	切除阴道上1/3或1/2
膀胱	部分推开			完全推开
直肠	不推开	部分推开		完全推开
输尿管	不推开		打开输尿管隧道	完全游离输尿管直至膀胱入口
主韧带切除长度	紧贴子宫切断		在输尿管水平切断	紧贴骨盆壁切断
宫骶韧带切除长度	紧贴宫颈切断		部分切断	紧贴骨盆壁切断
宫体	全部切除			
宫颈	部分切除	完全切除		

（二）QM分型

2008年，Querleu & Morrow提出了另一种根治性子宫切除术分类方法，分为4型。

A型：宫旁切除范围最小的筋膜外全宫切除术（图12-4-7）。

B型：以切除部分宫骶韧带及膀胱子宫韧带为标志，切除范围为输尿管水平的宫颈旁组织。该型又再分2型：B1型是标准改良广泛全宫切除术（图12-4-8），B2型还包括切除宫旁淋巴结。

C型：需切除直肠旁的宫骶韧带及贴近膀胱切除膀胱子宫韧带，切除范围为宫旁组织与髂内血管的交叉处，该型又分为C1型（保留盆腔自主神经）和C2型（不保留盆腔自主神经）（图12-4-9）。

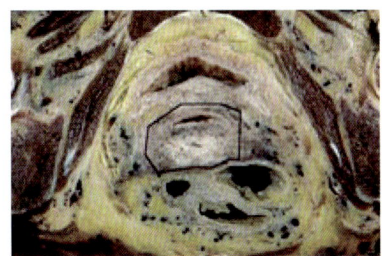

图12-4-7　A型根治性子宫切除术（引自Denis Querleu，C Paul Morrow. Classification of radical hysterectomy. Lancet Oncol，2008，9：297-303）

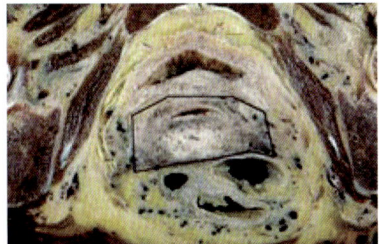

图12-4-8　B1型根治性子宫切除术（引自Denis Querleu，C Paul Morrow. Classification of radical hysterectomy. Lancet Oncol，2008，9：297-303）

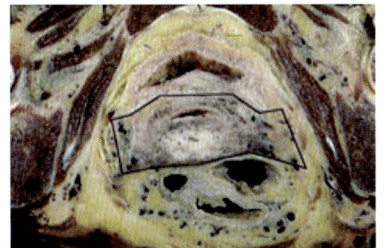

图12-4-9　C2型根治性子宫切除术（引自Denis Querleu，C Paul Morrow. Classification of radical hysterectomy. Lancet Oncol，2008，9：297-303）

D型：指超根治术，多指盆腔廓清术。D1型指沿髂内血管紧贴骨盆壁切除所有宫旁组织，术中暴露坐骨神经根部。D2型是在D1型的范围上切除髂内血管在内的宫旁组织及邻近的筋膜和血管组织。

表12-4-2总结了Q-M根治性子宫切除术的切除范围。

表12-4-2　Q-M根治性子宫切除术切除范围

	宫旁组织	宫骶韧带	子宫膀胱韧带	阴道及阴道旁组织	输尿管
A型—最小切除宫旁组织	在输尿管内侧、宫颈外部横断	近子宫段切除	近子宫段切除	尽量少，一般在1cm以内，不切除阴道旁组织	不游离输尿管，以直视或触诊方式确定其位置及走行
B型—宫颈旁组织在输尿管隧道水平被切除	垂直输尿管隧道切除	部分切除	部分切除	阴道切缘距肿瘤至少10mm	切开输尿管隧道，暴露输尿管，向外侧牵拉
	B1：标准改良广泛全宫切除术				
	B2：B1+切除宫旁淋巴结				
C型—髂血管系统旁横断宫颈旁组织	切除至输尿管外侧	直肠旁切断	膀胱旁切断	切除距离肿瘤1.5~2cm的阴道及阴道旁组织	完全游离
	C1：保留子宫深静脉下的盆腔内脏神经				
	C2：不保留神经				
D型—外周扩大根治术	向盆壁延伸切除范围	必要时切除部分肠段	必要时切断输尿管远端，再植入膀胱	根据病变累及阴道的情况，保证切缘阴性	完全游离
	D1：结扎髂内系统分出的所有血管，暴露至坐骨神经根部				
	D2：相当于LEER，切除需要的肌肉及筋膜				

二、手术适应证和禁忌证

（一）适应证

手术与放射治疗为早期宫颈浸润癌的主要治疗手段，两者治疗效果相当，其5年生存率、死亡率与并发症发生率约相等。

理论上讲，初始治疗采用手术的优点包括：①能提供更准确的分期信息。②切除了原发瘤灶，因此避免了腔内近距离放疗或减少放疗的剂量。③放疗对直径2~3cm的转移淋巴结作用有限，手术切除了增大的转移淋巴结可能有益。④从病理上明确淋巴结是否有转移，准确选择辅助治疗方法。⑤对尚未绝经的年轻患者，手术时可保留卵巢，以维持其内分泌功能。⑥相对于放疗，手术对阴道硬度和黏膜的影响较小，对性功能的影响较小。

手术治疗的缺点在于有些病例存在高危因素，如切缘阳性或宫旁浸润或淋巴结转移，以及淋巴脉管间隙和宫颈间质深层浸润等因素，术后为了降低局部复发的风险，可能需要增加辅助治疗。如经过初始手术治疗后，50%~85%的ⅠB2~ⅡA期患者需要行辅助放疗或同期放化疗。而如果联合采用手术和放疗，患者的并发症发生率更高，治疗后的生活质量也较差。

对于宫颈浸润癌患者，是否适合手术需要做全面的评估，主要如下：①已有病理确诊为宫颈浸润癌。②患者的全身情况能耐受手术，无严重的内、外科合并症。如合并严重内、外科疾病不宜手术者，应改用其他方法治疗；目前认为年龄超过70岁不是手术禁忌证，但须根据患者全身情况判断能否耐受手术。③手术主要适用于宫颈浸润癌ⅠA1～ⅡA2期。④手术也适用于合并妊娠的患者，以往认为妊娠期手术会增加手术的并发症，但通过实践，现认为妊娠不是手术禁忌证。⑤放疗后复发者，若为局限的孤立病灶，病灶能够切除者也可考虑手术切除。

根据临床分期确定手术范围。目前主要参照FIGO指南和NCCN指南推荐的手术范围，两个指南原则相同，略有差异。总的来讲，对于同一临床分期，FIGO指南推荐的范围小于NCCN推荐的手术范围。表12-4-3列出了FIGO和NCCN指南根据临床分期推荐的相对应的Piver Rutledge子宫切除术的手术范围。

表12-4-3　早期宫颈癌的推荐手术范围

临床分期	FIGO 2018指南	NCCN 2021指南
ⅠA1无LVSI	Ⅰ型	Ⅰ型
ⅠA1有LVSI	Ⅰ型	Ⅱ型
ⅠA2无LVSI	Ⅰ型或Ⅱ型	Ⅱ型
ⅠA2有LVSI	Ⅱ型	Ⅱ型
ⅠB1，ⅡA<4cm	Ⅱ型或Ⅲ型	Ⅲ型
ⅠB2，ⅡA>4cm	Ⅲ型	Ⅲ型

注：①LVSI，指淋巴血管腔隙浸润。②分型指Piver Rutledge子宫切除术分型。

（二）禁忌证

1. 年龄在65岁以上，且有其他不良因素者。
2. 体质虚弱或伴有心、肺、肝、肾等脏器疾病者。
3. 盆腔有炎症或子宫内膜异位症，且有广泛粘连者。
4. 宫颈旁有明显浸润，或膀胱、直肠已有转移的ⅡA期以上患者。
5. 过分肥胖者。

三、手术途径

2018年10月《新英格兰医学杂志》发表了LACC研究结果，该结果提示微创宫颈癌手术的无病生存期和总生存期均比开腹手术差，同期发表的回顾性大样本量的研究也再次证实了这一结果。目前各大指南，包括NCCN、FIGO、ESGO等都不再推荐微创手术作为宫颈癌根治性子宫切除术的手术方式。国内外学者也正在对微创手术进行相关的改良，改良术式与开腹手术的对照研究也正在开展，尚未有实验结果。有回顾性的研究提示对于病灶＜2cm或者术前经锥切诊断、切缘阴性的病例，微创手术的结局并不劣于开腹手术。改良的微创手术用于早期宫颈癌尚无循证医学的证据，肉眼无残留病灶或经锥切切缘阴性的病例使用微创途径可行的循证医学证据等级不高。开腹手术仍是早期宫颈癌根治性子宫切除术的金标准。

四、广泛子宫切除术的关键解剖结构

开腹手术需着重掌握以下的解剖结构。与腹腔镜手术不同的是，开腹手术不需要过度解剖神经与血管，不需要依赖能量器械，在保证手术范围的同时，手术更简单，对周围组织的损伤更小。

1. 膀胱宫颈间隙　位于膀胱底和宫颈之间潜在的疏松间隙。其前界为膀胱，后界为宫颈筋膜，两侧界为膀胱宫颈韧带，顶为膀胱子宫反折腹膜，底部与膀胱阴道间隙相接。

2. 膀胱阴道间隙　位于膀胱底和阴道前壁之间的潜在疏松间隙。其前界为膀胱三角区，后界为阴道，两侧界为膀胱后侧壁和膀胱宫颈韧带，顶部与膀胱宫颈间隙底部相连，底部为泌尿生殖膈上筋膜。

3. 直肠阴道间隙　位于子宫直肠陷凹下方。其前界为阴道后壁，后界为直肠前壁，两侧界为骶韧带，顶为直肠子宫反折腹膜，底为盆膈上筋膜。此间隙较为疏松，但中线处稍致密。

4. 膀胱侧间隙　位于膀胱侧窝的腹膜下方，左右各一个。狭义的膀胱侧间隙其前内界为膀胱及耻骨上支，后界为主韧带血管部及阴道旁组织（其内含有子宫动脉、子宫浅静脉、子宫深静脉、膀胱中静脉、膀胱下静脉等），内侧界为膀胱宫颈韧带，外侧界为髂内动脉前干平面，顶为阔韧带基底部，底为盆膈上筋膜，在此间隙内有膀胱上动脉穿行。广义的膀胱侧间隙还包含闭孔间隙。

5. 直肠侧间隙　位于骶韧带外侧、直肠侧窝下方、直肠两侧与盆壁之间，左右各一个。其前界为主韧带及阴道旁组织，后界为骶骨前纵韧带，内侧界为骶韧带，外侧界为髂总动、静脉及髂内动、静脉，顶为阔韧带基底部，底为盆膈上筋膜。输尿管在此间隙内穿行而过。直肠侧间隙又被走行其内的输尿管分为内侧的欧氏间隙和外侧的拉氏间隙。

6. 主韧带　又称宫颈横韧带或侧方宫旁组织。呈扇形，位于阔韧带下方，横行于宫颈两侧和骨盆侧壁之间，走行于后外方，将宫颈阴道上部连于骨盆侧壁。位于膀胱侧间隙和直肠侧间隙之间，传统意义上认为是一对坚韧的平滑肌与结缔组织纤维束。主韧带下界与盆膈上筋膜相接，其上方有输尿管和子宫动脉交叉穿行。主韧带分为上半部的血管部和下半部的索状部。血管部含有子宫深静脉、膀胱静脉及膀胱下动脉。索状部包含有盆腔内脏神经、骶交感干、下腹下丛及其分支，又称为神经部。盆腔内脏神经、骶交感干和腹下神经在主韧带索状部汇合为下腹下丛，然后分为直肠支、子宫阴道支和膀胱尿道支，其中膀胱尿道支经由膀胱宫颈韧带后叶到达膀胱尿道。

7. 骶韧带 又称宫骶韧带或背侧宫旁组织。由结缔组织和平滑肌构成，起自宫体宫颈交界处后上侧方，向后绕过直肠两侧，呈扇形展开止于第2/3骶椎前面的筋膜，分隔阴道直肠间隙与直肠侧间隙。骶韧带内侧为直肠，外上方有输尿管通过，部分肌纤维附着于直肠两侧壁，称为直肠子宫韧带，下方延续为直肠阴道韧带，二者以直肠侧韧带为界。

8. 膀胱宫颈韧带 又称腹侧宫旁组织。是连接于膀胱后壁与宫颈前侧壁间的组织，连接于膀胱后侧壁、尿道后壁和宫颈前侧壁、阴道前侧壁之间。内有输尿管穿行，以输尿管为界，分为腹侧的前叶和背侧的后叶，又称浅层和深层。浅层覆盖在输尿管宫颈端的表面，又称输尿管隧道部，其内有子宫动脉膀胱支和膀胱宫颈静脉交通支穿行。深层位于输尿管外下方，由膀胱静脉、膀胱下动脉、盆丛膀胱尿道支、阴道支、淋巴管及脂肪组织构成。

9. 输尿管 输尿管上端起自肾盂，下端止于膀胱，全长25～30cm，直径4～7cm。分为3个部分：自肾盂与输尿管移行至跨髂血管处的一段称为腹部；自髂血管处至穿入膀胱壁处的一段称为盆部；自入膀胱壁至输尿管开口的一段称为壁内部。每部起始处管腔狭窄即3个生理狭窄，平均直径2～3mm。广泛全宫切除术输尿管容易损伤的位置为输尿管入膀胱处。

10. 子宫动脉 起自髂内动脉的前干，在腹膜后沿盆侧壁下行，然后穿阔韧带基底部、子宫旁组织，在距宫颈内口外侧约2cm处，从输尿管上方跨过输尿管盆部，与输尿管交叉形成"桥下流水"，然后到达子宫外侧缘。广泛全宫切除术处理输尿管隧道时，处理子宫动脉有两种方法：一种是在髂内动脉的起始处离断子宫动脉，将其与输尿管逐步分离；另一种方法则是"贯穿法"，子宫动脉不从髂内动脉起始部切断，而是在膀胱宫颈韧带C型切除水平切断，保留约2/3的子宫动脉。

五、手术步骤

Ⅱ型和Ⅲ型子宫切除手术的顺序和方法基本相同，Ⅲ型子宫切除术切除的宫旁组织更多，对各个解剖间隙的分离和宫旁组织的切除要求更高。

1. 分离粘连 开腹探查完毕后，首先放置腹部牵开器，用两把大血管钳钳夹宫角，提起子宫，然后分离盆腔粘连。由于乙状结肠位于盆腔左侧，多数患者左侧骨盆漏斗韧带与乙状结肠存在生理性粘连，偶然盆腔右侧也有粘连。分开这些粘连后，肠管才能上推到上腹部，利于暴露盆腔手术野（图12-4-10）。

2. 排垫肠管 分离粘连后，将手术床摆成头低脚高位，把肠管推入上腹部。用几块大纱布垫做成"腊肠卷"，将"腊肠卷"横行放在中腹部，将肠管挡在上腹部，暴露术野（图12-4-11）。

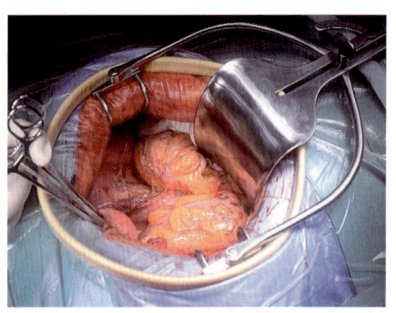
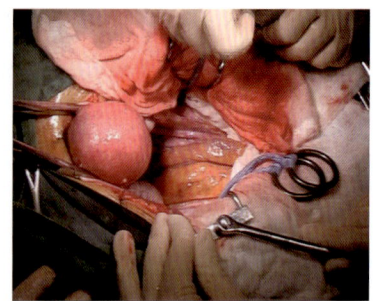

图12-4-10 分离粘连，充分暴露　　图12-4-11 "腊肠卷"排垫肠管

3. 切断左侧圆韧带　向右侧提拉子宫，提起左侧输卵管伞端，但不可太用力，否则易拉断输卵管系膜血管而出血。

选择适当的位置提起阔韧带前叶。因骨盆漏斗韧带含有卵巢动、静脉，应避免在骨盆漏斗韧带表面切开腹膜，否则容易损伤其下方的卵巢血管导致手术刚开始时就出血，造成了术野不干净，也影响了手术者的心情。骨盆漏斗韧带的外侧是髂外血管，如在该处切开腹膜，也可能损伤腹膜下方的血管。故切开阔韧带前叶腹膜的正确位置应该是在靠腰大肌表面外侧的无血管区（图12-4-12）。向患

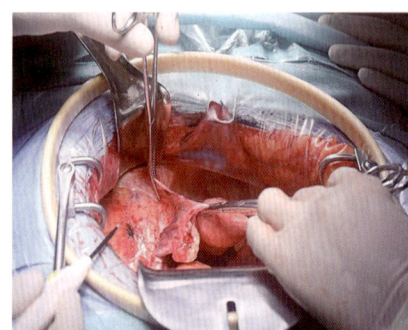
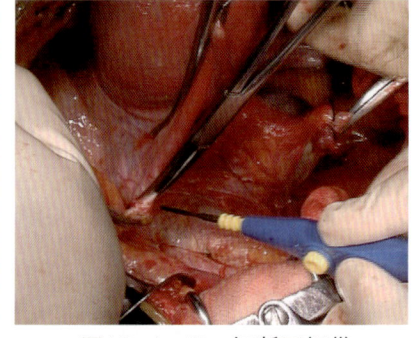

图12-4-12 切开阔韧带前叶　　图12-4-13 切断圆韧带

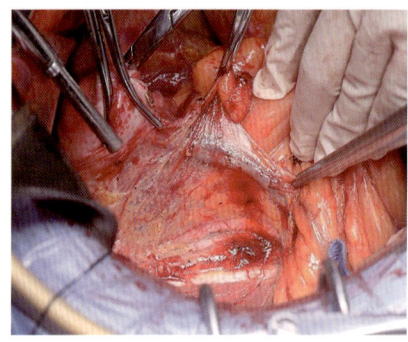
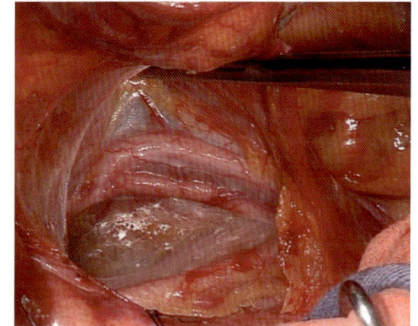

图12-4-14 辨认输尿管　　图12-4-15 双输尿管畸形

者脚侧继续切开阔韧带前叶腹膜至同侧圆韧带上缘，在圆韧带中、外1/3处切断圆韧带（图12-4-13），继续向脚侧切开阔韧带前叶腹膜和子宫膀胱腹膜反折至中部或偏右侧，留待与对侧阔韧带前叶腹膜切缘相接。沿髂腰肌表面阔韧带前叶无血管区向患者头侧切开至骨盆漏斗韧带外侧缘，用手指在髂腰肌表面从外向内分离。直视下看到从外向内、依次排列的3条外观类似的白色管道结构，分别是髂外动脉、髂内动脉和输尿管，可用手触摸，有搏动的管道为动脉，有弹性的结构可能为输尿管。用镊子轻轻拨动，看到蠕动的柔性管道可确认为输尿管（图12-4-14）。输尿管一般位于骨盆漏斗韧带下方、髂内动脉内侧。有些患者有双输尿管畸形（图12-4-15），不要看到一条输尿管就匆忙钳夹切断骨盆漏斗韧带。

4. 切断左侧骨盆漏斗韧带　骨盆漏斗韧带是阔韧带的一部分，由阔韧带的外1/3移行而成，下缘与盆底腹膜相连，两侧向盆壁伸展，与腹膜壁层相延续，由平滑肌和纤维组织组合而成，其中有卵巢血管和神经通过。卵巢动脉直接起自主动脉进入阔韧带（包括骨盆漏斗韧带）达卵巢门，分成若干小支进入卵巢。其主支横过阔韧带入子宫上段，与子宫动脉卵巢支相吻合。由于骨盆漏斗韧带有卵巢血管，距髂外血管及输尿管较近，故处理骨盆漏斗韧带时，不但要注意避免大出血，还应避免损伤输尿管。

在确认髂外动脉、髂内动脉和输尿管这3个管道结构后，分辨清输尿管和骨盆漏斗韧带的解剖关系，在近输尿管和骨盆漏斗韧带的交叉处输尿管上方的无血管区，在距离输尿管上方约1cm处，平行输尿管，切开阔韧带后叶腹膜（图12-4-16）。在切开阔韧带后叶腹膜之前，也可用左手中指和示指紧贴腹膜向内侧顶起阔韧带后叶后再切开。

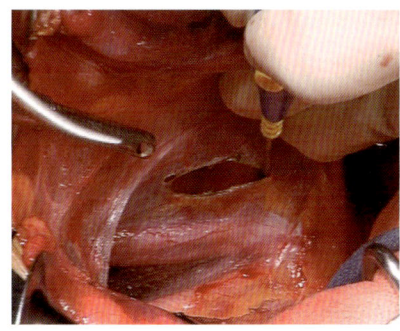
图12-4-16　切开阔韧带后叶，分离骨盆漏斗韧带

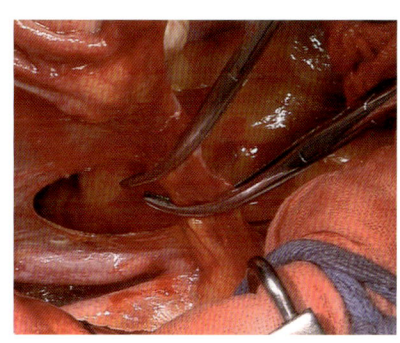
图12-4-17　钳夹、切断骨盆漏斗韧带

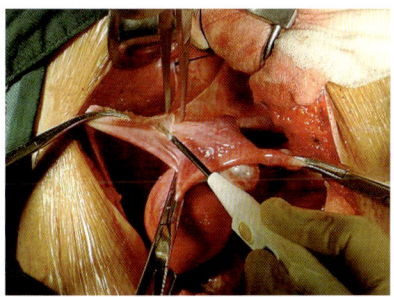
图12-4-18　切断圆韧带系膜至子宫角

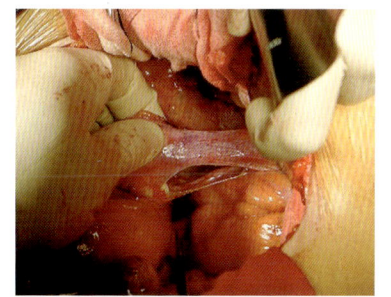
图12-4-19　完整保留骨盆漏斗韧带表面的腹膜（右侧）

再次确认输尿管和骨盆漏斗韧带的解剖关系后，高位钳夹、切断骨盆漏斗韧带（图12-4-17）。骨盆漏斗韧带断端可用7号丝线结扎，也可用各种电器械凝固切断。提起骨盆漏斗韧带断端，与输尿管平行在其上方约2cm处，向子宫方向切断阔韧带后叶至子宫旁。将骨盆漏斗韧带断端、输卵管伞端和圆韧带断端三者分别结扎，并一起捆绑在钳夹子宫两侧的血管钳上。

5. 保留卵巢的方法　如患者需保留卵巢，在切断圆韧带之后，需将圆韧带与输卵管之间的腹膜切断至子宫角处（图12-4-18）。不切断骨盆漏斗韧带。在分离阔韧带时，需注意保留卵巢血管表面完整的一片腹膜，保护卵巢血管不受牵拉、撕断（图12-4-19）。

保留卵巢时，一般主张切除输卵管。提起输卵管伞端使输卵管系膜展平，在保留卵巢、输卵管交通血管弓的前提下，自输卵管伞端系膜处，平行、紧贴输卵管，分次钳夹并切断输卵管系膜至子宫角（图12-4-20，图12-4-21）。与输尿管平行向子宫方向切断阔韧带后叶至子宫旁（图

12-4-22），钳夹、切断卵巢固有韧带，断端用7号丝线行"8"字形缝扎。

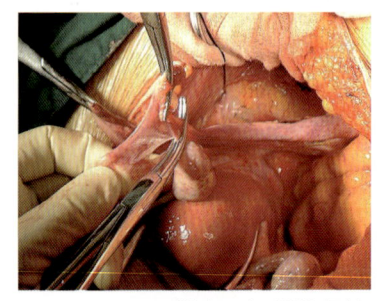
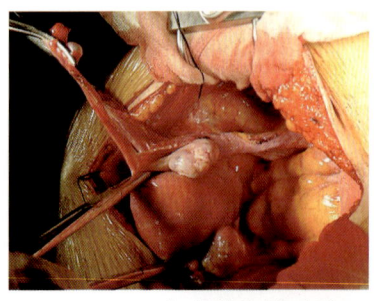
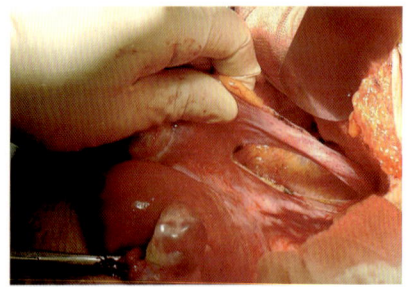

图12-4-20　钳夹、切断输卵管伞端系膜　　图12-4-21　切断输卵管系膜至子宫角　　图12-4-22　切断阔韧带后叶至子宫旁

6. 同法处理对侧　按以上手术步骤同法处理对侧。此时，子宫已呈游离状，可由助手将子宫向上、向患者脚侧提起，充分暴露盆腔术野。

7. 切除宫骶韧带

（1）分离两侧直肠侧间隙　先用7号丝线分别缝合两侧输尿管上方的腹膜，向对侧拉开，以利于暴露两侧腹膜后间隙。先钳起左侧阔韧带后叶腹膜，平行输尿管上方1~2cm处，紧贴腹膜，锐性分离左侧直肠侧间隙内侧至直肠侧间隙深部，用压肠板将输尿管外推。分离至直肠侧间隙底部时，可见位于宫骶韧带外侧的下腹下神经丛（图12-4-23）。贴近腹膜将这些神经向外侧分离，用压肠板将神经和输尿管一起外推，在其内侧切断宫骶韧带，这部分神经就可以保留下来。分离直肠侧间隙并把输尿管向外侧压开之后（图12-4-24），可把阔韧带后叶腹膜垂直向下切开至直肠侧方，见到腹膜变厚处即应停止。

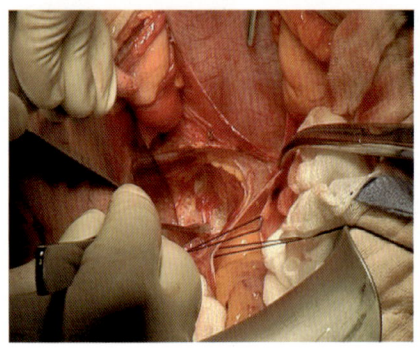
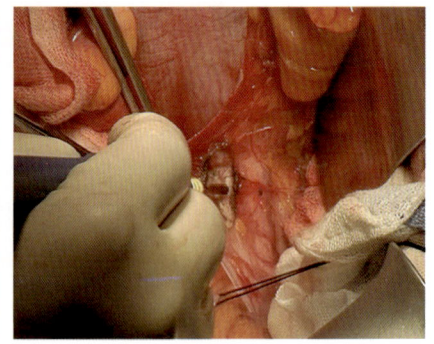

图12-4-23　左侧直肠侧间隙及下腹下神经丛　　图12-4-24　输尿管上方切开右侧直肠侧间隙

（2）分离直肠阴道间隙　把子宫向患者脚侧和上方提起，用血管钳提起直肠前壁浆肌层，上下活动，观察直肠腹膜反折的附着点，确定其位置后将提起直肠前壁浆肌层的血管钳向患者头侧牵拉形成一定的张力，在阴道后壁与直肠前壁的转折处即为直肠腹膜反折的附着点。用电刀或剪刀切开此处反折腹膜（图12-4-25），并正确分离出一小段直肠阴道间隙后，用手指贴着阴道后壁钝性分离直肠阴道间隙，沿着直肠与阴道之间疏松的间隙向下轻推。如果术前在阴道里面填

塞纱布条，阴道壁会被顶起而变硬，此时用手指沿着硬的阴道后壁下推，会比较容易找准直肠阴道间隙。下推的深度由切除阴道的长度来决定，如需切除3cm的阴道，下推2cm左右即可，因为直肠腹膜反折附着点之上已有长约2cm的阴道（图12-4-26）。

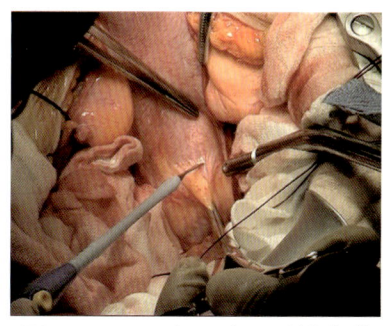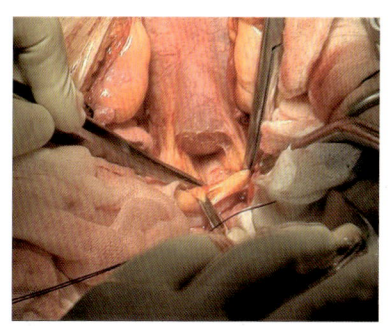

图12-4-25　切开直肠反折腹膜　　图12-4-26　分离直肠阴道间隙

（3）切开右侧直肠侧腹膜、切断右侧宫骶韧带　用压肠板在右侧宫骶韧带的外侧将输尿管外推，钳起宫骶韧带表面阔韧带后叶腹膜，手指将直肠向下压形成张力，电刀切开直肠侧腹膜，手指沿其间隙，稍作推压向内、向下弧形下推直肠，着力点放在宫骶韧带内侧缘，将直肠侧壁和宫骶韧带的内侧缘充分分离。宫骶韧带浅层无大血管，可以平行直肠采用电凝方式来切除（图12-4-27）。切除宫骶韧带深层前先充分游离宫骶韧带的内、外侧缘，并确保和外侧的输尿管及内侧的直肠充分分开。在靠近骶骨前方切除宫骶韧带。切除宫骶韧带深层一般用直角钳平行盆底垂直钳夹，最好一次钳夹，然后切断、缝扎盆底侧之断端。由于宫骶韧带后方直肠侧间隙空间较大，采用"反针"缝合容易出针，同时可避免针尖刺伤其他组织（图12-4-28）。

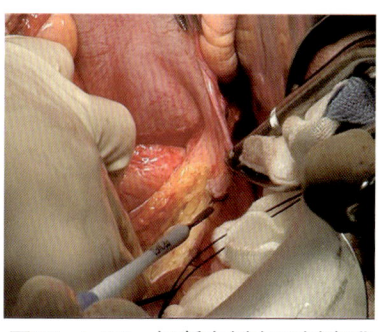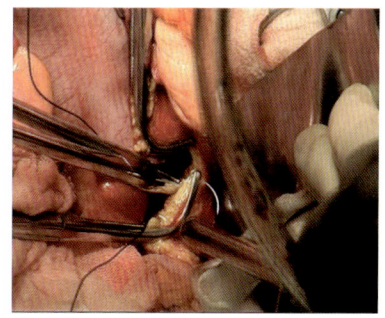

图12-4-27　切断右侧直肠侧腹膜　　图12-4-28　缝扎右侧宫骶韧带

（4）切断左侧宫骶韧带　采用和右侧相同的方法，压开左侧输尿管，暴露左侧直肠侧间隙，切开直肠侧腹膜（图12-4-29），切断宫骶韧带浅层，然后钳夹宫骶韧带深层，切断、缝合断端（图12-4-30）。至此，两侧宫骶韧带均已切断，子宫可以提得更高，用干纱布填塞子宫、阴道后方间隙以压迫止血，转向子宫前方准备分离膀胱宫颈阴道间隙。

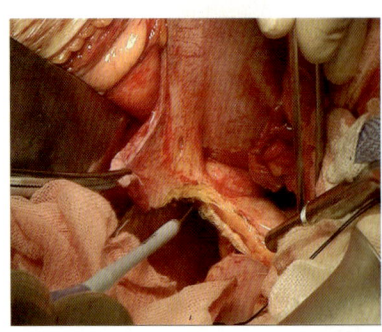 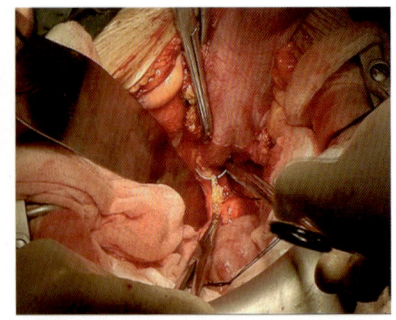

图12-4-29 切断左侧直肠侧腹膜　　图12-4-30 切断左侧宫骶韧带

8. 分离膀胱宫颈阴道间隙　　Ⅲ型根治性子宫切除术因需切除更多的主韧带、阴道旁组织和阴道，在打开输尿管隧道之后需继续分离膀胱宫颈韧带，再下推膀胱。

分离膀胱可分两步走。第一步，先分离膀胱到暴露出输尿管隧道的出口的高度稍下方，即膀胱宫颈韧带的外侧缘、宫旁血管的内侧，能确定输尿管隧道的出口、满足打开输尿管隧道的要求即可。第二步，打开输尿管隧道、切断两侧主韧带之后，打开膀胱宫颈韧带前叶，之后再继续向下分离膀胱。因切断主韧带之后，子宫可以提得更高，此时再下推膀胱相对比较容易，且出血量少，容易暴露出足够的阴道上段至达到阴道切除的长度，为切除阴道及阴道旁组织做准备。

（1）切开子宫膀胱腹膜反折　　子宫膀胱腹膜反折可在切断圆韧带后即切开或留待这一步再切开。先提起膀胱反折腹膜（图12-4-31），在其疏松处横行切开（图12-4-32）。

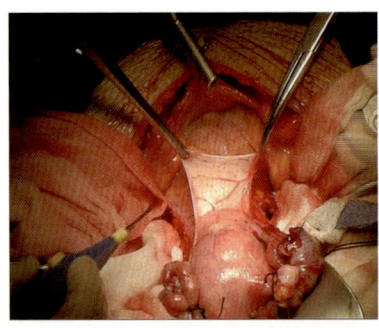 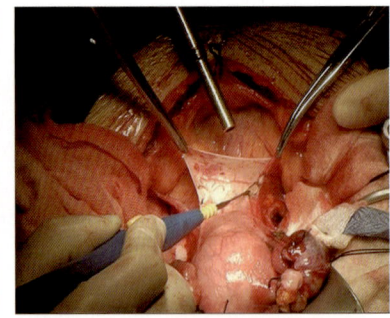

图12-4-31 提起膀胱反折腹膜　　图12-4-32 切开膀胱反折腹膜

（2）分离膀胱宫颈阴道间隙　　用3把血管钳钳夹子宫膀胱腹膜反折切缘，轻轻向上提起，子宫向患者头侧牵拉形成张力。在有张力的情况下，膀胱宫颈间隙会变白，此变白区即为无血管区的宫颈膀胱间隙，在变白处分离，即可不损伤血管而把间隙分开（图12-4-33）。术者用镊子和电刀配合寻找发白处分离，锐性分离下推膀胱。当发白处已分离完时，再把膀胱和宫颈或阴道前壁拉开，又会出现新的发白的间隙，这样交替分离就可以把膀胱推得比较低。分离膀胱越低越好，越低越有利于打开输尿管隧道，故尽量把膀胱分离到难以再往下分离的程度（图12-4-34）。

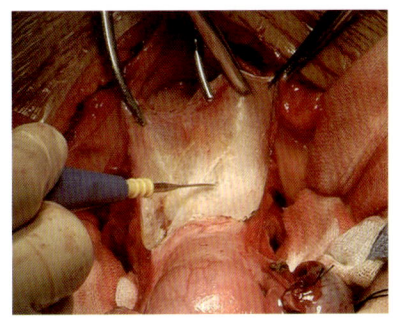
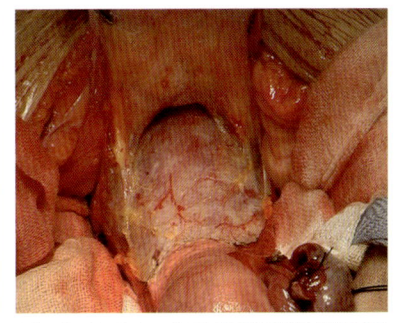

图12-4-33　找"白"分离　　图12-4-34　分离膀胱阴道间隙至足够长度

9. 打开左侧输尿管隧道　打开输尿管隧道的方法是：先找出口、后找入口，然后两侧沟通、一次钳夹。

（1）寻找左侧输尿管隧道出、入口　在充分下推膀胱的前提下，在宫旁血管的内侧，膀胱底的上方，确定输尿管隧道出口，然后寻找输尿管隧道入口。助手可轻轻向患者头侧提拉输尿管，术者可用镊子提起子宫旁血管及结缔组织，用直角钳紧贴输尿管上方，伸入隧道内（图12-4-35），钳尖指向先前确定的隧道出口方向，小心撑开直角钳（图12-4-36），感觉到直角钳伸入一个无阻力的疏松间隙，并在直角钳的下方看到白色的输尿管浆膜层即为隧道入口的正确解剖层次。

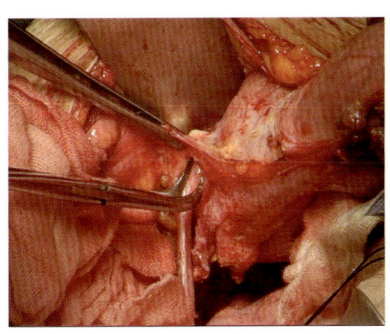
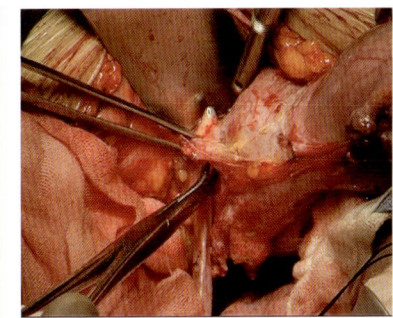

图12-4-35　寻找输尿管隧道入口　　图12-4-36　往内往上方向，撑开隧道

（2）贯通输尿管隧道　直角钳钳尖朝着输尿管出口位置方向（一般是向内、上方向）用力，将输尿管隧道贯通（图12-4-37）。

（3）打开输尿管隧道　隧道贯通后，用钳子或镊子将隧道内输尿管下压，确认输尿管远离隧道顶部血管（图12-4-38），确认输尿管与隧道上方组织（即膀胱宫颈韧带前叶）完全游离，两把血管钳一次钳夹隧道顶端血管，钳夹时血管钳应远离输尿管，尽量靠近子宫旁，使近膀胱侧的断端尽可能长，

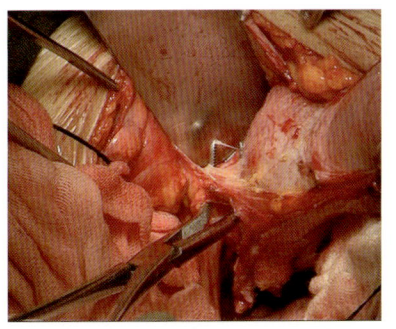

图12-4-37　贯通输尿管隧道

以避免结扎断端时使输尿管扭曲。随后切断（图12-4-39）、结扎输尿管隧道上方组织断端。

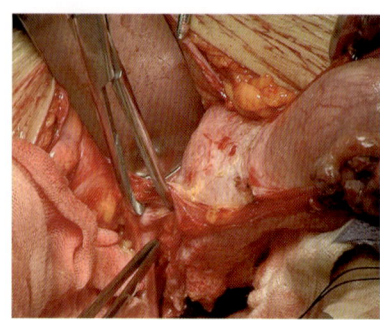
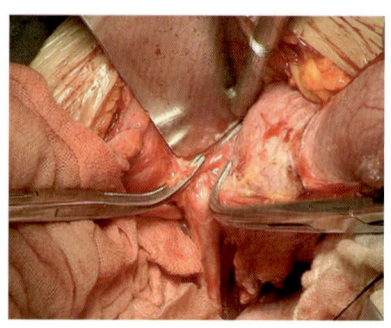

图12-4-38　确认输尿管远离隧道顶部血管　　图12-4-39　切断输尿管隧道（膀胱宫颈韧带前叶）

10. 打开膀胱宫颈韧带　输尿管隧道以输尿管为界，分为腹侧的前叶和背侧的后叶，又称浅层和深层。浅层覆盖在输尿管宫颈端的表面，又称输尿管隧道部，其内有子宫动脉膀胱支和膀胱宫颈静脉交通支穿行。在处理输尿管隧道的时候浅层已经被切断。深层位于输尿管外下方，由膀胱静脉、膀胱下动脉、盆丛膀胱尿道支、阴道支、淋巴管及脂肪组织构成。打开膀胱宫颈韧带深层的目的是利于进一步下推膀胱和切除阴道旁组织。做Ⅲ型根治性子宫切除术时，因需要切除更多的宫旁组织，在切除阴道旁组织之前打开膀胱宫颈韧带后叶，把膀胱和输尿管推得更低。

打开膀胱宫颈韧带后叶的时候，可以使用电刀或超声刀进行锐性分离，这种方法适用于早期、小病灶的病例。但需注意的是，在分离的过程中，必须注意膀胱静脉、膀胱下动脉等血管在此间隙穿行，要先凝闭之后再切断，减少出血。对于局部晚期的病例，宫颈周围组织常伴有较多的新生营养血管，精细的锐性分离可能会延长手术时间，可以采用钝性分离，用拇指和示指紧贴宫旁下推膀胱宫颈韧带，下推过程中如果血管破裂出血可先压迫止血，等下推至足够范围，暴露主韧带后，钳夹主韧带，阻断营养血管的血流后，流血即可停止。

11. 切断左侧主韧带　在钳夹切断主韧带之前，可先将主韧带周围的疏松组织清除，然后分离膀胱侧间隙，在直肠侧间隙和膀胱侧间隙之间即为主韧带（图12-4-40）。Ⅲ型根治性子宫切除术需靠近骨盆壁切除主韧带。将输尿管向外推，紧贴盆壁钳夹主韧带，如遇到有淋巴结，需切除并单独送检。钳夹之后切断左侧主韧带（图12-4-41），并缝扎主韧带断端。

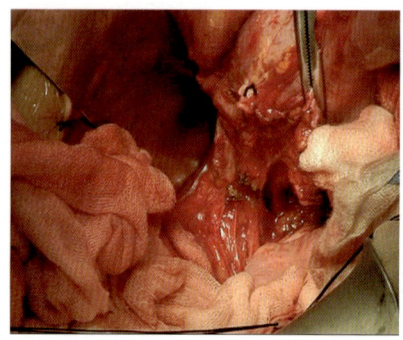
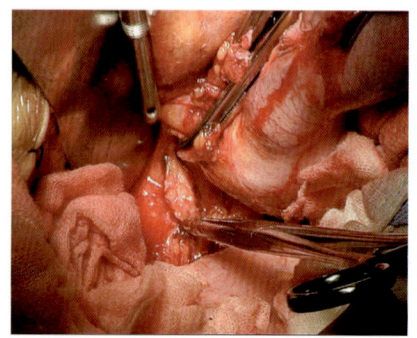

图12-4-40　暴露左侧主韧带　　图12-4-41　切断左侧主韧带

12. 切除左侧阴道旁组织　切断左侧主韧带之后，紧跟着就可以切断左侧阴道旁组织，也可以留到切断右侧主韧带之后，子宫可以提得更高时再切断左侧阴道旁组织。阴道旁组织的外前方有部分膀胱壁和输尿管，后方有直肠。钳夹、切断阴道旁组织时，确认膀胱、输尿管和直肠均已分开，防止损伤直肠、膀胱和输尿管。钳夹时注意与耻骨联合平行，钳尖指向阴道侧壁（图12-4-42），然后切断阴道旁组织（图12-4-43）。

阴道旁的缝合也可以采用"反针"缝合法，缝合时达钳尖，防漏缝血管而渗血。回针时与主韧带断端缝合，避免结扎后阴道旁和主韧带之间组织有遗漏而造成出血。

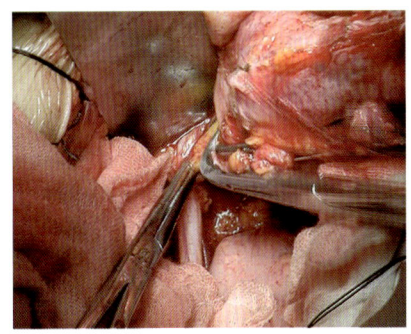
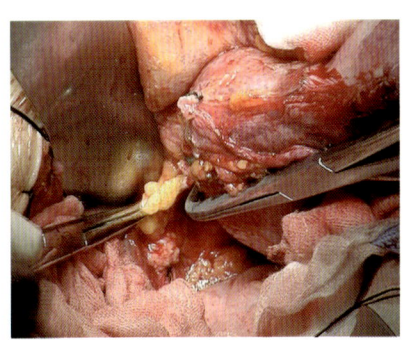

图12-4-42　钳夹左侧阴道旁组织　　图12-4-43　切断左侧阴道旁组织

13. 打开右侧输尿管隧道　方法同"打开左侧输尿管隧道"。

14. 切断右侧主韧带　打开输尿管隧道后，分离主韧带周围疏松组织，向下推开输尿管，分离右侧膀胱侧间隙，再次分离主韧带周围疏松组织，充分暴露主韧带前后缘（图12-4-44），两把直角钳在靠近盆壁处钳夹主韧带，切断（图12-4-45）、缝扎右侧主韧带。

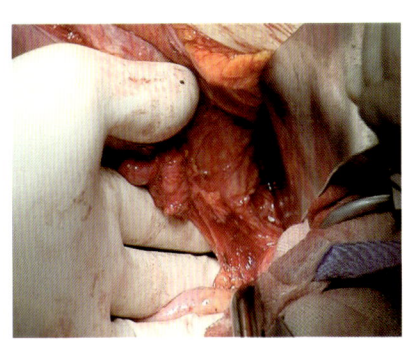
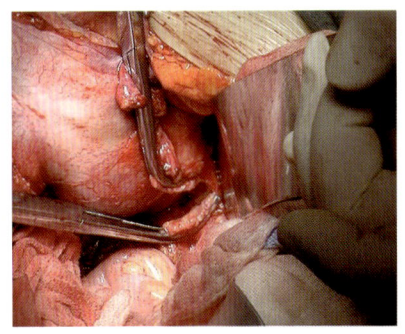

图12-4-44　暴露右侧主韧带　　图12-4-45　切断右侧主韧带

15. 切除右侧阴道旁组织　切断右侧主韧带后，继续切除右侧阴道旁组织（图12-4-46，图12-4-47）。

16. 切断阴道　切除两侧阴道旁组织后，用大直角钳在宫颈外口下方钳夹阴道前后壁，以此作为指示点来计算切除阴道的长度（图12-4-48）。此钳的另一个作用是阻止宫颈菜花样病灶脱落于阴道内。如果膀胱分离不充分，需继续向下分离膀胱至足够的阴道切除长度。用两把长弯钳垂直对合钳夹阴道，两钳尖相接。如术前已知肿瘤侵犯阴道壁，应根据肿瘤侵犯阴道的位置和范围灵活确定阴道各壁切除的长度，然后从两侧向中间切断阴道（图12-4-49）。

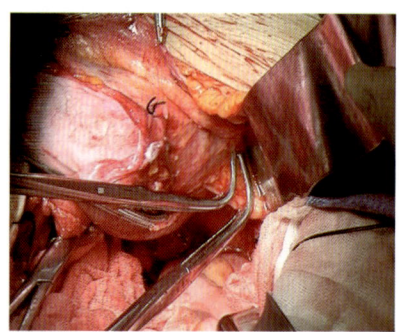
图12-4-46　钳夹右侧阴道旁组织

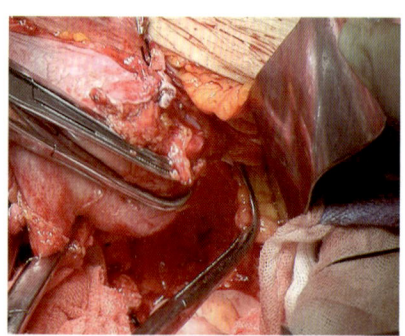
图12-4-47　切断右侧阴道旁组织

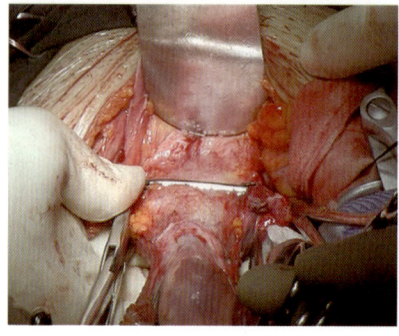
图12-4-48　钳夹闭合阴道，确定阴道切除位置

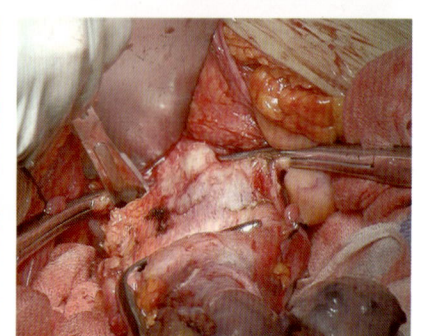
图12-4-49　切断阴道

17. 检查子宫标本　剖开切除的子宫标本，判断阴道切除范围是否足够，肿瘤病灶的范围，肿瘤是否侵犯宫颈间质深层，确定术后是否需要补充放射治疗。

18. 缝合阴道　切除阴道后消毒断端并开始缝合（图12-4-50）。先缝合部分阴道旁组织，然后缝合阴道断端。可用"U"形缝合法（图12-4-51）。用2-0可吸收线，先于阴道中间"U"形贯穿缝合、暂不打结，然后分别缝合两侧阴道断端，分别打结，最后再把中间一针打结。

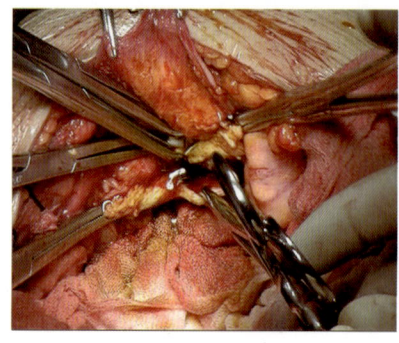
图12-4-50　消毒阴道

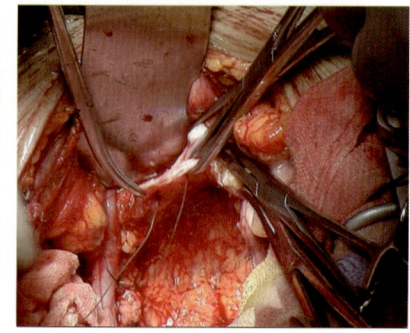
图12-4-51　"U"形（3个）缝合阴道

19. 检查创面　缝合阴道断端后，手术创面仔细止血，生理盐水冲洗盆腔，必要时放置腹腔引流管，逐层缝合腹壁各层，至此手术结束。

六、手术技巧

根治性子宫切除术的难点主要是分离直肠阴道间隙和膀胱阴道间隙，以及打开输尿管隧道。前者主要需防止出血，后者除了小心出血外，还易导致输尿管损伤或误断。

通过实践，我们总结了根治性子宫切除术十六字经验，即"先骶后主，及时转向，平行盆底，留足断端"。"先骶后主"是指先切断宫骶韧带，后再切除主韧带。先切断宫骶韧带的目的是使子宫可以提得更高，有利于分离膀胱宫颈间隙和膀胱阴道间隙，膀胱可以推得更低，利于分离输尿管隧道，把输尿管和主韧带分离后再切断主韧带。"及时转向"是指在切断宫骶韧带深层和主韧带、宫旁、阴道旁组织时，钳夹、切除组织的方向始终要及时转向，钳夹的方向要分别与骶骨、骨盆侧壁、耻骨联合平行，即"平行盆底"。各断端需留足够的长度，避免断端回缩难以止血。

（卢淮武　张丙忠　林仲秋）

第五节　阴式广泛子宫切除术

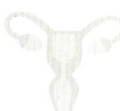

一、概述

阴式手术治疗宫颈癌是在1879年由Czerny首先创立的术式。1883年Karl August Schuchart对阴式广泛子宫切除术进行了改进，解决了经阴道手术分离输尿管的问题，1911年Schuchart术式逐渐普及。1955年，我国张其本教授率先在国内开展了阴式广泛子宫切除术。宫颈癌的标准术式为盆腔淋巴结清扫+广泛性子宫切除术，盆腔淋巴结转移为宫颈癌扩散的常见转移途径，经阴道途径无法同时行盆腔淋巴结切除术，仍需经腹进行，因此阴式广泛子宫切除术的应用受到极大的限制，这也是半个多世纪以来阴式广泛子宫切除术沉寂的主要原因。1987年，Dargent提出联合Schuchart经阴道子宫广泛切除和腹腔镜技术清扫淋巴结。近20年来，腹腔镜技术迅速发展，腹腔镜下盆腔淋巴结清扫术的技术已趋于成熟，腹腔镜下盆腔淋巴结清扫联合阴式广泛子宫切除术治疗早期宫颈癌受到越来越多学者的关注。

美国安德森医疗中心牵头的全球多中心前瞻性随机对照试验（LACC试验）及另一项大样本回顾性队列研究，均认为宫颈癌腹腔镜手术与经典的开腹手术相比，病死率及复发率更高，颠覆了多个指南中推荐的腹腔镜技术可用于早期宫颈癌手术治疗的观点。因此更多的专家提出，对于宫颈癌的微创治疗，需严格掌握适应证，不断改进手术操作与技术，比如减少CO_2腹压的频繁变化；不使用举宫杯；并强调无瘤手术的重要意义，减少肿瘤组织的挤压和破裂，以避免肿瘤组织脱落种植的风险。阴式广泛子宫切除术中无须使用举宫杯，术中游离阴道前后壁形成阴道袖套，包绕宫颈病灶，更符合无瘤原则。Kwon BS等比较ⅠA2～ⅠB2期宫颈癌患者经腹广泛子宫切除术（transabdominal radical hysterectomy，ARH）与腹腔镜辅助阴式广泛子宫切除术（lymphadenectomy assisted radical vaginal hysterectomy，LARVH）的生存结果，发现两组的无进展生存期和总生存期无显著差别，表明LARVH的潜在肿瘤学安全性。Sichen Zhang等的LARVH治疗早期宫颈癌的系统回顾和荟萃分析发现，LARVH优于ARH，出血少，创伤相关并发症少，住院时间短。LARVH和ARH在淋巴结切除数目、泌尿相关并发症、直肠损伤、淋巴水肿和预后等方面无明显差异。Christhardt Kohler等的研究认为，腹腔镜-阴道联合技术行根治性子宫切除术，可避免肿瘤细胞溢出，为早期宫颈癌患者提供了良好的治疗结局。Denis Querleu等认为，经阴道根治性子宫切除术和腹腔镜手术相结合是LACC试验后一种可能的发展方向，需要进一步研究。

以下重点介绍经腹腔镜行盆腔淋巴结清除术后的经阴道广泛子宫切除术。

二、手术适应证和禁忌证

宫颈癌FIGO 2018分期中ⅠA2～ⅡA1期的患者，排除其他禁忌证外，均适宜LARVH。ⅠA1期伴脉管浸润者，需行广泛子宫切除术，可选择LARVH。ⅠB3期、ⅡA2期术前经2~3个疗程新辅助化疗病灶明显缩小，经重新评估后部分病例也可选择LARVH手术治疗。

经阴道广泛子宫切除术，尤其适应以下几种情况：①肥胖患者，经腹手术较困难，经阴道手术时，切除宫颈旁组织更容易掌握，而且切除阴道的长度更易准确掌握。②患者合并心脏病、肾脏病、高血压和重度肺部疾病等严重内科疾患，不能耐受腹部手术时有时可耐受经阴道手术，因经阴道手术创伤小，出血少，时间短。③体弱消瘦的患者，抵抗力差，也可选择经阴道手术。

绝经后阴道萎缩狭窄者，阴道条件欠佳，术野暴露受限，不适宜经阴道手术。

三、专用器械的研制

为了更好地在阴式手术中暴露术野，佛山市妇幼保健院谢庆煌教授自行设计了经阴道广泛子宫切除术的专用器械：

1. 膀胱侧间隙拉钩（图12-5-1） 置入膀胱侧间隙，显露膀胱宫颈韧带。
2. 膀胱宫颈间隙拉钩（图12-5-2） 用于暴露膀胱宫颈间隙，以显露两侧的膀胱宫颈韧带。
3. 膀胱宫颈韧带拉钩（图12-5-3） 将膀胱宫颈韧带拉钩置入膀胱宫颈韧带下端两侧，向下牵拉以利充分舒展、暴露膀胱宫颈韧带，以便寻找、分离出输尿管。

4. 宫颈压板（图12-5-4）　将宫颈压向对侧，充分舒展、暴露主韧带及输尿管，以便切除足够的宫旁组织和韧带。

5. 宫颈牵拉重锤（图12-5-5）　将宫颈牵拉重锤悬挂于阴道袖套的线束上，利用重力协助牵拉。

6. 可发光的输尿管导管（图12-5-6）　术前经膀胱镜将该导管插入输尿管，术中可见导管闪闪发光，指示输尿管的位置，可引导术者更容易地经阴道寻找、分离输尿管，有效地避免副损伤。

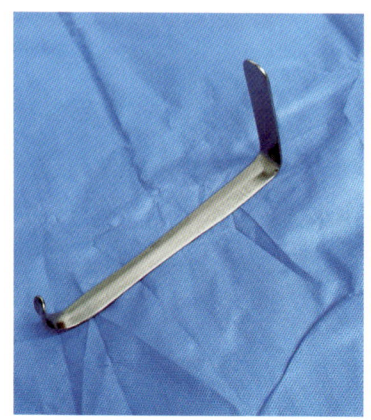
图12-5-1　膀胱侧间隙拉钩

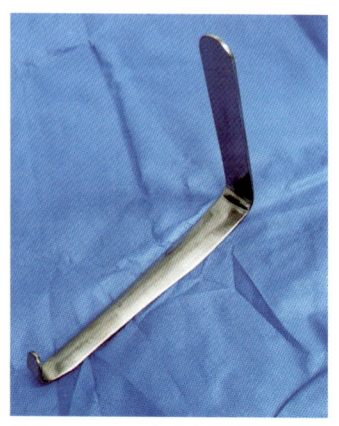
图12-5-2　膀胱宫颈间隙拉钩

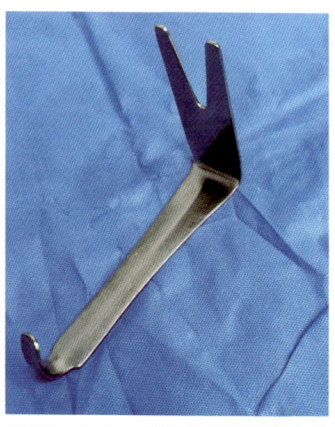
图12-5-3　膀胱宫颈韧带拉钩

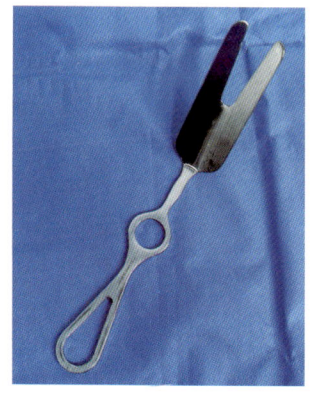
图12-5-4　宫颈压板

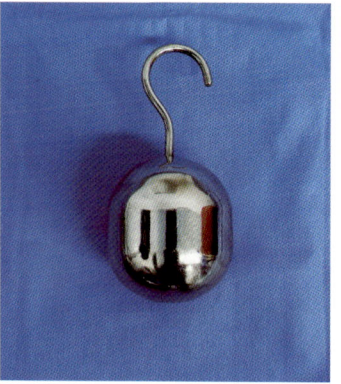
图12-5-5　宫颈牵拉重锤

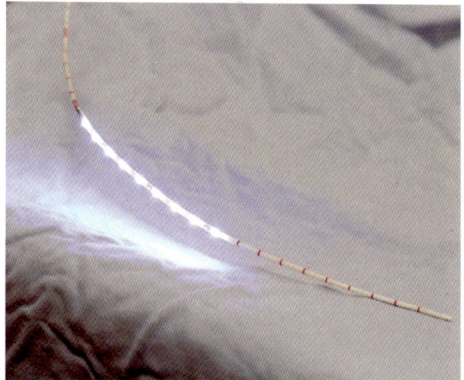
图12-5-6　可发光的输尿管导管

四、手术步骤

（一）术前准备

术前阴道擦洗及肠道准备2~3天。阴道擦洗目前常用的方法是用稀释的碘伏溶液浸湿的棉球或纱块抹洗阴道，特别注意清洁阴道两侧穹隆部和前后穹隆部，每天2次，共2~3天。肠道准备方法：术前2天进半流质饮食，术前1天口服复方聚乙二醇电解质散溶液清洁肠道。

（二）麻醉

一般选择全身麻醉下进行手术。

（三）手术操作要点

1. 环形切开阴道壁　首先确定切除阴道壁的长度。用卢戈氏碘液涂抹整个阴道壁，仔细观察阴道壁有无不着色区。如宫颈癌≤ⅠB期，一般切除阴道壁长度≤3cm；如为ⅡA期，应在远离病灶浸润部位即碘不着色区域外约3cm处切开。先单独缝扎宫颈2针作为牵引，同时可以包绕宫颈病灶（图12-5-7）。注意接触过宫颈病灶的缝针及持针器应避免术中再次使用。确定阴道壁切开部位，用6~8把Allis钳钳夹切开部位阴道壁的四周（图12-5-8），握住Allis钳柄向下牵引下拉阴道壁，于阴道四周黏膜下注入稀释的肾上腺素生理盐水溶液（1∶200 000配制）打水垫（图12-5-9），如患者合并高血压，不宜使用肾上腺素生理盐水溶液，可更换为稀释的催产素溶液。使用电刀或冷刀从该处全层环形切开阴道黏膜一周（图12-5-10至图12-5-12）。

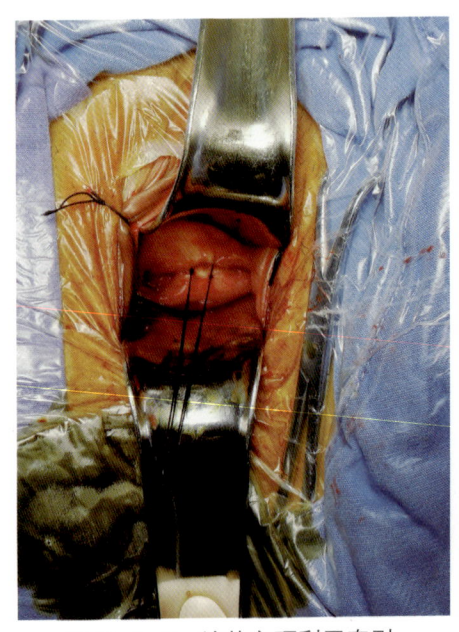

图12-5-7　缝扎宫颈利于牵引

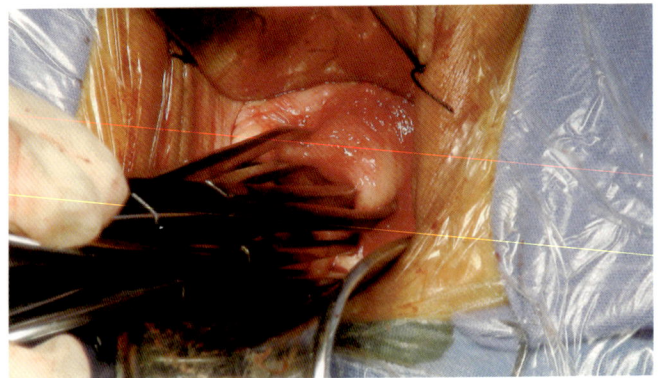

图12-5-8　Allis钳钳夹切开部位的阴道壁

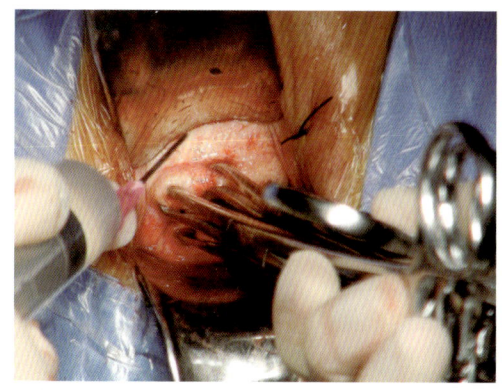

图12-5-9 阴道黏膜下注入肾上腺素生理盐水溶液

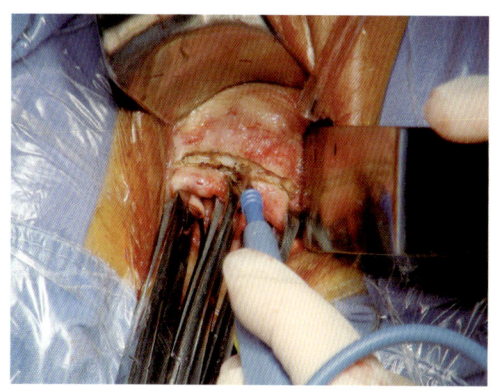

图12-5-10 环形切开阴道前壁黏膜

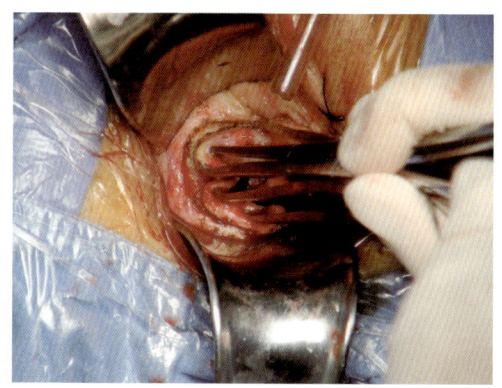

图12-5-11 环形切开阴道侧壁黏膜

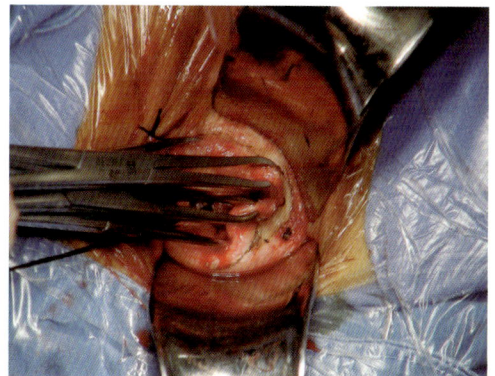

图12-5-12 环形切开阴道侧壁、后壁黏膜

2. 分离阴道膀胱间隙及阴道直肠间隙，游离阴道壁形成袖套　用Allis钳提起阴道前壁切缘上方的阴道壁，将宫颈向下牵拉，用长弯钝头剪刀分离剪开阴道前壁与膀胱之间的间隙。将宫颈提起，用Allis钳提起阴道后壁切缘，用长弯钝头剪刀分离剪开阴道后壁与直肠之间的间隙。再游离两侧阴道壁，形成袖套口，用7号丝线间断缝合前、后壁断端，打结关闭袖套口，包住宫颈病灶，将所有的线头打成一个结，形成束状便于牵引（图12-5-13至图12-5-16）。

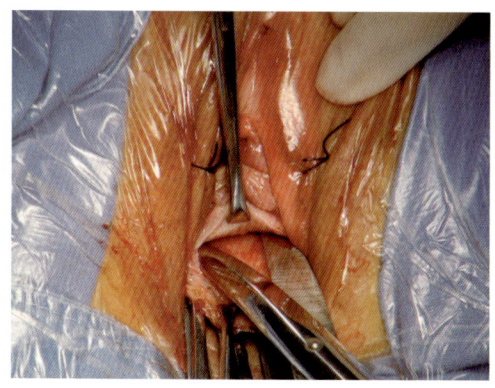

图12-5-13 分离阴道膀胱间隙

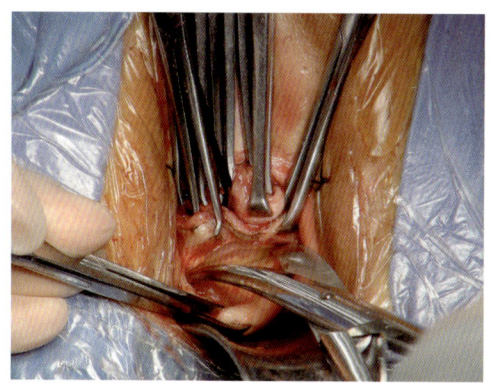

图12-5-14 分离阴道直肠间隙

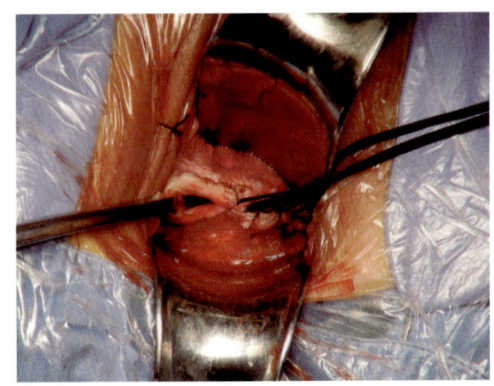
图12-5-15 缝合阴道前后黏膜切缘

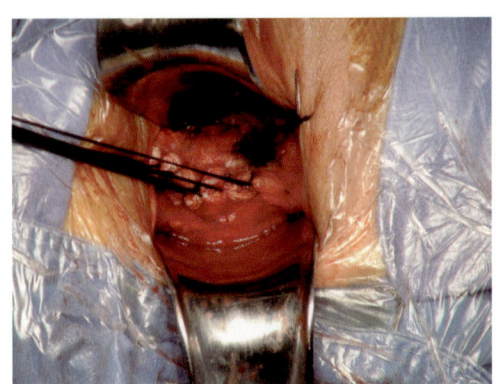
图12-5-16 形成阴道袖套

3. 切断阴道旁组织 向右上方牵引阴道袖套,以暴露左侧阴道旁组织,用弯血管钳钳夹阴道旁结缔组织,切断后用7号丝线缝扎断端(图12-5-17)。同法处理右侧。经阴道切断阴道旁组织比经腹容易得多。如用百克钳或结扎束血管闭合系统等电外科器械,则可直接电凝后切断两侧阴道旁组织,对减少出血更为快捷。

4. 打开直肠反折腹膜,进入腹腔,切断宫骶韧带降部 将阴道袖套向上牵拉,如果直肠窝处没有粘连,则能很容易辨认疏松的直肠反折腹膜,剪开后进入腹腔

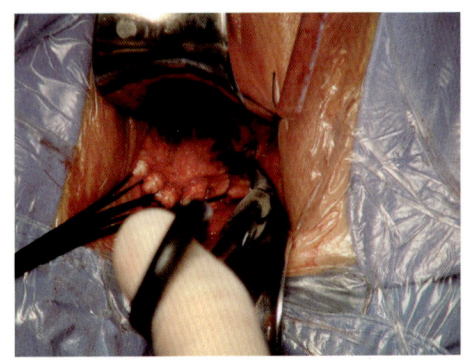
图12-5-17 钳夹切断左侧阴道旁组织

(图12-5-18),取出腹腔镜下切除的置于密封标本袋内的盆腔淋巴结(图12-5-19)。充分暴露宫颈后方两侧的宫骶韧带,分离并剪开直肠侧腹膜后,推开直肠,于靠近骶骨侧缘的部位钳夹切断宫骶韧带降部(图12-5-20);用电外科器械凝断更快捷,可以很容易地做到切除宫骶韧带3cm。

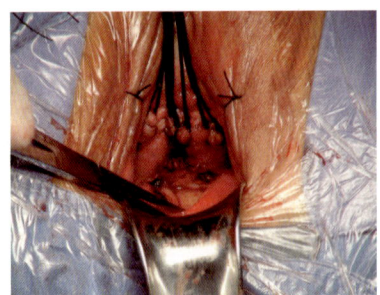
图12-5-18 剪开直肠反折腹膜

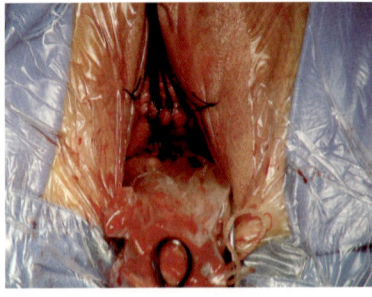
图12-5-19 取出密封标本袋内的盆腔淋巴结

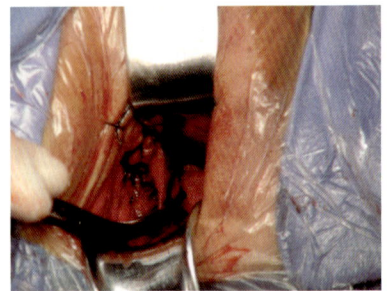
图12-5-20 钳夹切断右侧宫骶韧带的降部

5. 分离膀胱宫颈间隙,推开膀胱 用宫颈牵拉重锤悬吊于阴道袖套线束上利用重力协助牵拉(图12-5-21),用Allis钳提起阴道壁切缘上方的阴道壁,紧贴宫颈处剪断阴道上隔,然后用长弯钝头剪刀紧贴宫颈筋膜分离撑开宫颈膀胱间的疏松结缔组织,打开膀胱宫颈间隙(图12-5-

22），再用手指向上及两侧钝性分离扩大膀胱子宫间隙。此间隙的两侧面以膀胱宫颈韧带为界，上面是阴道上隔和膀胱后壁，下方是宫颈筋膜。

6. 分离两侧膀胱侧间隙　把阴道袖套拉向右下方，用Allis钳提起左侧2点处阴道侧壁切缘，于膀胱侧间隙内注入稀释的肾上腺素溶液打水垫（图12-5-23），用钝头

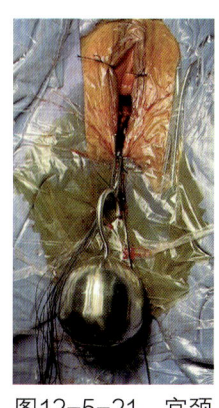
图12-5-21　宫颈牵拉重锤协助牵拉

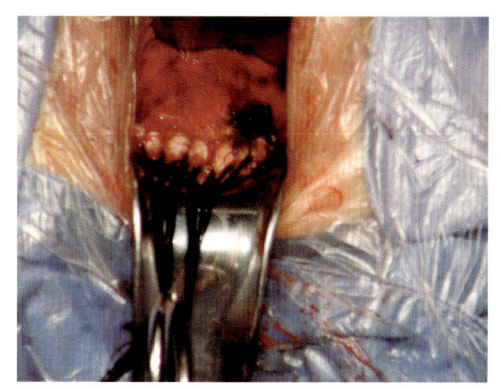
图12-5-22　打开膀胱宫颈间隙

弯剪刀在膀胱宫颈韧带与左侧阴道壁切缘之间，向外斜上方剪开后撑开进一步分离，进入膀胱侧间隙，将示指插入后向外上方进一步钝性扩展膀胱侧间隙（图12-5-24），同法于右侧10点处阴道侧壁切缘分离右侧膀胱侧间隙（图12-5-25至图12-5-26）。

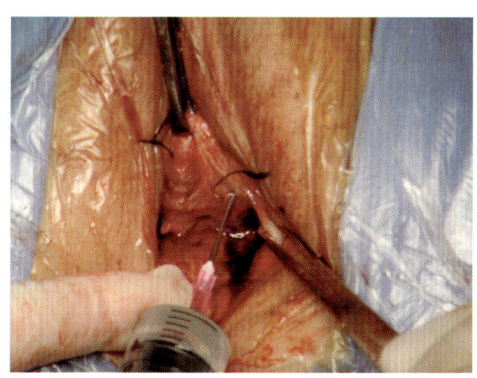
图12-5-23　左侧膀胱侧间隙注入肾上腺素生理盐水溶液

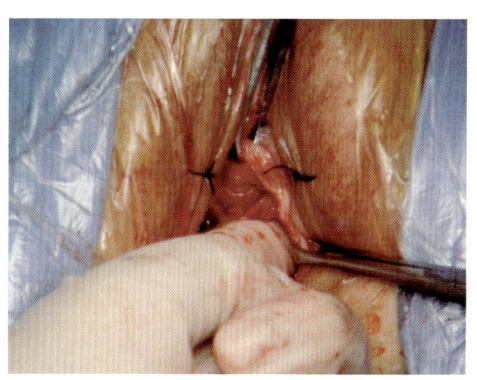
图12-5-24　钝性分离左侧膀胱侧间隙

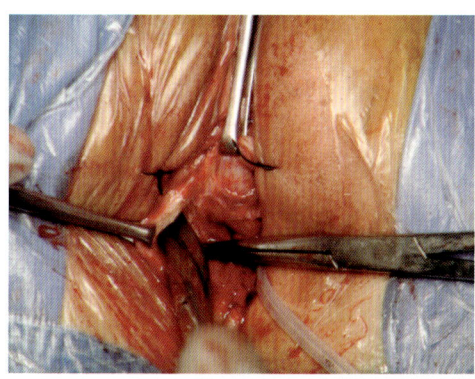
图12-5-25　锐性分离右侧膀胱侧间隙

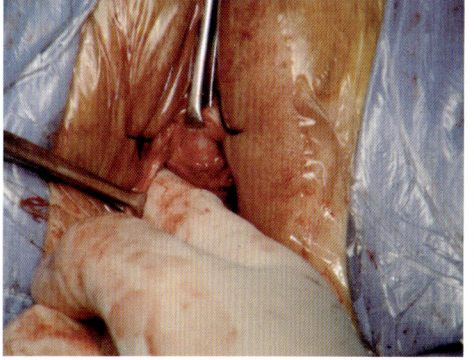
图12-5-26　钝性分离右侧膀胱侧间隙

7. 寻找输尿管，打开输尿管隧道　将膀胱宫颈间隙拉钩置入膀胱宫颈间隙向上提，同时膀胱侧间隙内也放入一稍窄的膀胱侧间隙拉钩并上提，完全暴露两个拉钩之间的膀胱宫颈韧带（图

12-5-27，图12-5-31），于膀胱宫颈韧带内侧用示指触摸输尿管的位置及走行，将膀胱宫颈韧带拉钩置入膀胱宫颈韧带下端两侧，向下牵拉，充分舒展暴露该韧带，电凝膀胱宫颈韧带浅层后切断（图12-5-28，图12-5-32）。用4号丝线缝扎断端作为牵引，于两断端之间插入钝头弯剪刀，左右进行分离（图12-5-29，图12-5-33），也可以使用短柄超声刀按解剖层次逐步分离。将膀胱宫颈韧带分为内、外两叶，输尿管即位于其中，分别电凝切断膀胱宫颈韧带的内侧叶和外侧叶，逐步暴露输尿管膝部（图12-5-30，图12-5-34）。用电外科器械直接电凝后切断膀胱宫颈韧带内、外侧叶更为便利。

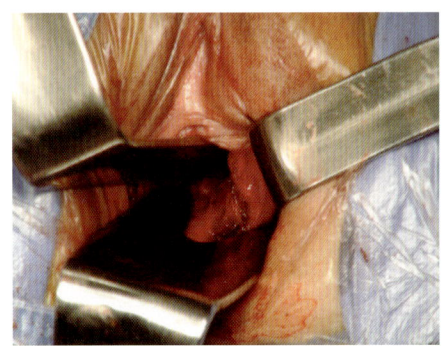

图12-5-27　暴露右侧膀胱宫颈韧带

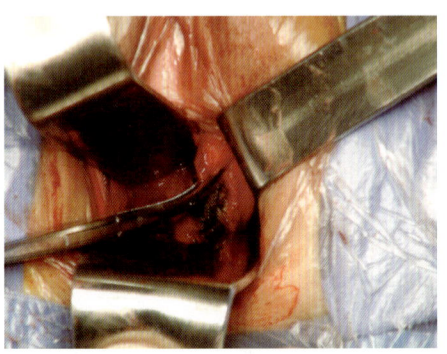

图12-5-28　电凝后切断右侧膀胱宫颈韧带浅层

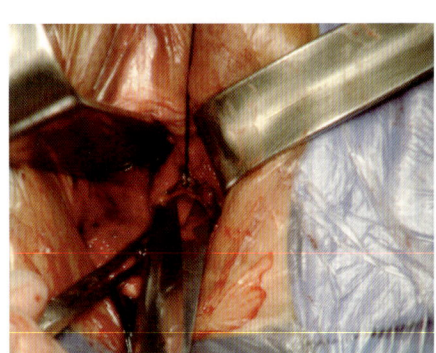

图12-5-29　分离右侧膀胱宫颈韧带内、外侧叶

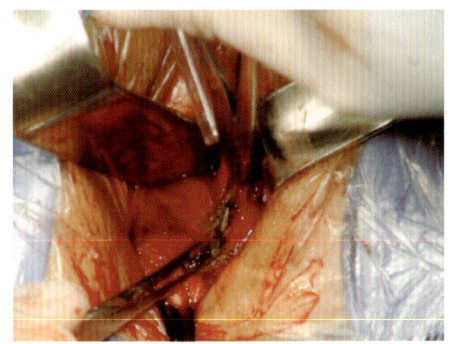

图12-5-30　电凝后切断右侧膀胱宫颈韧带内侧叶

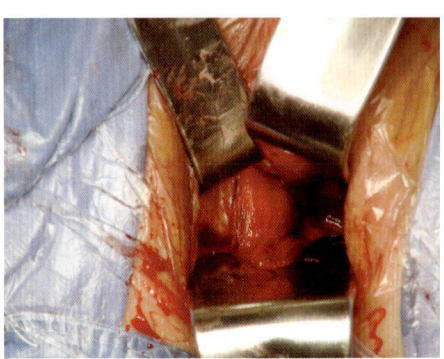

图12-5-31　暴露左侧膀胱宫颈韧带

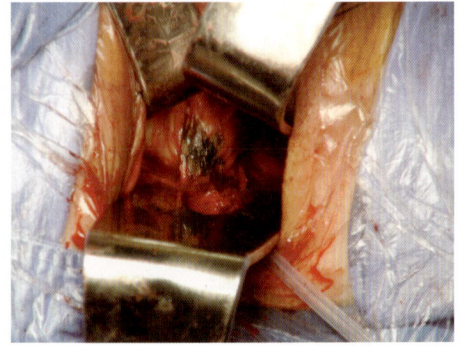

图12-5-32　电凝后切断左侧膀胱宫颈韧带浅层

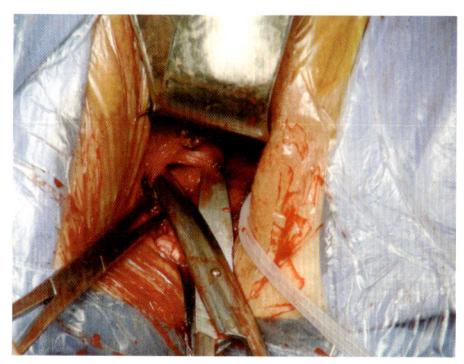 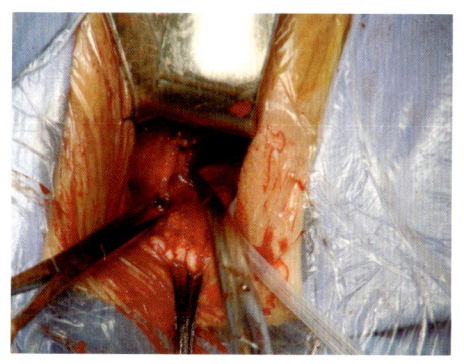

图12-5-33　分离左侧膀胱宫颈韧带内、外侧叶　　图12-5-34　电凝后切断左侧膀胱宫颈韧带内侧叶

处理膀胱宫颈韧带内、外侧叶后完全打开输尿管隧道,暴露输尿管膝部后用小胶管牵拉输尿管,以便随时观察,防止损伤(图12-5-35,图12-5-36)。如果仅做次广泛子宫切除,则只需切断膀胱宫颈韧带的内侧叶,然后将输尿管向外推,即可达到次广泛子宫切除(QM-B1型子宫切除术)的切除范围,如果要做广泛子宫切除,则必须还要切断膀胱宫颈韧带的外侧叶,才能将输尿管完全游离,从而达到QM-C2型子宫切除术的切除范围。

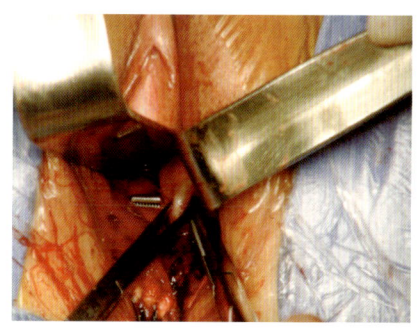 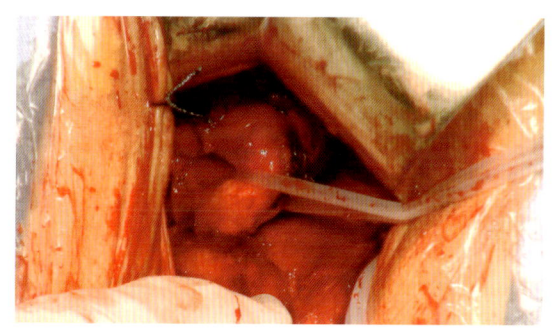

图12-5-35　暴露左侧输尿管　　图12-5-36　用小胶管牵拉右侧输尿管

8. 牵出已在腹腔镜下结扎切断的子宫动脉断端　将已游离的输尿管置于阴道拉钩的保护下,显露位于输尿管内上方与之交叉的子宫动脉,因子宫动脉已在腹腔镜下清扫盆腔淋巴结时从髂内动脉起始处结扎切断,此时只需将子宫动脉牵出即可。处理子宫动脉后输尿管更加松动,可将输尿管进一步向外上方推离。

9. 钳夹、切断主韧带　切断子宫动脉后,输尿管膝部进一步松动,将拉钩置于输尿管前方,让术者能清楚地见到输尿管的位置,同时将阴道袖套向右下方牵引,用宫颈压板将宫颈压向对侧,可充分显露主韧带和输尿管,最大限度地暴露宫颈旁的主韧带,在直视下避开输尿管,根据需要切除宫旁的范围,钳夹主韧带及宫旁组织,切断后用7号丝线缝扎,或使用电外科器械电凝后切断(图12-5-37,图12-5-38)。

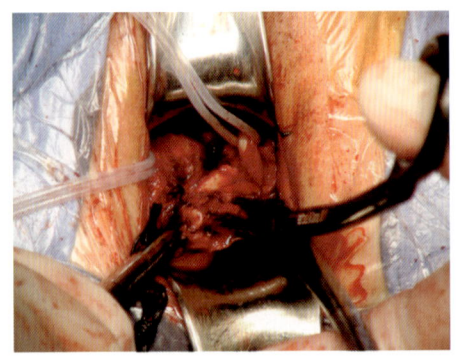

图12-5-37 电凝后切断右侧主韧带

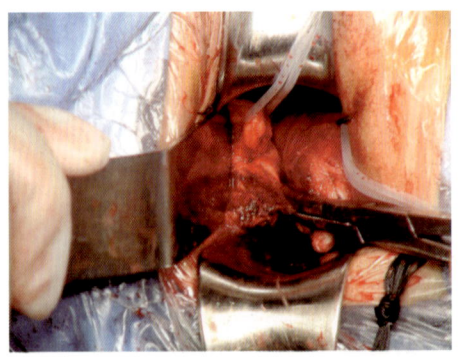

图12-5-38 显露右侧主韧带和输尿管

10. 打开膀胱腹膜反折，将宫底从前往外翻出　辨认膀胱腹膜反折后剪开腹膜（图12-5-39），用双爪钳将宫底从前往外翻出（图12-5-40）。

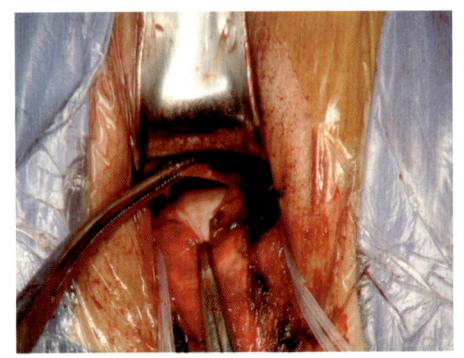

图12-5-39 打开子宫膀胱腹膜反折

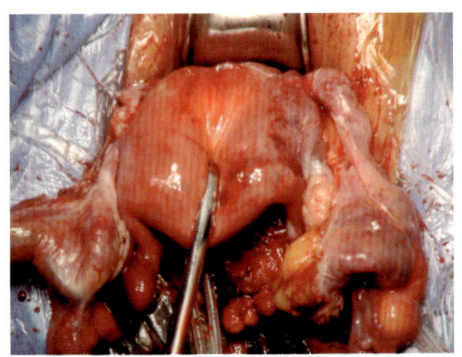

图12-5-40 翻出子宫

11. 切断子宫骶韧带（直肠柱）的矢状部分　将已松动的子宫完全牵出，此时只剩下子宫骶韧带（直肠柱）的矢状部分未切断，小心分离附在宫骶韧带上的腹膜，用长而宽的牵开器将直肠推向一旁，在适当的位置切断已充分暴露的子宫骶韧带矢状部（图12-5-41）。此时子宫已完全游离，移去标本，术野下可见双侧输尿管（图12-5-42）。

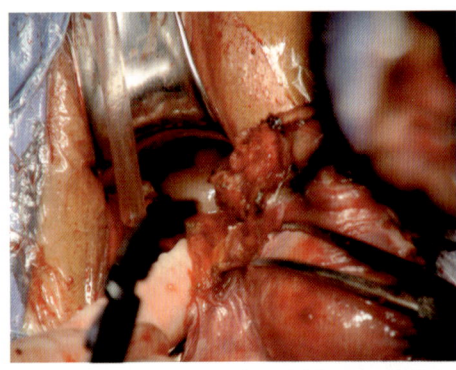

图12-5-41 钳夹切断右侧宫骶韧带的矢状部分

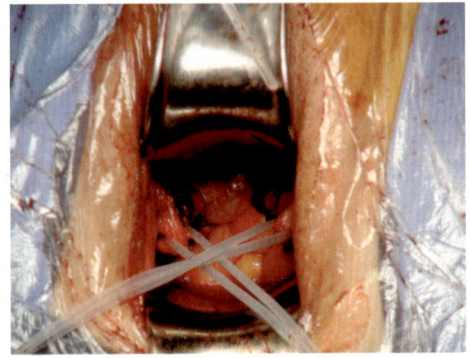

图12-5-42 术野下可见双侧输尿管

12. 关闭腹膜和阴道黏膜切口　取出整个子宫标本后，仔细检查各韧带残端和创面有无出血，必要时予以缝扎或电凝止血。确认无出血后，于两侧角部开始用可吸收缝线连续缝合阴道壁和腹膜前、后壁。进针次序为阴道后壁黏膜（进针）→后壁腹膜→前壁腹膜→前壁黏膜（出针），四层缝合在一起，于中间部位打结（图12-5-43）。

关闭阴道残端切口前通过阴道残端切口常规放置橡胶管引流（图12-5-44）。阴道内填塞碘伏纱卷，24h后取出。留置导尿10～14天。术后标本见图12-5-45。

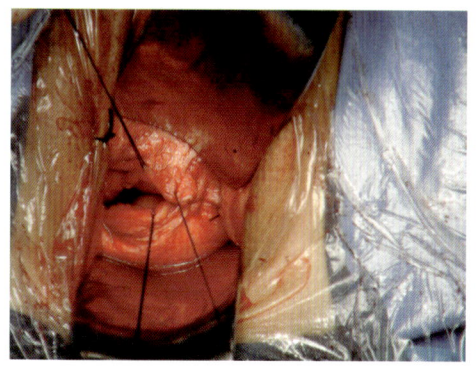
图12-5-43　关闭腹膜和阴道黏膜切口

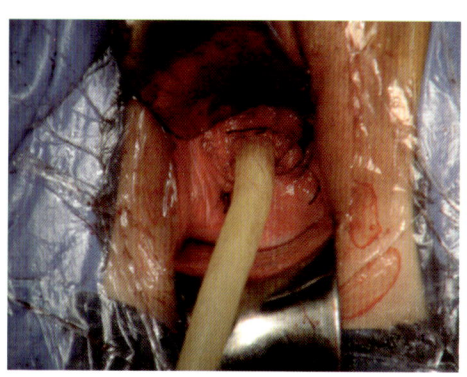
图12-5-44　放置橡胶管引流

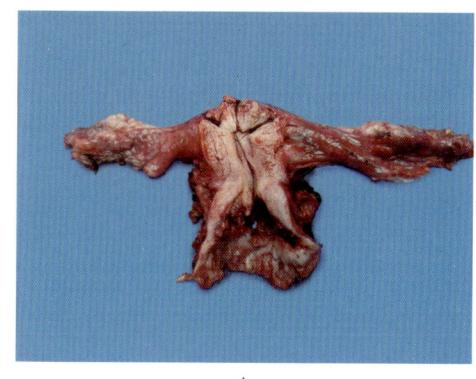
A

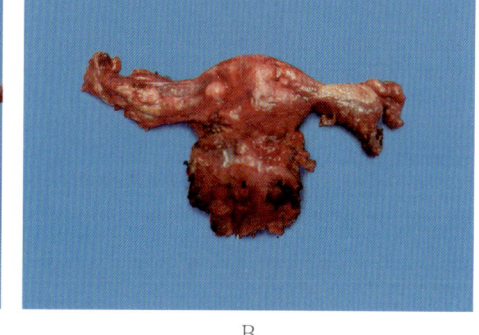
B

图12-5-45　阴式广泛子宫切除术后标本
A.正面观。B.背面观

五、手术注意事项

1. 手术成功的关键　经阴道途径寻找及打开输尿管隧道。

阴式广泛子宫切除联合腹腔镜盆腔淋巴结清扫术有一定的难度和风险。术者必须熟悉盆腔解剖、具有扎实的腹式广泛子宫切除及盆腔淋巴结切除的手术基础、具备精湛的阴式手术和腹腔镜手术的技巧，再经过术前严格的培训，同时应有配合默契的助手，良好的麻醉效果，才能顺利、安全、符合要求地完成手术。阴式广泛子宫切除术成功的关键是：经阴道途径如何把输尿管从膀胱宫颈韧带中解剖、游离出来，避免其损伤。位于膀胱宫颈间隙和膀胱侧间隙之间的矢状位的条索状组织就是膀胱宫颈韧带。值得注意的是，输尿管并非总在膀胱宫颈韧带的中间部分，有可能偏于韧带的上、下方，因此术中暴露膀胱宫颈韧带后，需仔细触摸其内的输尿管位置及其走行，小心地将膀胱宫颈韧带分为内、外侧叶，分别予以离断，显露输尿管膝部后顺着输尿管向上打开隧道，充分游离输尿管，此时可在输尿管膝部上穿入一条小胶管，以便随时将输尿管牵起观察，避免损伤。避开输尿管，尽量靠近盆壁钳夹和切断宫旁组织、骶韧带和主韧带，达到广泛或次广泛子宫切除的要求。初学者可在麻醉起效后先经膀胱镜行双侧输尿管插入导管或D-J管，以利于术中触摸、寻找输尿管，放置输尿管导管。佛山市妇幼保健院的谢庆煌教授设计了可发光的输尿管导管（图12-5-6）。在术前经膀胱镜将该导管插入输尿管，术中可见导管闪闪发光，指示输尿管的位置，可引导术者更轻松地经阴道寻找、分离出输尿管，有效地避免副损伤。

2. 术中能量器械的应用使手术更加高效　传统的阴式广泛子宫切除术过程中，切断骶韧带、主韧带后往往会缝扎。因阴式手术术野相对狭小，阴式广泛子宫切除术术野纵深感更加突出，使得缝扎变得较为费时、费力，且宫旁组织中血运丰富，处理不当会导致出血和愈合困难。血管闭合系统的应用使得钳夹、凝闭、切割可以一步化完成，令阴式广泛子宫切除术更加简洁、流畅。因能量器械可能发生侧向热损伤（范围约2 mm），注意在暴露彻底后再进行钳夹操作，充分避开膀胱、输尿管及肠管等邻近重要组织。术前放置输尿管支架，术后留置4周拔除，可能减少能量器械输尿管热损伤发生的概率。能量器械的应用缩短了手术时间，减少了出血量，使手术更加高效，利于阴式妇科肿瘤手术的发展传承，具有重要的临床应用价值。

总而言之，LARVH技术治疗宫颈癌是腹腔镜和阴式手术的完美结合。腹腔镜具有镜下清扫淋巴结时操作视野好及操作容易，可克服阴式手术操作空间局限等优点；而阴式手术具有利用人体天然通道，不增加切口，施术者可直接触摸病变部位，同时切除阴道及宫旁组织范围足够等优点，且更加符合无瘤原则，故二者联合更能体现微创，达到术中出血量少、术后并发症发病率低、切口美观、手术范围足够、减少肿瘤脱落种植的目的。LARVH的优势和效果已经显示出该术式具有广阔的发展空间，是将来手术治疗宫颈癌的发展方向。

（肇丽杰　谢庆煌）

第六节　腹腔镜下盆腔淋巴结清扫术

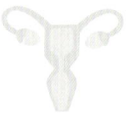

一、概述

盆腔淋巴结因伴行血管命名，存在于血管周围的脂肪组织内，是妇科恶性肿瘤常见的转移区域。盆腔淋巴结清扫术有明确肿瘤分期、评估预后及指导术后治疗方案选择的意义，对于有高危因素的患者，常常同时行腹主动脉旁淋巴结清扫术，手术可经腹部、经腹腔镜或经阴道腔镜进行，具体由术者的手术技能及处理并发症的能力决定。

二、手术适应证和禁忌证

（一）适应证

1. 宫颈恶性肿瘤　ⅠA2～ⅠB3期、ⅠB3期和ⅡA2期，术中先行盆腔淋巴结切除，送术中快速冷冻切片病理学检查，如无转移，行根治性子宫颈切除术（C型）+盆腔淋巴结切除术±腹主动脉旁淋巴结切除（可考虑行前哨淋巴结显影：阳性和可疑均送术中快速冷冻切片病理学检查）。

2. 子宫内膜癌　术前拟诊Ⅰ期中高危型、Ⅱ期及以上子宫内膜癌，行分期手术或满意肿瘤细胞减灭术，需切除盆腔肿大淋巴结。

3. 卵巢癌　临床拟诊Ⅰ～Ⅱ期，盆腔淋巴结清扫是行全面分期手术的内容之一。

4. 外阴癌　肿瘤侵犯腹股沟深淋巴结时，部分学者建议行盆腔淋巴结切除。

5. 子宫肉瘤　一般不常规施行系统性盆腔及腹主动脉旁淋巴结切除术，但术中应予探查，肿大或可疑淋巴结应予切除。

（二）禁忌证

1. 绝对禁忌证
（1）超出以上适应证范围的晚期妇科恶性肿瘤。
（2）严重心、肺系统疾病及其他内科疾病不能耐受人工气腹者。
（3）腹腔或膈肌疝者。
（4）不能耐受麻醉者。
（5）弥漫性腹膜炎、腹腔广泛粘连等。
（6）肠胃明显胀气如肠梗阻、肠管扩张等，以及其他不能做腹壁穿刺的情况。

2. 相对禁忌证
（1）腹腔轻度粘连者。
（2）过度肥胖。

三、手术准备

（一）术前准备

1. 备皮　手术前一天清洗腹部及会阴区皮肤。
2. 阴道冲洗　手术前一天用Ⅲ型碘伏冲洗阴道1次。
3. 肠道准备　手术前一天服用缓泻剂乳果糖或聚乙二醇电解质散。

(二)术中准备

1. 麻醉　气管内插管静脉复合麻醉。
2. 体位　头低位或截石位。
3. 腹壁穿刺点　脐部上方为腹腔镜放置孔穿刺点,另做3~4个器械操作孔穿刺点。
4. 器械　无损伤分离钳、肠钳、输尿管钳等;能量器械,如双极钳、超声刀或智能双极电凝器等。

四、手术步骤及操作要点

盆腔淋巴结清扫术是按血管走行的方向分离切除血管周围的淋巴脂肪组织。手术范围上界至髂总动脉、静脉分叉上方2~3cm,下界至旋髂深静脉,内界在输尿管外侧、脐侧韧带的外侧,外界至腰大肌外侧2cm,底部达闭孔内肌。按自上而下、由外到内、由浅至深的顺序,连续整块切除包括髂总淋巴结、髂外淋巴结、髂外下淋巴结(俗称腹股沟深淋巴结)、髂内淋巴结、闭孔淋巴结。

1. 清扫盆腔右侧淋巴结

(1)切除右侧髂总淋巴结　根据与髂总动脉的解剖关系,髂总淋巴结可分为外侧组、内侧组及后组,一般清除外侧组,其主要位于右侧髂总静脉表面。

1)打开后腹膜　暴露手术视野(图12-6-1),用超声刀剪开髂总动脉分叉上方2~3cm水平至髂外动、静脉外侧之间的后腹膜(图12-6-2)。

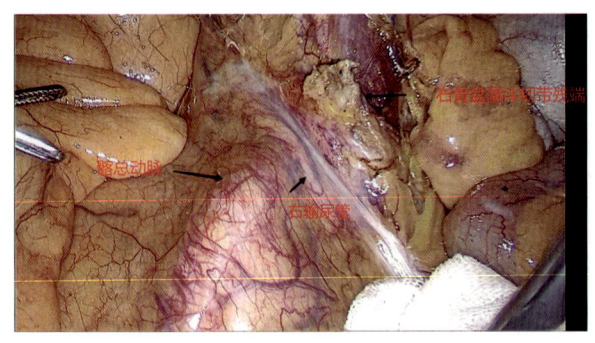

图12-6-1　暴露手术视野

2)助手拨开肠管及输尿管,用超声刀紧贴髂总动脉、髂外动脉外侧鞘,剪开并分离动、静脉之间的淋巴结和脂肪组织(图12-6-3,图12-6-4),于髂总动脉分叉上方3cm水平横断髂总静脉表面覆盖的淋巴及脂肪组织。

3)提起髂总静脉表面的脂肪组织,钝性或锐性分离髂总静脉与淋巴结及脂肪组织(图12-6-5)。

4)逐步用超声刀切断与之相连的结缔组织,若有相连的小血管尽量紧贴脂肪组织侧凝切。因该处常有1~2支小静脉来自髂总静脉,若凝固不彻底或过度牵拉,易致小静脉出血、撕裂,而误伤髂总静脉。将整块右髂总淋巴结及脂肪组织向下、向内翻转,向髂外血管方向牵拉(图12-6-6)。

5）清除腰大肌外侧2cm脂肪组织。注意避开右输尿管，充分显露髂血管区域（图12-6-7）。

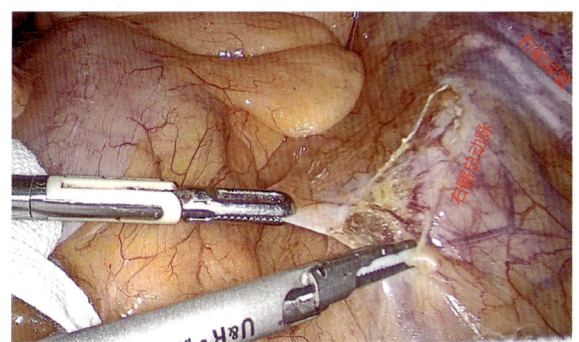

图12-6-2　剪开髂总动脉分叉上方的后腹膜

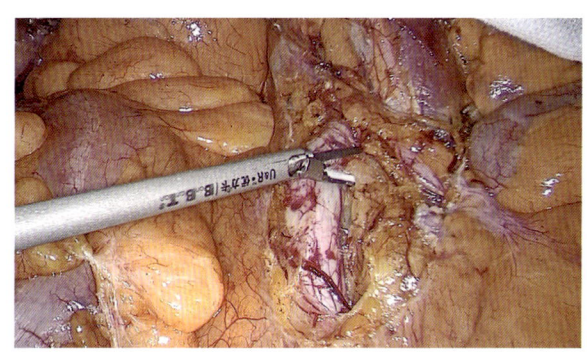

图12-6-3　剪开髂总动脉外侧淋巴结和脂肪组织

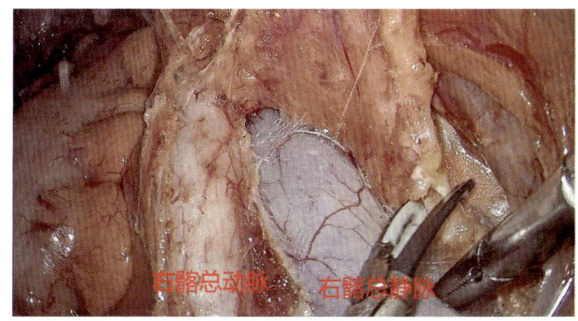

图12-6-4　剪开髂总静脉表面及外侧的淋巴结和脂肪组织

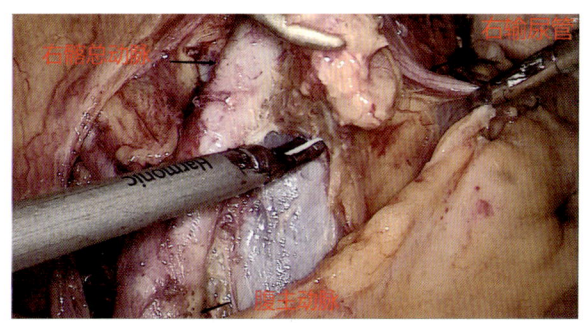

图12-6-5　分离髂总静脉上方淋巴结和脂肪组织

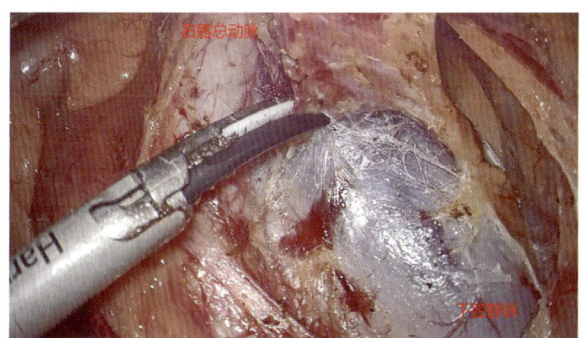

图12-6-6　外下牵拉右髂总淋巴结和脂肪组织

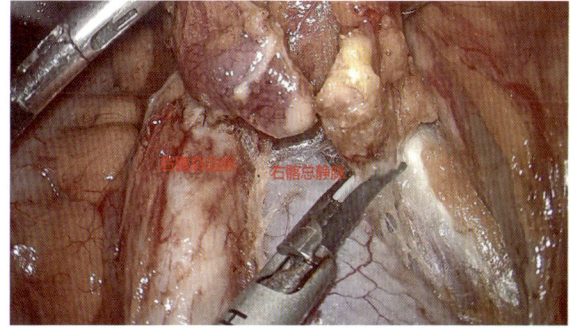

图12-6-7　清除腰大肌周围脂肪组织

（2）右髂外淋巴结切除

1）助手于左上方牵拉左侧输尿管骨盆入口段，术中用分离钳钳夹上述从髂总血管周围分离切除的淋巴结组织，向下外侧牵拉，自上而下分离髂外动脉外侧周围脂肪、结缔组织（图12-6-8）。

2）超声刀沿右髂外动脉外侧、腰大肌表面向下做钝性或锐性分离，使髂外动脉外侧的淋巴结、周围脂肪组织及髂外动脉下部的淋巴结整块分离达髂外动脉下段（图12-6-9）。

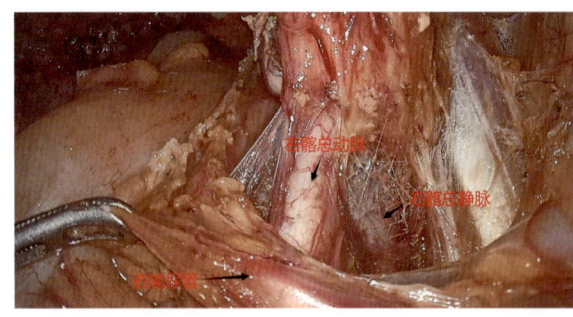 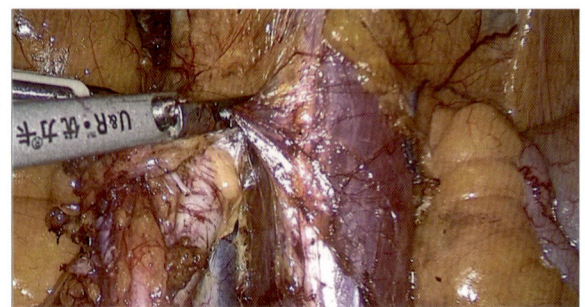

图12-6-8　内上方牵拉右侧输尿管骨盆入口段，分离髂总动脉分叉段淋巴结和脂肪组织

图12-6-9　分离髂外动脉外侧的淋巴结和脂肪组织

3）分离髂外动脉外侧壁与腰大肌之间的间隙，再将髂外动脉表面的血管鞘提起、切开（图12-6-10）。

4）沿髂外动脉走行，直至右侧髂外动脉下段，彻底打开髂外血管鞘。尽量保护生殖股神经不受损伤（图12-6-11）。

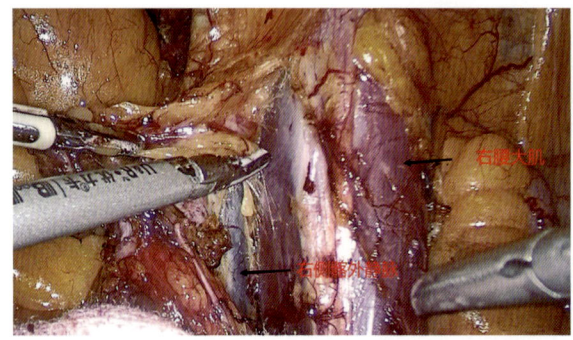 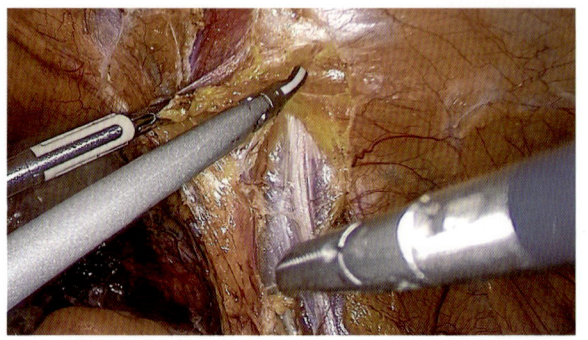

图12-6-10　分离右髂外动脉与腰大肌之间的间隙

图12-6-11　暴露右侧髂外动脉下段区域

5）助手向内上提起右侧输尿管，用超声刀切开髂外动、静脉分叉处血管鞘，游离和切除髂外动脉表面的淋巴结组织（图12-6-12）。

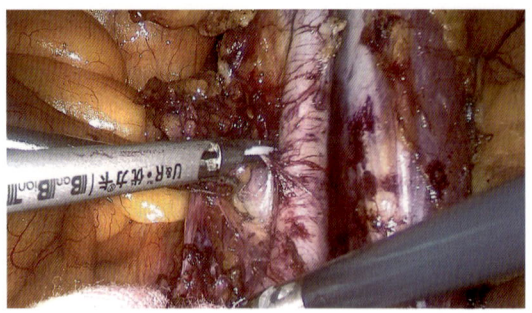

图12-6-12　游离和切除右髂外动脉表面的淋巴结组织

6）助手外拉髂外动脉，分离髂外动脉与髂外静脉之间的间隙（图12-6-13）。再沿髂外静脉走向，向下分离、切除动、静脉之间的淋巴结，直至旋髂深静脉起始部位，内翻整块髂外淋巴群（图12-6-14）。

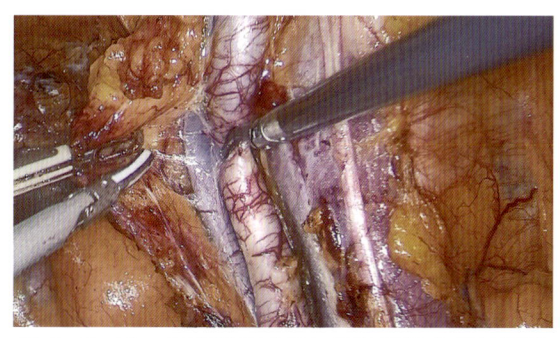
图12-6-13 分离髂外动脉与髂外静脉之间的间隙

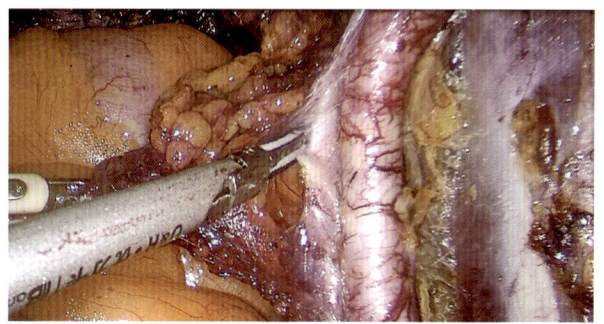
图12-6-14 切除髂外动脉与髂外静脉之间的组织

（3）右髂外下淋巴结切除

1）助手外提髂外动脉下段近股管区域的侧腹膜，充分暴露位于腹股沟韧带下方，髂外动、静脉表面的髂外下动脉淋巴结，用超声刀横行切断髂外下动脉淋巴结与股深淋巴结的连接部（图12-6-15，图12-6-16）。

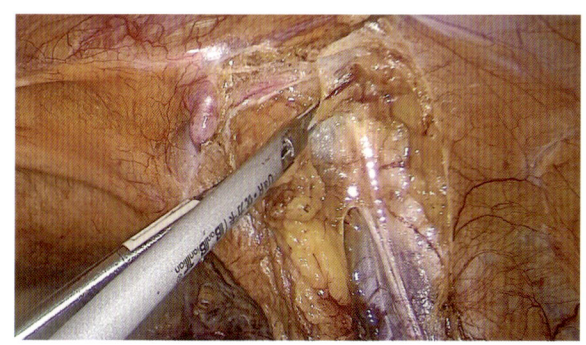
图12-6-15 分离右髂外下动脉淋巴结与股深淋巴结之间的疏松区域

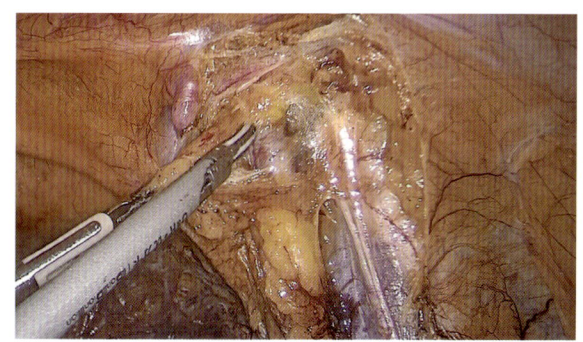
图12-6-16 暴露位于腹股沟韧带下方，髂外动、静脉表面的淋巴结

2）向内侧牵拉分离的淋巴结，切断腰大肌表面的连接带。此处有腹壁下动、静脉分支，有旋髂深静脉横跨髂外动脉走向外侧，分离淋巴组织时应注意，避免损伤。

3）髂外动脉及髂外动脉下段血管区淋巴结切除后，暴露右髂外动脉、髂外静脉及旋髂深静脉，分离髂外静脉下后方淋巴结（图12-6-17，图12-6-18）。

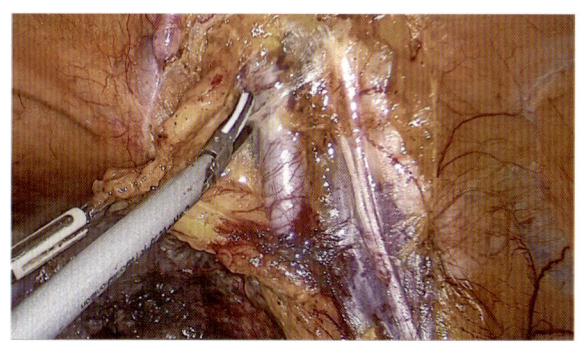
图12-6-17 分离髂外动脉下段血管区淋巴结

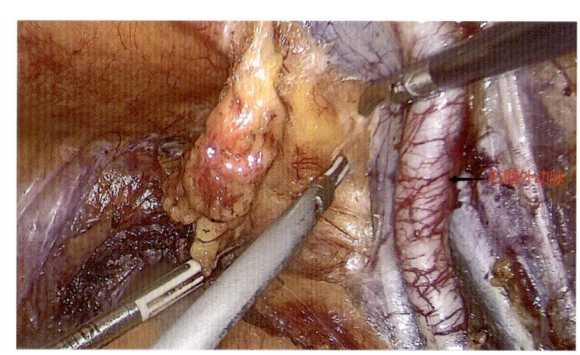
图12-6-18 分离髂外静脉下后方淋巴结

（4）切除右髂内淋巴结 分离切除右髂内淋巴结（图12-6-19）：髂内淋巴结位于髂内、外动脉分叉以下内、外侧，外侧沿髂外动脉内侧、内侧沿髂内动脉与输尿管之间分离结缔组织，分离、暴露髂内动脉后，把髂内区淋巴、脂肪组织连同部分髂总淋巴组织一起翻向前下方。

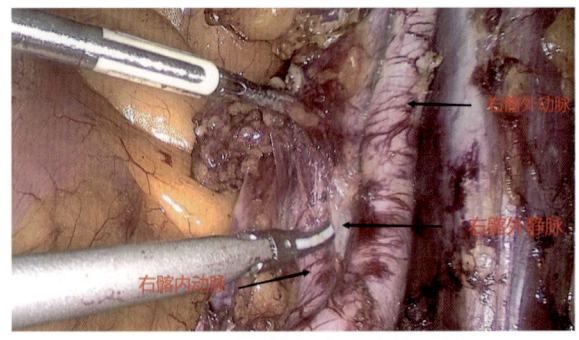

图12-6-19 切除右髂内淋巴结

（5）切除右闭孔淋巴结

1）闭孔淋巴结的暴露（图12-6-20） 在髂外静脉内侧显露闭锁脐动脉的下部，沿闭锁脐动脉与髂外静脉之间做钝性分离，向内上侧牵拉闭锁的侧脐动脉，充分暴露闭孔区域。助手轻拨右侧髂外动、静脉，用超声刀钳夹、切断右髂外静脉内侧的疏松结缔组织，向下锐性分离直达闭孔神经的前方。

2）切除右侧闭孔淋巴结（图12-6-21） 暴露闭孔窝后，向内侧牵拉侧脐动脉，扩大闭孔区域并深入膀胱侧窝达盆壁，此时可见右侧闭孔内肌和肛提肌及盆筋膜腱弓，以及右侧骶棘韧带，向内向下推开膀胱，使闭孔窝暴露，助手用分离钳或冲洗吸引器把髂外静脉中部轻柔向上外方推压。

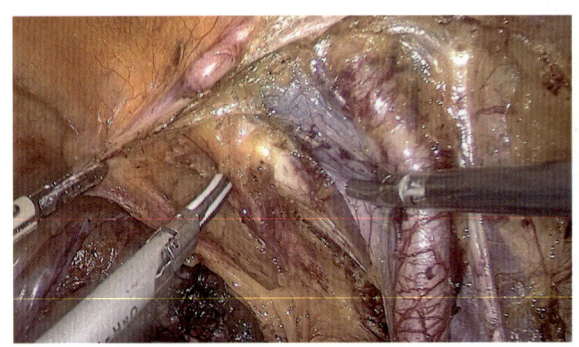

图12-6-20 暴露右侧闭孔淋巴结

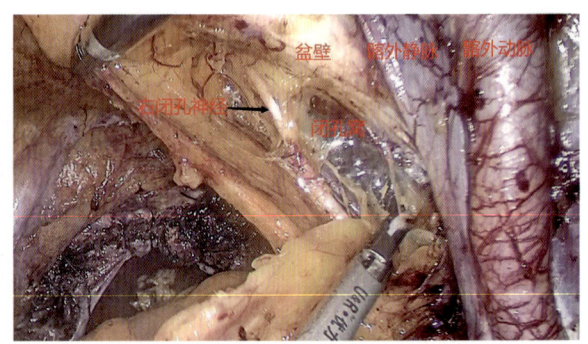

图12-6-21 切除右侧闭孔淋巴结

3）分离闭孔窝 闭孔窝彻底暴露后（图12-6-22），提起髂外静脉中下部内侧的闭孔窝上部的疏松结缔组织，用超声刀切断闭孔与股深淋巴结连接的结缔组织，向内上牵拉切下的淋巴结组织，暴露右侧闭孔神经及血管，沿右侧闭孔神经表面向上分离疏松的结缔组织，直达髂内外血管交叉处水平完全离断。分离闭孔窝时，常可见数支小静脉来自髂外静脉内下方，需逐一分离、凝切，以免误断及撕裂髂外静脉致出血。

4）切除闭孔窝内的脂肪组织，要先游离闭孔血管和闭孔神经，脂肪组织内可见一条白色的条索状物穿行其中，即为闭孔神经，手术中要注意保护，预防损伤。闭孔血管可以采用双极电凝或超声刀进行凝固切断，再完整切除闭孔淋巴组织（图12-6-23）。

将分离的、连续整块的右侧盆腔淋巴结置入标本袋，经阴道取出。

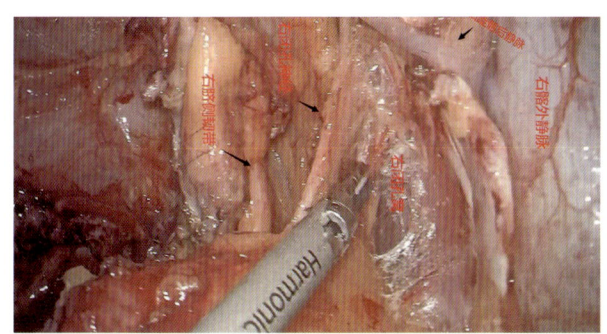

图12-6-22 暴露右侧闭孔窝

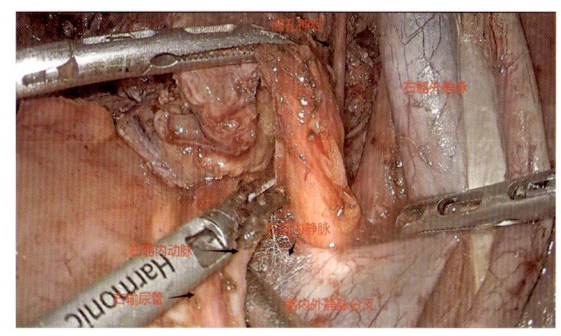

图12-6-23 切除闭孔窝上段淋巴结

2. 清扫盆腔左侧淋巴结

（1）切除左侧髂总淋巴结 左侧髂总淋巴结位于左侧髂总动、静脉外侧。此处解剖与右侧不同的是，一般髂总静脉位于髂总动脉的下方。剪开左侧髂血管表面腹膜，暴露左侧输尿管骨盆入口段，助手向内上方提起左侧输尿管周围系膜，显露左侧髂总淋巴结（图12-6-24）。分离钳夹髂总外侧淋巴结，用超声刀分离腰大肌与淋巴脂肪组织之间的间隙（图12-6-25）。沿血管走向，纵行剪开髂总动脉血管鞘，在左侧髂总动脉上方3cm处电凝其顶端后，超声刀分次切断（图12-6-26）。

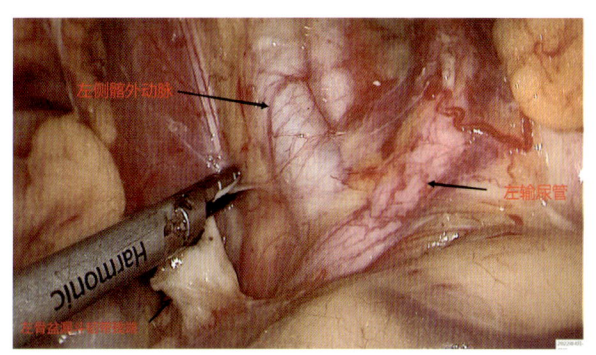

图12-6-24 显露左侧髂总淋巴结

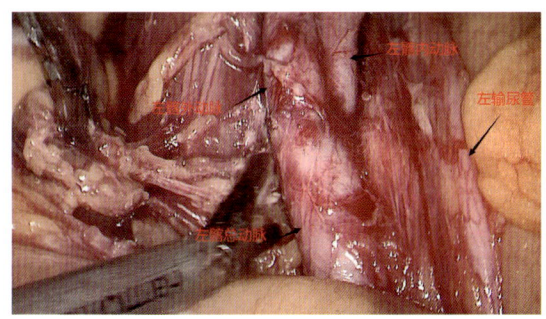

图12-6-25 分离腰大肌内侧的淋巴结和脂肪组织

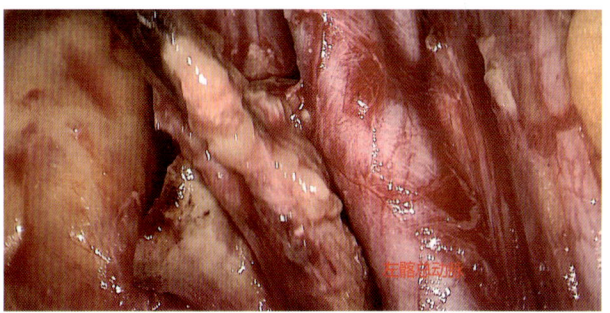

图12-6-26 切除左侧髂总淋巴结

（2）切除左侧髂外淋巴结 从左侧髂总淋巴结开始，分离髂血管与腰大肌之间的间隙，沿髂外动脉血管走向纵行剪开前鞘直达左侧腹股沟韧带（图12-6-27至图12-6-29），由上而下、由外而内切除左髂外动脉淋巴结。助手向内上方提起髂外静脉表面的组织，确认血管走行后，沿左侧髂外静脉周围清除左侧髂外淋巴结群。

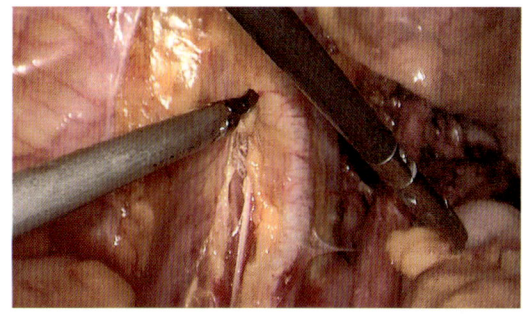

图12-6-27 分离腰大肌表面的脂肪组织

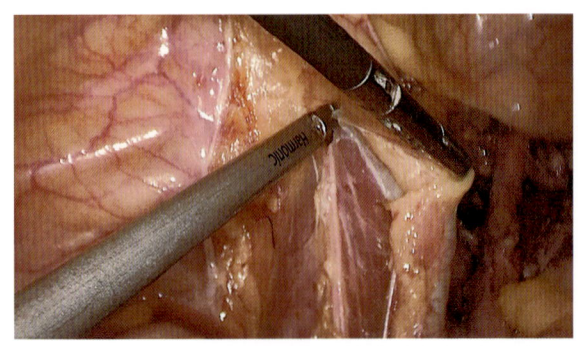

图12-6-28 分离腰大肌表面的脂肪组织达左腹股沟韧带下方

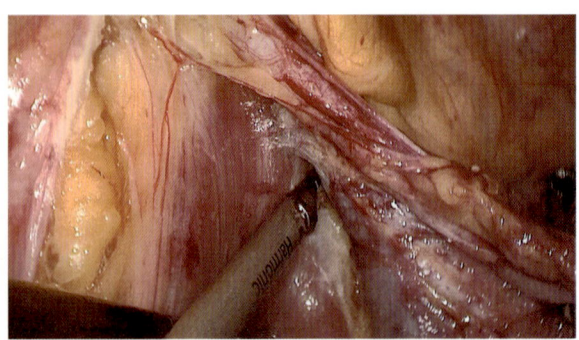

图12-6-29 分离腰大肌与左侧髂外动、静脉之间的间隙

（3）切除左侧髂外下淋巴结 充分暴露位于腹股沟韧带下方，髂外动、静脉表面的髂外下淋巴结，助手轻轻钳夹并提起其表面淋巴结，用超声刀横行切断髂外下淋巴结与股深淋巴结的连接部（图12-6-30），然后向内侧牵拉，此处有腹壁下动、静脉分支，旋髂深静脉横跨髂外动脉走向外侧，分离淋巴组织时应注意避免损伤（图12-6-31）。

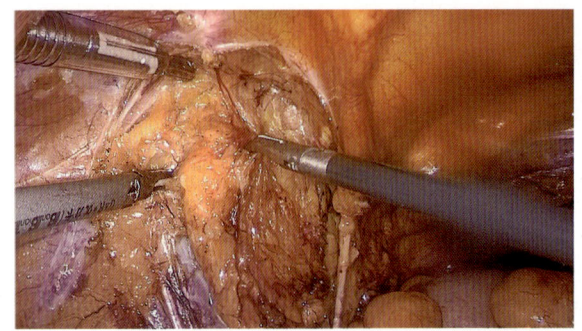

图12-6-30 分离左髂外动脉区域淋巴结

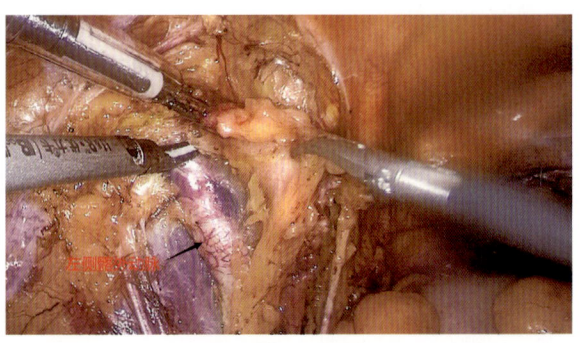

图12-6-31 分离左腹股沟韧带下方，髂外动、静脉表面的淋巴结

（4）切除左侧髂内淋巴结 提起离断的左侧髂总淋巴结，可以看到左侧髂总静脉分叉及髂内静脉前的淋巴结，紧靠左侧髂内静脉电凝淋巴管后切除该淋巴结。助手提起左侧脐韧带（左侧髂内动脉末端），沿着左侧髂内动脉清除左侧髂内淋巴结（图12-6-32至图12-6-34）。

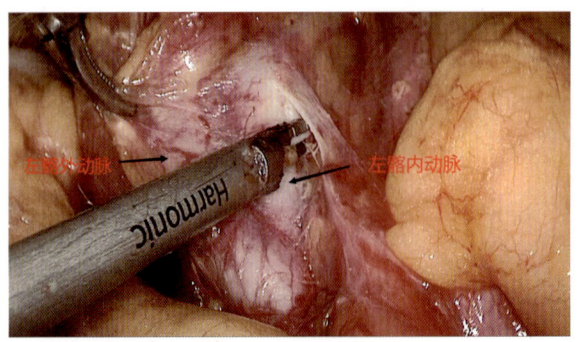

图12-6-32 分离左侧髂内动脉内侧的疏松组织

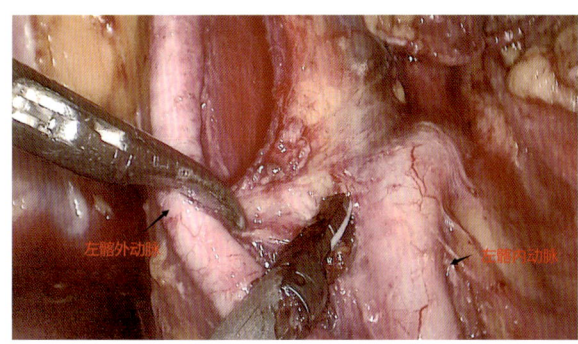
图12-6-33 分离左侧髂内、外动脉之间的淋巴组织

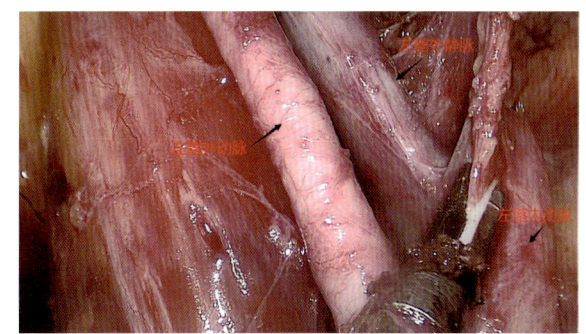
图12-6-34 紧贴左侧髂内动脉起始段离断髂内淋巴结

（5）切除左侧闭孔淋巴结

1）清除左侧髂内、外淋巴结群后，钳夹并提起位于左侧闭孔窝底部、靠近盆壁的淋巴结，切断淋巴管（图12-6-35，图12-6-36）。

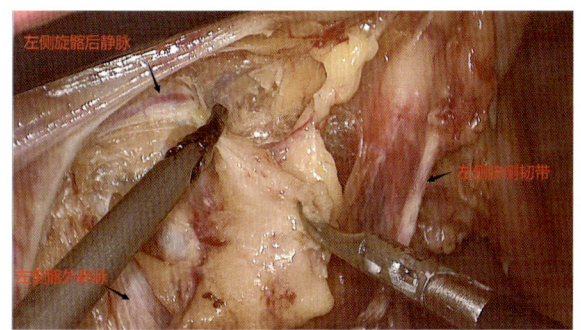
图12-6-35 分离左侧闭孔区域外侧淋巴结

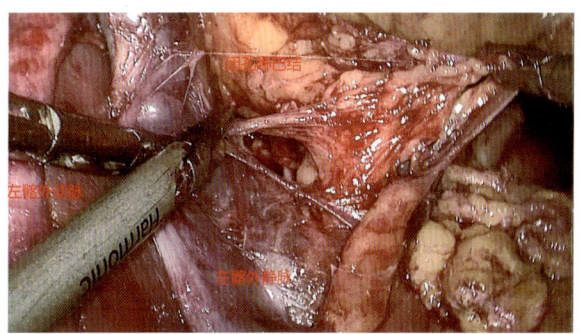
图12-6-36 分离左髂外静脉下方疏松淋巴结和脂肪组织

2）拨开闭孔窝脂肪，显露闭孔神经及闭孔血管，沿着闭孔神经向闭孔窝底部分离、切断淋巴组织，清除左侧闭孔窝底部淋巴结（图12-6-37）。

3）提起切断的淋巴组织，向闭孔窝底部分离淋巴组织，直到左侧髂总血管分叉处，并在该处切断淋巴组织（图12-6-38）。

4）提起左侧髂内动脉末端，切断髂内旁淋巴组织，完全游离左侧闭孔神经（图12-6-39）。

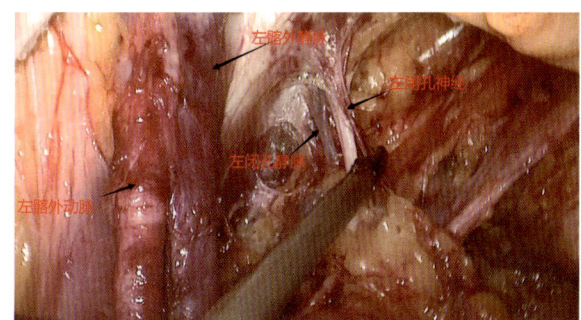
图12-6-37 显露闭孔神经及闭孔血管

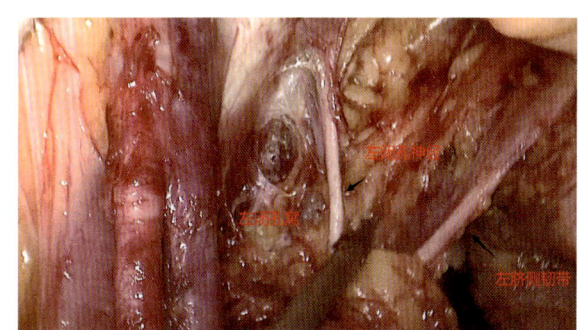
图12-6-38 分离闭孔窝底部淋巴组织

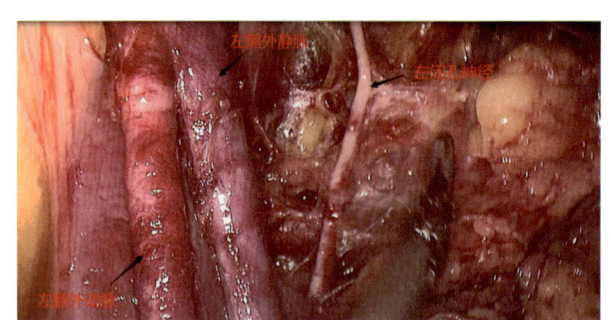

图12-6-39 完全游离左侧闭孔神经

五、手术注意事项

1. 暴露髂总血管区域是手术的要点，特别是腹腔镜下操作时。术前要做好肠道准备，取头低脚高位，方便暴露肠管。

2. 髂总静脉上有较多小分支，分离切除此处淋巴结时，尽量动作轻柔，电凝止血。

3. 右侧髂总静脉位于右侧髂总动脉的外后侧，输尿管于此处跨过髂总动脉而进入盆腔，注意输尿管走向及静脉血管分支，避免损伤输尿管和伴行血管。

4. 分离髂外血管外侧下段淋巴结时，在腰大肌上的亮黄色脂肪不含淋巴结，暗黄色的为淋巴结，亮黄色脂肪可不清除。

5. 切除淋巴结过程中，动作轻柔，避免撕拉出血，术中需清楚显露解剖结构，避免盲目操作；对淋巴结断端的淋巴管要注意尽量用锐性分离、闭合凝切，少用撕拉等动作，以减少术后淋巴液渗出和淋巴囊肿的形成。

6. 闭孔窝内布满血管丛，盆底有菲薄的静脉丛，如被损伤难以止血。分离时要仔细、轻巧，避免撕裂。

7. 髂外静脉内下方有时有1～2条细小属支自闭孔窝汇入，应仔细分辨，如需切断，应远离髂外静脉电凝。

（林伍梅　李艳芳）

第七节　腹腔镜下腹主动脉旁淋巴结清扫术

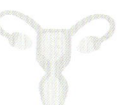

一、概述

腹主动脉旁淋巴结清扫术是子宫内膜恶性肿瘤、卵巢恶性肿瘤全面分期手术的必不可少的一部分，至少清扫至肠系膜下动脉水平，对于高危的子宫内膜恶性肿瘤及卵巢恶性肿瘤，建议最好清扫至左肾静脉水平。该手术要求术者熟知腹主动脉旁血管的解剖，有成熟的手术配合团队，具备大血管出血的专业抢救能力。

二、手术适应证和禁忌证

（一）适应证

腹主动脉旁淋巴结清扫术一般与盆腔淋巴结清扫术同时进行，适应证有：

1. 宫颈恶性肿瘤　ⅠA2~ⅠB3期、ⅠB3和ⅡA2期，术中先行盆腔淋巴结切除，送术中快速冷冻切片病理学检查，如无转移，行根治性子宫颈切除术（C型）+盆腔淋巴结切除术±腹主动脉旁淋巴结切除（可考虑行前哨淋巴结显影：阳性和可疑均送术中快速冷冻切片病理学检查）；如有转移，应考虑放弃手术改行根治性放疗或根治性子宫切除术（C型）+盆腔淋巴结切除术+腹主动脉旁淋巴结切除。

2. 子宫内膜癌　临床早期、高危的子宫内膜癌患者行全面分期手术。

3. 卵巢癌　临床早期的卵巢恶性肿瘤患者行全面分期手术。

4. 子宫肉瘤　一般不常规施行系统性盆腔及腹主动脉旁淋巴结切除术，但术中应予探查，肿大或可疑淋巴结应予切除。

（二）禁忌证

参见本章第六节腹腔镜下盆腔淋巴结清扫术。

三、手术准备

（一）术前准备

参见本章第六节腹腔镜下盆腔淋巴结清扫术。

（二）术中准备

1. 麻醉　气管内插管静脉复合麻醉。
2. 体位　头低位或截石位。
3. 腹壁穿刺点　脐部上方为腹腔镜放置孔穿刺点（可根据腹主动脉旁淋巴结清扫的高度适当上移），另备3~5个器械操作穿刺孔穿刺点。
4. 器械　无损伤分离钳、肠钳、输尿管钳等，双极钳、超声刀或智能双极电凝器等。
5. 必要时术中留置胃管，便于暴露。

四、手术步骤及操作要点

腹主动脉前壁的淋巴结组织薄，可在切除左、右两侧淋巴结时一并切除，所以腹主动脉旁淋巴结切除实际可分为腹主动脉左侧和右侧淋巴结切除。手术范围上界达十二指肠和肠系膜下动脉水平，高位淋巴结清扫需达左肾静脉水平，外侧为腰大肌，下界为腹主动脉分叉处。两侧有输尿管、卵巢动、静脉及肾脏，前后主要是血管、肠管及神经组织；由腹主动脉分出的血管包括肾上腺动脉、肾动脉、卵巢动脉、腹腔干、肠系膜上动脉及肠系膜下动脉。以肠系膜下动脉为界分为高位水平和低位水平。

1. 暴露腹主动脉　将肠管向头部及两侧分开，暴露髂总血管分叉以上的腹主动脉段前腹膜。在结肠系膜与盲肠系膜之间纵行剪开后腹膜，暴露腹主动脉（图12-7-1）。于骶前动脉及腹主动脉前方纵向打开后腹膜，暴露双侧髂总动脉及腹主动脉分叉，向上延伸直达肠系膜下动脉水平（最好到左肾静脉水平）、十二指肠横部下缘。

2. 用超声刀打开动、静脉鞘（图12-7-2，图12-7-3）　从腹主动脉分叉处，用超声刀沿腹主动脉正中剪开其表面的脂肪组织，自下而上分离腹主动脉右半侧表面的疏松淋巴和脂肪组织。继续游离腹主动脉外侧和下腔静脉内侧的淋巴结和脂肪组织，用超声刀凝切。

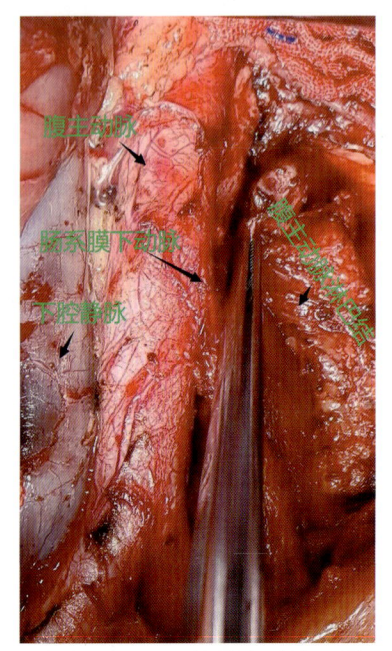

图12-7-1　暴露腹主动脉区域

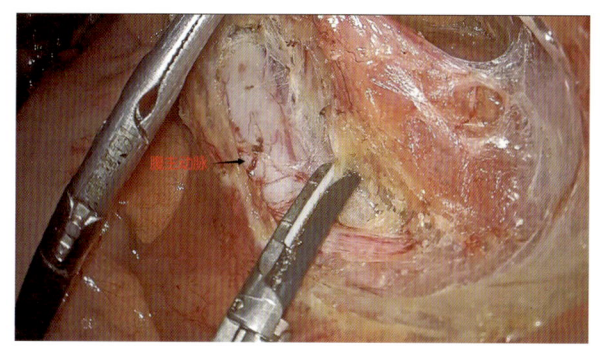

图12-7-2 用超声刀剪开腹主动脉鞘

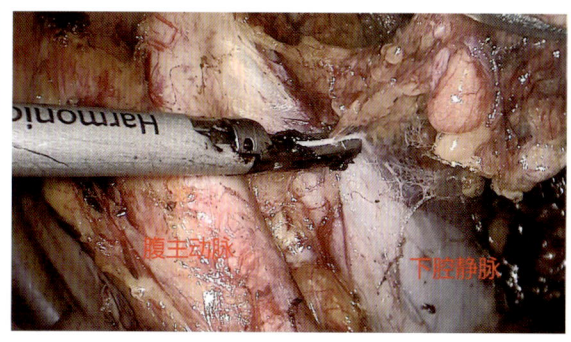

图12-7-3 分离下腔静脉表面的淋巴结和脂肪组织

3. 下腔静脉周围淋巴结的切除（图12-7-4） 助手提起切开的腹膜，并向右上侧牵拉，暴露下腔静脉右侧边缘，确认输尿管及右侧卵巢血管走向后用分离钳推开右侧输尿管和卵巢血管，用超声刀分离腰大肌内侧与下腔静脉外侧的疏松间隙，从右侧肾静脉下方开始逐一分离切除腹腔静脉表面及侧方的淋巴结，直到右侧髂总血管部位。术中遇见细小血管，注意凝固后再切断。其间注意避开右侧输尿管。

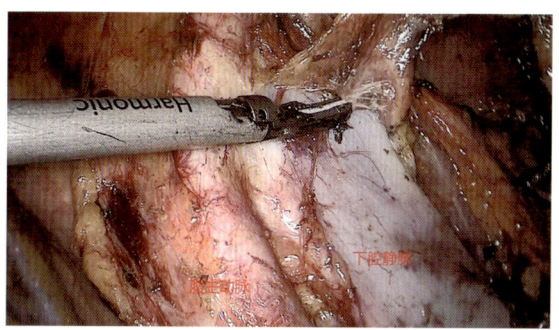

图12-7-4 切除下腔静脉表面淋巴结和脂肪组织

4. 腹主动脉周围淋巴结的切除 同下腔静脉周围淋巴结切除一样，用抓钳提起左侧切开腹膜的边缘，向身体左侧牵拉，暴露腹主动脉，于左侧肠系膜下动脉水平开始切除腹主动脉表面的淋巴结组织。助手再用分离钳或放置腔镜纱布外推左侧输尿管，游离暴露腹主动脉发出的肠系膜下动脉，再切除腹主动脉左侧的

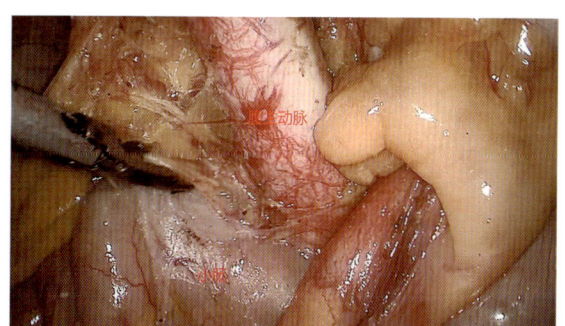

图12-7-5 暴露、分离腹主动脉淋巴结切除范围

淋巴结，直到左侧髂总动脉分叉外侧约3cm处。至此腹主动脉周围淋巴结被完整切除（图12-7-5至图12-7-9）。

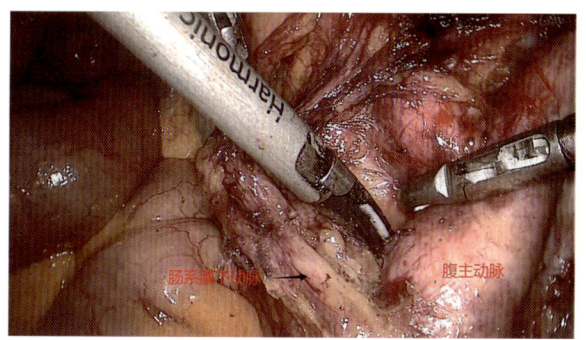

图12-7-6 分离腹主动脉旁淋巴结内侧界限（肠系膜下动脉水平以下）

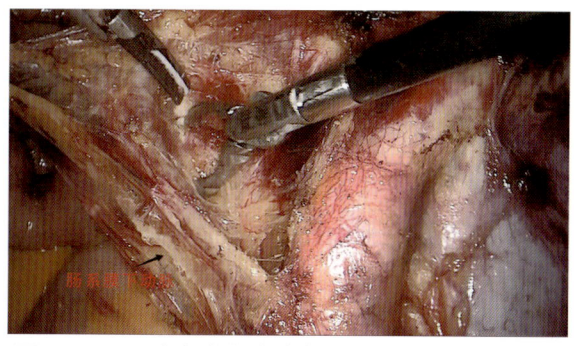

图12-7-7 分离腹主动脉旁淋巴结外侧界限（肠系膜下动脉水平以下）

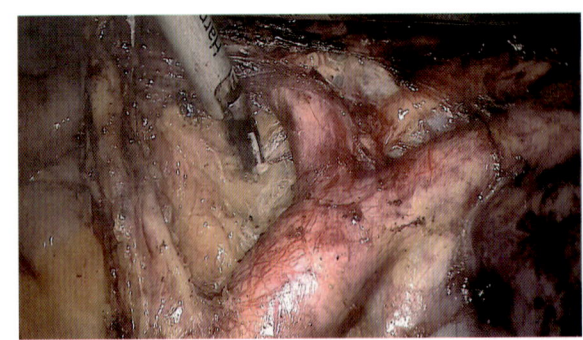
图12-7-8　分离腹主动脉旁淋巴结下段界限

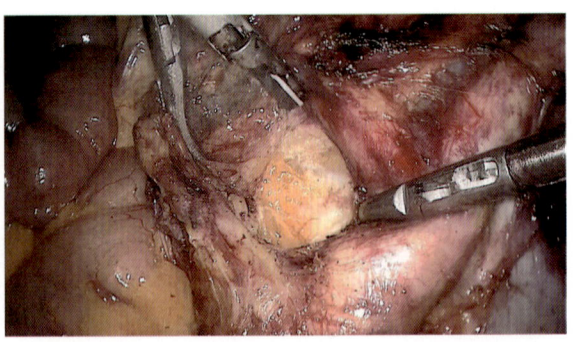
图12-7-9　分离腹主动脉旁淋巴结背侧界限

5. 高位淋巴结清扫术　对肾血管水平的淋巴结切除，腹腔镜下手术野的暴露和操作相对困难，手术难度增加，手术风险也会增加。第一次穿刺点位置更高，常位于剑突下方3~4cm。腹腔镜下进行该组淋巴结切除时腹膜剪开达十二指肠横部下缘，助手用血管钳牵拉后腹膜，充分暴露腹主动脉达左肾静脉水平。

助手于左上方牵拉腹膜，暴露手术视野。

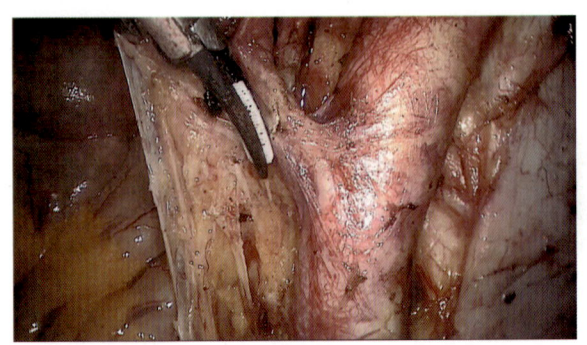
图12-7-10　裸化肠系膜下动脉

先分离肠系膜下动脉起始端周围肠系膜、脂肪及血管，裸化肠系膜下动脉起始端长约5cm（图12-7-10至图12-7-12），分离期间需小心操作，仔细分离肠袢系膜与肠系膜下动脉之间的间隙，其内常有伴行静脉。

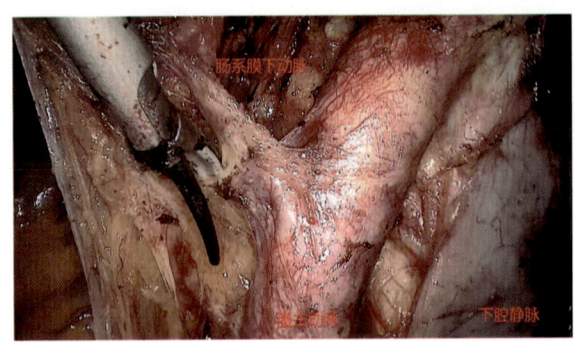
图12-7-11　裸化肠系膜下动脉至起始端

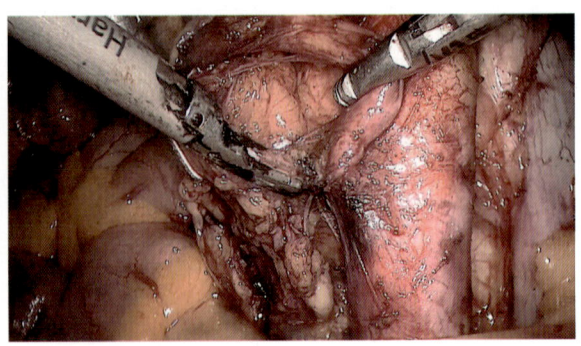
图12-7-12　分离肠系膜下动脉外侧淋巴结

向左外侧拉开分离的肠袢系膜，向内下方拉肠系膜下动脉暴露出肠系膜下动脉至左肾静脉水平区域的腹主动脉，同时游离暴露外侧的左输尿管，可放置腔镜纱布外推左输尿管。分离外侧的腰大肌、内侧腹主动脉左外侧壁（图12-7-13，图12-7-14）与淋巴脂肪组织之间的间隙，于左肾静脉水平钳夹切断淋巴结组织，若有较大的淋巴管，充分电凝夹闭。

提起游离的淋巴脂肪组织，分离其后方疏松间隙，直至清除该区域淋巴结，与肠系膜下动脉段水平淋巴结汇合（图12-7-15至图12-7-17）。

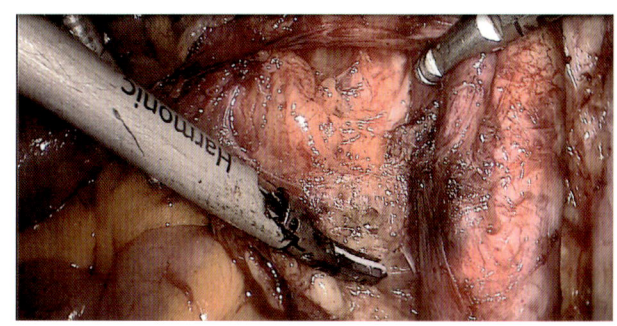
图12-7-13 分离腹主动脉左外侧淋巴及脂肪组织

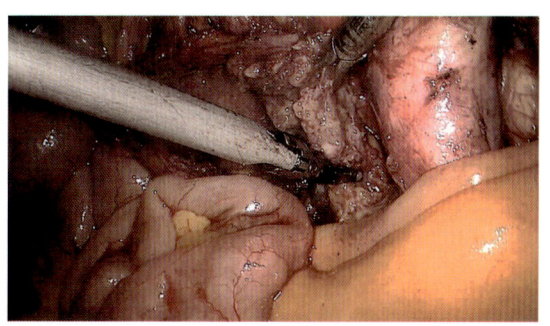
图12-7-14 钳夹切断腹主动脉淋巴上段

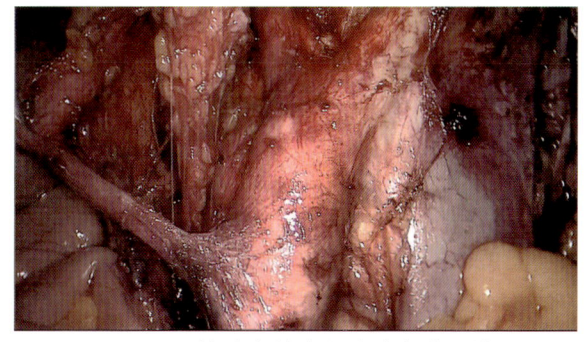
图12-7-15 下拉游离的腹主动脉旁淋巴结组织至肠系膜下动脉水平以下

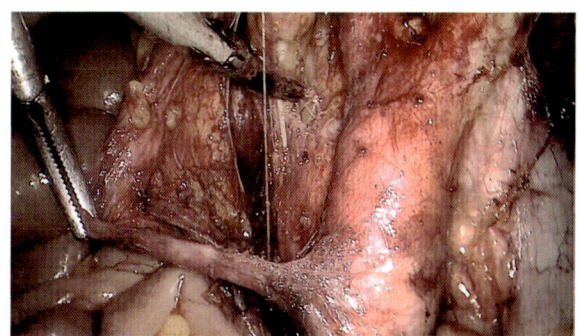
图12-7-16 分离腹主动脉旁淋巴结后方疏松间隙

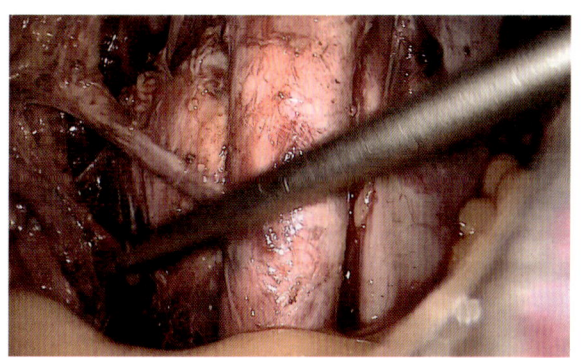
图12-7-17 整块切除腹主动脉旁淋巴结

五、手术注意事项

1. 腹腔镜下腹主动脉旁淋巴结清扫的难点在于暴露手术区域，至肠系膜下动脉水平难度不大，但暴露至左肾静脉水平不容易，特别是较肥胖的患者。在患者气道压能耐受的情况下，尽量保持头低位，腹腔压保持10~12mmHg，对于不能耐受者，建议开腹进行。

2. 第一穿刺点根据淋巴结清扫的高度而定，适当上移穿刺点有利于清扫腹腔段淋巴结。

3. 切除腹主动脉周围淋巴结时注意防止血管的损伤，同时要防止对周围及邻近器官的损伤，如遇较大血管的出血应该用双极电凝进行止血。在遇血管的分支时，不可牵拉过度，否则容易导致血管撕裂而致手术中出血，以致止血困难。如果发生血管损伤，切不可盲目钳夹而引发更严重的损伤，需要冷静地根据情况进行腹腔镜下或开腹手术处理。

4. 对肾血管水平的淋巴结切除，手术难度增加，手术风险也会增加。术中仔细辨认血管，特别是肾静脉水平区域血管，因有可能存在变异。30%~40%患者伴有副肾动脉存在，副肾动脉一般从肾门入。也有可能有变异的动脉在肾极水平入肾，术中还发现有右肾动脉位于左肾静脉下方、主动脉和下腔静脉之间，在处理右肾动脉的时候需要小心谨慎，以防损伤。约3%患者存在静脉血管畸形，其主要为左侧位下腔静脉、双下腔静脉、主动脉后肾静脉、环主动脉样肾静脉及间断下腔静脉。约5%患者的右肾动脉走行于下腔静脉前方，熟悉掌握解剖结构有助于降低术中血管意外损伤，并且可以确保淋巴结的彻底切除。

5. 手术中必须非常熟悉盆腔、腹腔解剖，防止肾静脉，肠系膜下动、静脉和腹腔静脉的损伤。

（林伍梅　李艳芳）

参考文献

[1]谢庆煌，柳晓春.经阴道子宫系列手术图谱[M].北京：人民军医出版社，2007.

[2]谢庆煌，柳晓春，郑玉华.经阴道手术难点与对策[M].北京：人民卫生出版社，2020.

[3]工藤隆一.阴式手术的基础及操作[M].唐政平，译.天津：天津科学技术出版社，2001.

[4]MICHEL COSSON, DENIS QUERLEU, DANIEL DARGENT.经阴道手术学[M].熊光武，译.福州：福建科学技术出版社，2008.

[5]科瓦奇，齐默尔曼.经阴道手术和盆底重建手术外科学[M].岳天孚，罗营，主译.天津：天津科技翻译出版公司，2010.

[6]曹泽毅. 中华妇产科学[M]. 2版. 北京：人民卫生出版社，2005.

[7]刘新民，邹淑华. 巨大阔韧带与盆腹腔宫颈肌瘤手术[J]. 实用妇产科杂志，1997，13（6）：310-311.

[8] DARGENT D. A new future for Schauta's operation through presurgical retro-peritoneal pelviscopy[J]. Gynaecol Oncol, 1987, 8(14): 292-296.

[9]POLAT D.The history of radical hysterectomy[J]. Journal of Lower Genital Tract Disease, 2011, 3(15): 235-245.

[10]HERTEL H, KOHLER C, MICHELES W, et al. Laparoscopic-assisted radical vaginal hysterectomy (LAVH): parospective evaluation of 200 patients with cervical cancer[J]. Gynecol Oncol, 2003, 90(3): 503-505.

[11]SCHLAERTH J B, SPIRTOS N M, CARSON L F, et al. Laparoscopic retroperitoneal lymphadenectomy followed by immediate laparotomy in women cervical cancer: A Gyneclogic Oncology Group study[J]. Gynecol, 2002, 85(1): 81-88.

[12]POSSORER M, KRAUSE N, PLAUL K, et al. Laparoscopic para-aortic and experience of 150 patients and review of the literature[J]. Gynecol, 1998, 71(1): 19-28.

可，一般不需要双重缝扎。操作见图12-2-7。随着电外科的迅速发展，这些韧带可以放心地使用双极电凝，凝固闭合血管后剪断，不需缝扎。

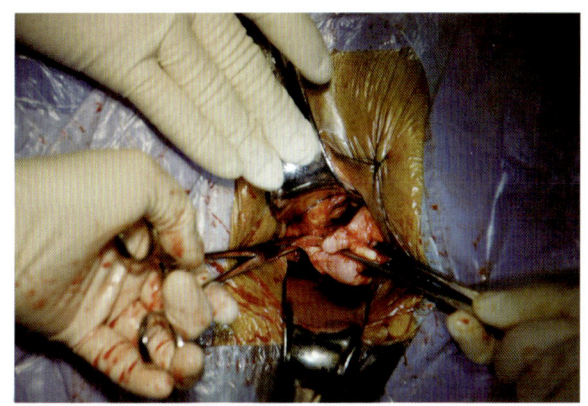

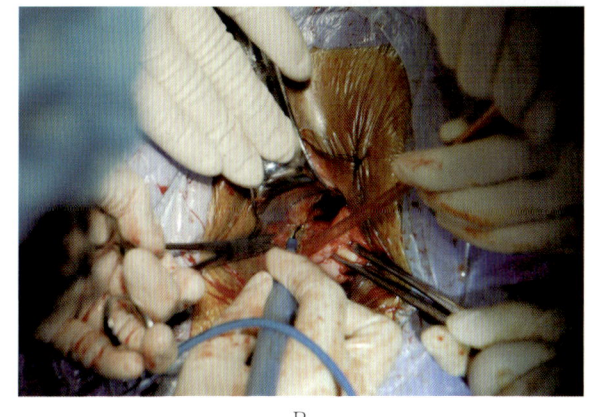

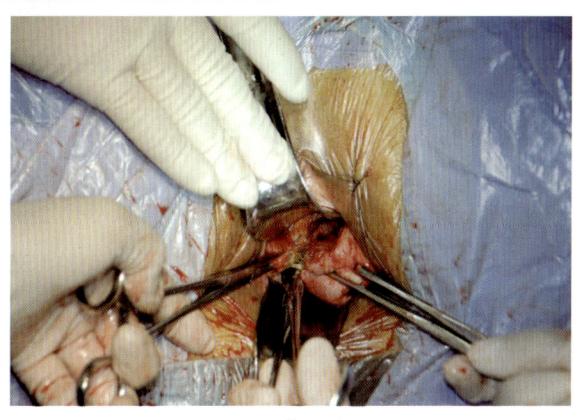

图12-2-7　主骶韧带的钳夹、切断与缝合
A.钳夹右侧主、骶韧带。B.切断右侧主、骶韧带。C.缝合右侧主、骶韧带残端。

8. 打开前、后反折腹膜　处理以上韧带后，就能更容易地暴露子宫前、后反折腹膜。将宫颈向后牵拉，用前壁阴道拉钩拉开，暴露腹膜，用血管钳轻轻提起膀胱宫颈反折腹膜，剪开一小口后向两侧扩大（图12-2-8）。向前牵拉宫颈，即可暴露直肠宫颈反折腹膜，剪开后向两侧扩大切口，用4号丝线标记（图12-2-9）。

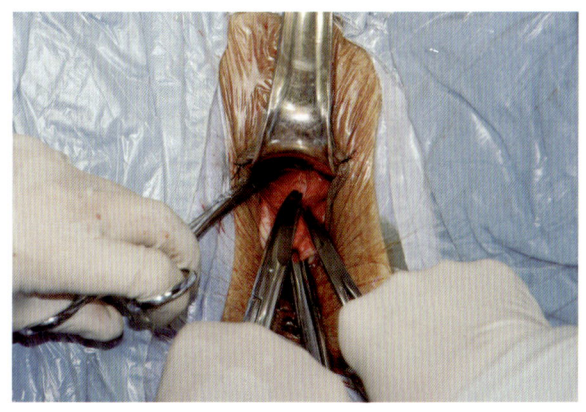

图12-2-8　打开子宫膀胱反折腹膜

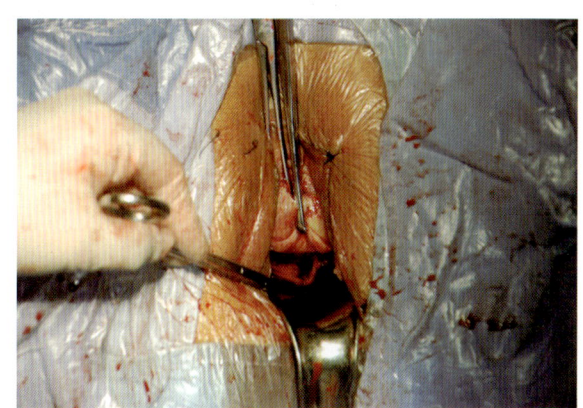

图12-2-9　打开子宫直肠反折腹膜

对于没有盆腔粘连的病例，打开子宫前后反折腹膜一般不会有困难，但如遇到粘连，或有手术史（如子宫下段剖宫产）则有时造成困难。如果是局部的疏松粘连，可紧靠宫壁分离，往往可以成功进入腹腔，如果是致密的广泛粘连（如宫旁或后壁的子宫内膜异位结节），分离困难，推进艰难，则要及时改做开腹手术，绝对不要勉强操作，否则极易损伤周围脏器。

9. 处理子宫动、静脉　将钳夹宫颈前、后唇的宫颈钳改为钳夹宫颈左、右两侧，将宫颈牵向对侧，同时用阴道压板牵开阴道侧壁，用宫颈压板将宫颈推向对侧，这样就能充分暴露子宫血管。用大弯血管钳紧靠子宫体下段在峡部水平钳夹子宫动、静脉及其周围的阔韧带，切断后用7号丝线双重缝扎，也可使用血管闭合器，凝固闭合血管后剪断，不需缝扎（图12-2-10）。

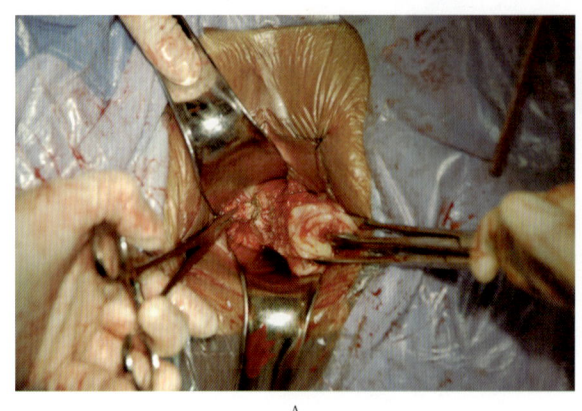
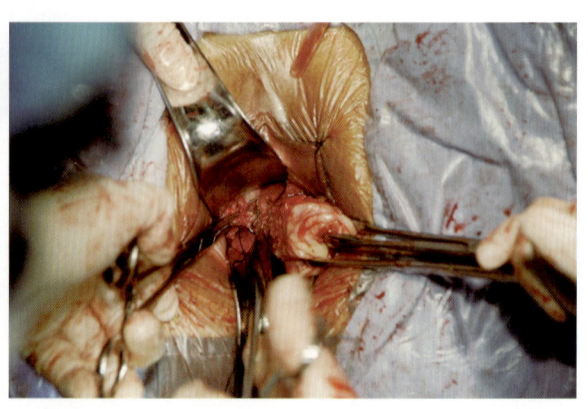

A　　　　　　　　　　　　　　　　B

图12-2-10　右侧子宫动、静脉的处理
A.钳夹、切断右侧子宫动、静脉。B.缝合右侧子宫动、静脉残端。

钳夹子宫动、静脉时，不要把血管从它们周围的阔韧带中分离出来单独处理，只需将血管与其周围的组织一并钳夹，切断时留下的残端要稍长一些（保留3mm）以防滑脱。缝扎的方法，可做"口"字形缝扎，其优点是线易拉紧，但有时会将边缘的小血管漏扎，也可做"8"字形缝扎，其优点是不会漏扎边缘的血管，缺点是线不易拉紧。最好的方法是，第一次做"8"字形缝扎，第二次做"口"字形缝扎。打结时，注意一定要打外科结，不要打滑结，打好第一个结后，由助手用血管钳轻轻夹住线结稍上方（注意不要上扣锁，以防夹伤丝线），防止打第二个结时松动，打第二个结时要等除去血管钳后再拉紧线结，如果打得太快，在血管钳没有除去时用力拉紧线，则缝线很容易被血管钳的边缘割断。

10. 处理卵巢固有韧带、输卵管和圆韧带　传统的方法是将宫底从前穹隆或后穹隆翻出，再依次钳夹、切断和缝扎输卵管、卵巢固有韧带和圆韧带。如子宫小于妊娠8周，则较容易完成以上操作，但若子宫大于妊娠8周，则难以将宫底翻出，可使用佛山市妇幼保健院谢庆煌教授设计的"固有韧带钩形钳"，应用该钩形钳，可以很容易地将卵巢固有韧带、输卵管和圆韧带一并钩出，在直视下用直克氏钳钳夹、切断，用7号丝线双重缝扎，近子宫端不用缝扎（图12-2-11、图12-2-12）。如果子宫体积小于妊娠8周，一般可直接取出，如不能直接取出，则需要将子宫碎解后分块取出。

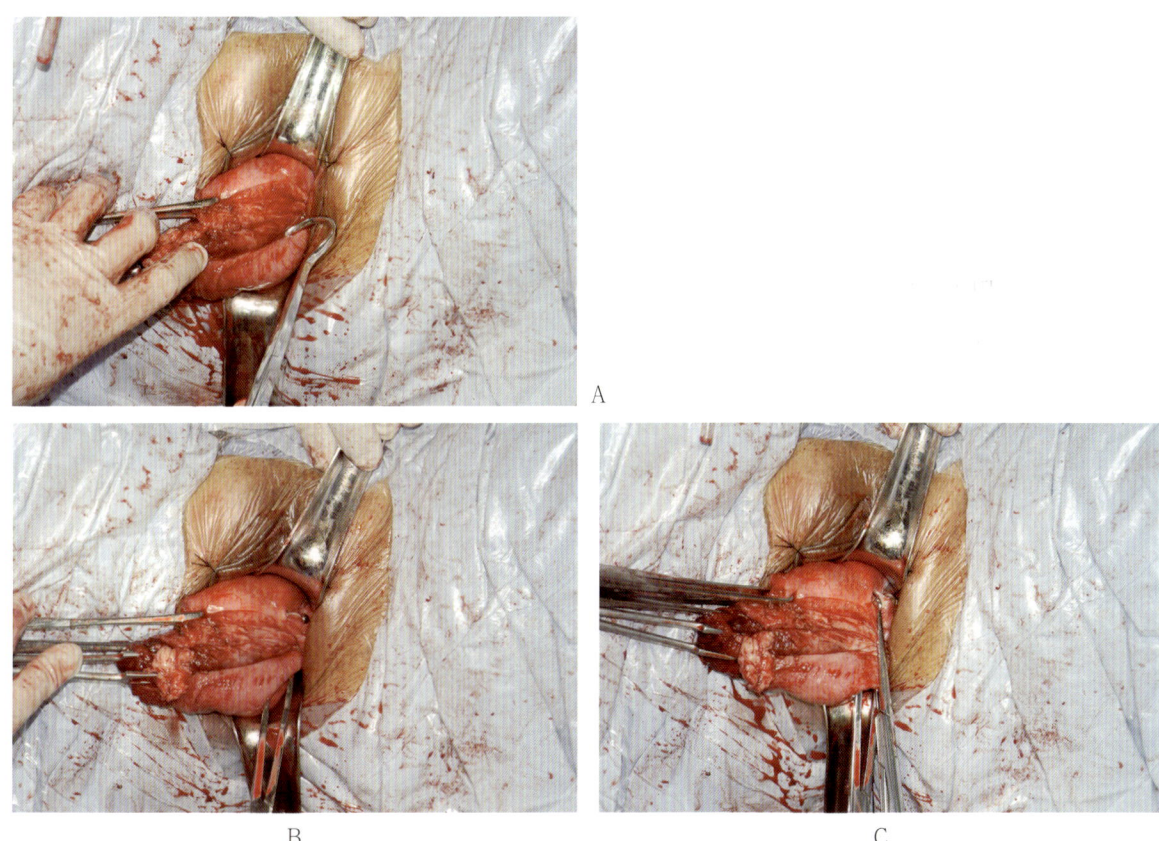

图12-2-11 处理卵巢固有韧带、输卵管和圆韧带

A.固有韧带钩形钳。B.固有韧带钩形钳钩住左侧卵巢固有韧带、输卵管及圆韧带。C.直克氏钳钳夹左侧卵巢固有韧带、输卵管及圆韧带并切断。

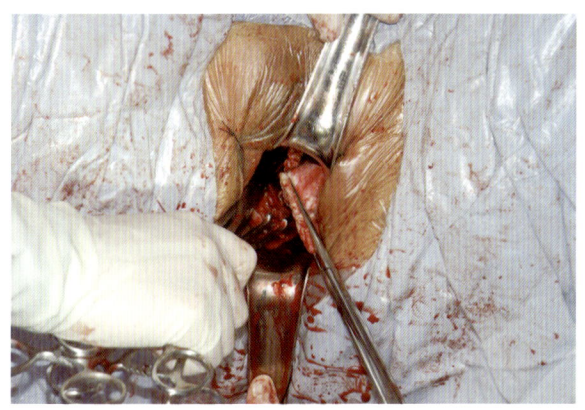

图12-2-12 将子宫推向盆腔，缝合附件残端

11. **碎解子宫缩小子宫体积** 碎解子宫的方法有对半切开、肌瘤剔除、去核等多种方法，可先将宫颈横断（图12-2-13）。用阴道前、后壁拉钩将阴道前、后壁拉开，阴道压板保护好阴道侧壁，将宫颈尽量向下牵拉，用电刀或刀片在高处将宫颈横行切断，此时留在盆腔内未取出的宫体呈一球形，用2把单爪钳或双爪钳抓住球形的宫体，在中间对半切开，一边切开一边向前滚动，直至切开一圈，切开的过程中如见到瘤体，则先将瘤体剔除（图12-2-14）。子宫体积缩小

后，可顺利取出子宫。

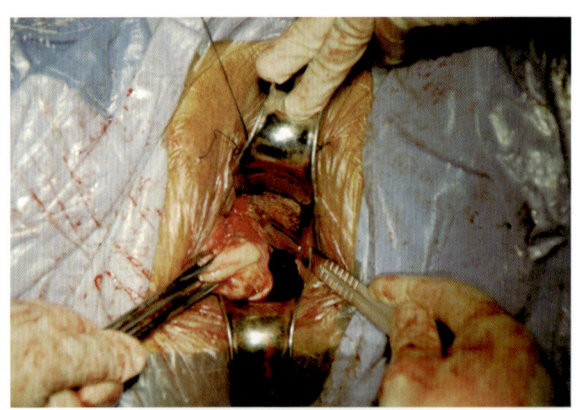

图12-2-13　横断宫颈

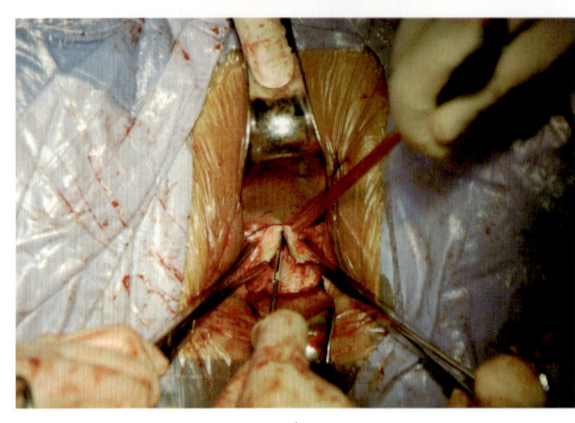

A

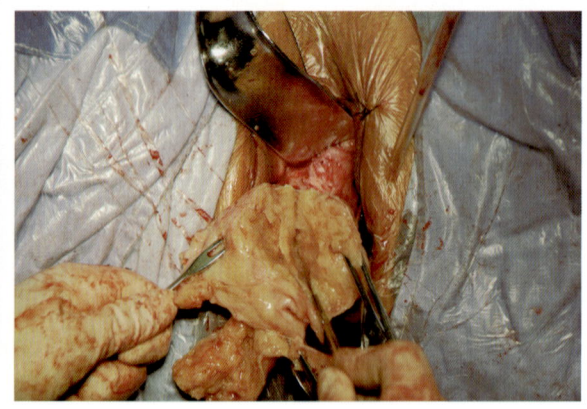

B

图12-2-14　切开子宫，剔除瘤体

A.纵行切开子宫。B.剔除瘤体。

12. 探查附件，检查各残端有无出血　取出宫体后将双侧卵巢固有韧带保留的缝线向下牵拉，即可暴露双侧附件（图12-2-15）。生理盐水冲洗盆腔，仔细检查各残端有无出血，见较活跃的出血点应缝合止血或电凝止血（图12-2-16）。

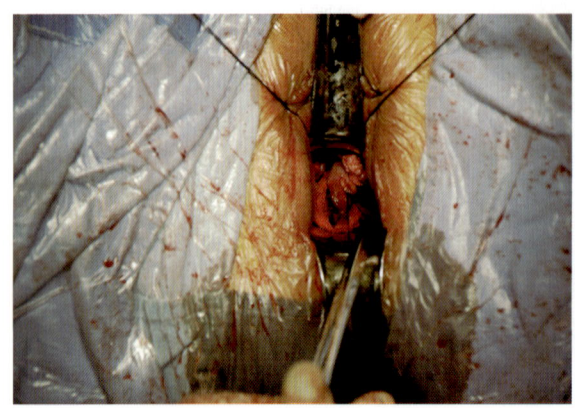

图12-2-15　探查左侧附件

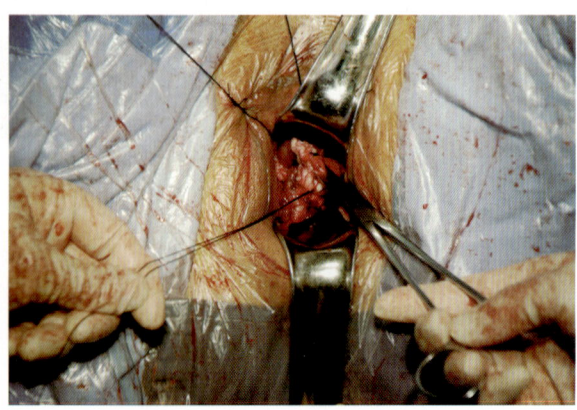

图12-2-16　检查残端有无出血

13. 缝合盆底腹膜及阴道壁黏膜　采用腹膜和阴道黏膜一次性4层连续缝合法，使用2-0可吸收缝线，自一侧角部开始第一针：阴道后壁黏膜—穿过主、骶韧带残端—后壁腹膜—前壁腹膜—前壁阴道黏膜，打结；第二针起只需将前、后壁腹膜和前、后壁阴道黏膜4层缝在一起（图12-2-17），缝至切口中点处留线剪断，再从另一侧角开始缝合，与对侧缝线汇合于切口中点处。这种缝合方法可使腹膜和阴道壁之间不留无效腔，减少血肿形成。常规放置胶管引流管一条（图12-2-18），一是观察术后有无内出血，二是将术后盆腔残留血性液体引流出体外，可减少术后感染，引流管一般于术后24～48h拔除。手术结束后阴道填塞碘伏纱布，24h后取出阴道纱块。

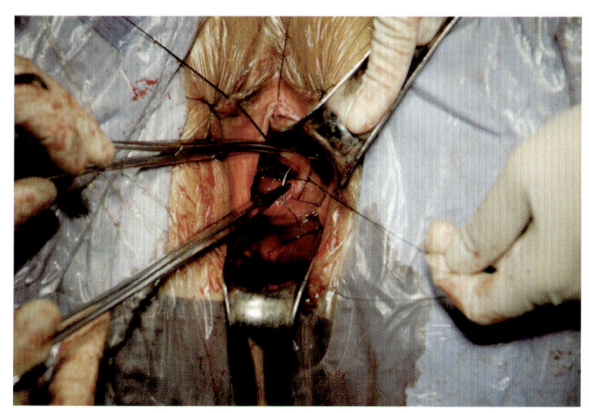

图12-2-17　将前、后壁腹膜和阴道黏膜全层缝合

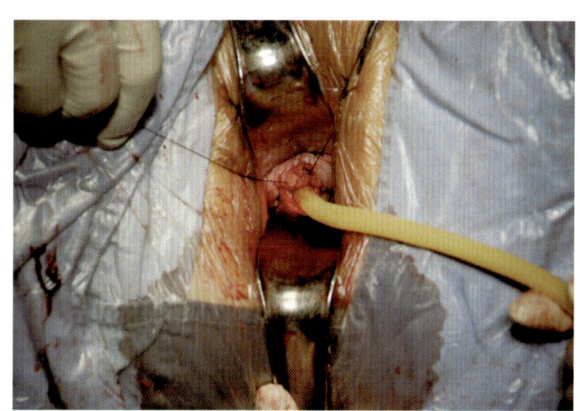

图12-2-18　盆腔放置胶管引流

四、手术注意事项

1. 阴道壁切口的选择　阴道前壁的切口位于膀胱沟上0.5～1.0cm，3点和9点处，切口稍向上扬约5mm（约距宫颈外口2cm），阴道后壁切口可较前壁切口高0.5～1.0cm（即距宫颈外口2.0～2.5cm），这样的切口较宽大，使穹隆环形切口更大；对于体积较大的子宫，还可行阴道前壁倒"T"形切口：取阴道前壁横行切口中点，长2～3cm，仅切开黏膜层，然后用锐性加钝性的方法，将其下方的膀胱推开，这样能有效地扩大切口，有助于扩大术野和取出子宫。

2. 寻找腹膜反折　巨大子宫、宫颈肌瘤、子宫下段肌瘤者，腹膜反折往往上移，术中需先剔除宫颈肌瘤、下段肌瘤，再寻找前、后腹膜反折。

3. 处理子宫血管　横径、前后径明显增大的子宫，宫颈周围空间狭小、下拉宫颈困难，此时可先处理子宫骶韧带，打开后腹膜，处理子宫血管时，注意不要漏掉子宫血管主干。子宫血管位置较高者，可使用血管闭合系统，有利于凝闭血管，减少缝扎的难度，但术后必须检查断端。

4. 处理卵巢固有韧带、输卵管及圆韧带　巨大子宫者，卵巢固有韧带、输卵管及圆韧带间的距离明显增宽，组织较多，一次钳夹容易出现组织滑脱、出血，应在直视下分次钳夹、处理。

5. 缩小子宫体积　对于体积不大的子宫，经阴道切除的难度不大，但对于体积较大的子宫，需要缩小体积后才能进一步切除。缩小子宫体积的办法有半切除、楔形切除、核除术等。各种缩小子宫体积方法的出现，使大子宫经阴道切除术可行性更高。碎解子宫前，无禁忌证者，可先于宫体注射稀释的垂体后叶激素，减少出血。碎解过程中必须注意明确宫角的位置，保留宫角的完整性，避免漏掉宫角血管，导致术中大出血及非计划二次手术。碎解过程中还要注意避免周围脏器的损伤。待子宫体积缩小后，处理宫角组织，直至完全取出子宫。

6. 再次检查　取出宫体后，应再次检查各个断端，特别是卵巢固有韧带、输卵管、圆韧带；在反复的牵拉、摩擦后，子宫血管断端、主韧带和骶韧带断端缝线有滑脱的可能，应逐一加固缝合。

7. 加强术后监护　术后应常规留置盆腔引流管，可及时观察引流液的颜色、量、温度。若引流液呈鲜红色、量多且接近体温，提示体内有明显的活动性出血，必要时需手术探查。术后需严密巡视患者，持续心电监护，监测血常规、CRP等指标。经阴道手术术后感染的概率较其他途径高，术后需严密监测体温及感染指标变化。

（陈永连　肇丽杰）

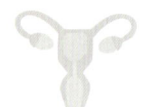

第三节　经阴道子宫肌瘤剔除术

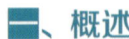

一、概述

子宫肌瘤（uterine myoma，fibroid）是女性最为常见的生殖器官肿瘤，由平滑肌细胞及结缔组织构成。育龄期女性的患病率可达25%，据尸检统计，其发病率超过50%。

子宫肌瘤对女性主要造成以下影响：月经改变（月经增多、经期延长、淋漓出血等），可发生继发性贫血；白带增多；压迫膀胱引起尿频、尿急，压迫输尿管引起肾积水，压迫直肠出现大便性状改变；浆膜下肌瘤蒂扭转可出现急腹症，妊娠期肌瘤红色变性时可出现腹痛伴发热。

子宫肌瘤可影响宫腔形态、阻塞输卵管开口或压迫输卵管使之扭曲变形等，均可能导致不孕。

对有症状的子宫肌瘤的保守治疗方式有药物、子宫肌瘤剔除术（经腹、腹腔镜、经阴道）、高强度超声聚焦消融、射频消融和子宫动脉栓塞术等，各种治疗方法各有优缺点。

经阴道子宫肌瘤剔除术通过人体自然的穴道进行，能保持腹部皮肤及腹壁组织的完整性，与开腹手术相比，具有减少围术期并发症，缩短住院时间，减少疼痛，恢复快，无需昂贵的医疗设备，医疗费用低等特点。经阴道手术还具有手术质量高的优点，术中可直接用手触摸子宫，发现隐藏很深的肌瘤；术中子宫壁创口的缝合较腹腔镜下缝合更可靠，止血彻底，安全性高；尤其对伴有肥胖、糖尿病、冠心病、高血压等内科合并症不能耐受开腹手术者更是一种理想的术式。

二、手术适应证和禁忌证

（一）适应证

1. 阴道条件好，子宫活动，无盆腔粘连。
2. 子宫肌瘤位于子宫颈、子宫颈峡部、子宫前后壁，肌瘤数目＜3个、最大肌瘤直径＜10cm。

（二）禁忌证

1. 阴道炎症、阴道狭窄、阴道畸形无法暴露术野者。
2. 2次或2次以上妇科腹部手术史，盆腔重度粘连，子宫活动度受限。
3. 碎石型子宫肌瘤或子宫超过16孕周大，且子宫肌瘤位于宫底部。
4. 不排除恶性肿瘤。

三、手术准备及手术步骤

（一）术前准备

1. 阴道分泌物常规检查，排除阴道炎症。
2. 阴道分泌物细菌培养加药敏试验，支原体、衣原体培养，以指导术后用药。
3. 常规阴道擦洗3天，必要时阴道上药。
4. 手术时机为月经后3~7天。

（二）麻醉

方法：先开放静脉，快速滴注乳酸林格液500mL。患者取侧卧位，轻度头高脚低位，于L_{3-4}穿刺，穿刺成功于蛛网膜下腔注入罗哌卡因复合液3mL（含1%罗哌卡因2mL+3%麻黄素0.5mL+50%葡萄糖0.5mL），随即硬膜外腔迅速置入硬膜外导管，固定导管，患者仰卧位，维持手术床轻度头高位不小于10min，保持腰麻平面在T_8以下。术中根据手术情况追加硬膜外用药。

（三）手术步骤及操作要点

1. 体位和术者的位置　患者取膀胱截石位，两大腿要充分分开、固定，取头低臀高位，臀部超出床沿5~10cm。主刀和第一助手坐在患者的两大腿之间，另外两助手站在患者两大腿外侧，便于配合操作（图12-3-1，图12-3-2）。

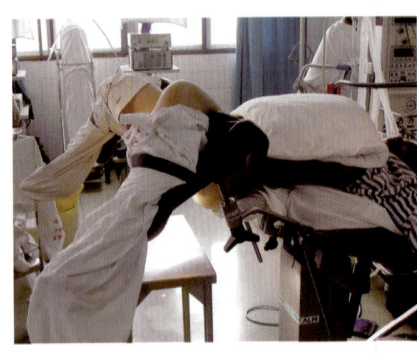
图12-3-1 阴式手术患者体位

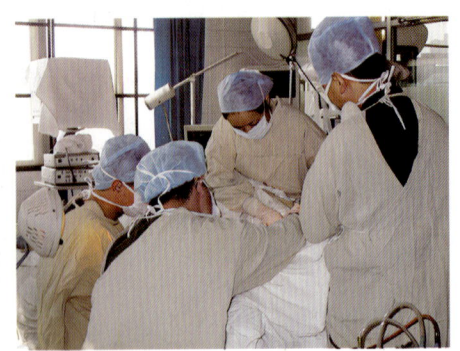
图12-3-2 阴式手术术者体位

2. 水压分离阴道黏膜 阴道前、后壁拉钩和侧壁拉钩暴露阴道，用宫颈钳钳夹宫颈向下牵引，若肌瘤位于前壁，于膀胱横沟上0.5cm及宫颈两侧黏膜下注入含0.25mg/500mL肾上腺素的生理盐水溶液至黏膜鼓起来，以减少术中出血，合并高血压者可用生理盐水打"水垫"，见图12-3-3。对于后壁肌瘤，注射点位于双侧骶韧带附着点上1cm（图12-3-4）。

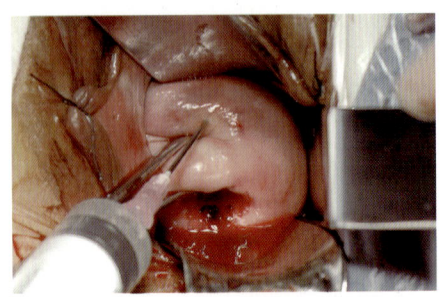
图12-3-3 阴道黏膜下注水（前壁）

3. 切开阴道黏膜 若为前壁肌瘤，则于宫颈前方膀胱横沟上0.5cm处横行切开阴道黏膜全层，深达宫颈筋膜，并向两侧弧形延长切口至3点、9点处（图12-3-5）。若为后壁肌瘤者，则于宫颈后方双侧骶韧带附着点上1cm处切开阴道黏膜，向两侧延长切口（图12-3-6）。

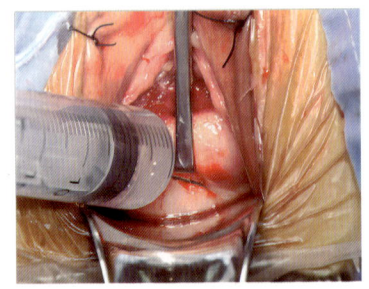
图12-3-4 阴道黏膜下注水（后壁）

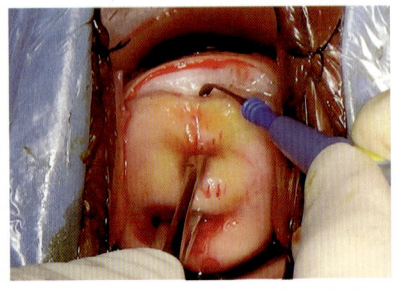
图12-3-5 切开阴道前壁黏膜

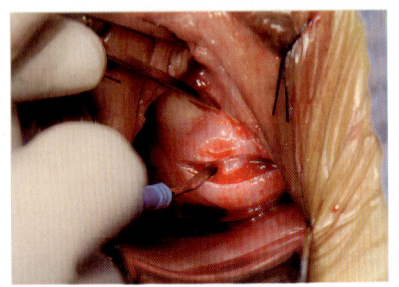
图12-3-6 切开阴道后壁黏膜

4. 分离子宫膀胱间隙或子宫直肠间隙 若为前壁肌瘤，切开前穹隆阴道黏膜后，提起阴道前壁黏膜切缘，尽量向上牵拉保持张力，用弯组织剪刀尖端紧贴宫颈筋膜向上推进撑开分离子宫膀胱间隙达子宫膀胱腹膜反折（图12-3-7）。若为后壁肌瘤，切开阴道后穹隆黏膜后，提起阴道后壁黏膜切缘，用弯组织剪刀尖端紧贴宫颈筋膜向上推进撑开分离子宫直肠间隙达子宫直肠腹膜反折（图12-3-8）。

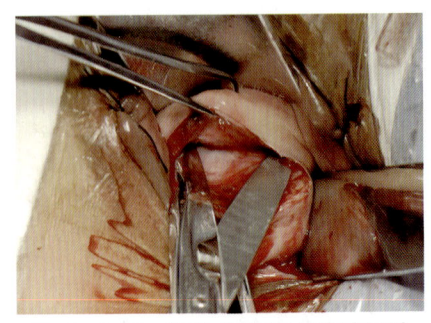
图12-3-7 锐性分离子宫膀胱间隙

[13]ABU-RUSTUM N R, GEMIGNANI M L, MOORE K, et al. Total laparoscopic radical hysterectomy with pelevic lymphadenectomy: using the argon-beam coagulatior: Kilot data and comparison to laparotomy[J]. Gynecol oncol, 2003, 91（2）: 402-409.

[14]STEED H, ROSEN B, MURPHY J, et al. A comparison of laparoscopic-assited radical vaginal hysterectomy in the treatment of cervical cancer[J]. Gynecol Oncol, 2004, 93（3）: 588-593.

[15]PEDRO T RAMIREZ, MICHAEL FRUMOVITZ, RENE PAREJA, et al. Minimally Invasive versus Abdominal Radical Hysterectomy for Cervical Cancer[J].N Engl J Med, 2018, 379（20）: 1895-1904.

[16]KWON B S, ROH H J, LEE S, et al. Comparison of long-term survival of total abdominal radical hysterectomy and laparoscopy-assisted radical vaginal hysterectomy in patients with early cervical cancer: Korean multicenter, retrospective analysis[J]. Gynecol oncol, 2020, 159（3）: 642-648.

[17]SICHEN ZHANG, SHAOWEI WANG, AIMING LV et al. Laparoscopically assisted radical vaginal hysterectomy for early-stage cervical cancer: a systemic review and meta-analysis[J].Int J Gynecol Cancer, 2016, 26（8）: 1497-1502.

[18]CHRISTHARDT KOHLER, HERMANN HERTEL, JÖRG HERRMANN, et al. Laparoscopic radical hysterectomy with transvaginal closure of vaginal cuff – a multicenter analysis[J].Int J Gynecol Cancer, 2019, 29（5）: 845-850.

[19]DENIS QUERLEU, DELPHINE HUDRY, FABRICE NARDUCCI, et al. Radical hysterectomy after the LACC trial: back to radical vaginal surgery[J]. Curr Treat Options Oncol, 2022, 23（2）: 227-239.

[20]谢庆煌，柳晓春，邓凯贤，等.专用器械在经阴道广泛子宫切除术中的应用价值[J]. 中国实用妇科与产科杂志, 2013, 29（2）: 128-131.

[21]边立华，王楠，龚静，等.结扎束血管闭合系统在阴式广泛子宫切除术中的应用研究[J].实用妇产科杂志，2017, 33（1）: 31-34.

[22]肇丽杰，柳晓春，谢庆煌，等.阴式广泛全子宫切除加腹腔镜下淋巴结切除术与开腹手术治疗早期宫颈癌疗效比较[J].中国实用妇科与产科杂志，2012, 28（6）: 432-434.

部分专业名词中英文对照表

英文缩写	全称	中文
ACOG	American College of Obstetricians and Gynecologists	美国妇产科医师学会
ACS	American Cancer Society	美国癌症协会
AFP	alpha-fetoprotein	甲胎蛋白
AGC	atypical glandular cells	非典型腺细胞
AGC-FN	atypical glandular cells-favor neoplasia	非典型腺细胞，倾向瘤变
EAH	endometrial atypical hyperplasia	子宫内膜不典型增生
AID	artificial insemination by donor	供精人工授精
AIH	artificial insemination by husband	夫精人工授精
AIS	adenocarcinoma in situ	原位腺癌
AJCC	American Joint Committee on Cancer	美国癌症联合委员会
AMH	anti-Mullerian hormone	抗苗勒氏管激素
ARH	transabdominal radical hysterectomy	经腹广泛子宫切除术
ART	assisted reproductive technology	辅助生殖技术
ASCCP	American Society for Colposcopy and Cervical Pathology	美国阴道镜和宫颈病理学协会
ASC-H	Atypical Squamous Cells - Cannot Exclude High-GradeSquamous Intraepithelial Lesion	不能排除外高级别鳞状上皮内病变的不典型鳞状细胞
ASC-US	atypical squamous cells of undetermined significance	未明确诊断意义的非典型鳞状细胞
ASRM	American Society for Reproductive Medicine	美国生殖医学学会
BOTs	borderline ovarian tumors	交界性卵巢肿瘤
BRCA	breast cancer susceptibility gene	乳腺癌易感基因
CA125	carbohydrate antigen 125	糖类抗原125
CA15-3	carbohydrate antigen 15-3	糖类抗原15-3
CA19-9	carbohydrate antigen 19-9	糖类抗原19-9
CEA	carcinoembryonic antigen	癌胚抗原
CIN	cervical intraepithelial neoplasia	宫颈上皮内瘤变
CIT	chemotherapy-induced thrombocytopenia	肿瘤化疗相关性血小板减少症
CKC	cold knife conization	宫颈冷刀锥切术
COC	combined oral contraceptives	复方口服避孕药
CR	complete response	完全缓解
CT	computed tomography	计算机断层扫描
CTLA-4	cytotoxic T lymphocyte-associated antigen-4	细胞毒性T淋巴细胞相关抗原4
DES	diethylstilbestrol	己烯雌酚
DIE	deep infiltrating endometriosis	深部浸润型内异症
dMMR	mismatch repair deficient	错配修复缺陷
DNA	deoxyribonucleic acid	脱氧核糖核酸
dVIN	differentiated vulvar intraepithelial neoplasia	分化型外阴上皮内瘤变
DVT	deep venous thrombosis	深静脉血栓
EAOC	endometriosis-associated ovarian cancer	子宫内异症相关性卵巢癌
EC	endometrial cancer	子宫内膜癌
ECC	endocervical curettage	子宫颈管搔刮
EFI	endometriosis fertility index	内异症生育指数
EH	endometrial hyperplasia without atypia	子宫内膜不伴不典型增生
ERAS	enhanced recovery after surgery	加速康复外科
ESGO	European Society of Gynaecological Oncology	欧洲妇科肿瘤学会
ESMO	European Society for Medical Oncology	欧洲肿瘤内科学会

续表

英文缩写	全称	中文
ESS	endometrial stromal sarcoma	子宫内膜间质肉瘤
ETT	epithelioid trophoblastic tumor	上皮样滋养细胞肿瘤
FDA	Food and Drug Administration	美国食品药品监督管理局
FIGO	International Federation of Gynecology and Obstetrics	国际妇产科联盟
FISH	fluorescence in situ hybridization	荧光原位杂交
FSH	follicle stimulating hormone	卵泡刺激素
FSS	fertility sparing surgery	保留生育功能的手术
GCS	graduated compression stockings	梯度压力袜
G-CSF	granulocyte-colony stimulating factor	粒细胞集落刺激因子
GnRH-a	gonadotropin-releasing hormone agonist	促性腺激素释放激素激动剂
GTN	gestational trophoblastic disease	妊娠滋养细胞肿瘤
HBOC	hereditary breast and ovarian cancer syndrome	遗传性乳腺癌/卵巢癌综合征
HCG	human chorionic gonadotropin	人绒毛膜促性腺激素
HE4	human epididymal protein 4	人附睾蛋白4
HGESS	high-grade endometrial stromal sarcoma	高级别子宫内膜间质肉瘤
HIFU	high intensity focused ultrasound	高强度聚焦超声
HIT	heparin-induced thrombocytopenia	肝素诱导的血小板减少症
HPF	high power field	高倍镜视野
HPV	human papillomavirus	人乳头瘤病毒
HRD	homologous recombination deficiency	同源重组缺陷
HR-HPV	high-risk human papilloma virus	高危型人乳头瘤病毒
HRR	homologous recombination repair	同源重组修复
HRT	hormone replacement therapy	激素替代治疗
HSIL	high-grade squamous intraepithelial lesion	高级别鳞状上皮内病变
ICG	indocyanine green	吲哚菁绿
ICGS	immune checkpoint genes	免疫检查点基因
ICI	immune checkpoint inhibitors	免疫检查点抑制剂
IMRT	intensity-modulated radiation therapy	调强放疗技术
IPC	intermittent pneumatic compression	间歇性气囊加压
irAE	immune-related adverse events	免疫治疗相关的不良事件
IUI	intrauterine insemination	人工授精
IVCF	inferior vena cava filters	下腔静脉滤器
IVF-ET	in vitro fertilization and embryo transfer	体外受精-胚胎移植
LARVH	lymphadenectomy assisted radical vaginal hysterectomy	腹腔镜辅助阴式广泛子宫切除
LDH	lactate dehydrogenase	乳酸脱氢酶
LDUH	low-dose unfractionated heparin	低剂量肝素
LEEP	loop electrosurgical excision procedure	环形电切术
LESS	laparo-endoscopic sigle site surgery	单孔腹腔镜手术
LGESS	low-grade endometrial stromal sarcoma	低级别子宫内膜间质肉瘤
LMWH	low molecular weight heparin	低分子肝素
LNG-IUS	levonorgestrel-releasing intrauterine system	左炔诺孕酮宫内缓释系统
LS	Lynch Syndrome	林奇综合征
LSIL	low-grade squamous intraepithelial lesion	低级别鳞状上皮内病变
LUFS	luteinized unruptured follicle syndrome	未破裂卵泡黄素化综合征
LVRT	laparoscopic vaginal radical trachelectomy	腹腔镜阴式根治性宫颈切除术
LVSI	lymphatic vascular space invasion	淋巴血管腔隙浸润
MA	megestrol acetate	醋酸甲地孕酮